アレキサンダーの矯正臨床シリーズ 第2巻

アレキサンダーディシプリン 長期安定性

The Alexander Discipline, Volume 2:
Long-Term Stability

アレキサンダーの矯正臨床シリーズ 第2巻

アレキサンダーディシプリン 長期安定性

The Alexander Discipline, Volume 2:
Long-Term Stability

R. G. "Wick" Alexander, DDS, MSD　著
Clinical Professor of Orthodontics

Baylor College of Dentistry
Dallas, Texas

University of Texas Dental Branch
Houston, Texas

New York University Dental School
New York, New York

Private Practice Limited to Orthodontics
Arlington, Texas

浅井保彦／黒田康子　監訳

香川正之／久島文和／佐藤英彦／髙木伸治　訳

クインテッセンス出版株式会社　2013

Tokyo, Berlin, Chicago, London, Paris, Barcelona, Istanbul, Milano, São Paulo, Moscow, Prague, Warsaw, Delhi, Bucharest, and Singapore

© 2011 Quintessence Publishing Co, Inc

Quintessence Publishing Co, Inc
4350 Chandler Drive
Hanover Park, IL 60133
www.quintpub.com

All rights reserved. This book or any part thereof may not be reproduced, stored in a retrieval system, or transmitted in any form or by any means, electronic, mechanical, photocopying, or otherwise, without prior written permission of the publisher.

目次

献辞　vi

序文　vii

謝辞　x

著者注釈　x

監訳者・翻訳者・翻訳協力者一覧　xi

日本語訳本の出版に際して　xii

1　序論：安定性をつねに意識して治療を始めよう　*1*

2　長期安定性についての文献考察　*15*

3　矯正歯科においてとくに考慮すべきこと　*39*

4　前歯部のトルクコントロール　*53*

5　骨格系の矢状面での変化と垂直的コントロール　*71*

6　側方向の骨格的改善　*89*

7　機能的咬合と安定性　*107*

8　スマイルと顔貌の調和　*133*

9　後戻りに関係する要因　*165*

索引　188

献辞

　私の矯正医としてのキャリア全体を通して，治療メカニクスの変遷について考えると，ただ驚くばかりである．とくに，開業医としてスタートしたころと今日の間での効率性の向上は信じられないほどである．

　私はDr. Tweedが1963年にTexas大学矯正歯科の大学院生に贈ったアドバイスを明確に覚えている．"もし君たちが1週間に，1症例の治療を始め，1症例を終わらせることができるならば，それは成功した診療所だと言えるだろう"，言い換えれば，彼は私たちに，"患者の数があまり多いと，治療をコントロールし質の良い治療結果を作り出すことはできない"，と伝えたかったのだ．そして彼はそれぞれの矯正医が，100人程度の動的治療患者をもつことを推奨していた．

　そのころは，多くの矯正医が未だバンドを"挟み込んで(pinching)"作製していた．既製バンドがちょうど市場に出回り始めたところで，プリフォームのアーチワイヤーは存在しておらず，すべてのものがステンレススティール製であった．しかし時代は変わったのだ！

　Jim ReynoldsとJay Barnettはテキサス西部の矯正医で，2人は私やほかの矯正医の専門職のあり方に大きな影響を与えた．彼らは矯正治療の効率化とオフィス内での仕事をスタッフと分担，委任することについて初めて話した人物で，われわれの職業に対する彼らの貢献はもっと認知されるべきである．すなわち，彼らは矯正治療の方法を大きく変えたのである．

　1964年に私が診療所を開業したころ，われわれはステンレススティールの角ワイヤーのなかにトルク，アンギュレーション，オフセットを曲げ込んでいた．つぎの10年間に，Larry Andrewsは，これらのアーチワイヤーのベンドをブラケットのなかに組み込む方法を示した．これがストレートワイヤーメカニクスの始まりであり，大きな変革であった．

　ボンディング，ブラケットのデザイン，新しい合金を用いたアーチワイヤーの発達により，1人の開業医が今では1日に1人の新患の治療を始め，1人を終了して，質の高い治療で診療所を維持することができるようになった．

　次世代の矯正医たちへ：

　私が矯正歯科学の研修を修了したとき，私はとても恵まれた環境のもとで，さらなる進歩を追求する天職を与えられた，と思った．私の先輩たちは研究，探求そして，それを分かちあうことに生涯を捧げた．それらによって私やほかの矯正医の人生に，なんと大きな恩恵が生じたことか．私の世代でどのぐらいのさらなる進化が起こるのかについては，まったくわからなかった．矯正歯科治療における抜歯，安定性そして個々のテクニックについての論争は未だ続いており，また治療の質より量がより注目されがちであるが，あなたたちは経済的な成功と質の高い治療のいずれかを選択をする必要はない．良い矯正医は，患者に質の高い治療結果を提供することにより，同時に経済的な成功も得ることができるのだ．

序文

失敗は成功のもと，という諺がある．われわれは別の方法を教えられたにもかかわらず，教えられたことに反することをし，自分自身でどうしても答えを見つけ出さなければならない．子どものときにはわれわれはストーブに触ってはいけないと言われていたのに，われわれは自身で答えを見つけるためにそれを試して，指を火傷しなければならなかった．

安定性について2つの章を書き終え，多くの古い患者が比較的安定した治療結果を示しているのを見届け，そして，この主題について広く講義を行ってきて，私は長期安定性という問題を解決できたと思い始めていた．ちょうどそのとき，後戻りを起こした治療14年後の古い患者がやってきた．この患者の—診断，治療計画，そして治療結果—についてともに分析し，われわれの治療と彼女の安定性について評価してみよう．

概要

患者は11歳の女子で，凸型の側貌，安静時の口唇離開，スマイル時の暗いバッカルコリドーを呈していた（図1a）．彼女はエンドオンのⅡ級咬合で，オーバージェットは11mm，オーバーバイトは5mmであった．上顎は典型的なⅡ級のV字型の歯列弓形態で，前歯部に空隙を認めた（図1b）．上顎の大臼歯間幅径は28mmと狭かった．患者は混合歯列期で，乳臼歯が残っていたが，乳犬歯は脱落していた．その結果，下顎歯列の前方部は狭窄していた（図1c）．この狭窄は，乳犬歯の脱落の原因となった下顎側切歯の萌出によるものであろうか．もしくはこれらの乳犬歯は，側切歯の萌出に必要な暫間的なスペースを得るために，抜歯されたのだろうか．これは私たちには答えることのできない問題である．

すべての規則には例外はつきものではあるが，私の臨床的な忠告としては，下顎前歯の萌出余地を得るために，乳犬歯を抜歯しないということである．乳犬歯は，犬歯間幅径とこの部分の歯槽骨を維持するので，可能なかぎり長く保存するべきだ．

検査と診断

パノラマエックス線所見で，下顎左側第二小臼歯の先天欠如が見られた．ほかの未萌出歯の歯根形成は遅く，これらの発達に時間が必要であることから，治療期間が長くなることが予想された．

セファログラム分析では，患者は明らかな骨格性Ⅱ級（ANB 5°）で，下顎下縁平面角（SN/MP）は36°であった．彼女のsymphysis（下顎結合部）にの形態は良好なので，協力性が良ければ，骨格パターンの改善が十分期待できた．上顎切歯は唇側傾斜しており，下顎前歯は，乳犬歯の脱落により支えがないために，過剰に直立していた．

治療の時期

通常の状況であれば，未萌出歯の歯根が長くなるまで，治療の開始を遅らせることができたであろう．しかし，上顎前歯の前突があり，これらの歯の外傷の可能性を避けるために，前歯の後方牽引を開始する必要があると考えた．

この症例で判断がもっとも難しいのは，下顎第二小臼歯欠損の解決であった．これには3つの選択肢があった．

1. 非抜歯：空隙を残して，のちにデンタルインプラントを植立する．今日ではデンタルインプラントはかなり一般的なものになったが，永久歯欠損に対する私の一般的な信条としては，可能なかぎり矯正治療で空隙閉鎖することである．最終的な咬合は満足できるものであり，長期安定性も優れている．
2. 抜歯：反対側の下顎第二小臼歯と上顎第一小臼歯を抜歯する．ほかの3本の小臼歯の抜歯は興味深い選択肢であり，症例をより安定させることができるだろう．唯一の問題点は，結果として起こる凹型の軟組織側貌である．これは大きな問題である．
3. 非抜歯：片側の空隙を閉鎖する．片側の空隙閉鎖においては，下顎歯列正中の第二小臼歯欠損側への偏位を防ぐために，特別なメカニクスが必要となる．

治療計画

上顎急速拡大装置（1日に1回ずつ30日間回転）および下顎にリップバンパー（24時間装着で6か月）を使用して，顎整形的に側方向に拡大する．前後的には，サービカルフェイスボウ（1日につき8～10時間）を装着する．

片側の空隙を閉鎖する特別なメカニクスを考慮した．まず歯列弓形態の改善のため，上顎拡大後に4前歯にブラケットとアーチワイヤーを装着した．この期間に，リップバンパーで下顎歯列前方部は劇的に改善した．治療前と治療後の間に，下顎前歯は唇側に移動され標準的な位置となり，犬歯間幅径は明らかに拡大された．しかし，これらの位置は暫間的なものにすぎない．

ほかに気をつけなければならないことは，リップバンパーで下顎大臼歯が遠心にアップライトされることである．左側第一大臼歯は近心移動させる計画であるにもかかわらず，なぜこれを使うのであろうか．その答えは個々の歯の移動のためのメカニクスに基づいている．大臼歯を近心移動させる前に，適切な固定源を準備しなければならない．

1. 上顎歯列には，ゴムの固定源として，0.017×0.025インチ ステンレススティール（SS）タイバックアーチワイヤーを装着

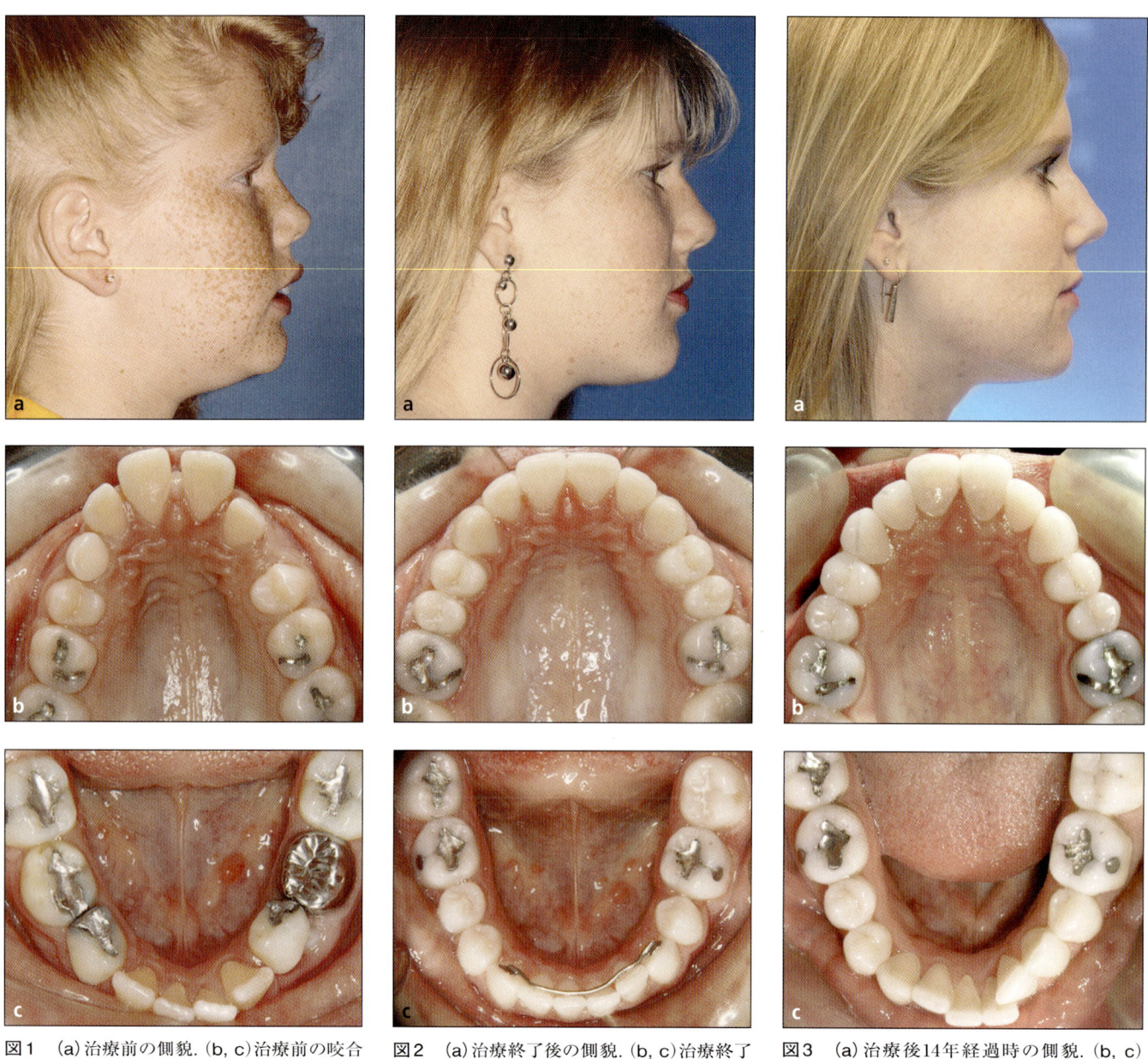

図1 （a）治療前の側貌．(b, c)治療前の咬合面観．

図2 （a）治療終了後の側貌．(b, c)治療終了後の咬合面観．

図3 （a）治療後14年経過時の側貌．(b, c)治療後14年経過時の咬合面観．

しなければならない．
2. 下顎歯列には，0.016×0.022インチSSで左側第一小臼歯の遠心に片側だけのクロージングループをもつアーチワイヤーの装着が必要になる．
3. "シンチバック"によりクロージングループを活性化したのちに，1/4インチ，6オンスの2級ゴム（左側のみ）を72時間装着する．患者は4週から5週ごとに診療する．
4. この手順を1か月ごとに空隙が閉鎖するまで繰り返す．臼歯に−6°のアンギュレーションが付いたブラケットとリバースカーブのアーチワイヤーを用いているにもかかわらず，臼歯は近心傾斜する．
5. 空隙閉鎖ののちに，0.017×0.025インチSSアーチワイヤーにリバースカーブを付加して，歯列をレベリングする．

考察

治療期間は比較的長かったが（32か月），その大部分は小臼歯

の萌出遅延のためである．最終的な治療結果では，オーバーバイト，オーバージェット，歯列弓形態の良好な変化と，とくにバランスのとれた軟組織と骨格性の改善が得られた．最終的な側貌（図2a），正面観，そしてスマイルは，優れた治療結果の部類に入る．

前述の片側性の空隙閉鎖のメカニクスは，治療前に一致していた歯列と顔面の正中の関係を保った．最終的な咬合（図2b，図2c）は，右側においては素晴しい結果を示した．左側のⅢ級咬合は，この妥協的な咬合では満足できるものであった．治療の結果，歯列弓形態に劇的な改善が得られた．

セファログラム分析では，骨格性および歯性の改善が著しかった．最終的なパノラマエックス線所見では，下顎前歯を除いて，良好な歯根のポジショニングを示していた．

評価

患者は動的治療開始から14年経過後に，下顎前歯の叢生を気にして，われわれの診療所を訪れた（保定11年）．新たに診断資料を採得して，彼女の今の状態を評価し，以前の資料と比較した．彼女は26歳8か月であった．

良い知らせとしては，(1)軟組織の側貌（図3a），正面観およびスマイルは長期にわたり良好な結果を維持していた，(2)オーバーバイト，オーバージェットおよび臼歯の咬合関係はたいへん安定していた，そして(3)上顎の歯列弓形態はよりV字型となったが，その変化はわずかであった（図3b）．しかし，悪い知らせとして，下顎前歯が倒れ込んでおり（図3c），結果として，前歯の叢生と傾斜，犬歯間幅径の狭窄を引き起こしていた．

しかし，なぜこういうことが起こったのだろうか．私の何が間違っていたのだろうか．一部の矯正医が信じているように，長期安定性というものは存在しない，というのは本当なのか．もしくは，私が後戻りの原因となる失敗を犯したのか．振り返ると，私がいくつかの失敗をしていたことは明らかである．

1. 彼女の本来の下顎歯列弓形態は，前後的に狭窄していた．リップバンパーやアーチワイヤーによる後方の拡大は安定していた．倒れ込んでいたのは前方部であり，この狭窄は早期の乳犬歯の抜歯によるものであった．リップバンパーが前歯を標準的と思われる位置にしたにもかかわらず，唇側の歯槽骨がそれらの歯の新しい位置を維持するには不十分であった可能性がある．
2. 下顎の歯列弓形態の不良．片側の空隙閉鎖は，下顎前歯を抜歯窩に向かって移動させた．最終的に上下顎歯列の正中は，下顎の両側中切歯の間に一致するべきであるが，非対称な下顎歯列弓のために，右側下顎の中切歯の中央となっていた．
3. 下顎左側中切歯のブラケットの位置づけの不良が，歯根のアップライトの原因となり，前歯の"歯根の間を広げること(spreading)"を妨げていた．
4. 治療後の下顎前歯の位置を観察すると，適切に並べられたのちでも，わずかなローテーションが残っていた．これは，ブラケットから接着型犬歯間保定装置への移行が失敗した結果である．今日では，異なったワイヤーを犬歯間固定として用いており，それぞれの歯を0.0215インチ マルチストランディッドワイヤーで接着する．
5. 下顎の犬歯間幅径が約5mm拡大された．
6. 下顎前歯に隣接面エナメル質削除を行わなかった．

最終的な分析

前述のように，われわれはつねに失敗から学ぶことができる．この患者はいくつかのたいへん難しい問題を呈していたが，治療によって改善が得られた．しかし，ある部位に後戻りが起こった．

全体的に見て，この患者の治療結果を評価すると，良かった点は，患者の協力性と良好な成長変化，軟組織の側貌，スマイル，最終的な咬合，上顎の大臼歯間幅径の変化，上顎歯列弓形態，レベリングされた下顎歯列である．良くなかった点は，下顎前歯の歯根の位置づけ，拡大された下顎犬歯間幅径，隣接面エナメル質削除をしなかったこと，そして不良な下顎の歯列弓形態である．

要約

いくつかの例外を除いて，矯正治療のゴールは以下のようであるべきだ．(1)下顎前歯の本来の位置をできるかぎり維持すること，(2)下顎前歯を基準として残りの咬合を構築する．この本は，このきわめて簡単な概念を拡大し，長期安定性というものが存在することを，研究と症例で示すものである．

さあ，旅を楽しもう！

謝辞

　本を書くのはたいへん骨の折れる仕事である．おそらくもっとも重要なことは主題対象の素材である．歯科矯正の研究と診療に費やした私のキャリアは，夢のような時間であった．2人の息子，ChuckとMoodyが，この"私のやり方"を継承してくれることが，父親である私の夢であった．博識の級友や親しい友人たちとは，お互いの知識や新しい概念をいつも分かち合おうとしてきた．

　舞台裏では私の良き理解者である妻，Jannaが私に世界中を飛び回るための翼を与えてくれた．

　この本は，私の矯正研究，講演，出版の助手である，Dr. Elisa Espinas-San Juan，と，私の管理部門の補佐である，Becky Davisの手助けと努力がなければ，単なる夢でしかなかったであろう．Elisaが症例の図と構成を担い，Beckyが文章を調整してくれた．私の診療スタッフEllie Oginski, Angie R. KnightとNancy McInnisにも感謝したい．Quintessence出版からのさらなる専門的な支援は，目的を達成するための手段を与えてくれた．

　最後に，"私のメッセージ"を聞き，忠実な信奉者となってくれた，世界中のすべての矯正医に"ありがとう"と言いたい．私はあなたがたが世界中で最高の矯正医であると言いたい．

　今も...そしてこれからも．

著者注釈

　現実的にはすべての矯正治療患者が，保定なしに長期安定性をもつことはできない．ある賢人が，かつて"規則は破られるためにあるのだ"と言った．この本では，矯正治療の安定性に影響を及ぼす，確かな因子を発見するために多大な努力を費やした．私たちは，個々の人間を扱うことから，それぞれの特別な環境が目標への到達を妨げることに気づかねばならない．

　たとえば，安定性のために抜歯すべきであったとしても，抜歯により魅力的でない軟組織側貌が作り出されるかもしれない．一般的に，私は審美性と安定性のどちらかを選ばねばならないとすれば，私は審美性を選ぶ．幸運なことに，このような状況はほとんど起こらないが．

　前歯部の咬合が2類であるために，下顎前歯が過剰に舌側傾斜している症例では，上顎前歯のトルクを改善した後で，下顎前歯は"3°ルール"のもとに前方移動することができ，またそうするべきである．より標準的なインターインサイザルアングルが達成でき，これは明らかにより機能的である．しかし，その安定性はどうだろうか．私の答えは条件つき"イエス"である．もし下顎歯列が適正に平坦化されていれば，オーバーバイトの後戻りはほとんど起こらない．犬歯間幅径のコントロール，切歯の歯根間の拡大，隣接面削合，これらのすべては，安定性の成功において大きな役割をもつ．

　かなり昔になるが，TexasのTweedのミーティングで，私の兄Moodyは第一小臼歯4本抜歯で治療された症例をグレーディングした．その臨床家との討論のなかで，Moodyは，治療結果として凹型の側貌について意見を述べた．その臨床家はその分析に同意したが，かなり反抗的に言った，"しかし，私はその三角形（すなわちTweed三角による診断）に満足している"．

　今日，抜歯症例のボーダーラインの診断において，その決断は，安定性よりも美しさを重視している．ボーダーラインケースは，歯が不安定な部位に動かされるにもかかわらず，大多数の矯正医によって非抜歯で治療される．このことからある1つの疑問が生まれる．患者やその両親は，歯が不安定な部位に動かされることを聞かされるべきであろうか．

　2011年のChicagoでのAAOミーティングで，私はプログラムに参加する権利を得た．テーマは"フィニシング，保定そして安定性"であったが，私は自分の発表に"さあ，「安定性」のために立ち上がるときが来た"．というささやかな表題を選んだ．私が発表した素材は，この本のなかに収められている．ささやかな行動ではあるが，私は安定性を重視し立ち上がっている．私の考えや示唆が，あなたが長期安定性を治療目標として，未来の患者を治療するための一助となりますように．

監訳者・翻訳者・翻訳協力者一覧（五十音順）

監訳者

浅井保彦（浅井矯正歯科）

黒田康子（くろだ歯科・矯正歯科）

翻訳者

浅井保彦（浅井矯正歯科）

香川正之（香川矯正歯科医院）

久島文和（くしま矯正歯科）

黒田康子（くろだ歯科・矯正歯科）

佐藤英彦（サトウ矯正歯科クリニック）

髙木伸治（スマイル矯正歯科）

翻訳協力者

浅井　農（浅井矯正歯科）

久島和彦（くしま矯正歯科）

黒田晋吾（徳島大学大学院ヘルスサイエンス研究部口腔顎顔面矯正学分野）

寺嶋雅彦（NC Oral health Institute, School of Dentistry, University of North Carolina at Chapel Hill）

日本語訳本の出版に際して

「矯正治療の結果が評価されるのは動的処置が終って何年か経ってからなのだ」と思い知らされたのはいつのことだったのだろう.

アレキサンダー研究会が30年間一貫してこだわり追求し続けてきたテーマは矯正治療の「Quality」と「Stability」である. 矯正歯科の分野には多くの研究テーマがあり, いつの時代にも意欲的な歯科医の探究心を刺激するが, そのなかでも「Stability（長期安定性）」はおそらくもっとも地味で日々の絶え間ない努力を必要とし, そしてすぐに結果を出すことができないテーマである. 動的治療後の安定性あるいは保定を扱った成書を目にすることはほとんどない.

それにもかかわらず, それだからこそ, 私たちはこのテーマに一生懸命取り組み, 振り返ってみて決して倦むときがなかった. 個人の力のみでは自己満足に陥りかねないところを, Dr. Alexanderの存在と研究会という仲間の交流によって切磋琢磨が生じ, 持続のためのエネルギーが枯れることはなかった.

今, 日本では医療のみならずさまざまな分野で環境が激しく変化している. 団体や企業においてもその社会的責任(Social responsibility)のあり方が問われるようになり, 私たちがたとえ意識していなかったとしても矯正歯科(医)を取り巻く世間の人々の見方も日々変化している. 現在は, 一定の教育・経験のある矯正歯科医にかかれば, 動的処置の技術にかぎってはかなり満足のいく水準の治療結果が達成される時代ではある. 一方で, 動的処置終了後の結果を長期的に維持させるための治療法, 保定の方法に関しては未だ確立されないまま残されている感がある. ブラケットを着けたら歯並びが良くなるのは当り前のことで, 装置を外したのち, 術後に生じる生物学的あるいは加齢による変化などについての事前説明と患者側の理解の浸透, 再度乱れてきた歯並びに対する対処の仕方を含め, 治療結果の長期安定性を保証することこそが私たちの課題であろう.

私たちが提供している矯正歯科医療が患者側の信頼に応え, 今後も発展を維持していくための重要なキーワード, それこそが「Stability」であり, だから私たちはこれほどにこのテーマに熱心に取り組んできたのだと思う.

「Stability」を達成するためには, それを見通した治療のポイントがあり, さらに成長発育, 口腔にかかわる機能, 習癖, 患者の協力などいずれも一筋縄ではいかない問題が存在する. それが, 矯正治療が科学になりきれない理由であり, それゆえに感性と経験が重要視されてきた.

Dr. Alexanderは本書において, それらの問題とその解決方法を9つの章に分けて詳細に解説をしている. 各章には主題に即して, 大部分は術後20年から40年におよぶ長期に安定したさまざまな症例が合計25症例も掲載されており, 問題点が解決できることを具体的に示している. 卓越した洞察力と技術, そして感性をもち合わせた臨床家が, 50年間にわたって蓄積した経験を自身の臨床哲学を交えて語りかけてくるこのような本に, 私たちはかつて巡り会ったことはなかった.

さらにDr. Alexanderは, 彼の診療所に隣接した建物のなかに彼自身が治療した1万余の症例の資料の保管室（「真実の部屋」と呼ばれている）を有しており, アメリカのいくつもの大学院生がここを訪れて, 資料を調査し研究論文を作ることが可能となっている. そこで生まれた50以上の論文によって, 本書の内容は単なる経験からEBMへと重みを加えている.

今回本書の翻訳に携わった者はDr. Alexanderの講習会, 研究会を通して長年の付き合いがある者たちであるが, 翻訳をしながらあらためて彼の臨床の奥深さ, 矯正歯科の面白さを教えられた気がして, 自分たちが一番勉強をさせてもらったと感謝している.

本書が1人でも多くの真摯な矯正医の目に留まり, 結果として患者さんにとって有益な治療結果につながるならば, 訳者としては望外の喜びである.

最後にご尽力をいただきましたクインテッセンス出版株式会社の佐々木一高社長, 書籍編集部の大塚康臣氏に深く感謝いたします.

2013年7月
翻訳者代表
黒田康子
浅井保彦

CHAPTER 1

序論：安定性をつねに意識して治療を始めよう

"人格は繰り返す行動の総計である．それゆえに，優秀さは単発的な行動にあらず，習慣である"

– Aristotle

　矯正学が歯科のなかでも誇らしい専門分野となってから，100年以上が経過した．この間に何百万人もの患者が治療されたにもかかわらず，日常的に行われる決まりきった診療の方法を教え，実践できる，普遍的なガイドラインは未だ確立されていない．もしわれわれが最終目標をどこに定めれば良いかを知っているならば，"最終結果をつねに意識して始めよう"という言い回しは，それはそれで良いであろう．この表現法をこの本に当てはめるならば，"安定性をつねに意識して治療を始めよう"である．

　長い年月にわたり，矯正学の世界では長期安定性の主題を解決しようとして，"黄金の馬蹄（訳者注：魔よけ福運の力があるとされている）"を探し続けている．これには，とても多くの因子が含まれている．すなわち成長，習癖，治療法，荷重そして協力度．WebsterのNew World Dictionaryでは，安定した(stable)を"変わらない"や"堅固な(firm)，固定した(fixed)，永続した(lasting)"と定義している．この主題を口腔内に存在するもの，とくに歯に関連づけたとき，それらが頑丈に固定され，患者の生涯を通して保ち続けられるということに，現実味があると思えるだろうか．いくつかの変数，歯の萌出パターンや方向，骨格型，筋肉，そして習癖などが存在するが，それらの多くは，患者の生涯を通した矯正医による制御が不可能なものである．Dr. Littleは，irregularity index（下顎前歯の叢生の程度を表す指数）が3mm以下の咬合であれば安定していると考えられると独断的に述べている[1]．

　現実には，われわれは歯をコンクリートのなかに植えることはできない．完璧性を求めることは現実的なゴールではない．生きている硬組織や軟組織が歯に圧を加え，歯の位置は変化し移動する．われわれの挑戦は，口腔内で歯が留まることのできる特定の場所を見つけ出すことである．そうすればバランスのとれた口腔内の力により，歯は安定し，維持されるであろう．

　結局のところ今日，われわれは矯正学の専門家として，適正な機能的咬合，良好な審美性と安定性を達成するために，必要な鍵を見つけ出すことに，近づいているのだろうか．歴史的には，われわれの過去の多くの誤りから学ぶことなく，その振り子は非抜歯から抜歯へ振れ，そしてまた非抜歯に戻るというように揺れ動いている．

　近年の矯正学の世界では，コンビームCTやミニインプラントを使った垂直的なアンカレッジコントロールといった，素晴らしい技術や新しく視点の異なったメカニクスが，大きな将来性を示している．しかし，この世の中にお金と無関係なものはほとんどない．問いたいことは，誰が何を支配しているのかを理解するのに十分な知恵をわれわれは有しているのかどうか，である．それらはその価格に見合う価値があるのか，ということだ．

1 • 序論：安定性をつねに意識して治療を始めよう

ローマ帝国の歴史を読めば，誰もがローマ人が道を造るために作り出した進んだ技術に驚愕する．歴史のある特定の期間で，文字どおり，すべての道はローマに通じた．矯正学の世界で，われわれがローマをもつことができたならば，なんと素晴らしいことであろうか．どんなテクニックやブラケットシステムであっても，われわれの目指す最終的なゴールは同じで，優れた長期安定性を期待するものである．しかしまだ現在においては，矯正学にローマは存在していない．もし私が，ある患者の診断資料を矯正医で満たされた部屋に投げ込み，その治療計画を尋ねたならば，私はさまざまな異なった意見を受け取るだろうことは疑う余地もない．この悲しいシナリオは，一般的に矯正学が未だに技の域を出ず，科学となり得ていない現実を示している．患者の治療結果は，その矯正医の知識，手先の器用さ，理念，そして努力（これがもっとも大きく影響するものである）と，直接に結びついているのだ．

講演をする矯正医にとって，難しいが美しく治療された患者を提示することは，刺激的でやりがいのある経験である．聴衆は，これに賛意を表し，感銘を受ける．症例1-1がその例である．

これらのプレゼンテーションの問題は，とくにたった1つの症例が良い結果を示す場合には，それらは通常，非科学的な報告や観察から構成されるまたは基づくケーススタディにすぎないということである．しかし10から20，または30もの連続して治療した症例が，良好な治療結果や長期安定性を示したならばどうだろうか．きっとこう尋ねるに違いない，何か長期安定性を可能とするために，違ったことをしたのですか，と．

この本の大部分は，多くの患者の初診時，動的治療後および長期保定後に採られた診断資料の提示に充てられている．長期経過の資料は，治療後5年から40年までさまざまである．

それぞれの症例は，その診断，治療計画と特定のガイドラインと関連づけた長期安定によって評価されている．これらの患者には，混合歯列期（症例1-2）および永久歯列期の不正咬合，抜歯と非抜歯の症例が含まれている．

2007年2月のAmerican Journal of Orthodontics and Dentofacial Orthopedicsの論説で，編集長のDavid Turpinは安定性と治療のガイドラインの問題点を提起した[2]．

専門医として，これらの質問を尋ねるときがきた．われわれは，不正咬合のすべての兆候を予測し，予防し，管理し，効果的にそして最良の治療結果で治療する方法を知っているのか．もしもっとも有効な証拠に基づいて，その答えがイエスであるなら，不正咬合を管理し，治療するためのガイドラインを書くことは適切であろう．

現実的には，われわれは歯科のなかでガイドラインを作っていない，唯一の専門医かもしれない．われわれは専門医として，不正咬合を管理し，治療するためのガイドラインを書くという長い過程を始める準備はできているのか．矯正治療のガイドラインは今，さまざまなウェブサイトで見つけることができるが，これらのガイドラインはアメリカ矯正歯科学会によって書かれたものでもなければ，承認されたものでもなかったのだ！　今，あなたはこの問題についてどのような立場をとりますか．

著者は，この大切な主題を提起してくれた編集長に感謝しながら，この論説に返答した．

矯正学における先達たちは，治療と安定性について，多くのことをわれわれに教えてくれた．Dr. Tweedは，治療のゴールとしてTweed三角を使い，治療計画のためのガイドラインを実際に提示した最初の人物であった．それから50年後，大部分の矯正医が受け入れることのできるようなガイドラインを，われわれはもっているだろうか．悲しいことに，今，われわれはTweedの時代よりも，コンセンサスというものからかけ離れてしまったと言わざるをえない．

この数十年の間，私の矯正歯科での任務の1つは，機能的，審美的そして安定性に優れた結果を恒常的に作り出すことのできる，患者のための確かなガイドラインを作り上げることであった．これらのガイドラインは，私の患者に関する多くの調査研究論文に基づいている[3-11]．

結論として，調査結果はそれに従って治療を進めることにより，患者にとって最善の結果を作り出すことができる，確かなガイドラインが存在することをわれわれに示した．もちろん，すべての規則に例外はあるが，私は，ガイドラインを作ることが正しい方向への第一歩であることを期待している．

この本の目的は，もっとも健康的，機能的，審美的かつ安定した結果を，作り出すために，歯を特定の位置に排列するガイドラインを認識し，確認することである．われわれの皆が同意することができるような，基本的必要条件はないのだろうか．物事は変化するほど，同じ位置に留まろうとする，と言われている．この本が，患者の長期安定性を作り出すために本当に重要なことを，あなたが理解し明確にするための一助となることを望んでいる．

ギリシャ哲学者のSocratesは，非常に鋭い意見を述べたことで称賛されている．"新しいことなど何もない，，，われわれはただ自分自身で発見するのだ（Nothing is really new…we just discover for ourselves）"と．診療所を開業して間もなく，私はBaylor大学の矯正科の臨床准教授として招かれた．大部分の学生は私よりも年長で，まだ初めの数症例を終えただけの私に対して，尊敬の念はほとんど抱いていなかった．DallasのBaylor大学矯正歯科で毎金曜日の午前中を過ごした初めの数年間，私はArlingtonへ戻る長いドライブの間に，学生たちの質問に対する答えをいつも探していた．もし私が教えることを続けるのならば，"私が教わったこと"よりも，進歩した答えを見つけなければならないと，私自身に言い聞かせていたことを思い出す．

この初めのころには，私の兄であるC. Moody, West Texas矯正研究グループ，同級生のRobert Orr, Texas矯正研究会，そしてとくに私の地域の研究会に大きな影響を受けた．毎月，このグループは会合をし，メンバーは矯正学のすべてのことについて，お互いに話し合った．私は，Jim Boley, Bill Robinson, Bob Harris, Bob Stringfellow, そしてGib Robertsonに永遠に感謝する．私は，彼らとの議論を通して，私の考えが正しいのか，もしくは見直すべきかを考えた．つまり，初期のころからすべてのキャリアを通して，私は自分の考えが正しいかどうかを確かめ続けている．

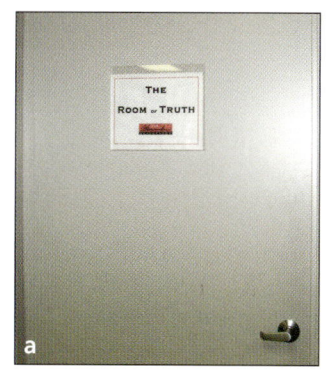

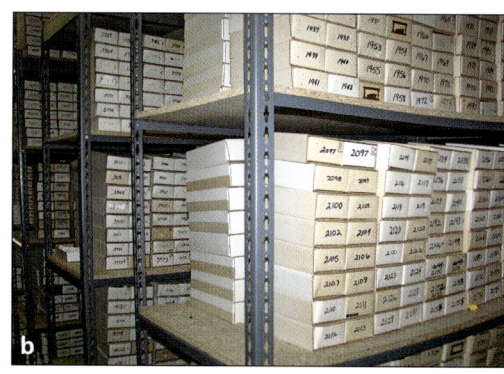

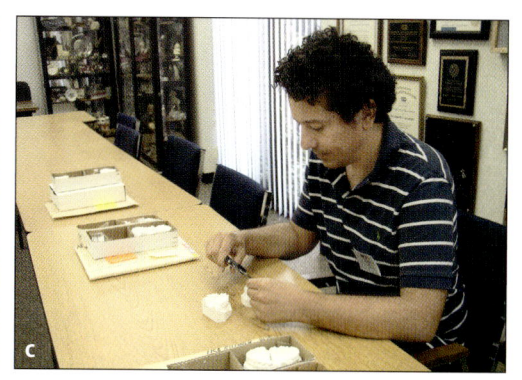

図1-1 (a)真実の部屋に通じる扉．(b)真実の部屋のなかにある診断資料．(c)イタリア人の矯正大学院生であるDr. Aldo Coliが真実の部屋の診断資料で研究している．

アメリカの偉大な詩人であるRobert Frostは，彼の人生を振り返り，つぎのように書いている．"森のなかで道は2つに分かれた．私は迷ったけれど，人が通ったことが少ない道を選んだ．その結果その後の人生は大きく違った"．私自身の矯正学の旅を振り返り，私は時々，私は正しい道を選んでいるのかと自問してみる．時々，回り道をしたが，その答えはイエスである．早い段階で私は何をしたらいけないかは発見したが，私の矯正のテクニックを発達させるためにより良い小道を選ぶためには，試行錯誤の年月を要した．

経験は私たちに，どこにどのようにして歯を排列すれば最善であるかについて，確かな真実を教えてくれた．この事実に異議を唱えることはできない．それらは無視されるかもしれないが，異議を唱えることはできない．開業医にとって，妥協するという衝動に抵抗することは難しいだろう．われわれの前にある挑戦は，優れた科学がすでに証明した結果を作り出すために，新しい技術を適用することである．

その基準は今日すでに確立されている．科学がこれらの基準を変えるまでは，それに到達する努力をすることが，専門家としてのわれわれの責務ではないだろうか．われわれの先人の知恵や，臨床経験そして研究から得た知識を結びつけることによって，得られた特別なガイドラインに従うことで，つねに質の高い安定した結果を作り出すことが可能となる．

真実の部屋

開業して数年経つと，ほとんどすべての矯正医にとって，患者の診断資料の保存が問題となってくる．必要なスペースの量が大きくなることに加えて，最終の資料採得の時間を見つけることも負担になる．時間，スペースそして含まれる費用の問題が相まって，事実上，すべての矯正医は忙しくなると，最終資料の採得をやめてしまう．

幸いなことに資料採得に関しては，私の専門医としてのキャリアの早期に，知らないうちに身についていた．大学の卒後研修では，われわれは治療前と治療後の完全な診断資料を採得するように教えられた．開業してからも，私は大学で教えていたので，この手順を続けた．そして今日でも続けている．15,000人以上の患者が私の診療所で治療され，私たちは完全な初診と最終の資料をそのなかから少なくとも10,000はもっている．

私の年代の強みの1つは，私がかつて治療した患者の多くが，最近は，子どもを治療のために連れて来てくれることである．私たちが昔の患者であることに気づいたとき，スタッフがまず最初にすることは真実の部屋に入って，その資料を探すことである（図1-1a，図1-1b）．この部屋には，これらの多くの資料が保存されている．もしわれわれがこの親のすべての資料をもっていたならば，新しい保定後の資料採得をお願いする．われわれはこれらのT3の資料（保定後）を300から400症例もっており，その数は毎月増えている．

この部屋から，50以上の学位論文が書かれている．大部分の学生はBaylor大学だが，ほかにもTexas大学，Alabama大学，Southern California大学，New York大学，Loyola大学やカナダ，ドイツ，メキシコ，ブラジルなどのほかの国の大学からも来ている．これらの学位論文の大多数はすでに出版されている．これらの資料に関する門戸開放の方針は，つねに実施されている．世界中のどのような学生であっても，これらの診断資料の研究に来ることは歓迎である（図1-1c）．唯一の決まりごとは，資料を決して診療所からもち出さないことである．

この本のなかで，私はこれらの調査研究からの多くの記述を引用する．それらは私の長期安定性についての概念のいくつかを，単なる事例から科学的根拠に基づく知見に変えたのである．

本シリーズの第1巻で，私は矯正治療の安定性のための15の鍵を明らかにすることを試みた．これらの鍵は変わらないが，私はそれらをさらに6つのガイドラインにまとめた．この本が，長期安定性のためのゴールを明確にするための，より正確なアプローチを，読者に提供することができれば幸いである．

顔貌の調和と安定性をもたらす6つのガイドライン

1. 周囲組織．
    a. 歯周組織の健康．
    b. 顎関節．
2. 前歯のトルクコントロール．
    a. 下顎切歯歯軸角（IMPA）．
    b. 鼻唇角．
    c. インターインサイザルアングル（IIA）．
3. 骨格系のコントロール．
    a. 垂直方向．
    b. 矢状方向．
4. 側方向コントロール．
    a. 下顎の犬歯間幅径．
    b. 上顎の大臼歯間幅径．
    c. 歯列弓形態．
5. 咬合．
    a. 歯根の位置．
    b. 平坦化された下顎歯列．
    c. 隣接面削除．
    d. 最終的な咬合．
6. 軟組織の側貌とスマイル．

ほとんどのガイドラインは以下とともに提示されている．

- 証拠：著者の診断資料を使った矯正科の大学院生の研究が，特別な主題に関する疑問に可能なかぎり，直接対応している．
- メカニクス：15,000人以上の患者に全顎的な矯正治療を行ってきた45年間の臨床を通して，私は特別な問題に対処するための力学的テクニックを作り上げてきた．このメカニクスを解説して示す．さらに詳細な解説は，本シリーズの第1巻で示されている．
- 例外：ある人はかつて言った，「すべての規則に例外はある」．矯正学においては，この記述はある意味正しいが，私はその違いを区別することを試みる．

保定期間中または保定後の変化の提示のなかで，日本の優れた矯正医の1人である浅井保彦（Crazy Horse）先生，はつぎのように言っている．"後戻りの一番の原因は不適当な治療であり，それは成長，下顎位，機能そして習癖など治療後の変化の原因となるほかのすべての因子よりも，大きな要素であると言われてきた．これは共通の認識（コモンセンス）である"[12]

結論

1. 人間の体は成長し，成熟し，年をとる．変わらない部分などない．歯列についても例外ではない．保定期間中であっても，少しずつ変化し続けるであろう．
2. 矯正治療の後戻りには多くの原因があるため，矯正学における最新の科学的な基準を用いても，長期的な治療後の変化を正確に予測することは不可能である．
3. 矯正学が直面している未解決の問題があるからといって，下手な治療に対しての言い訳にはならない．矯正治療は，明らかな審美性の向上，さまざまな機能的な改善，そして顎発育と口腔清掃状態がより好ましくなるように環境を整えることを通して，患者の生活の質（QOL）に大きく貢献する．
4. 質の高い矯正治療ののちに起こるわずかな変化は，ほとんど避けられないように思われる．それゆえ許容されるべきである．現実にこれらの変化は，大きな問題にはいたらない．
5. 矯正医は治療前に，その患者の後戻りの可能性について説明するべきである．そして，治療結果の安定性に対して，責任を共有していることを患者に気づかせるべきである．この責任を共有する提案に基づいて，矯正医は再治療の必要性に，柔軟な対応をすることが望まれる．

未来の矯正学についての論文のなかで，Mark Hansはつぎのように述べている．"ここ数年の気がかりな傾向は，治療した症例では未治療の症例に比べて安定性が悪いということを，専門家が受け入れてしまっていることである．もしわれわれが専門家として，治療のゴールとしての安定性を諦めてしまったならば，もう生き残ることができないかもしれない．だから，われわれは治療のゴールとして安定性を受け入れなければならない"[13]．この発言はこの本の目的として，たいへん適したものである．そう，私は安定性がゴールであることをわれわれが受け入れることに同意する．将来の患者においても評価と研究を続けていくことによって，われわれは正確な診断，治療計画，そして長期安定性を示す治療結果に，より近づくことができるだろう．

参考文献

1. Little RM. The irregularity index: A quantitative score of mandibular anterior alignment. Am J Orthod 1975;68:554–563.
2. Turpin, DL. The case for treatment guidelines. Am J Orthod Dentofacial Orthop 2007;131:159.
3. Glenn G, Sinclair PM, Alexander RG. Nonextraction orthodontic therapy: Posttreatment dental and skeletal stability. Am J Orthod Dentofacial Orthop 1987;92:321–328.

4. Alexander JM. A Comparative Study of Orthodontic Stability in Class I Extraction Cases [thesis]. Dallas: Baylor Department of Orthodontics, 1995.
5. Elms TN, Buschang PH, Alexander RG. Long-term stability of Class II, Division 1, nonextraction cervical facebow therapy: I. Model analysis. Am J Orthod Dentofacial Orthop 1996;109: 271–276.
6. Elms TN, Buschang PH, Alexander RG. Long-term stability of Class II, Division 1 nonextraction cervical face-bow therapy: II. Cephalometric analysis. Am J Orthod Dentofacial Orthop 1996;109:386–392.
7. Boley JC. An extraction approach to borderline tooth size to arch length problems in patients with satisfactory profiles. Semin Orthod 2001;7:100–106.
8. Buschang PH, Horton-Reuland SJ, Legler L, Nevant, C. Nonextraction approach to tooth size arch length discrepancies with the Alexander Discipline. Semin Orthod 2001;7:117–131.
9. Carcara SJ. Leveling the curve of Spee with a continuous archwire technique—A long-term study cast analysis. Semin Orthod 2001;7:90–99.
10. Ferris T, Alexander RG, Boley J, Buschang PH. Long-term stability of combined rapid palatal expansion–lip bumper therapy followed by full fixed appliances. Am J Orthod Dentofacial Orthop 2005;128:310–325.
11. Bernstein RI, Preston CB, Lampasso J. Leveling the curve of Spee with a continuous archwire technique—A long-term cephalometric study. Am J Orthod Dentofacial Orthop 2007; 131:363–371.
12. Yasuhiko A. Posttreatment changes during retention. Presented at the Southwest Component of the E.H. Angle Society Annual Meeting, Dallas, 5–7 Mar 2009.
13. Hans M. Future of orthodontics. Orthod Select 2009;23:1.

症例 1-1

概要
矯正治療の既往のある熟年の成人で（少なくとも4本の小臼歯が抜歯されていた），重篤なオーバーバイト（8mm）を呈していた．舌側ブラケットの希望もあったが，唇側のアレキサンダーブラケットを使用することを決断した．

検査と診断
39歳の女性でⅠ級の骨格型を呈していた．すべての第一小臼歯，上顎左側第二大臼歯とすべての第三大臼歯は欠損していた．小臼歯が以前に抜歯されているにもかかわらず，下顎には5mmの叢生があった．大臼歯の咬合関係はⅠ級で，オーバージェットは4mm，オーバーバイトは8mmであった．下顎の正中は右側に2mm偏位しており，左側の第一大臼歯は逆被蓋であった．セファログラム分析では，ローアングルの骨格性Ⅰ級で，前歯は舌側傾斜していた．

治療計画
これ以上抜歯はできない．この患者の治療は，インプラントの時代よりも前である．第二大臼歯が欠損していたため，上顎左側第二小臼歯のポンティックのためのスペースをあけることができた．上顎歯列から装置を装着し，歯列弓形態を整え，下顎の装置装着前に，上顎に咬合挙上板を装着する．上顎左側第一大臼歯に見られた逆被蓋は，上下顎のアーチワイヤーの調節により治療した．複数の顎間ゴムを用いて終了する．

評価
この症例は，超弾性のアーチワイヤーが登場する以前の，1983年に治療されたものである．上下顎の歯列は，わずか3本のステンレススティール（SS）のアーチワイヤーで治療された．この症例における失敗は，上顎左側第二小臼歯のスペースを十分にあけられなかったことである．しかし治療後から20年経過した資料では，カンチレバーのブリッジによる副作用は認めなかった．

私はいつも患者に外すかどうかを尋ねるが，この患者は接着型固定式犬歯間保定装置を引き続き装着している．それはなぜか．この症例ではIMPAはかなり大きくなっている．そして，患者の治療開始時の年齢から考えて，犬歯間保定装置を外さずに着けておくほうが，私には安心であった．

口腔衛生状態は長年にわたって良好で，健全な歯周組織が維持されていた．

考察
過蓋咬合では，いつも上顎前歯のトルク改善から，上顎歯列の治療を始める．これにより上顎歯列弓形態も整えられ，咬合挙上板の適合が良くなる．この症例では7か月後に下顎歯列に装置を装着するときに咬合挙上板を装着した．咬合挙上板はほとんど調整の必要がなく，患者にとって快適なものであった．12か月および18か月の側面の口腔内写真を比較すると，逆スピーカーブによる下顎歯列のレベリングの様子が見てとれる．

症例 1-1

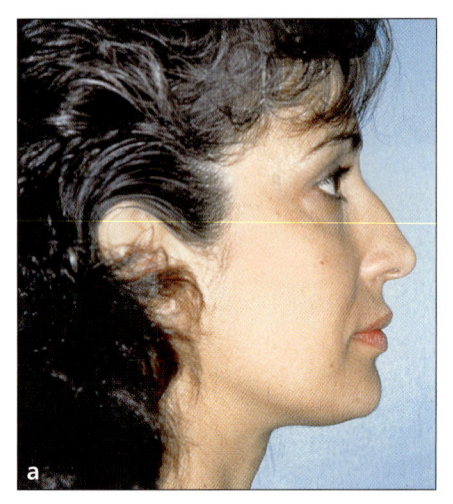

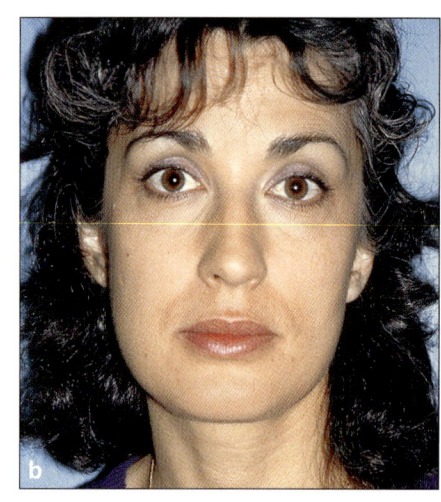

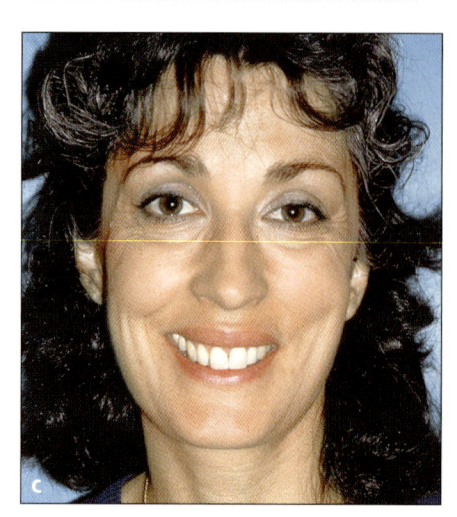

図1-2a〜図1-2c　39歳女性の治療前の顔貌．(a) 軟組織側貌はバランスがとれている．(b) 正面観はバランスがとれている．(c) スマイルはやや非対称である．

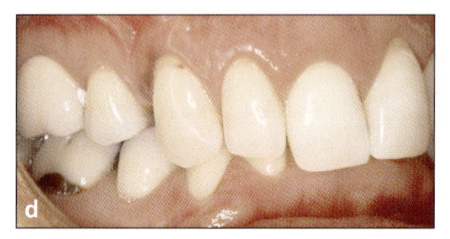

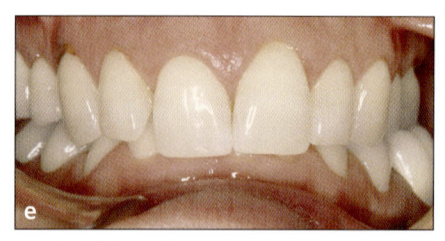

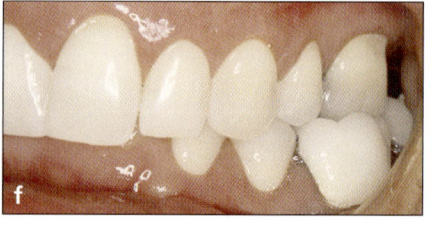

図1-2d〜図1-2f　治療前の口腔内写真．(d) I級の大臼歯関係．(e) オーバーバイトは8mm，オーバージェットは4mm．(f) 下顎左側第一大臼歯は逆被蓋である．

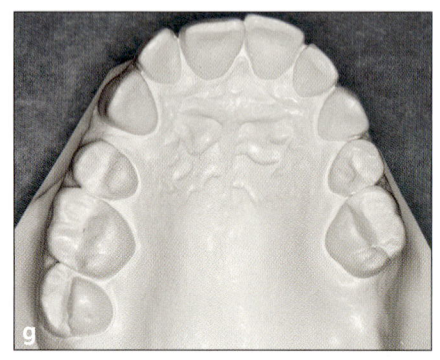

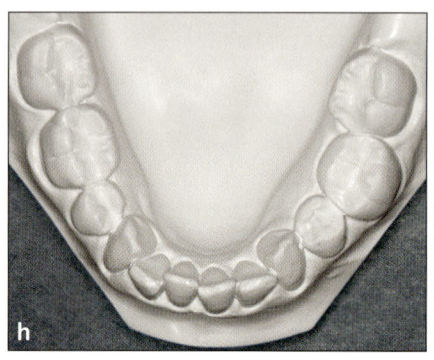

図1-2g，図1-2h　治療前の咬合面観．初診時の上顎大臼歯間幅径は31.1mm，下顎犬歯間幅径は24.4mm．(g) 上顎の歯列は叢生で狭窄している．(h) 下顎の叢生量は5mm．

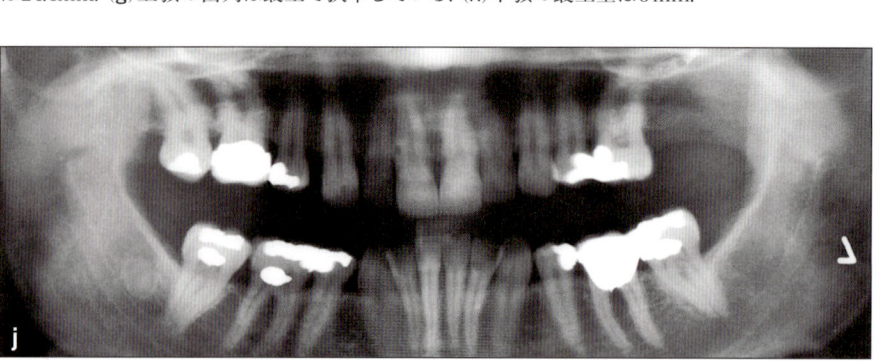

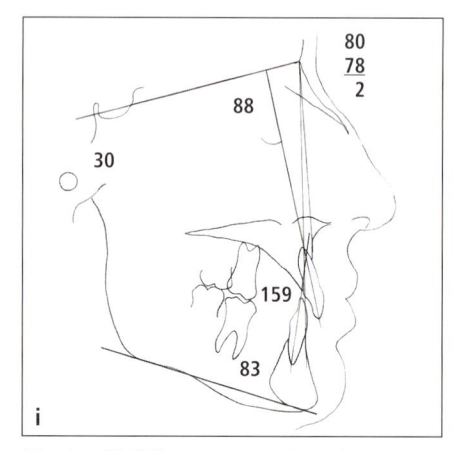

図1-2i　治療前のセファログラムトレースは，骨格的にはI級ローアングルで，上下顎前歯の舌側傾斜を示している．

図1-2j　治療前のパノラマエックス線写真は，4本の第一小臼歯，上顎左側第二大臼歯および4本の第三大臼歯の欠損を示す．

症例 1-1

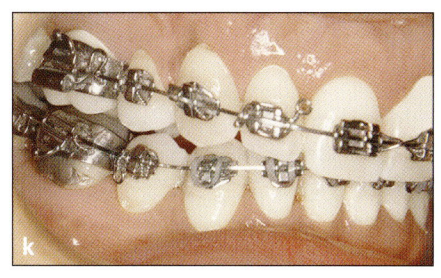

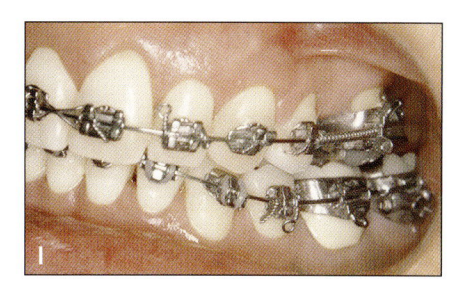

図 1-2k, 図 1-2l　治療開始から12か月経過時の口腔内写真．下顎のスピーカーブに注目．上顎のコイルスプリングは，ブリッジのためのスペースを作るのに用いられている．

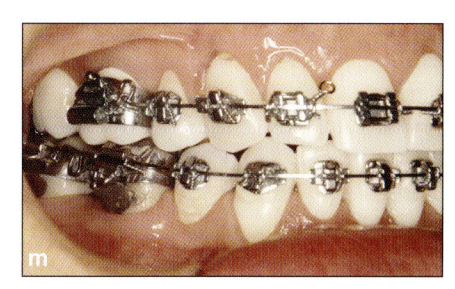

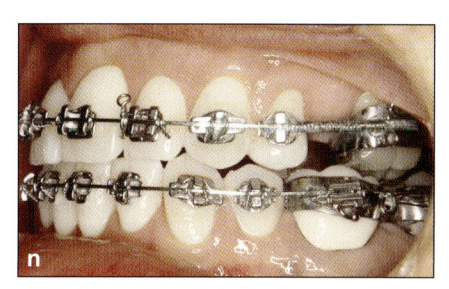

図 1-2m, 図 1-2n　治療開始から18か月経過時の口腔内写真．下顎の歯列はレベリングされたが，上顎第二小臼歯のブリッジのためのスペースは思っていたよりも少ない．

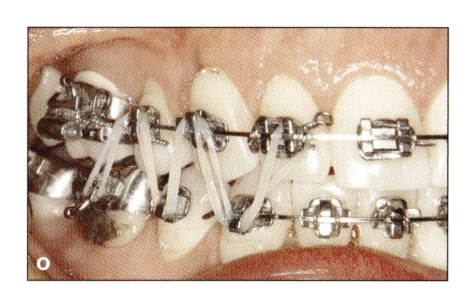

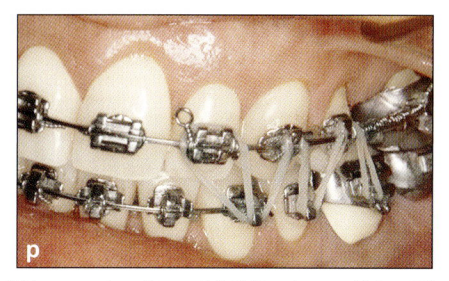

図 1-2o, 図 1-2p　治療開始から22か月経過時．下顎のアーチワイヤーを切断し，しっぽ付きW型のフィニシングゴムを用いている．

1・序論：安定性をつねに意識して治療を始めよう

症例 1-1（つづき）

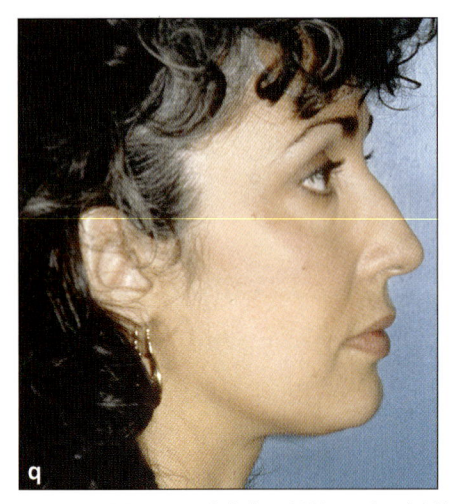

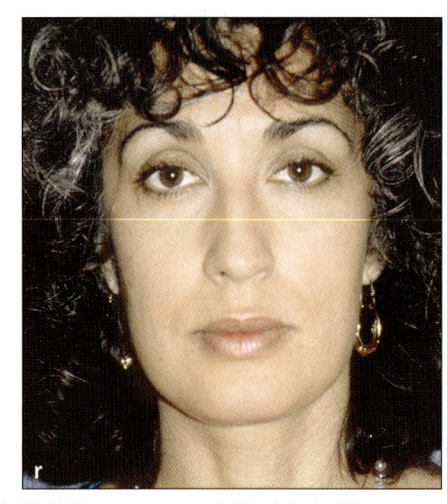

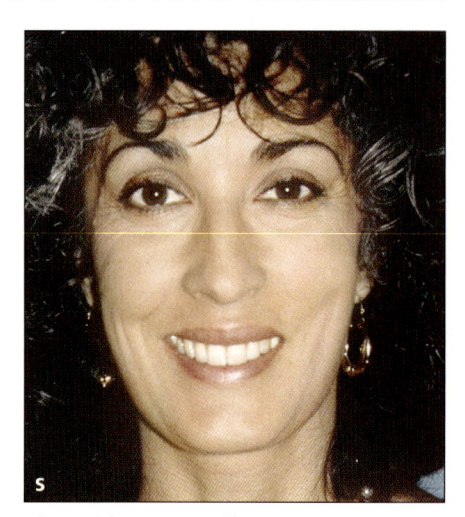

図1-2q〜図1-2s　治療後の顔貌．41歳．(q)軟組織側貌のバランスは良好．(r)正面観はバランスが良い．(s)スマイルは美しいスマイルラインとスマイルアークを描いている．暗いバッカルコリドーは認めない．

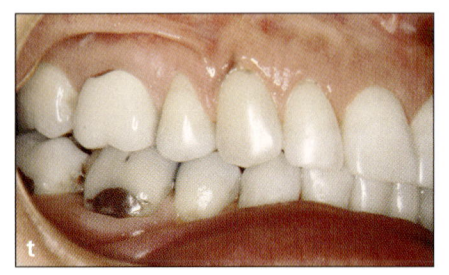

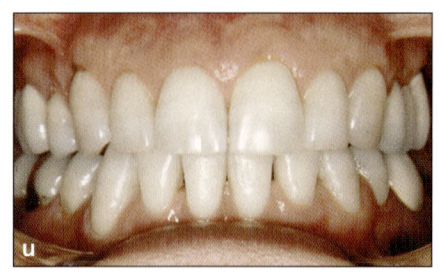

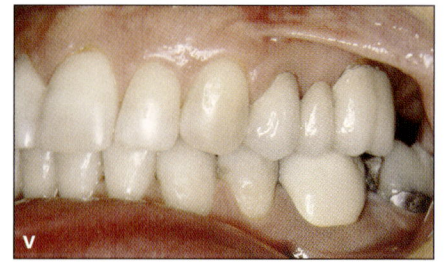

図1-2t〜図1-2v　治療後の咬合．(t)I級の大臼歯関係．(u)正中は一致している．(v)上顎左側第二小臼歯にはブリッジが装着されている．

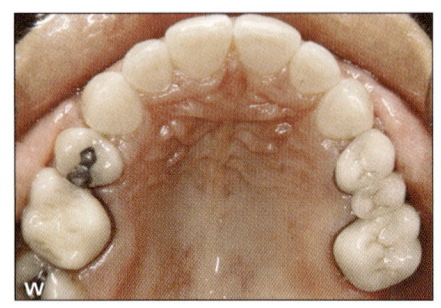

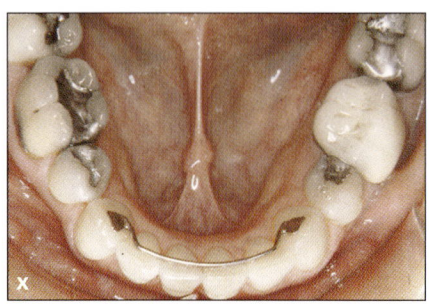

図1-2w，図1-2x　治療後の咬合面観．上顎大臼歯間幅径は32.1mm，下顎犬歯間幅径は28.0mm．

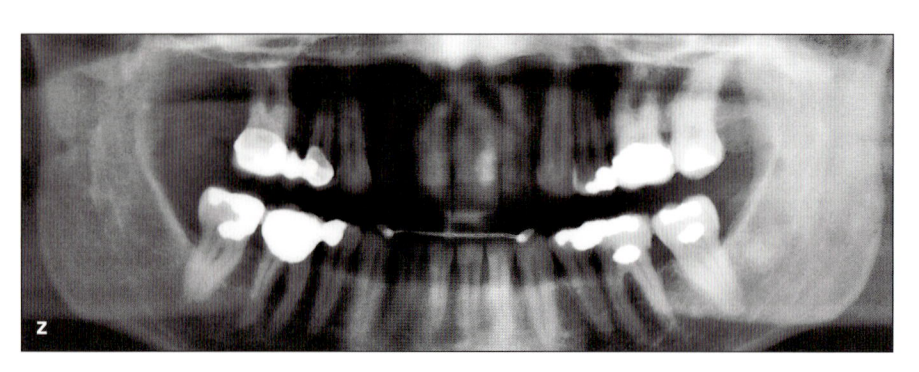

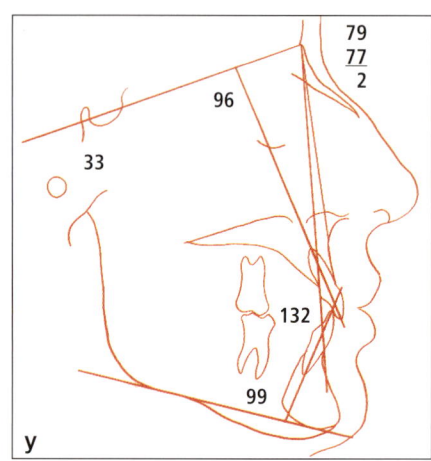

図1-2y　治療後のセファログラムトレース．

図1-2z　治療後のパノラマエックス線写真は歯根の位置と左側のブリッジを示す．

症例 1-1

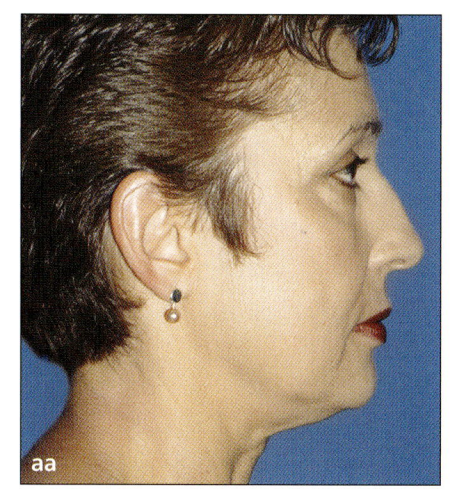

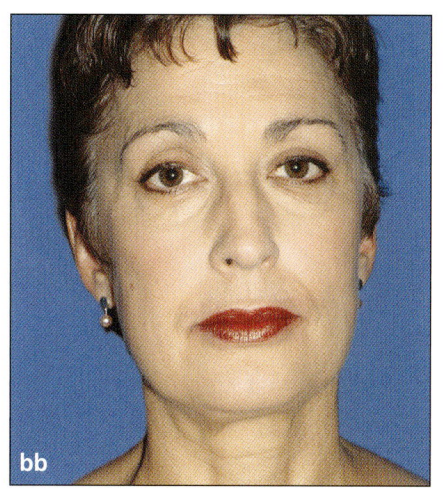

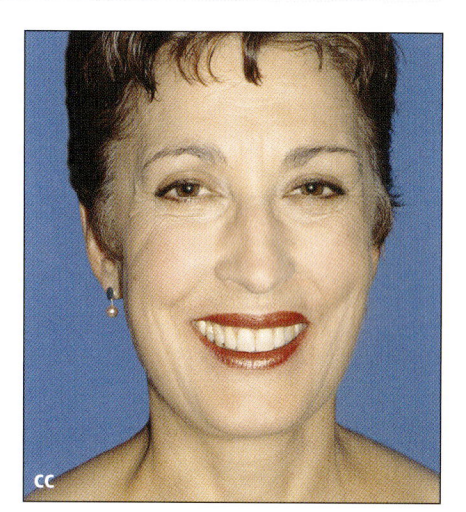

図1-2aa～図1-2cc　治療後20年経過時の顔貌.

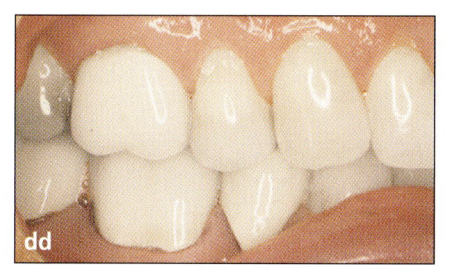

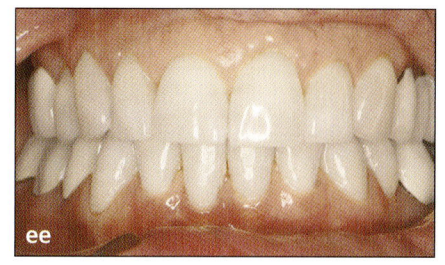

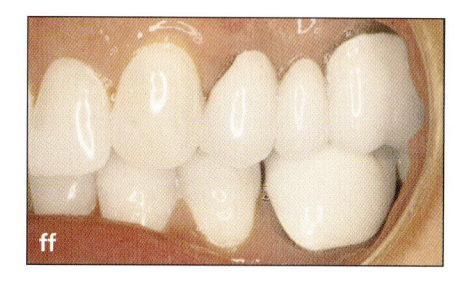

図1-2dd～図1-2ff　治療後20年経過時の口腔内写真.

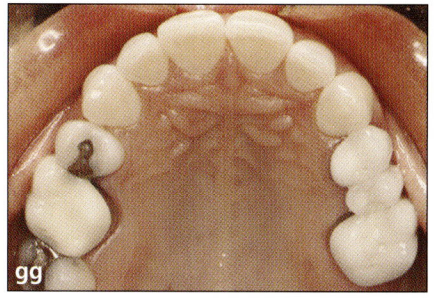

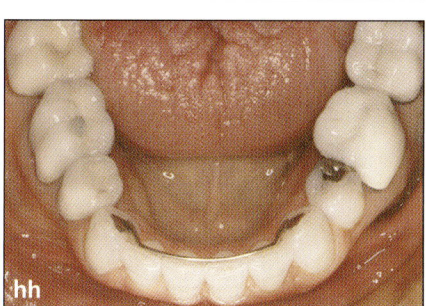

図1-2gg, 図1-2hh　治療後20年経過時の咬合面観. 患者は初診時に成人であったことから, 接着型固定式犬歯間保定装置は継続している.

表 1-1	アーチワイヤーの順序
アーチワイヤー	期間（月）
上顎	
0.0175 マルチストランディッド SS	1
0.016 SS	8
0.017×0.025 SS	14
動的治療期間:	23か月
下顎	
None	6
0.0175 マルチストランディッド SS	3
0.017×0.025 マルチストランディッド SS	2
0.017×0.025 SS	12
動的治療期間:	17か月

表 1-2	個別の矯正力
矯正力	期間（月）
コイル（上顎左側第二小臼歯）	21
バイトプレート	12
エラスティックス	
三角ゴム	3
2級ゴム	5
頬側部四角ゴム	1
フィニシングゴム	1

9

症例 1-2

概要
　この患者の初診は，私が診療所を開業してわずか12日後であった．そのころ私は混合歯列の治療についても，サービカルフェイスボウの使い方の指針についても，教わっていなかった．

検査と診断
　患者は7歳の女子で，Ⅱ級1類を呈する混合歯列であった．オーバーバイト4mm，オーバージェット7mmで，下顎に4mmのアーチレングスディスクレパンシーがあった．治療目標は，永久歯を抜歯することなく，オーバージェットとⅡ級の臼歯関係を改善することであった．

治療計画
　治療計画は上顎の6本の永久歯にバンドを装着し（2×4），アーチワイヤーをタイバックして，サービカルフェイスボウを1日当たり12〜14時間装着することであった．今日，私がこの患者を治療するならば，この治療を2期に分けるだろう．しかし当時は，私はすべての永久歯にバンドが装着でき，適正な位置になるまで，継続して治療していた．

評価
　動的治療期間は39か月であった．上顎にラップアラウンド型保定床，下顎に犬歯間保定装置を3年間用いて保定した．

考察
　保定後の資料は，彼女の治療を始めてから40年後（動的治療後36年，保定後33年）に採得した．最終的な結果はとても安定しており，私がすべての症例で獲得したいと思うゴールが維持されていた．

　この患者は，私の最初の混合歯列期のサービカルフェイスボウの患者として記憶に残っている．優れた結果が予測できるような経験は私にはなかったが，この患者は私にⅡ級治療の価値ある教訓を教えてくれた．そして，結局のところ1972年にAmerican Boardの症例として使用した．

表 1-3　アーチワイヤーの順序

アーチワイヤー	期間（月）
上顎	
0.014 SS	12
0.016 SS	7
0.017×0.025 SS	20
動的治療期間：	39か月
下顎	
None	30
0.014 SS	2
0.018 SS	6
動的治療期間：	8か月

表 1-4　個別の矯正力

矯正力	期間（月）
サービカルフェイスボウ	20

症例 1-2

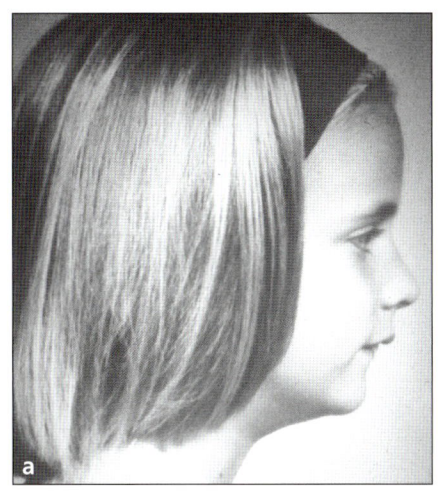

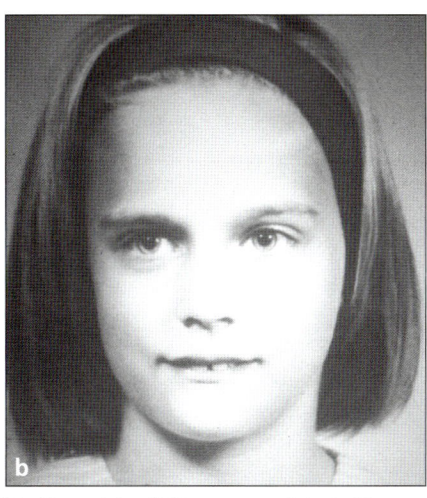

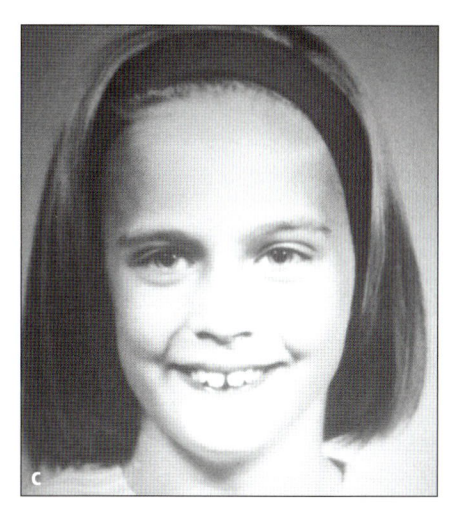

図1-3a〜図1-3c 治療前の顔貌，7歳．(a)軟組織側貌は下顎が後退している．(b)正面観では口唇の緊張を認める．(c)スマイルでは前突した前歯を認める．

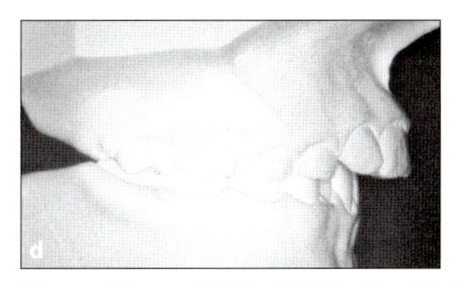

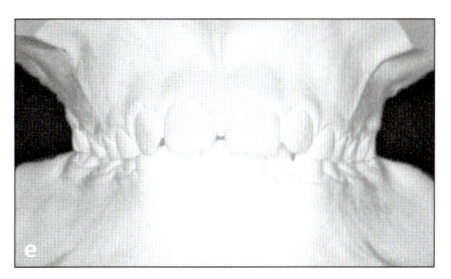

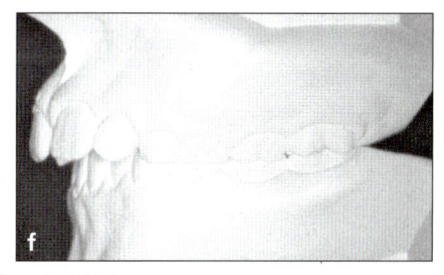

図1-3d〜図1-3f 治療前の模型はⅡ級の大臼歯関係，4mmのオーバーバイト，7mmのオーバージェットを示す．

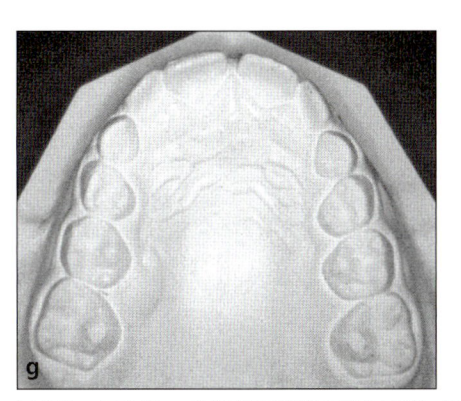

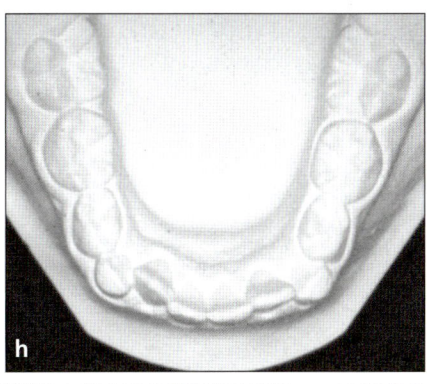

図1-3g, 図1-3h 治療前の模型の咬合面観．初診時の上顎大臼歯間幅径は28.6mm，下顎犬歯間幅径は25.5mm．(g)上顎前歯の唇側傾斜とともに，正中離開がある．(h)下顎歯列の叢生量は4mm．

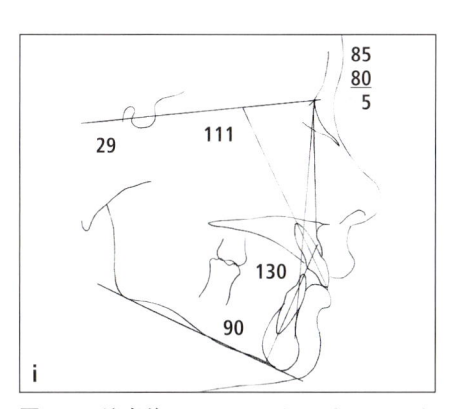

図1-3i 治療前のセファログラムトレースは，Ⅱ級1類の不正咬合と下顎後退を示す．

1 • 序論：安定性をつねに意識して治療を始めよう

症例 1-2 (つづき)

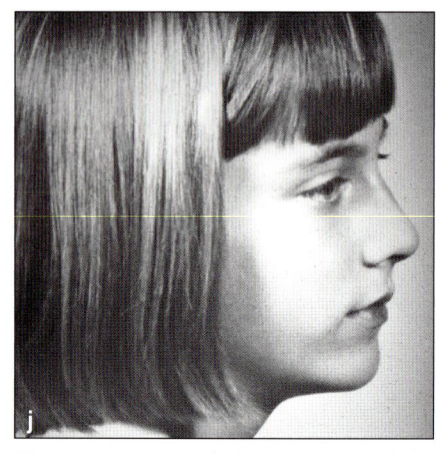

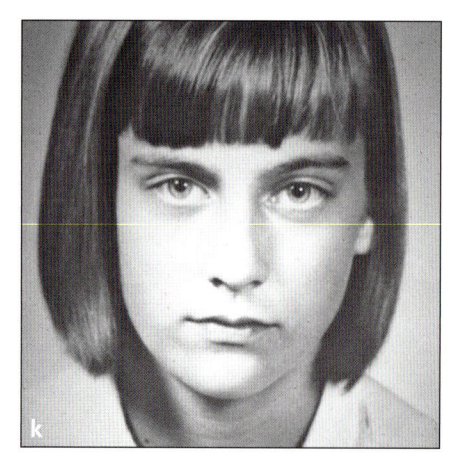

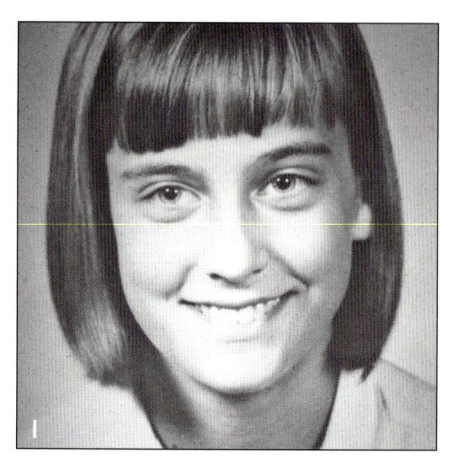

図1-3j〜図1-3l　治療後の顔貌，10歳．(j)軟組織の側貌はバランスがとれている．(k)正面観では口唇は緊張なしで閉じている．(l)スマイルはバランスがとれている．

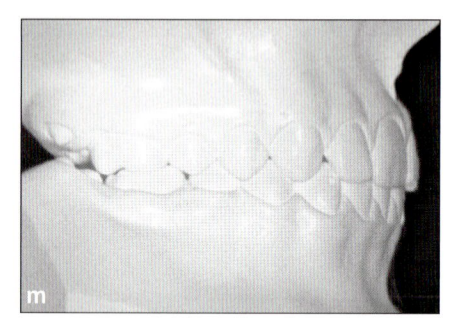

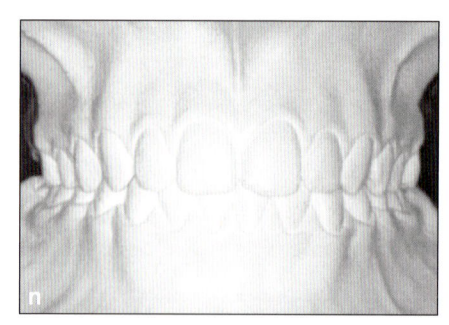

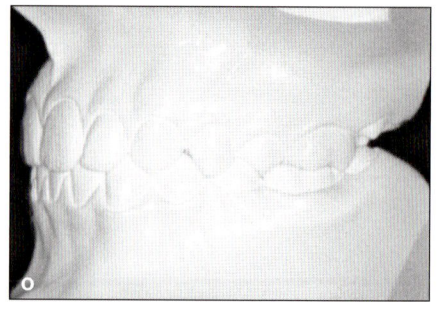

図1-3m〜図1-3o　治療後の咬合はⅠ級の大臼歯関係を示し，正中は一致，適正なオーバーバイトとオーバージェットを呈している．

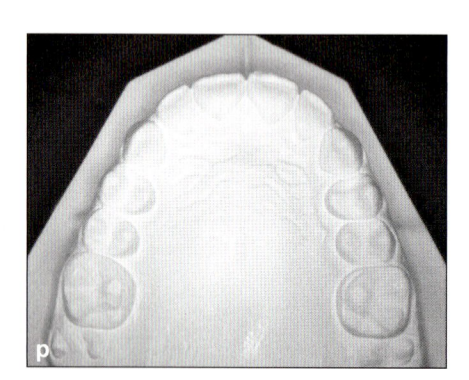

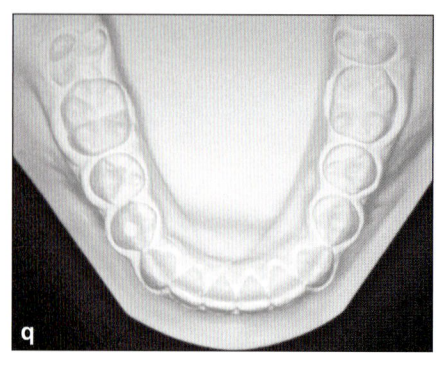

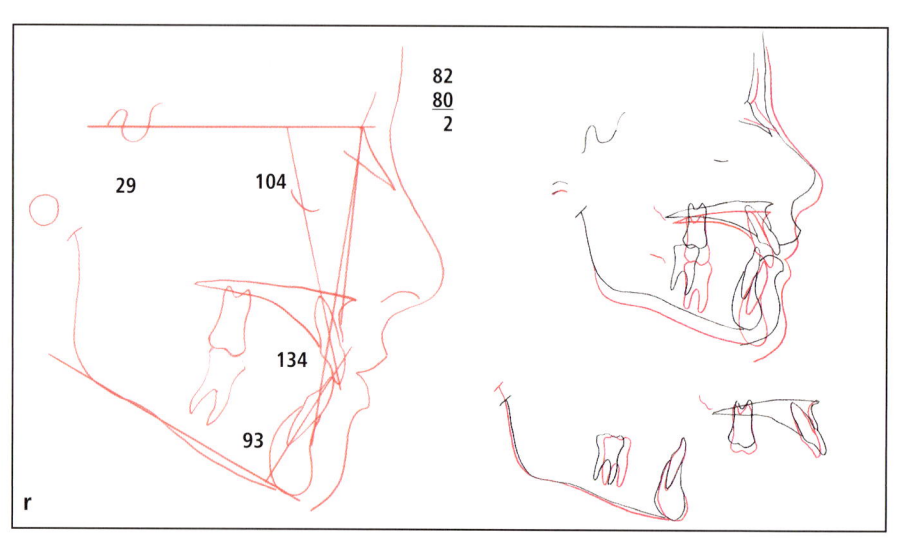

図1-3r　治療後のセファログラムトレース(左)および治療前(黒)と治療後(赤)のセファログラムトレースの重ね合わせ(右)．

図1-3p，図1-3q　治療後の模型の咬合面観は，素晴らしい歯列形態を示す．最終的な上顎大臼歯間幅径は32.0mm，下顎犬歯間幅径は25.5mm．

症例 1-2

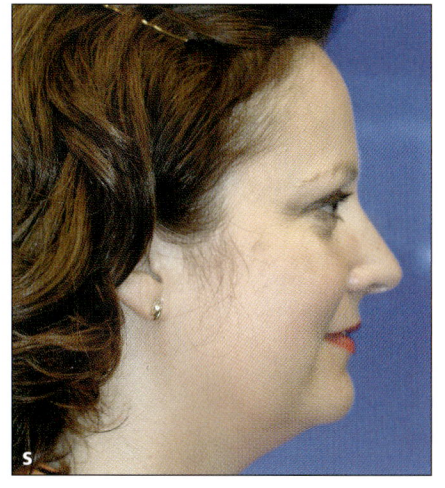

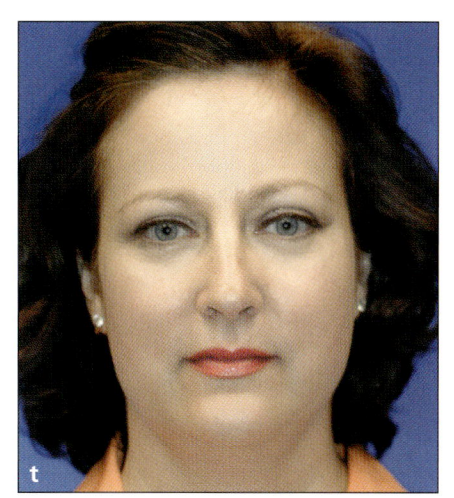

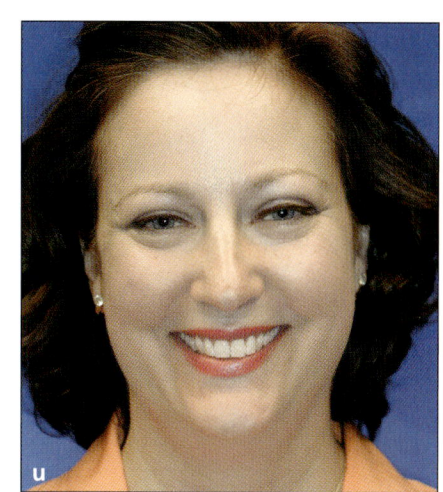

図1-3s〜図1-3u　治療後40年経過時の顔貌.

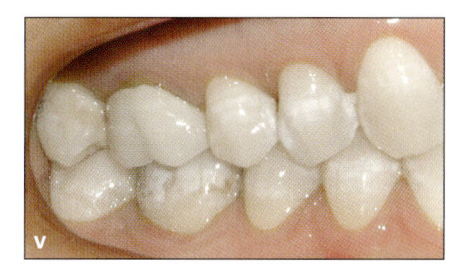

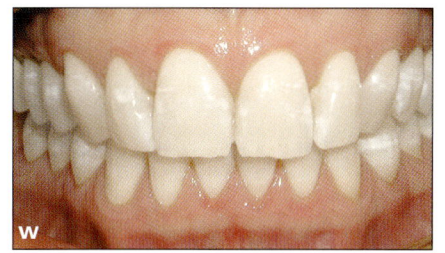

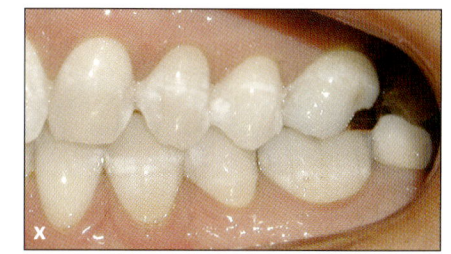

図1-3v〜図1-3x　治療後40年経過時の口腔内写真.

図1-3y, 図1-3z　治療後40年経過時の咬合面観. 上顎犬歯間幅径は31.8mm, 下顎犬歯間幅径は22.5mm.

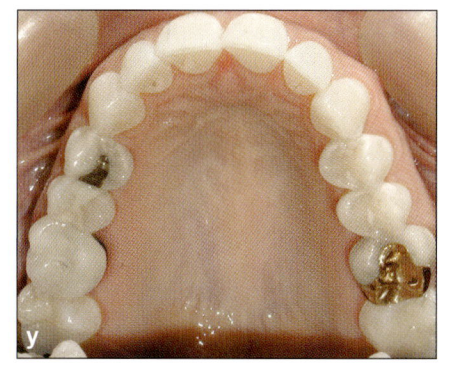

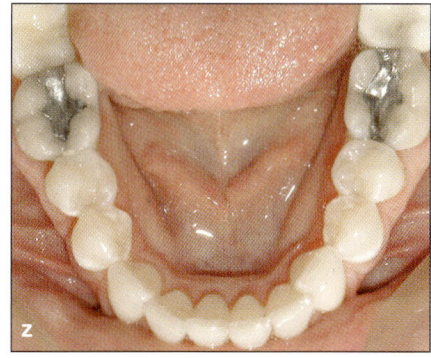

図1-3aa　治療前(黒), 治療後(赤)および40年経過時(緑)のセファログラムトレースの重ね合わせ.

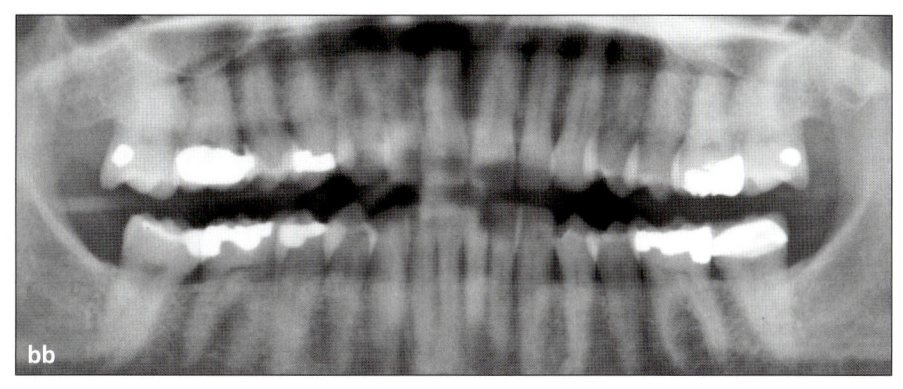

図1-3bb　治療後40年経過時のパノラマエックス線写真.

13

CHAPTER 2

長期安定性についての文献考察

"真実は頑固もの"
　　　　　– John Adams

　文献はわれわれに長期安定性についての何を教えてくれるのだろうか．矯正医によって治療される不正咬合のなかでもっとも一般的なのは，叢生である．それは歯の大きさと歯列弓長の不調和(TSALD)としても知られている．下顎前歯がきちんと並んでいる成人は34%にすぎず，これらの歯は年齢とともに叢生をともなうようになる．人口の約15%は，重篤な前歯部叢生(10mm以上のirregularity index)である．

　何が歯の位置を決めるのか．均衡理論に従えば，舌が歯を外に押し出し，口唇や口腔周囲筋が歯を内側へ押し込める，また成長発育による変化もその因子となる．これらは未治療の人でも，生涯を通して起こる変化である．

　未治療の咬合の安定性はどうだろうか．すべての研究が，永久犬歯の萌出直後から，犬歯間幅径は小さくなることを示している．上顎の大臼歯間幅径は，思春期から成人期にかけて維持される，またはわずかに増加する．下顎の大臼歯間幅径も同様である．歯列弓長と歯列弓長径は上下顎とも年齢とともに減少するが，この減少は下顎においてより顕著である．1983年にSinclairは歯列弓長が，混合歯列から永久歯列に移行する間に約5mm減少することを明らかにした[1]．この移行期には，上顎歯列周長は増加し，下顎歯列周長は減少する．加えて，インプラントを使った研究で，上顎および下顎の基底骨が成長とともに変化することが示されている．

不正咬合治療の歴史

　1907年にEdward H. Angle(図2-1)が現代矯正学の父となった．1905年にCalvin Caseの選択的な抜歯への挑戦と移行[3]があったにもかかわらず(図2-2)，彼の治療理念は完全に非抜歯であった[2]．20世紀の前半まで，Angleの理念が優勢であった．1944年にCharles H. Tweed(図2-3)がもっとも著名な抜歯論者となった[4]．私は1960年代中ごろの大学での卒後教育の間に，Dr. WestfallとDr. Gaylordから，Tweedから現代矯正学への橋渡しの大きな影響を受けた．1971年のRolf Frankel[5,6]に導かれ，1970年代にその振り子は再び揺れだした．彼のFunctional Regulator 2は歯列を筋肉から遮断した．このとき歯槽骨に作り出された張力が，結果として非抜歯のために歯列を拡大した．

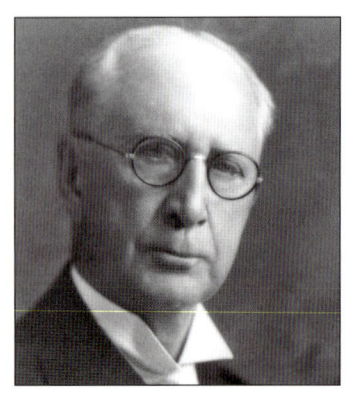

図2-1　Edward H. Angle.　　図2-2　Calvin Case.　　図2-3　Charles H. Tweed.

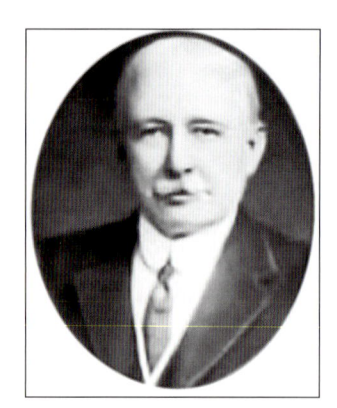

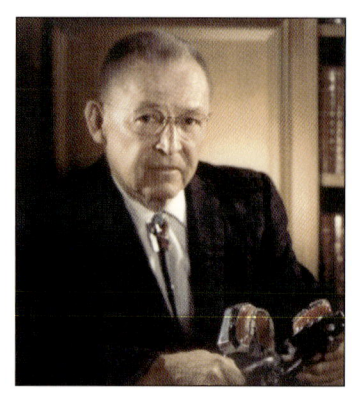

後戻り

　たまたま目を通した読者にとっては，文献的に下顎前歯の後戻りが避けられないことであるということと，矛盾しているように見えるかもしれないが，参考文献や未出版の学位論文を入念に見直すと，保定後の長期安定性についての研究の大部分において，irregularity index 3.5mm以下の満足できる安定性が得られていることは明らかである[7-17]．実際に，動的治療後から保定後の間の変化の大部分はわずかであり，標準的な成長や加齢による変化に比べて大きいものではない．

　私の臨床経験は，これらの所見を反映している．私の診療所は成熟し，私の息子のJ.Moodyが管理してくれているため，われわれは恒常的に10年から40年前に親が私の治療を受けた患者を診ている．可能なかぎり，これらのかつての患者の長期経過後の診断資料を採得しており，さまざまなタイプの不正咬合の長期経過が集められている．抜歯および非抜歯いずれの場合でも治療が終わって十分な期間の保定を行った患者は，適切な診断や治療が行われた場合には，矯正治療の結果が治療後においても安定することを示してくれる．

　そして疑問がわいてくる．どうして安定する症例とそうでない症例があるのか．一般的には，3つの後戻りの原因が容易に特定される．

1. *筋肉の異常習癖は矯正治療ではコントロールできない．*口腔周囲筋が周囲環境との均衡を欠いている場合には(図2-4)，歯を安定した位置に保つことはほとんど不可能である．指しゃぶりは矯正治療が完全に終わる前に，除去されていなければならない．そのためにはいくつかの方法がある．その方法の1つは，なぜこの癖をやめなければならないのか，その理由を患者に，はっきりと説明することに矯正医が時間を割くことである．この方法は臨床家にとって時間のかかるものであるが，90%以上に効果的である．ほかにタングクリブのような固定式装置を用いる方法があるが，これはほかの方法が失敗した場合に用いる．口呼吸は筋肉の不均衡により，安定性に負の影響を及ぼす．気道の狭窄は治療の初期に解決しなければならない．一部の症例では，アデノイドや扁桃腺の除去が推奨されるだろう．

2. *成長パターンが悪い場合は矯正治療に反応しない．*過剰な垂直成長(垂直的な上顎過成長)(図2-5)は下前顔面高の異常な増大の原因となり，安静時の口唇閉鎖を不可能にする．そして，筋の不均衡を引き起こし将来的な後戻りの原因となる．治療後に下顎の過成長が生じる場合も，後戻りの原因となるだろう．

3. *不適切な診断や治療，または患者の協力度が欠けている．*これらが後戻りの最大の理由なのかもしれない．診断と治療は，矯正医がもっともコントロールできる因子である．

　術者は確かな診断基準に従わなければならず，患者が長期にわたって満足する安定性を示す可能性を最大限にするための個々の目標を達成しなければならない．さらに動的処置に加えて，適切な保定も行われなければならない．

　現在の診断と治療計画における最先端は何であろうか．スペースを獲得するための方法としては，(1)抜歯と(2)非抜歯；隣接面エナメル質削除，歯列弓幅径の拡大，歯列弓長の延長，そして前歯部の唇側傾斜が挙げられる．

　言い換えれば，歯を並べるためのスペースを増加させるのか，または歯の容量を減らすのか，である．どのようにしてこの決断をするのか．それによって本当に差が出てくるのか．長期安定性は影響されるのだろうか．

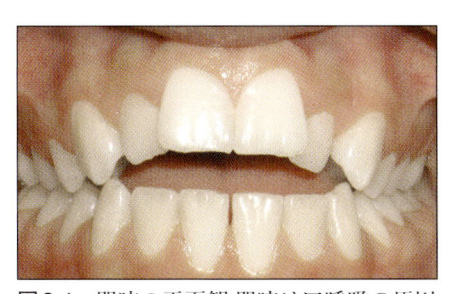

図2-4 開咬の正面観.開咬は口呼吸の原因となり,筋肉の不均衡を導き,安定性を脅かす.

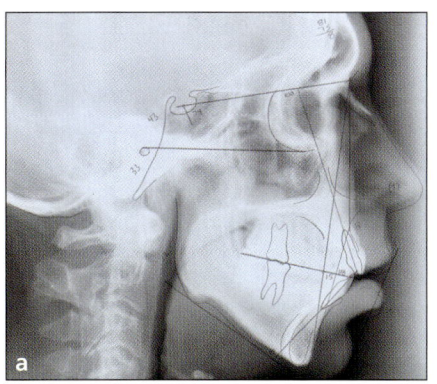

図2-5 (a)上顎骨の垂直的過成長をともなう患者の治療前のセファログラムトレースとエックス線写真.患者の筋がリラックスしているときに,口唇が開いていることに注目.(b)同じ患者の治療後のセファログラムトレースとエックス線写真.口唇は閉鎖していることに注目.

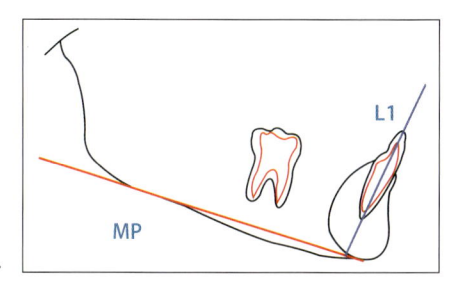

図2-6 下顎前歯の位置と下顎下縁平面.

診断と治療計画

診断と治療計画は,抜歯か非抜歯かという問いよりも,はるかに重要である.治療の最後にどこに歯を排列すべきか,ということがより大事な疑問点である.以下に挙げる確かな真実は,この決断を助けるものとして知られている.

- バランスのとれた軟組織側貌.
- 垂直的なコントロールをともなう骨格の改善.
- 上顎前歯のトルクコントロール.
- 下顎前歯のトルクコントロール.
- 下顎歯列の平坦化.
- 犬歯間幅径.
- 大臼歯間幅径.
- 最終的な歯列弓形態.

診断と治療計画のための最終的な判断の際に,確実に影響を及ぼす因子についても考慮しなければならない.それらは,

- 顔面および筋肉のパターン.
- 下顎の機能的なパターン.
- 歯の大きさと形.
- 異常な歯の萌出パターン.
- 成長.
- 協力度.
- 習癖.

診断と治療計画の詳細については本シリーズ第1巻第4章を参照されたい.

セファログラム分析による指針

セファログラム分析の計測値は重要な指針となるが,最終的な真実として捉えるべきではない.垂直的および前後的な成長量は,たいへん重要である.患者の骨格型の成長量と方向を決定するために,これらの計測値を確認する.

下顎前歯の位置(図2-6)を観察し,最終的な位置をどこにするべきかの判断をする.Tweedは"下顎前歯は基底骨の上に整直するべきである"と述べた[4].私の観察では"安定する"位置は患者が現在示しているものである.下顎前歯の安定する範囲は患者の骨格型によって,70°から110°であろう.

下顎前歯は大きく整直させることが可能で,安定する.

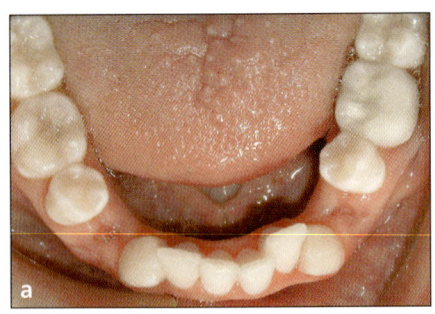

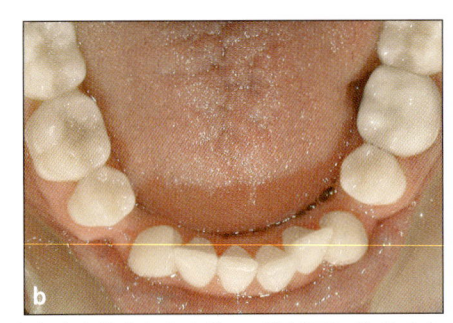

2 • 長期安定性についての文献考察

図2-7 ドリフトドンティクス. (a) 4本の第一小臼歯を抜歯した直後の下顎歯列. 治療は上顎歯列のみで開始する. (b) ドリフトドンティクス (歯の自由な動きにまかせた自然移動) が起こったのちの下顎歯列. 犬歯と第二小臼歯の間の距離は減少している.

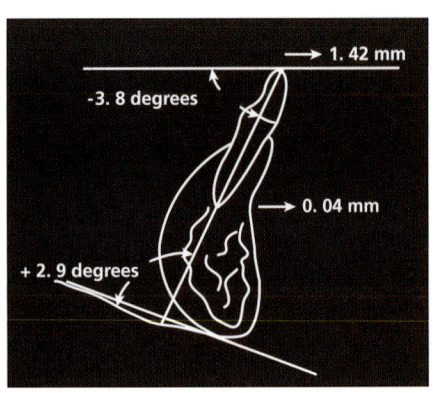

図2-8 下顎前歯が1.42mm唇側傾斜したNevantのトレース.

Papandreasは4本の小臼歯を抜歯したⅠ級の患者で, 上顎歯列のみで治療を開始したときに起こる, ドリフトの量を研究した.[18] この下顎歯の"ドリフトドンティクス (歯の自由な動きにまかせた自然移動)"(図2-7)は, いくつかの興味深い結果を示した. Papandreasは年率で (1) 下顎前歯は平均で8°整直した, (2) 犬歯は遠心に自然に移動 (ドリフト) し, 1.7mm拡大した, (3) 臼歯は前方に1.2mmだけドリフトしたことを発見した.

臨床的に, この研究は下顎大臼歯の前方移動より, 下顎前歯の遠心移動が大きいことを示している. そして下顎の犬歯間幅径は広がっていたが, ほかの長期安定性の研究では, この拡大は安定しないことが示されている.

なぜこれが実際に起こるのであろうか. 私の抜歯治療の手順では, 上顎犬歯を治療の初期に歯列のより広い部分に牽引する. この期間 (約6か月) は, これらの上顎犬歯が下顎犬歯を口腔周囲筋から保護するという推論には, 納得できないであろうか. しかし, すべての空隙が閉鎖され, 中心位と最終的な歯列弓形態が確立されたのちでは, 下顎犬歯間はほとんど拡大されていない.

Nevantは下顎前歯の前方移動について, いくつかの興味深い結果を示した[19]. 彼の40症例 (2つの診療所から20症例ずつ) の研究では, 下顎前歯がそれぞれ1.4mm, 3°唇側に傾斜していた (図2-8). これは下顎前歯をどれだけ前方に移動させることができ, それが安定するのか, ということに関して, 前方限界が存在することを示しているのではないだろうか. この研究は, ほかの研究とともに, 下顎前歯の前方移動についての3°ルールの発展の手助けとなった.

下顎前歯のトルクコントロールに加えて, 上顎前歯およびそれらの下顎前歯との関係にも注意しなければならない. 改善されたオーバーバイトを維持するためには, 良好な上顎のトルクとインターインサイザルアングルを治療中に確立しなければならない (第4章参照).

下顎第一大臼歯の位置

過蓋咬合症例では, オーバーバイトの恒久的な改善は, 下顎第一大臼歯の整直または遠心傾斜 (tip back) ができることも能力と関係している[20]. 第一大臼歯の整直によって, いくつかの良好な結果が得られる.

・下顎歯列弓長が約3mm獲得される.
・第一および第二小臼歯を同時に挺出させ, 下顎歯列の平坦化の手助けとなる.
・臼歯部の咬合支持は, 前歯部オーバーバイトの後戻りを防ぐ. 臨床的には, 逆スピーカーブを付加し, タイバックで一体化させた下顎のアーチワイヤーにより完成される. 下顎前歯ブラケットに組み込まれた−5°のトルクと, 下顎第一大臼歯ブラケットまたはチューブの−6°の傾斜により, 下顎歯列が平坦化される.

アレキサンダーディシプリンについての考察のなかで, Bernsteinらは非抜歯のⅡ級1類の過蓋咬合症例における, スピーカーブの平坦化に対する効果を強調した[21]. これは小臼歯の挺出と前歯のわずかな圧下によって達成される (図2-9). そのために, 下顎前歯の位置はレベリングの過程のなかでコントロールされ, 過剰な唇側傾斜は回避される. 加えて, その変化

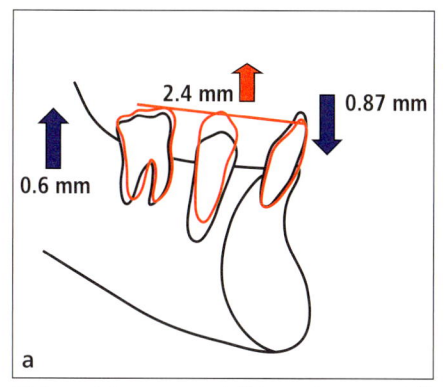

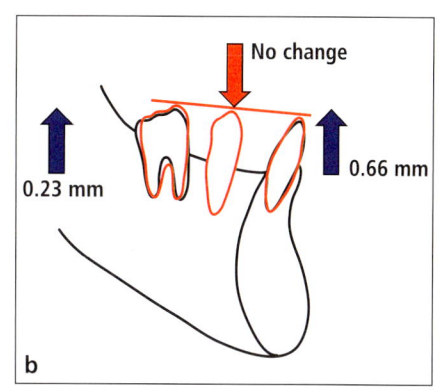

図2-9 (a)Bernsteinら[21]およびCarcaraら[22]の研究に示された，逆スピーカーブを加えたアーチワイヤーの治療効果．(b)治療後から平均11年5か月経過時では，小臼歯部に後戻りはなく，その結果平坦化された歯列は維持されている．

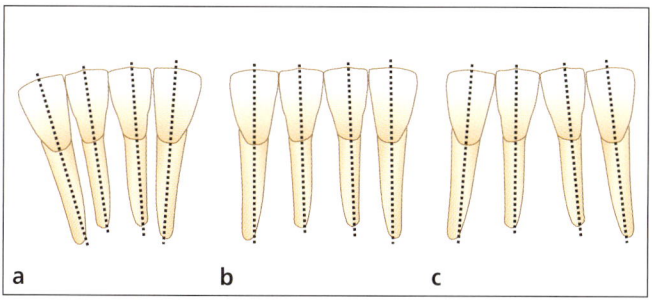

図2-10 下顎切歯のアンギュレーション．

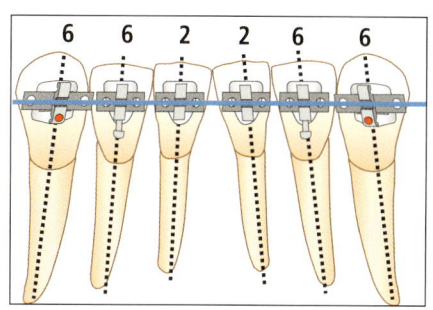

図2-11 下顎前歯および犬歯のブラケットアンギュレーション（角度）．

量の30％は治療後に失われるものの，大臼歯バンドに付加された−6°のアンギュレーションが，治療中に下顎大臼歯を整直し，近心傾斜するのを防いでいる．さらに，Bernsteinらはアレキサンダーディシプリンが，治療中の過剰な垂直的開大を生じないことにも注目している[21]．機能的な咬合平面が変化し，その変化は長期に安定しており，その結果この治療結果の長期安定性をもたらす．

る保定患者の観察でも同様で，下顎前歯歯列の後戻りの原因の1つは，下顎側切歯の位置づけが悪いことであるということに同意する．もし下顎前歯の切縁が平らに並んでいたならば，下顎側切歯のティップバックは不十分で過度に整直していることになろう．しかし，側切歯の歯根が犬歯の歯根とより平行に並んでいるときには，後戻りはわずかまたはまったく起こらない（図2-11）．

下顎前歯のアンギュレーション（Artistic Positioning：審美的排列）

Williamsは安定性を改善するために，下顎側切歯のアンギュレーションを強めるべきだと述べた[23]（図2-10）．私の長年にわた

動的治療

患者の不正咬合や骨格型が，すでに述べた因子を含めて評価され，治療目標のためのゴールが設定されたのちに，矯正治療が始まる．その治療哲学は，治療の最終結果を意識して始めるということである．

すべてのゴールは，いかなるエッジワイズ装置によっても達成することができるが，ストレートワイヤー装置の設計のなか

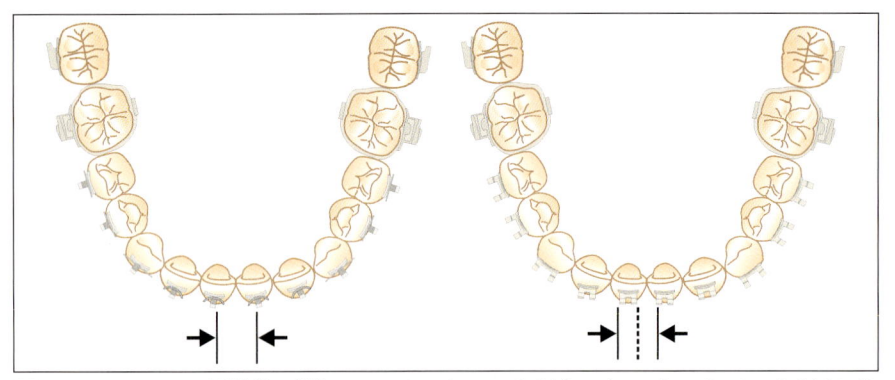

図2-12 ブラケット間距離の増加．シングルブラケット(左)では，ツインブラケット(右)に比較して，約50%以上の長いブラケット間距離が認められる．

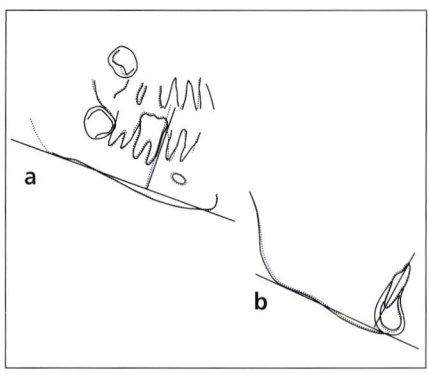

図2-13 (a)臼歯の整直．(b)前歯のトルクコントロール．

にこれらの要素の多くを組み込むことは，理にかなっている．そのため，私が開発したブラケットシステムでは，適切な診断と治療計画を立てさえすれば，後戻りを防ぐことを助けるような特別な位置に歯を排列するように設計されている[24,25]．

ブラケットの設計，ブラケットの位置づけ，およびそれぞれの不正咬合に合わせて選択された矯正力によって，歯は適正な位置に排列される．これらのステップは，本シリーズ第1巻第6章と第7章に具体的に示されている．

保定への秒読み[26]，バンドの撤去，保定装置の装着は，適切に調整しなければならない．きちっと管理された保定の手順は，患者の長期安定性の向上の助けとなる．

これらの臨床的な所見は，私が40年以上の間に，固定式エッジワイズ装置で15,000人以上を治療した，その結果である．臨床的な所見に加えて，Baylor大学の矯正歯科の大学院生[27-30]や，そのほかのプログラムおよび個人の調査研究によって，矯正治療の結果は，装置を撤去後も，長期にわたり安定することが可能であることを示している．

アレキサンダーディシプリンテクニック

アレキサンダーディシプリンテクニックは，機能性，審美性，安定性および歯周組織の健全性が達成される位置に歯を排列するように設計されている．4つの特別な要素がこのテクニックをほかとは違うものにしている．(1)独特なブラケットの選択と仕様(prescription)，(2)独特なアーチフォーム，(3)治療のメカニクス，そして(4)安定性である．

独特なブラケットの選択と仕様 (prescription)

特別なブラケットの設計が，それぞれの歯のために作られている．ツインブラケットの代わりに，ウィングをもつシングルブラケットを用いることで，ブラケット間距離が増加し，硬いアーチワイヤーでもより大きなたわみをもつことができる(図2-12)．その結果，結紮が容易となりワイヤー交換は少なくなる．ローテーションウィングの調節により，歯は誘導され方向づけられる．

アレキサンダーディシプリンは，特別なトルクとアンギュレーションの仕様をもつ，独特なストレートワイヤー装置である．治療中には，下顎前歯の唇側傾斜の防止と犬歯間幅径のコントロールに，最大の努力をするべきである．このブラケットシステムを独自のものとする，もっとも有意義で重要な設計は，下顎前歯のブラケットに表現されている．ウィングをもつシングルブラケットは，ツインブラケットには不可能な長所を作り出す．下顎前歯をコントロールするために，それぞれの歯は最初から柔軟性の高い角ワイヤーに結紮される．前歯のブラケットに組み込まれた−5°のトルクによって生ずる下顎前歯の唇側傾斜への抵抗力は，第一大臼歯(−6°のアンギュレーション)への遠心力となり，大臼歯を整直させる．これにより，下顎前歯を唇側傾斜させることなく，歯列弓長を2mmから3mm増加させることができる(図2-13)．

独特なアーチフォーム

アレキサンダーディシプリンで用いられるアーチフォームは，手で曲げたアーチワイヤーを集めて計測し，1つの標準偏差の内でほとんどの患者が適合するような歯列弓形態を与えるように開発されたものである．ほかの商業的に供給されているアーチフォームよりも，歯列はより安定する[29,31](図2-14)．

図2-14 アレキサンダーの長期安定アーチフォームのテンプレート.

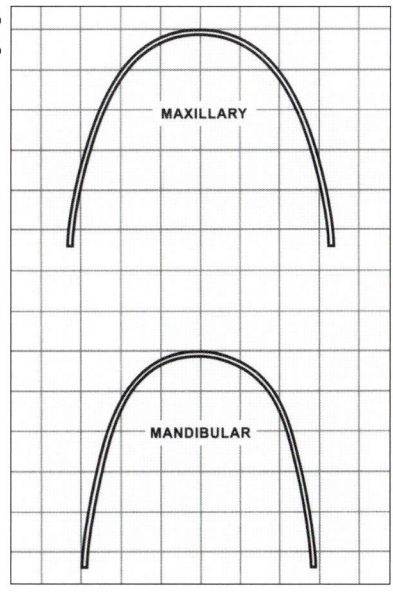

治療のメカニクス

アレキサンダーディシプリンは，ブラケットシステムやアーチフォームだけではない．以下のような特別な力系がこのテクニックによって作られ，一般的になった．

- 上顎から治療を始めて，一時的には片顎の歯列のみを治療する．
- ドリフトドンティクス：成長期の抜歯症例では，ブラケットを装着する前に，叢生のある下顎歯列を4か月から6か月"ドリフト(自然に移動)"させる．
- Ⅱ級の改善：ローアングルやアベレージアングルの骨格性Ⅱ級症例では，タイバックした上顎のアーチワイヤーにサービカルフェイスボウを装着し，下顎骨が前方成長している間に，上顎骨の前方成長を抑制する顎整形力を生み出す．
- 側方向の改善：抜歯か非抜歯か決め難い症例では，上顎急速拡大装置とリップバンパーを用いて，側方向のスペースを獲得する．
- 下顎前歯のコントロール：ブラケットの−5°のトルクと最初から柔軟性の高い角ワイヤーを用いることにより達成する．
- 下顎前歯の歯根は，特別なアンギュレーションを組み込んだブラケットデザインによって離開させる．
- 下顎歯列の平坦化：下顎第一大臼歯は−6°のティップによって整直する．
- 下顎歯列の平坦化：下顎歯列は特別仕様のアーチワイヤーにリバースカーブを付与することよって平坦化する．
- 側切歯，犬歯と小臼歯のブラケットには，エラスティックス用のアタッチメントとして，ボールフックが付与されている．
- 抜歯症例において，上顎犬歯を0.016インチステンレスティール(SS)アーチワイヤーとパワーチェインを用いて牽引する．
- 最終アーチワイヤーを一定の部位で切断し，ゴムの装着によって，臼歯部の咬合を完成させる．
- 上顎ラップアラウンド型保定床用ワイヤーの独自の設計により，治療後の咬合の微妙な適合を図る．
- 上顎の保定床は夜間のみ装着する．
- 下顎の接着型犬歯間保定装置は少なくとも3年間は装着し，すべての成長が完了するまでとする．智歯は抜歯すべきである．

長期安定性の調査研究

近年，私の診療所を訪れる新しい患者の多くは，大昔に治療した親の子どもである．そのため，長期経過症例の資料は数百例になっている．これが矯正学における特別な疑問を調査する多くの大学院生の潜在的な知識の源となっている．Baylor大学歯学部または他大学で50を超える調査研究が書かれている．すべてアレキサンダーディシプリンを用いた著者の症例を用いて研究されており，ほかのテクニックではこのような調査はない．これらの研究の結果により，経験に基づいた感想は科学的根拠に基づいた事実へと変ったのである．

要約

矯正学において，完璧はない．しかし，矯正治療中およびそののちの歯の排列には，十分考慮すべき点がある．もし下顎犬歯間幅径や大臼歯間幅径が過剰に拡大されていたり，下顎前歯が唇側傾斜したり，または下顎歯列が平坦化されていなかった(垂直的なコントロールの喪失)ならば，患者の歯は安定するだろうか．上述の治療行為と下顎歯列の長期安定性が両立するということを支持する文献的な証拠は，明らかに見当らない．

生涯を通して保定を行うこと(lifetime-retention)が，その答えなのだろうか．これは誰にもわからない．もし歯が長い年月にわたって，不安定な位置に留められているならば，歯周組織への長期の影響はあるのだろうか．われわれは，歯周組織を圧迫しているのか．歯周病専門医は，この生涯を通して保定をする患者は，とても注意深く選択しなければならないと主張している．彼らが成人となったときに，外傷性咬合やプラークコントロールの難しさがさらなる問題を引き起こす可能性があるためだ．

矯正学はこの100年以上の間に進歩してきた．矯正専門医にとっての現在の難問は，この素晴らしい科学を取り入れて，従来からの技術や新しい技術に応用することである．その成果は，不快感の減少，治療期間の短縮，良好な治療結果，美しいスマイルそして改善された長期安定性，をもたらすだろう．

われわれは皆，ある手順に余計な時間がかかるときには妥協することに誘惑されるが，少しだけ余分な時間をかけることで，

患者の長期安定性に途方もなく大きな違いを生むことができる．妥協したい衝動に抵抗することは，質の高い治療結果と，患者と矯正医の幸福をもたらす．

謝辞

Dr. Jim Boleyのこの章への貢献に，大いなる感謝の意を表する．

参考文献

1. Sinclair PM, Little RM. Maturation of untreated normal occlusions. Am J Orthod Dentofacial Orthop 1983;83:114–123.
2. Angle EH. Treatment of Malocclusion of the Teeth, ed 7. Philadelphia: S.S. White Dental Manufacturing, 1907.
3. Case CS. The advisability of extracting teeth in the correction of irregularities. Dent Cosmos 1905;67:417–420.
4. Tweed CH. Indications for the extraction of teeth in orthodontic procedure. Am J Orthod Oral Surg 1944;30:405–428.
5. Frankel R. Guidance of eruption without extractions. Trans Eur Orthod Soc 1971;47:303–315.
6. Frankel R. Decrowding during eruption under the screening influence of vestibular shields. Am J Orthod 1974;65:372–406.
7. Boese L. Fiberotomy and reproximation without lower retention 9 years in retrospect: Part II. Angle Orthod 1980;50:169–178.
8. Little RM, Wallen TR, Riedel RA. Stability and relapse of mandibular anterior alignment–first premolar extraction cases treated by traditional edgewise orthodontics. Am J Orthod 1981;80:349–365.
9. Paquette DE, Beattie JR, Johnston LE Jr. A long-term comparison of nonextraction and premolar extraction edgewise therapy in "borderline" Class II patients. Am J Orthod Dentofacial Orthop 1992;102:1–14.
10. Rossouw PE, Preston CB, Lombard CJ, Truter JW. A longitudinal evaluation of the anterior border of the dentition. Am J Orthod Dentofacial Orthop 1993;104:146–152.
11. Dugoni SA, Lee JS, Varela J, Dujoni AA. Early mixed dentition treatment: Postretention evaluation of stability and relapse. Angle Orthod 1995;65:311–320.
12. Moussa R, O'Reilly MT, Close JM. Long-term stability of rapid palatal expander treatment and edgewise mechanotherapy. Am J Orthod Dentofacial Orthop 1995;108:478–488.
13. Vaden JL, Harris EF, Zeigler Gardner RL. Relapse revisited. Am J Orthod Dentofacial Orthop 1997;111:543–553.
14. Azizi M, Shrout MK, Haas AJ, Russell CM, Hamilton EH. A retrospective study of Angle Class I malocclusions treated orthodontically without extractions using two palatal expansion methods. Am J Orthod Dentofacial Orthop 1999;116:101–107.
15. Yavari J, Shrout MK, Russell CM, Haas AJ, Hamilton EH. Relapse in Angle Class II Division 1 malocclusion treated by tandem mechanics without extraction of permanent teeth: A retrospective analysis. Am J Orthod Dentofacial Orthop 2000;118:34–42.
16. Fenderson FA, McNamara JA, Baccetti T, Veith CJ. A long-term study on the expansion effects of the cervical-pull facebow with and without rapid maxillary expansion. Angle Orthod 2004;74:439–449.
17. Boley JC, Mark JA, Sachdeva RC, Buschang PH. Long-term stability of Class I premolar extraction treatment. Am J Orthod Dentofacial Orthop 2003;124:277–287.
18. Papandreas SG, Buschang PH, Alexander RG, Kennedy DB, Koyama I. Physiologic drift of the mandibular dentition following first premolar extractions. Angle Orthod 1993;63:127–134.
19. Nevant C, Buschang PH, Alexander RG, Steffen JM. Lip bumper therapy for gaining arch length. Am J Orthod Dentofacial Orthop 1991;100:330–336.
20. Trammell CD. The Combined Application of Negative Torque and Angulation in the Mandibular Arch to Improve Control and Increase Nonextraction Therapy [master thesis]. Dallas: Baylor College of Dentistry, 1980.
21. Bernstein RI, Preston CB, Lampasso J. Leveling the curve of Spee with a continuous archwire technique: A long-term cephalometric analysis. Am J Orthod Dentofacial Orthop 2007;131:363–371.
22. Carcara SJ. The relationship between the curve of Spee, relapse, and the Alexander Discipline. Semin Orthod 2001;7:190–199.
23. Williams R. Eliminating lower retention. J Clin Orthod 1985;19:342–349.
24. Alexander RG. Vari-Simplex Discipline orthodontic technique." In: Graber LW (ed). Orthodontics: State of the Art, Essence of the Science. St Louis: Mosby, 1986:222–232.
25. Alexander RG. The Alexander Discipline: Contemporary Concepts and Philosophies. Glendora, CA: Ormco, 1986.
26. Alexander RG. The Vari-Simplex discipline. Part 4. Countdown to retention. J Clin Orthod 1983;17:619–625.
27. Elms TN, Buschang PH, Alexander RG. Long-term stability of Class II Division 1 nonextraction cervical facebow therapy: I. Model analysis. Am J Orthod Dentofacial Orthop 1996;109:271–276.
28. Elms TN, Buschang PH, Alexander RG. Long-term stability of Class II Division 1 nonextraction cervical facebow therapy: II. Cephalometric analysis. Am J Orthod Dentofacial Orthop 1996;109:386–392.
29. Felton JM, Sinclair PM, Jones DL, Alexander RG. A computerized analysis of the shape and stability of mandibular arch form. Am J Orthod Dentofacial Orthop 1987;92:478–483.
30. Glenn G, Sinclair PM, Alexander RG. Nonextration orthodontic therapy: Posttreatment dental and skeletal stability. Am J Orthod Dentofacial Orthop 1987;92:321–328.
31. McKelvain GD. An Arch Form Designed for Use with a Specific Straight Wire Orthodontic Appliance [master thesis]. Dallas: Baylor College of Dentistry, 1981.

症例 2-1

概要
混合歯列期では治療開始を遅らせたほうが良いときもあるが，私はこの症例においては，上顎前歯を外傷の可能性が少ない位置へ動かす必要があると考えた．

検査と診断
8歳6か月の混合歯列期の男子で，上顎前歯に空隙があり，唇側傾斜していた．臼歯はエンドオンであったが，骨格的には重篤なⅡ級で，ANBは7.5°であった．オーバーバイトは2 mm，オーバージェットは9 mmであった．

治療計画
第一段階治療
通法に従い，患者の上顎前歯にはボンディング，上顎第一大臼歯にバンドを（2×4）装着し，サービカルフェイスボウを夜間に約8～9時間装着した．0.016インチSSタイバックアーチワイヤーとパワーチェインで，前歯部の空隙を閉鎖し，そののち0.017×0.025インチSSアーチワイヤーを第一段階治療の残り期間に装着した．

第二段階治療
第二段階治療は残りの永久歯が萌出してから開始した．

評価
男子における早期治療の1つの問題は，普通，彼らが女子と同じように早く成長しないことである．口腔内写真ではオーバージェットの減少が見られるが，上顎前歯の唇側傾斜と空隙は第二段階治療開始前に少し再発した．保定装置はまったく装着していなかった．

この患者の第二段階治療は，11歳6か月のときに開始した．素晴らしい患者で，20か月で治療を終了した．犬歯間保定装置は8年後に撤去し，前歯部の隣接面エナメル質削除を行った．

長期安定性
治療後の資料は17年後に採得した．当時，患者は保定終了後9年が経過していた．

この症例は，下顎が小さいことによるⅡ級骨格型の患者に対するサービカルフェイスボウの有効性と，その長期安定性の両方を示す良い実証である．歯性には，IMPAと犬歯間幅径をコントロールするという単純作業であり，IMPAは実際に改善し，下顎犬歯間幅径は治療中に変化しなかった．上顎歯列の空隙を閉鎖したのちに，前歯は標準値よりもさらに整直（U1-SN）した．しかし，長期安定性はきわめて良好であった．

興味深い疑問がある．もしこの患者を下顎前歯が唇側傾斜を呈する機能的矯正装置で治療したならば，その治療結果は安定していただろうか．

表 2-1　アーチワイヤーの順序

アーチワイヤー	期間（月）
第一段階治療	
上顎	
0.016 ナイチノール（NiTi）	2
0.016 SS	4
0.017×0.025 SS	11
動的治療期間：	17か月
第一段階治療期間：	*17か月*
第二段階治療	
上顎	
0.016 NiTi	3
0.017×0.025 SS	17
動的治療期間：	20か月
下顎	
None	4
0.017×0.025 マルチストランディッド SS	2
0.017×0.025 SS	14
動的治療期間：	16か月
第二段階治療期間：	*20か月*
全治療期間：	**37か月**

表 2-2　個別の矯正力

矯正力	期間（月）
第一段階治療	
サービカルフェイスボウ	11
第二段階治療	
サービカルフェイスボウ	15
エラスティックス	5
側方部四角ゴム	1
2級ゴム	3
正中ゴム	5
フィニシングゴム	2

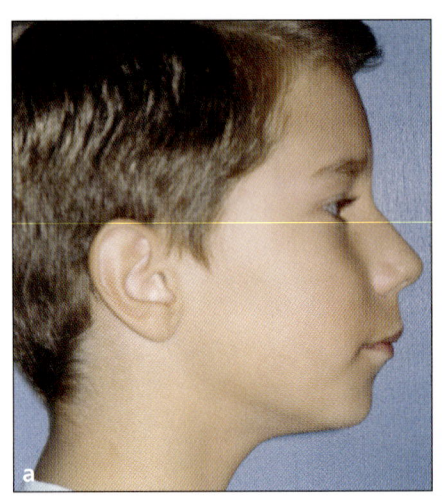

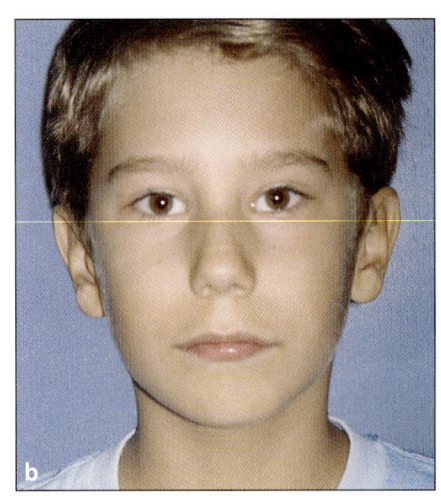

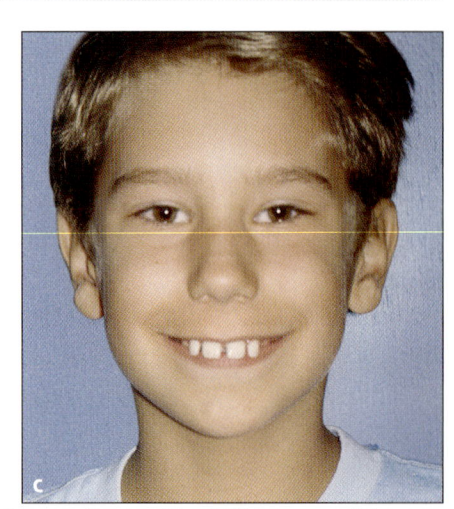

2 • 長期安定性についての文献考察

症例 2-1

図2-15a〜図2-15c　治療前の顔貌，8歳．(a)軟組織側貌は下顎の後退を示している．(b)正面観ではわずかな口唇の緊張を認める．(c)ガミースマイルは認めない．

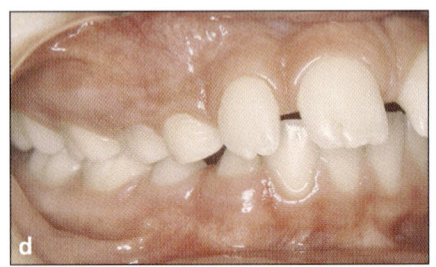

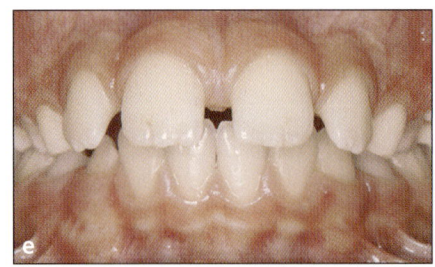

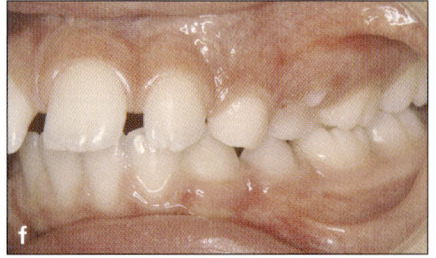

図2-15d〜図2-15f　口腔内写真はエンドオンの臼歯関係を示す．オーバーバイトは2mm，オーバージェットは9mm．

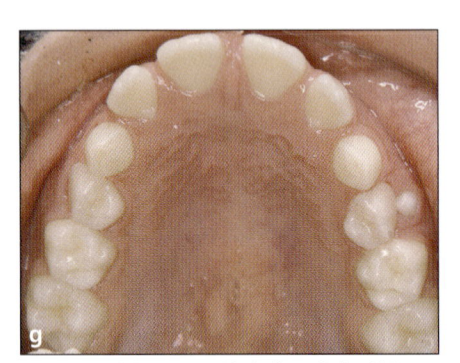

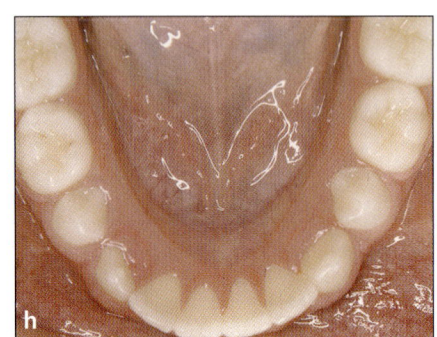

図2-15g，図2-15h　治療前の咬合面観では，前歯部に空隙を認める．上顎大臼歯間幅径は39.4mm，下顎犬歯間幅径は25.0mm．

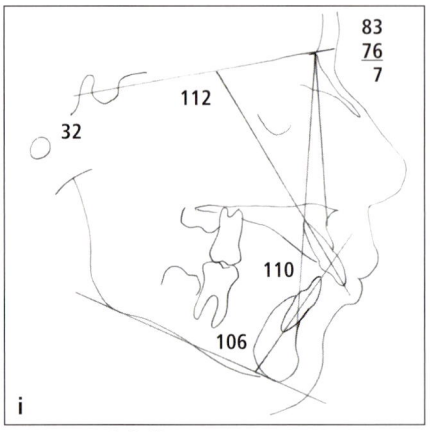

図2-15i　治療前のセファログラムトレースは，重篤なⅡ級を示す（ANBは7.5°）．

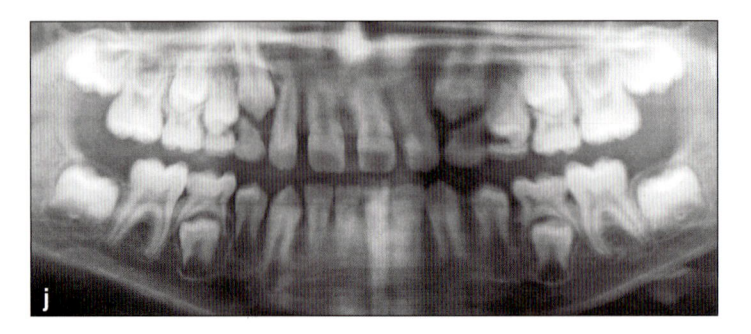

図2-15j　治療前のパノラマエックス線写真．

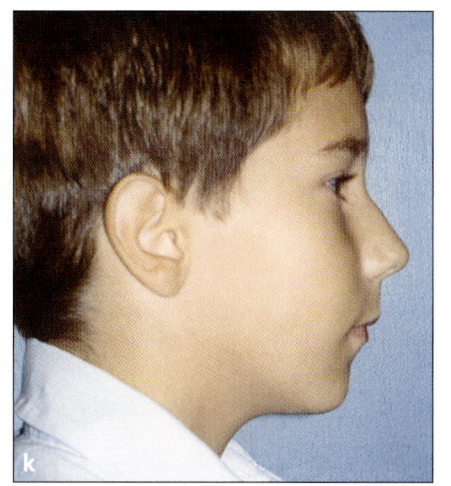

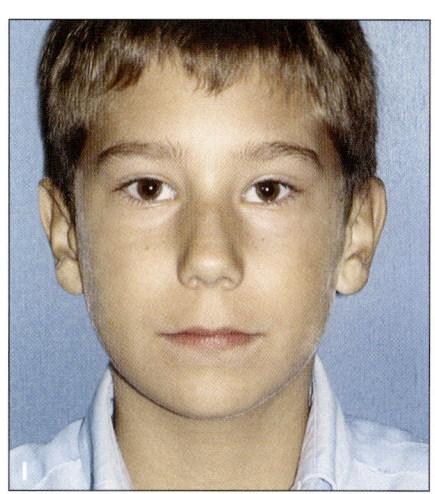

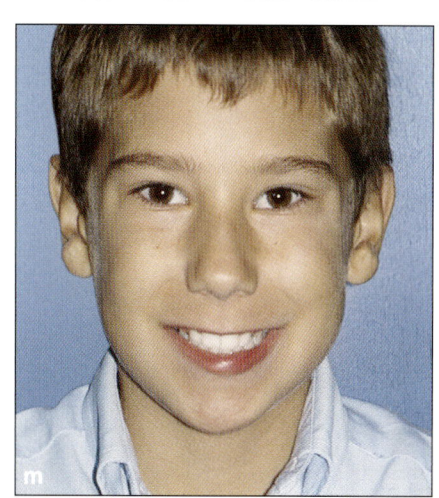

図2-15k〜図2-15m　第一段階治療後の顔貌，9歳7か月．(k)軟組織の側貌は凸型が減少．(l)正面観ではバランスが改善している．(m)スマイルは著しく改善している．

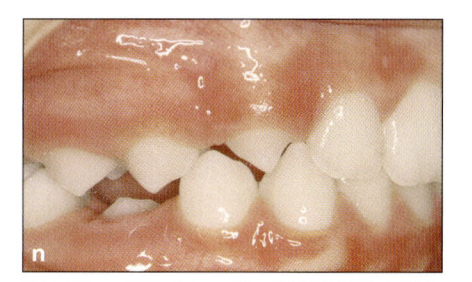

図2-15n〜図2-15p　第一段階治療後の咬合．

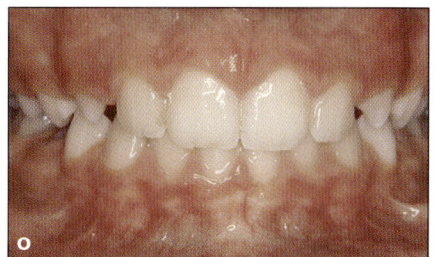

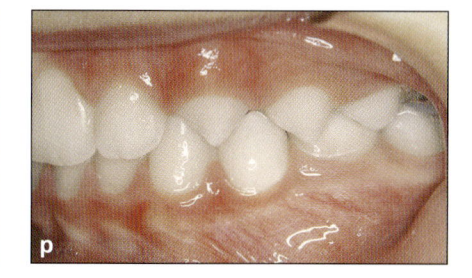

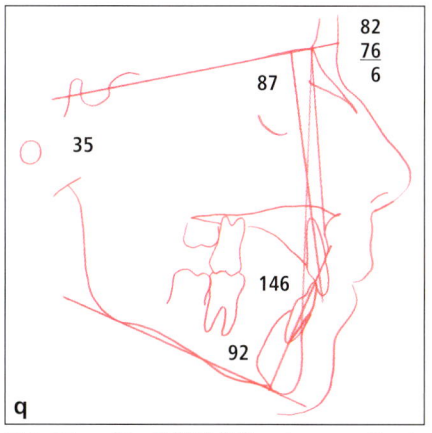

図2-15q　第一段階治療後のセファログラムトレース．

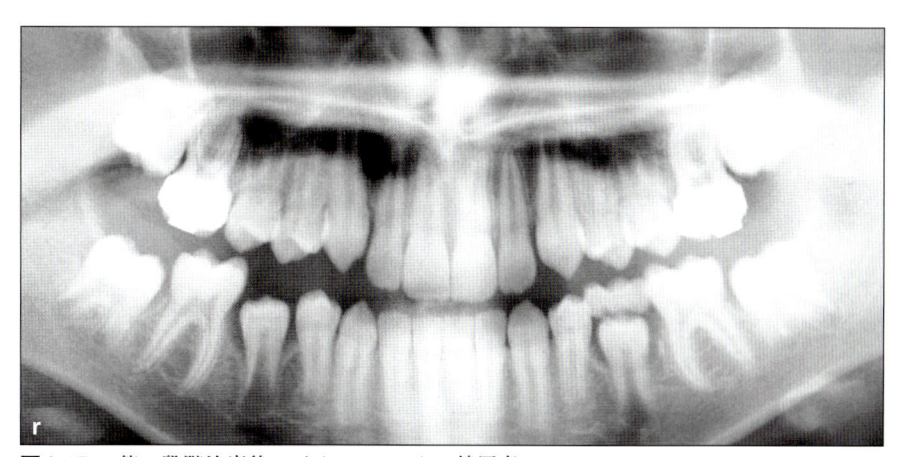

図2-15r　第一段階治療後のパノラマエックス線写真．

症例 2-1 (つづき)

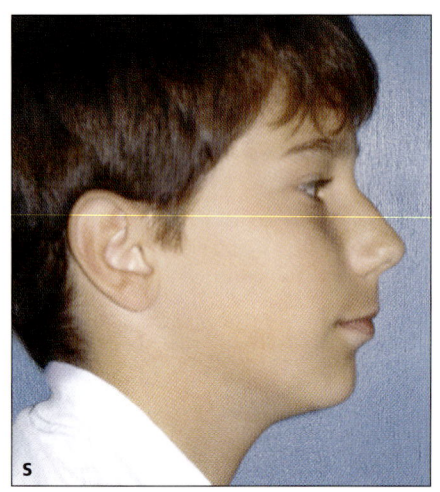

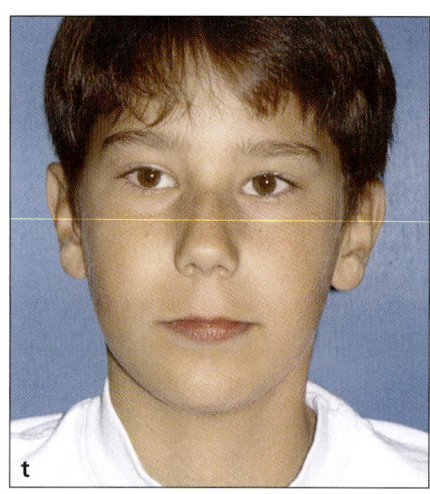

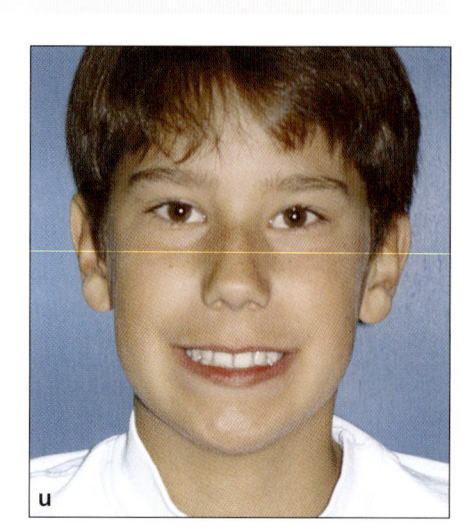

図2-15s〜図2-15u　第二段階治療開始時の顔貌，11歳6か月．

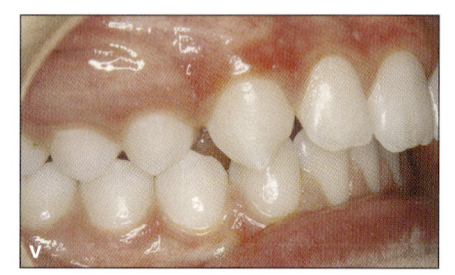

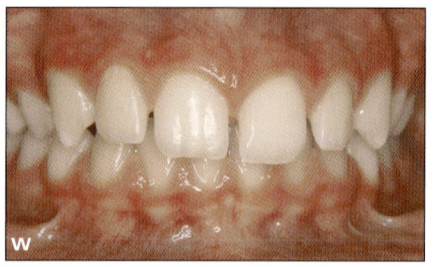

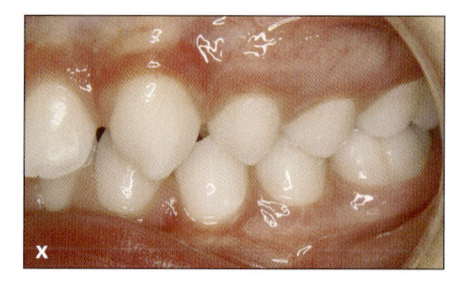

図2-15v〜図2-15x　第二段階治療開始時の口腔内写真では，前歯部に空隙を認める．

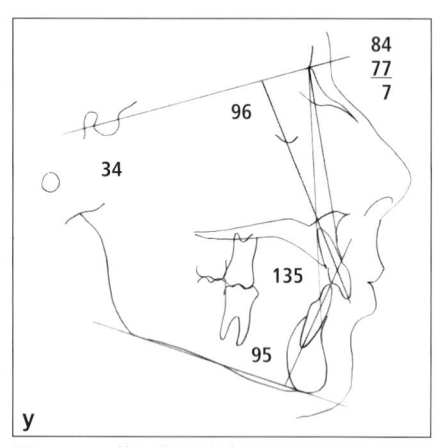

図2-15y　第二段階治療開始時のセファログラムトレース．

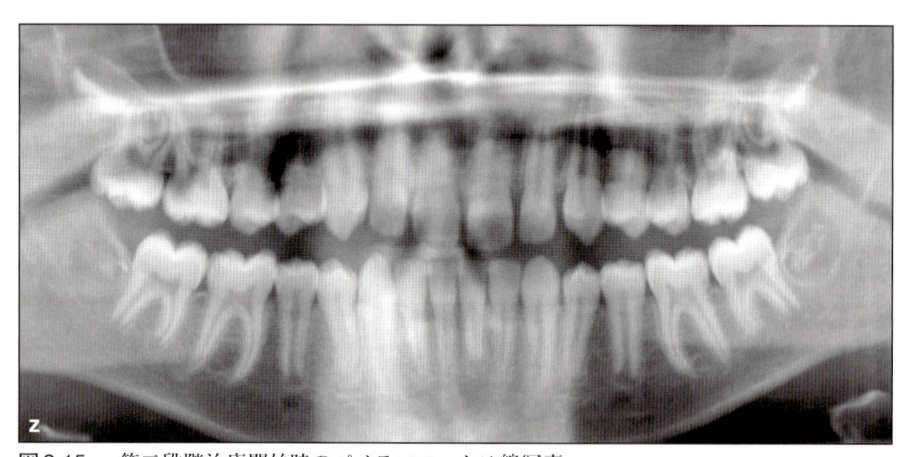

図2-15z　第二段階治療開始時のパノラマエックス線写真．

症例 2-1

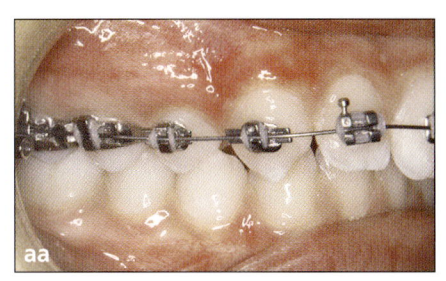

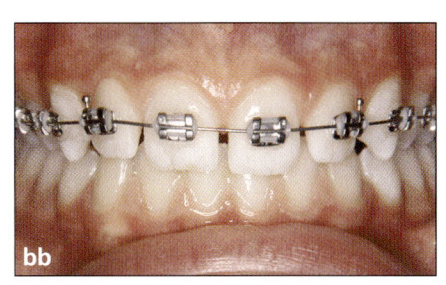

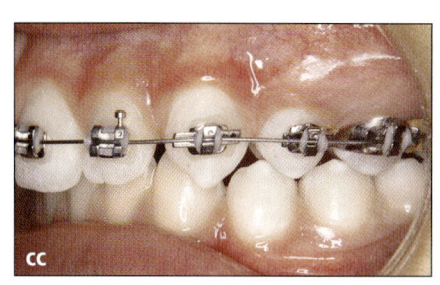

図2-15aa～図2-15cc　第二段階治療開始から1か月経過時の口腔内写真．上顎のアーチワイヤーは0.016インチNiTi．

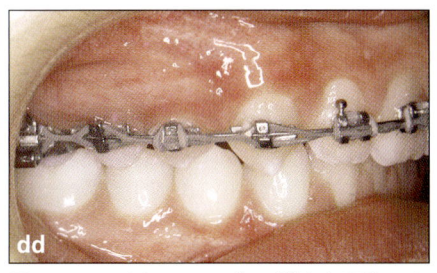

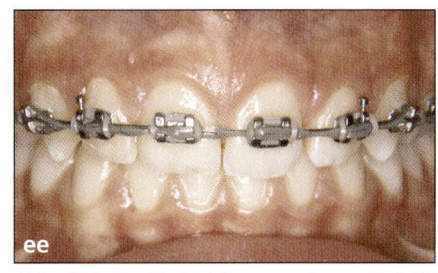

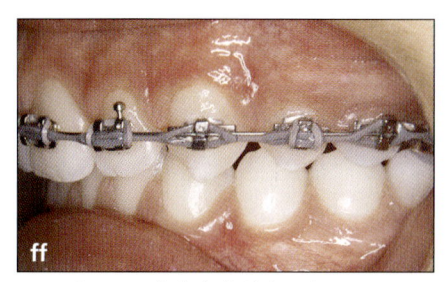

図2-15dd～図2-15ff　第二期治療開始から2か月経過時の口腔内写真．0.016インチSS上顎アーチワイヤーに犬歯を牽引するためのエラスティックスチェインが装着されている．

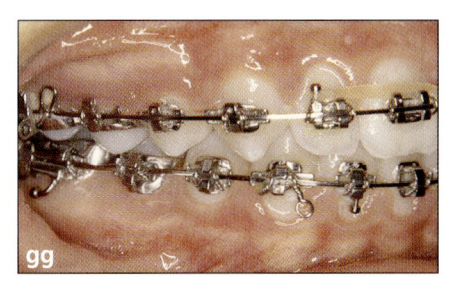

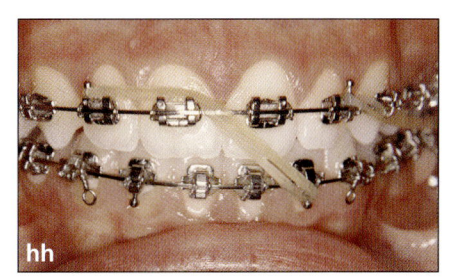

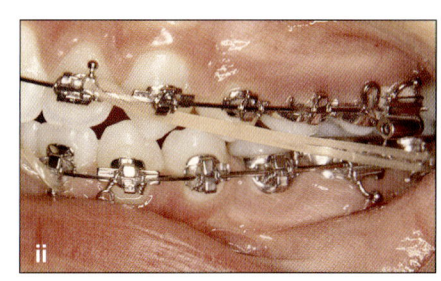

図2-15gg～図2-15ii　口腔内写真はタイバック用のオメガループ付きの0.017×0.025インチSSフィニシングアーチワイヤーを示す．正中ゴムおよび左側の2級ゴムが正中を合わせるために装着されている．

2・長期安定性についての文献考察

症例 2-1（つづき）

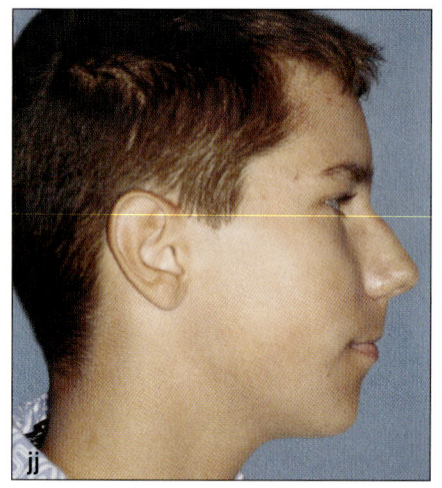

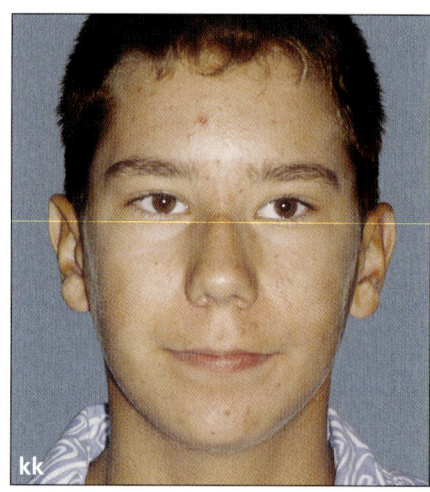

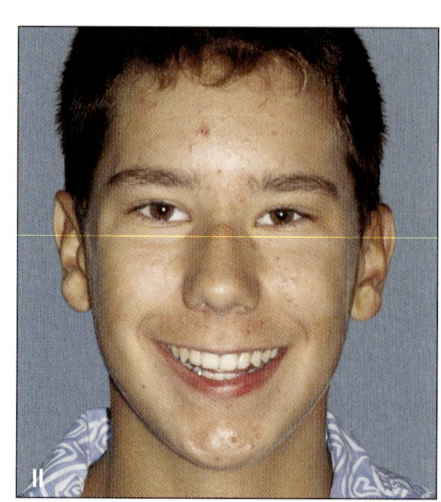

図2-15jj〜図2-15ll　治療後の顔貌，13歳2か月．(jj)軟組織の側貌は良好なバランスを示す．(kk)正面観では口唇閉鎖時の筋緊張はない．(ll)スマイルは素晴らしく良好で，バッカルコリドーはない．

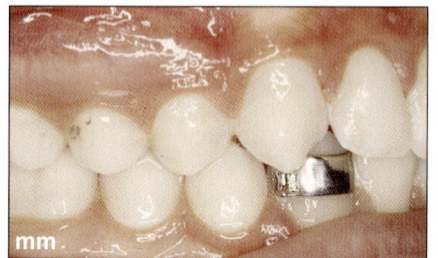

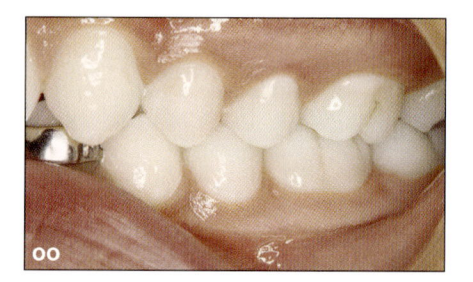

図2-15mm〜図2-15oo　治療後の咬合．

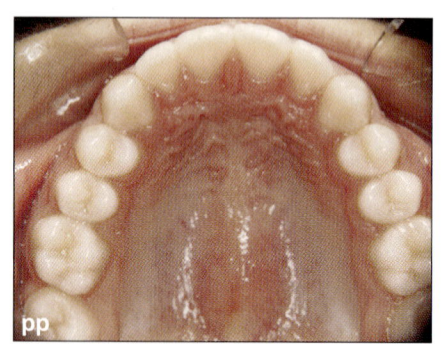

図2-15pp〜図2-15qq　治療後の咬合面観．最終的な上顎大臼歯間幅径は41.9mm，下顎犬歯間幅径は26.5mm．

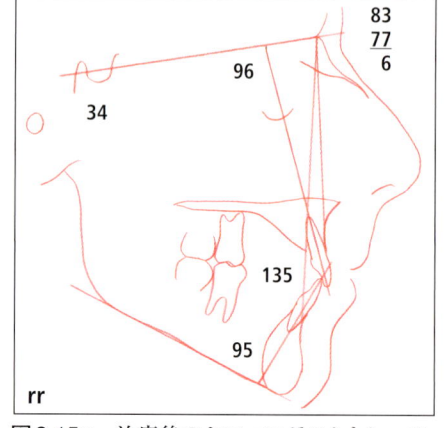

図2-15rr　治療後のセファログラムトレース．

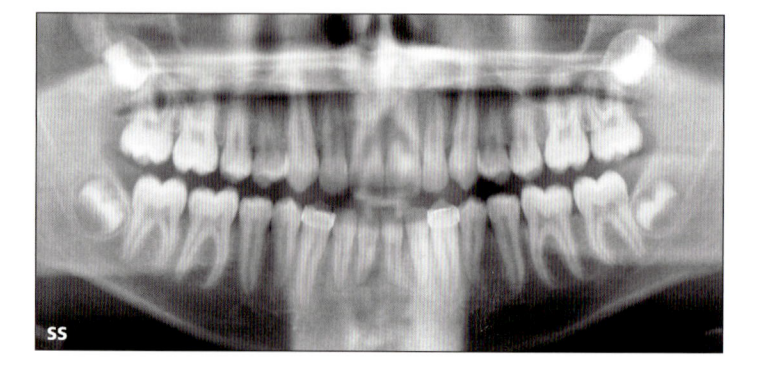

図2-15ss　治療後のパノラマエックス線写真．

28

症例 2-1

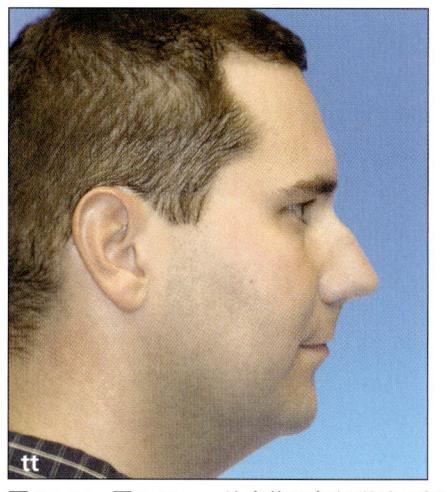

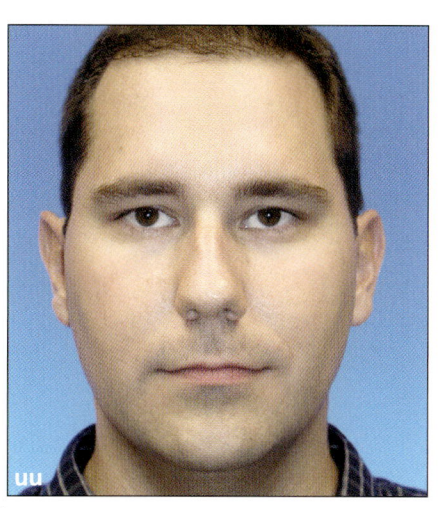

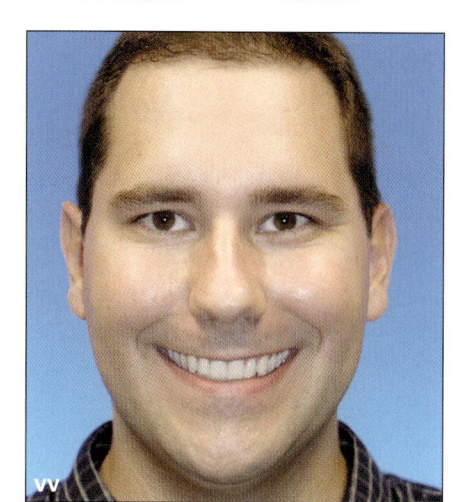

図2-15tt〜図2-15vv　治療後17年経過時の顔貌．

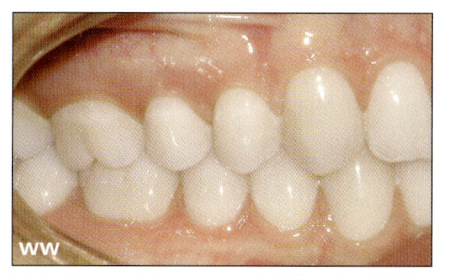

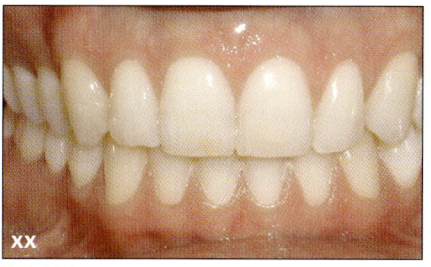

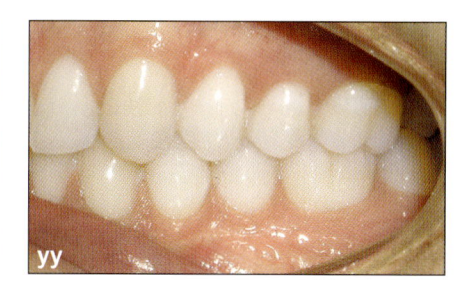

図2-15ww〜図2-15yy　治療後17年経過時の口腔内写真．

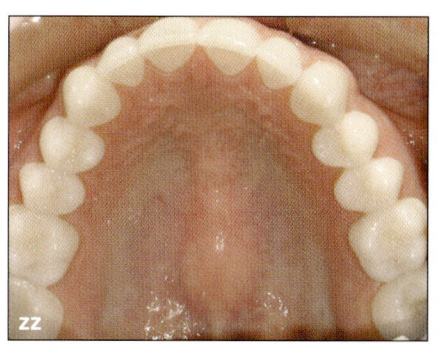

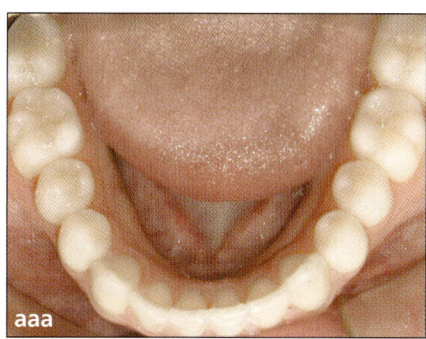

図2-15zz〜図2-15aaa　治療後17年経過時の咬合面観．上顎大臼歯間幅径は40.9mm，下顎犬歯間幅径は25.2mm．

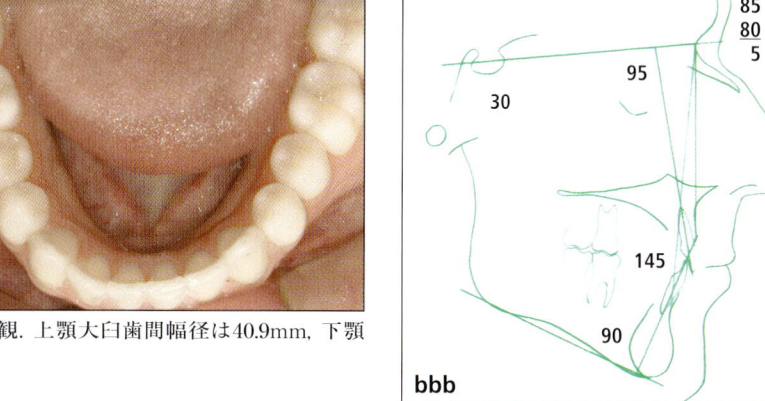

図2-15bbb　治療後17年経過時のセファログラムトレース．

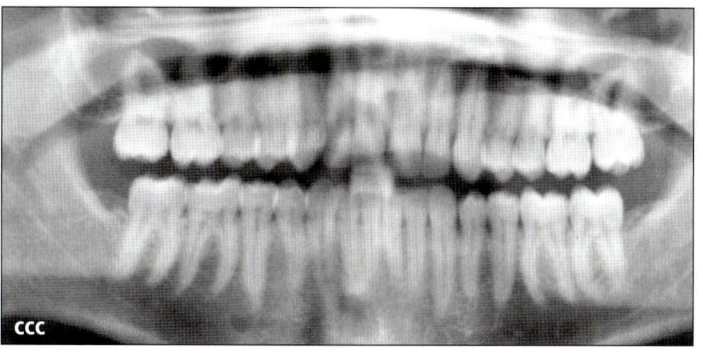

図2-15ccc　治療後17年経過時のパノラマエックス線写真．

29

症例 2-2

概要
　骨格性Ⅱ級を示す12歳の女子で，たいへん協力度の高い患者であった．彼女を20回の来院で治療し，3年間保定したが，治療中に約束を破ったのはただの1回であった．

検査と診断
　軽度の骨格性Ⅱ級で（ANBは4°），前方方向への成長パターンを示し，SN-MPは29°であった．軟組織側貌はわずかに前突しており，重篤な7mmのオーバーバイトと5mmのオーバージェットを呈していた．下顎前歯部には5mmの叢生があった．

治療計画
　すべての要素がサービカルフェイスボウヘッドギアーを使い非抜歯で治療することの必要性を示していた．

評価
　この女子の治療に使われたメカニクスは，数千人のほかの患者に使われたものである．成功の鍵は患者の協力度と成長である．サービカルフェイスボウのほかに用いた矯正力は，頬側部四角ゴムのみであった．バンド型犬歯間保定装置は，治療後3年で除去した．隣接面エナメル質削除を行った記載は，彼女のチャートから認められなかったが，今日この患者を治療するならば，おそらくこれを行うであろう．

長期安定性
　治療後28年（保定後25年）経過し，この患者は彼女の子どもを診査に連れてきた．そして追加資料の採得に同意した．
　この症例は1980年の初診であった．ちょうど2〜3年後には，ブラケット装着はバンドからボンドに変わった．完ぺきではないが，保定後の資料を見ると，最終的な治療結果がほぼ理想的な咬合を示していることがわかった．Ⅰ級咬合，大臼歯のローテーション，オーバーバイト，オーバージェット，トルク，オフセット，アンギュレーション，そしてとくにアーチフォームは，アレキサンダーディシプリンにおいて説明してきた治療目標の達成を実証している．

表 2-3 アーチワイヤーの順序	
アーチワイヤー	期間（月）
上顎	
0.0175 マルチストランディッド SS	1
0.016 SS	6
0.017×0.025 SS	16
動的治療期間：	23か月
下顎	
None	11
0.0175 マルチストランディッド SS	2
0.017×0.022 マルチストランディッド SS	1
0.017×0.025 SS	3
動的治療期間：	6か月

表 2-4 個別の矯正力	
矯正力	期間（月）
サービカルフェイスボウ	12
エラスティックス	
頬側部四角ゴム2級	8

症例 2-2

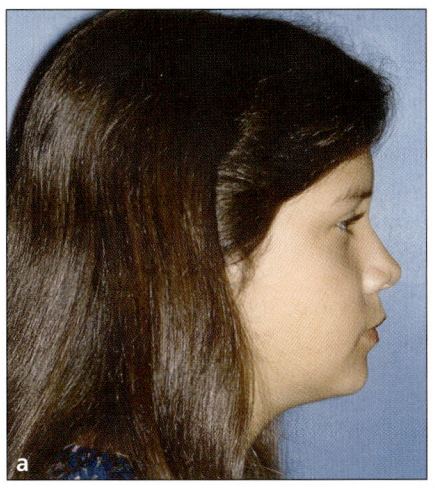

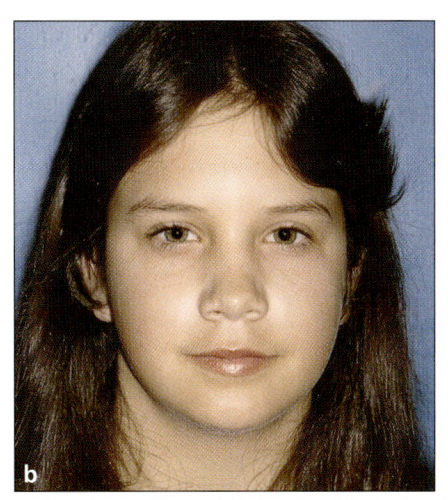

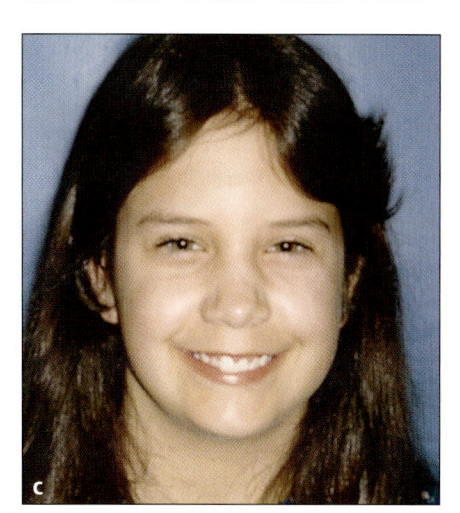

図2-16a〜図2-16c　治療前の顔貌，12歳．(a)軟組織側貌はわずかな前突を示す．(b)正面観．(c)スマイル．

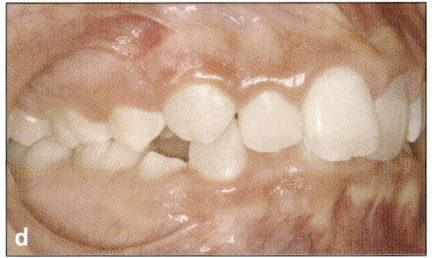

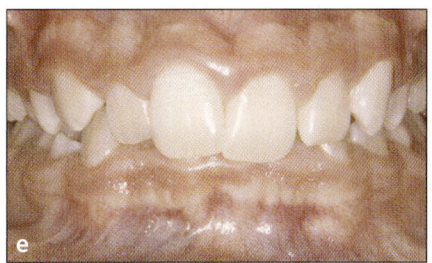

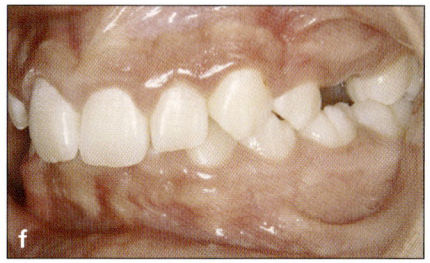

図2-16d〜図2-16f　治療前の口腔内写真．(d)I級の大臼歯関係．(e)過大な7mmのオーバーバイト，5mmのオーバージェット．(f)上顎左側犬歯に過度の歯肉退縮を認める．

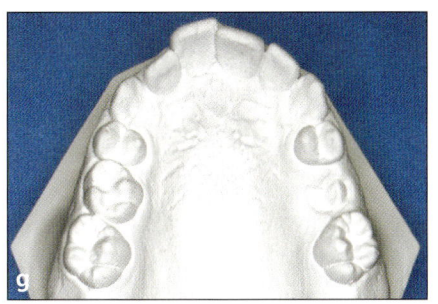

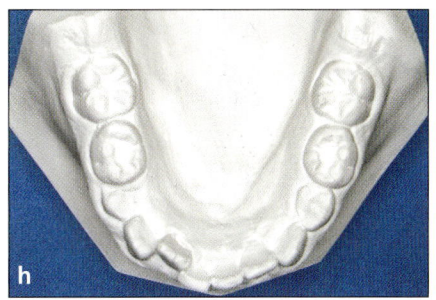

図2-16g，図2-16h　治療前の模型の咬合面観では，下顎前歯に5mmの叢生を認める．上顎大臼歯間幅径は32.7mm，下顎犬歯間幅径は24.8mm．

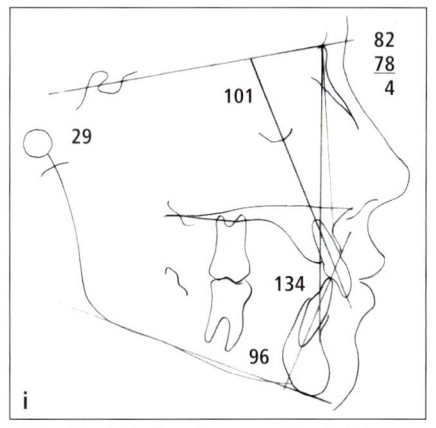

図2-16i　治療前のセファログラムトレースは，骨格性II級を示す(ANBは4°)．

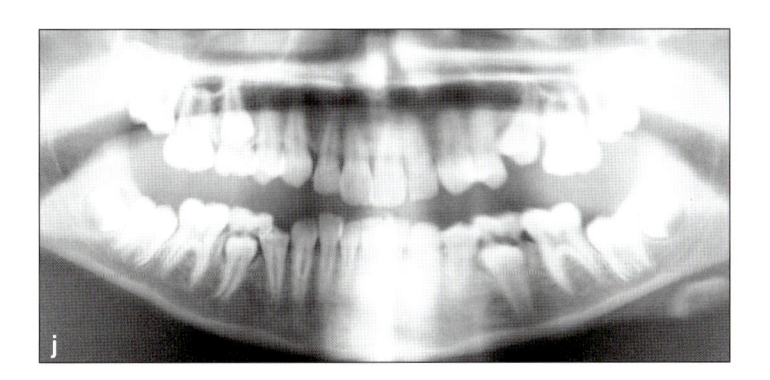

図2-16j　治療前のパノラマエックス線写真．

2・長期安定性についての文献考察

症例 2-2（つづき）

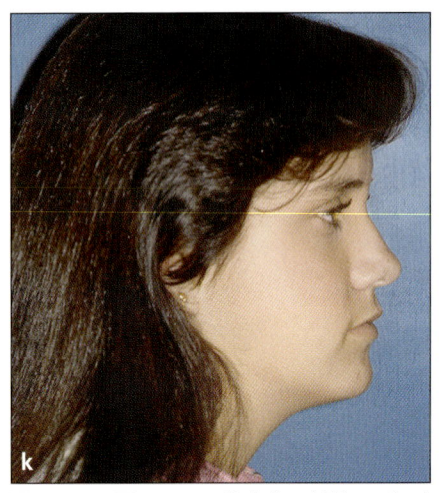

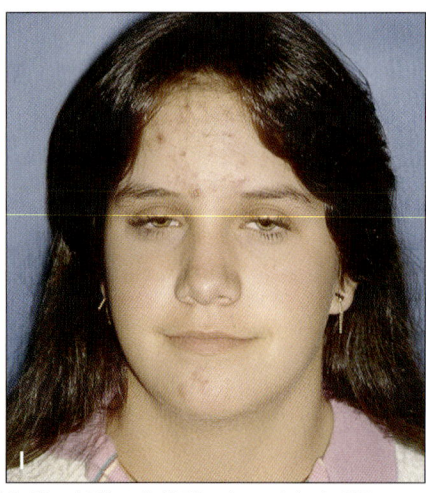

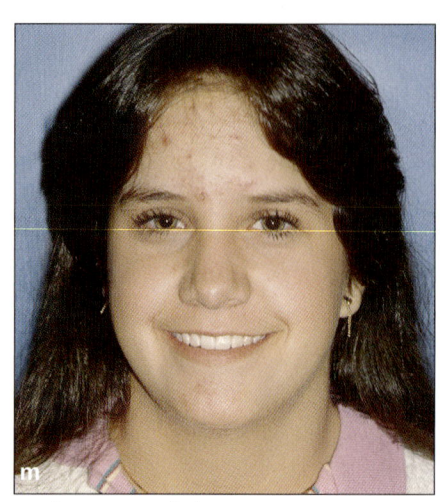

図2-16k～図2-16m　治療後の顔貌，14歳．(k)軟組織の側貌は直線型である．(l)正面観はバランスがとれている．(m)スマイル．

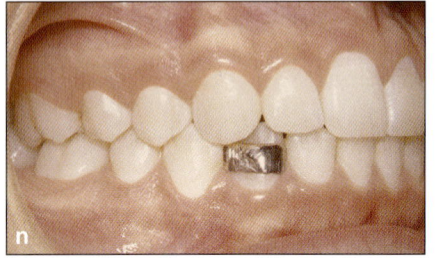

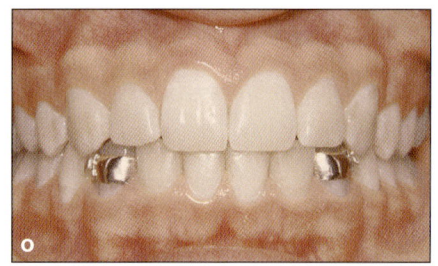

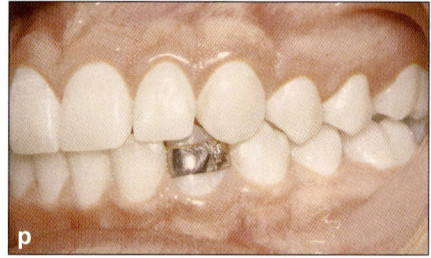

図2-16n～図2-16p　治療後の咬合．(n) I 級の大臼歯関係．(o)正中は一致．(p)理想的なオーバーバイトとオーバージェットの関係．

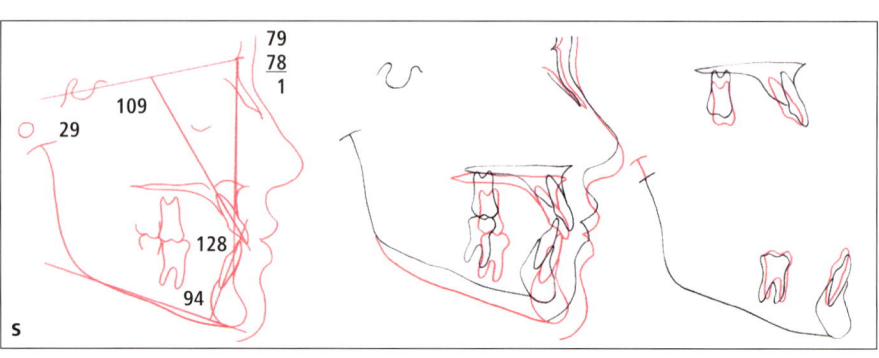

図2-16s　治療後のセファログラムトレース(左)および治療前(黒)と治療後(赤)のセファログラムトレースの重ね合わせ(右)．

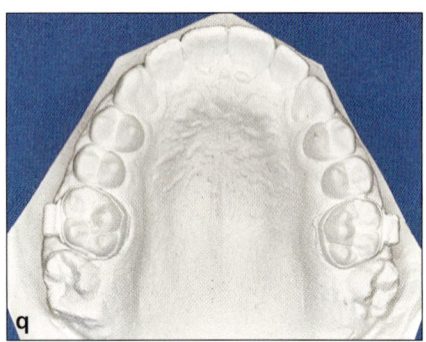

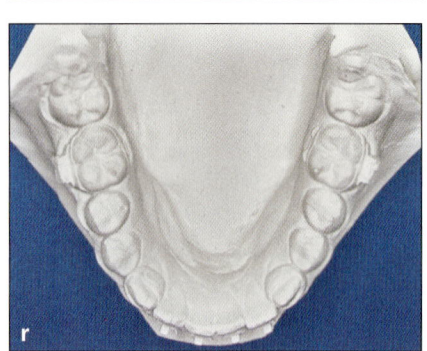

図2-16q，図2-16r　治療後の模型の咬合面観．最終的な上顎大臼歯間幅径は35.9mm，下顎犬歯間幅径は25.3mm．

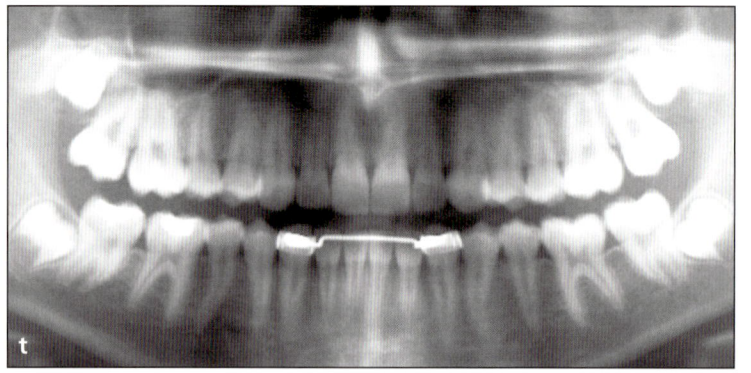

図2-16t　治療後のパノラマエックス線写真．

症例 2-2

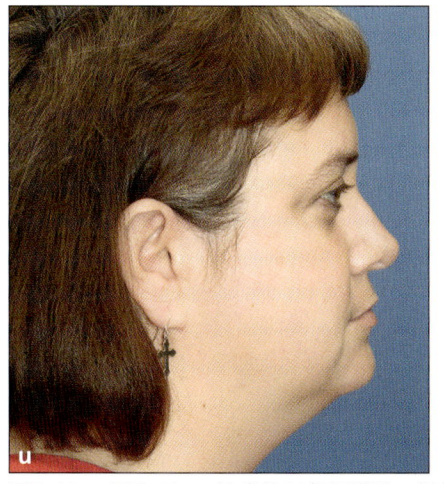

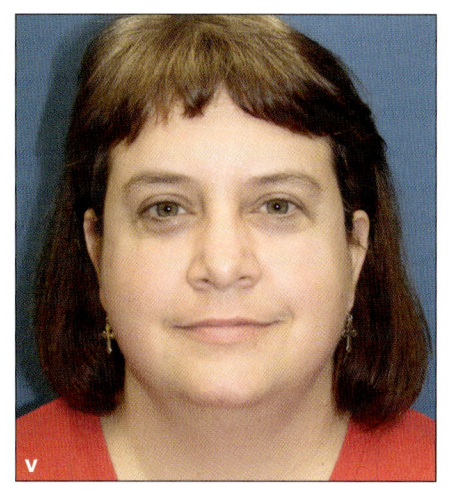

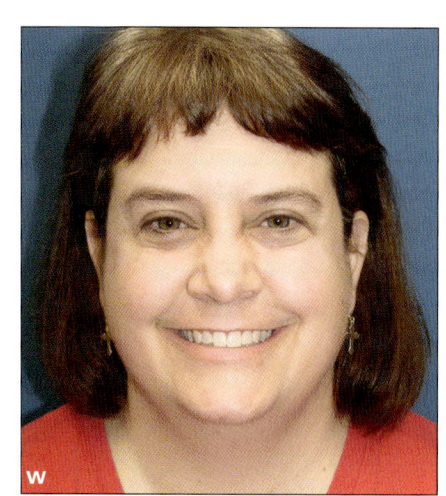

図2-16u〜図2-16w　治療後28年経過時の顔貌.

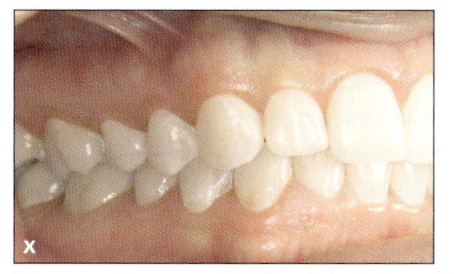

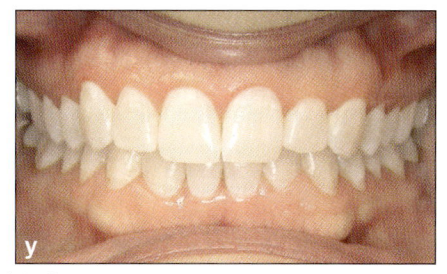

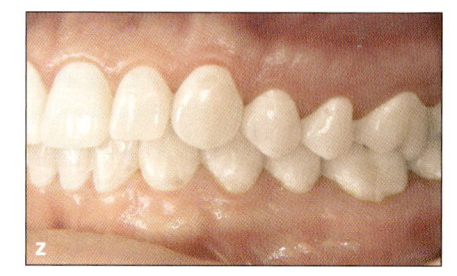

図2-16x〜図2-16z　治療後28年経過時の口腔内写真.

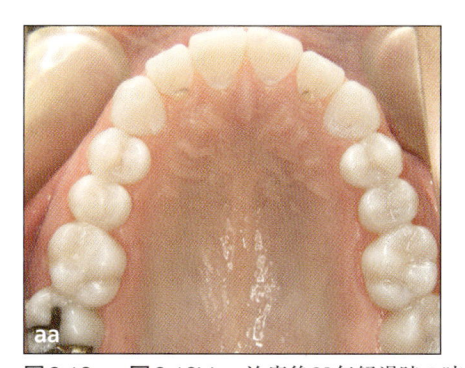

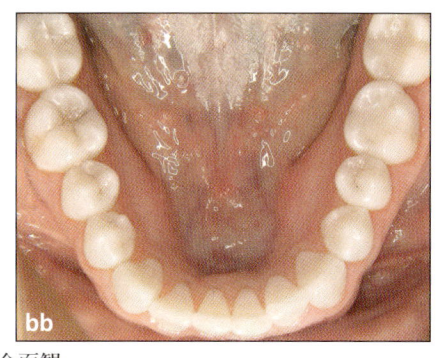

図2-16aa, 図2-16bb　治療後28年経過時の咬合面観.

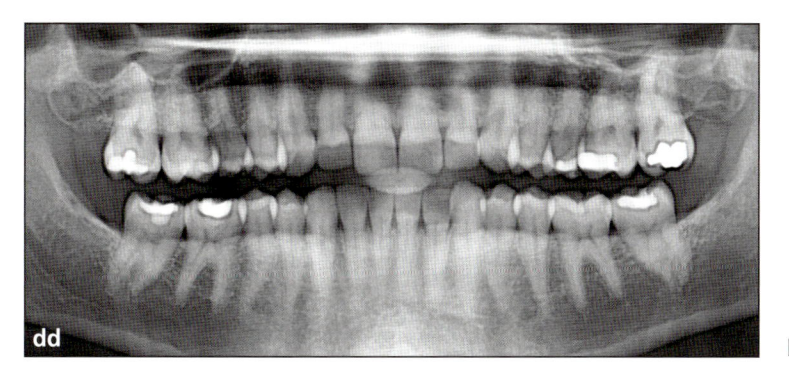

図2-16cc　治療後28年経過時のセファログラムトレース.

図2-16dd　治療後28年経過時のパノラマエックス線写真.

33

症例 2-3

概要
1978年，16歳の女子で，骨格性Ⅱ級傾向と軽度のアーチレングスディスクレパンシーを呈していた．今日ならば矯正医のほとんどは何の疑問もなく，この患者を非抜歯のメカニクスで治療するであろう．

検査と診断
エンドオンの大臼歯咬合，7mmのオーバージェット，5mmのオーバーバイト，軽度の前歯部叢生を認め，当時は拡大と非抜歯で治療することを考えるのは困難であった．

治療計画
この患者は抜歯で治療することを決断し，上顎第一小臼歯と下顎第二小臼歯を抜歯した．最初の5か月間，下顎歯列では"ドリフトドンティクス"を行い，上顎犬歯はパワーチェインで牽引(今日のメカニクスと同様)した．そして，上顎前歯は0.017×0.025インチSSクロージングループで牽引した．下顎の抜歯空隙は0.016インチSSアーチワイヤーにパワーチェインと，大臼歯近心移動のための2級ゴムを使用して閉鎖した．空隙閉鎖ののち，上下顎に0.017×0.025インチSSアーチワイヤーを装着し，2級ゴムと正中ゴムを用いた．ジグザグのフィニシングエラスティックスを発案する前であったので，装置は22か月後に除去した．

評価
患者の軟組織側貌を過度に引っ込めたくないということもあって，抜歯治療後の患者の最終的な咬合は理想的ではない．エンドオンの臼歯部咬合であるのに加えて，正中線も理想的ではない．軟組織側貌は，初診時の大きな懸念の1つであったが，ほとんど変化はなかった．

長期安定性
この患者は治療終了時から30年後に，彼女の子どもの診査で再来院した．彼女のバンド型犬歯間保定装置は治療後3年で除去されていた．理想的な咬合で治療を終了しなかったにもかかわらず，長い年月の間に変化はほとんど起こらなかった．咬合，オーバーバイト，オーバージェット，そして歯列弓形態はほとんど同じであった．前歯の後戻りや叢生は起こらなかった．軟組織の側貌はより凹型となったが，バランスはとれており，素敵な笑顔である．

表 2-5　アーチワイヤーの順序

アーチワイヤー	期間（月）
上顎	
0.0175 マルチストランディッド SS	1
0.016 SS	7
0.017×0.025 SS クロージング	10
0.017×0.025 SS	4
動的治療期間:	22か月
下顎	
None	5
0.0175 マルチストランディッド SS	2
0.016 SS	8
0.016×0.022 SS	4
0.017×0.025 SS	3
動的治療期間:	17か月

表 2-6　個別の矯正力

矯正力	期間（月）
エラスティックス	
2級ゴム	2
フィニシングゴム	2

症例 2-3

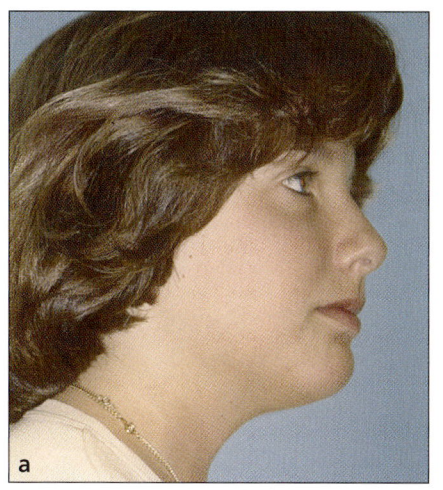

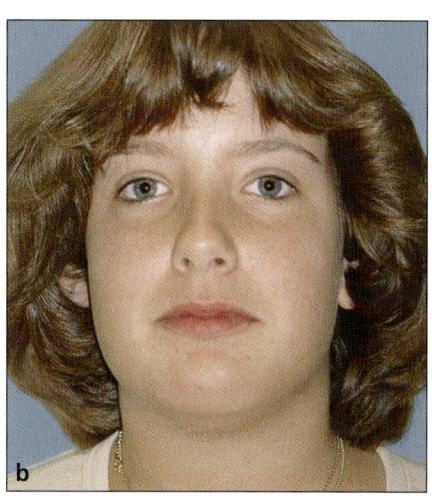

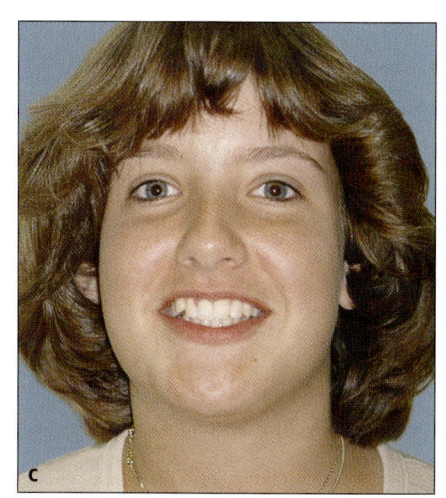

図2-17a〜図2-17c　治療前の顔貌，16歳．(a)ストレートな軟組織側貌．(b)バランスのとれた正面観．(c)スマイルは普通である．

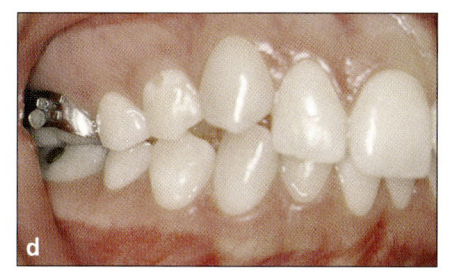

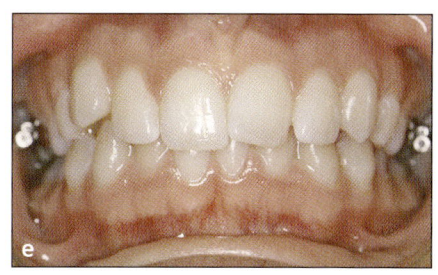

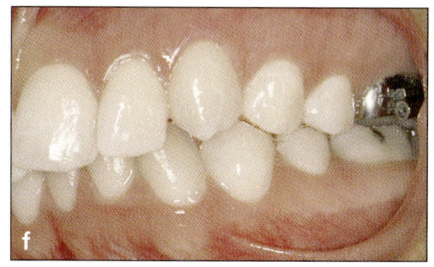

図2-17d〜図2-17f　治療前の口腔内写真．大臼歯関係はⅡ級傾向で，5mmのオーバーバイトと過大な7mmのオーバージェット．

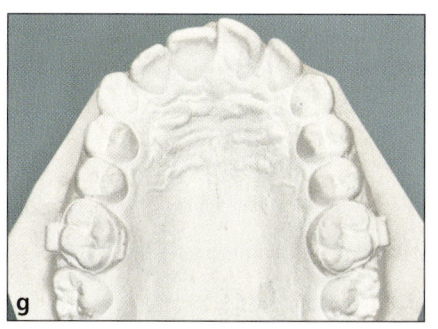

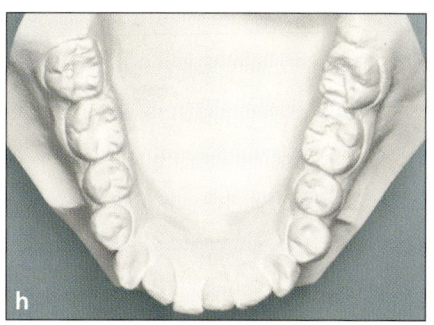

図2-17g，図2-17h　治療前の模型の咬合面観では，下顎前歯に軽度の叢生を認める．上顎大臼歯間幅径は35.0mm，下顎犬歯間幅径は26.9mm．

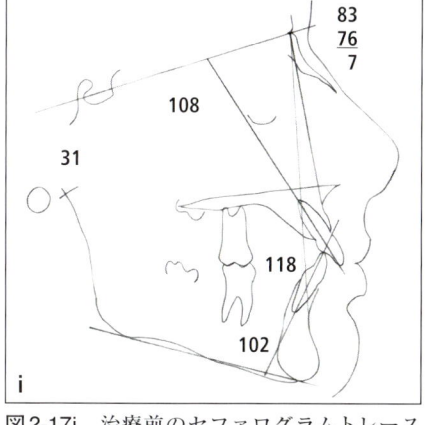

図2-17i　治療前のセファログラムトレースはローアングルの骨格性Ⅱ級を示す．

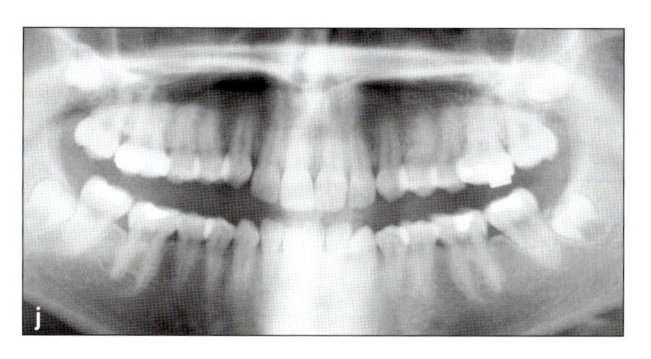

図2-17j　治療前のパノラマエックス線写真．

症例 2-3（つづき）

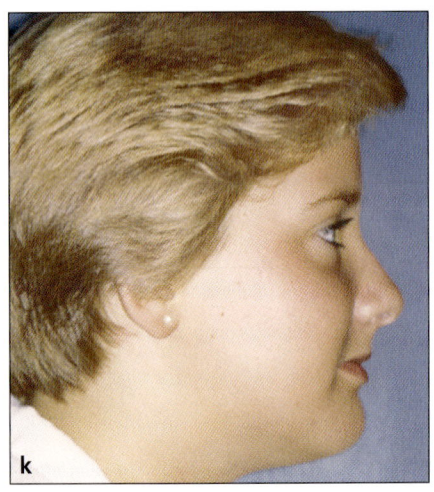

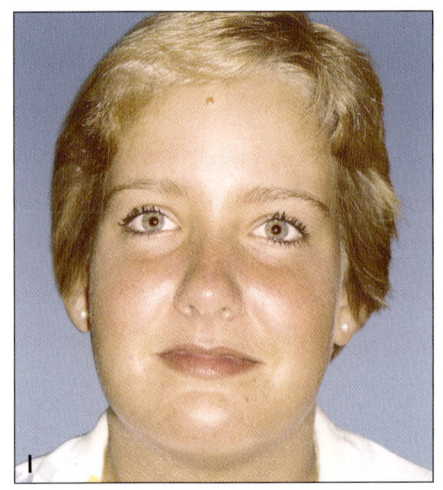

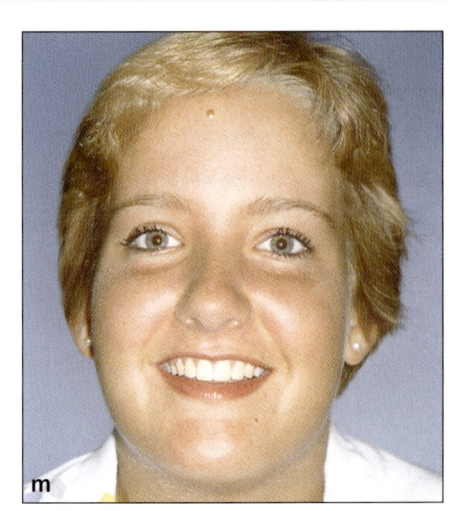

図2-17k〜図2-17m　治療後の顔貌，18歳．(k)軟組織の側貌は変化がない．(l)正面観は変化がない．(m)スマイルは良くなっている．

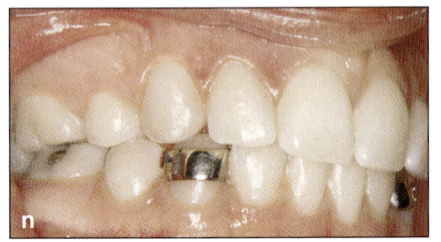

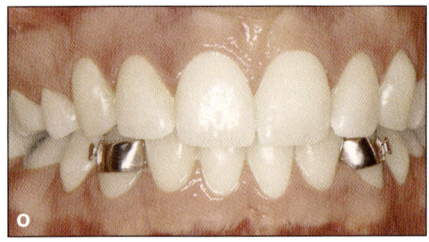

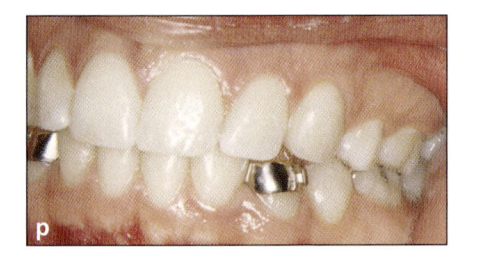

図2-17n〜図2-17p　治療後の咬合は，軟組織側貌を考慮したため理想的ではない．

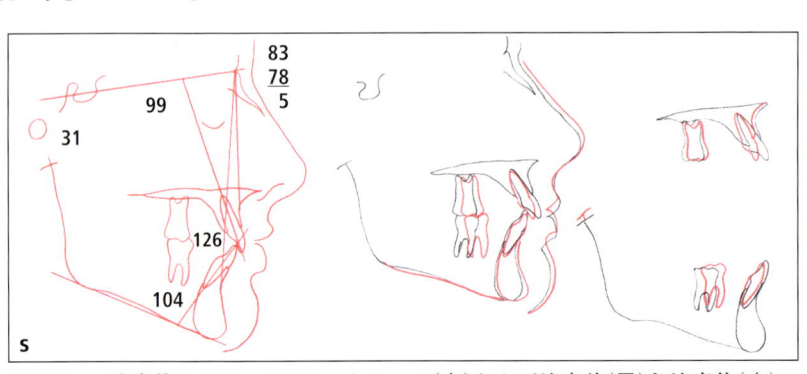

図2-17s　治療後のセファログラムトレース(左)および治療前(黒)と治療後(赤)のセファログラムトレースの重ね合わせ(右)．

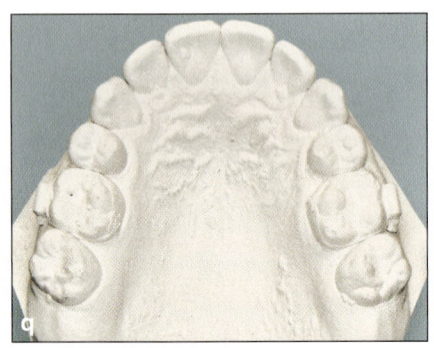

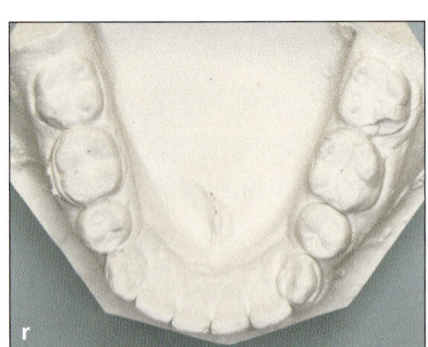

図2-17q，図2-17r　治療後の模型の咬合面観．最終的な上顎大臼歯間幅径は34.4mm，下顎犬歯間幅径は27.9mm．

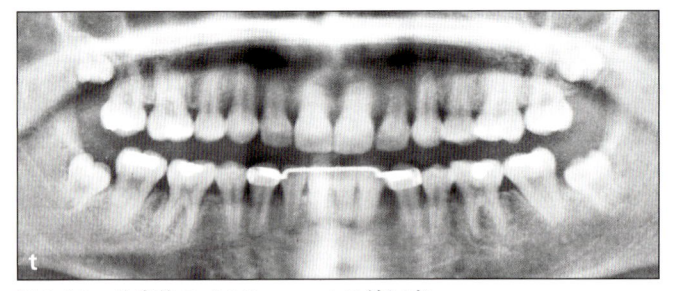

図2-17t　治療後のパノラマエックス線写真．

症例 2-3

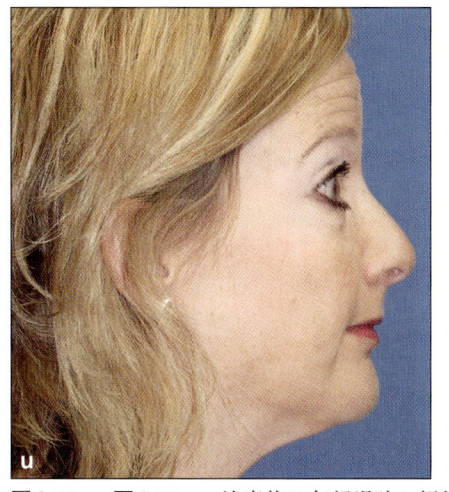

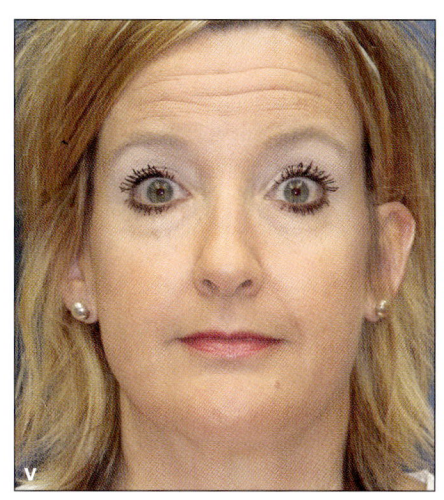

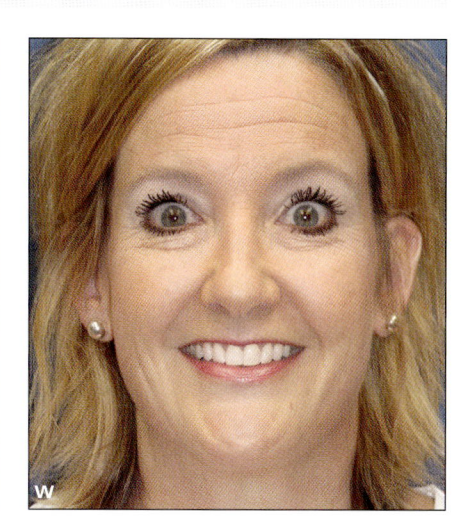

図2-17u〜図2-17w　治療後30年経過時の顔貌.

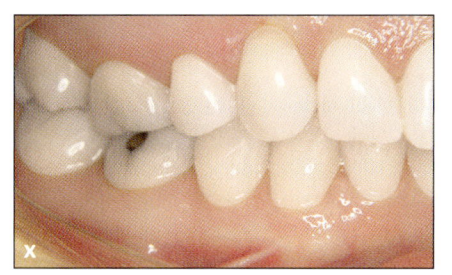

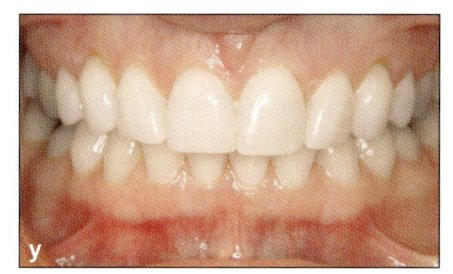

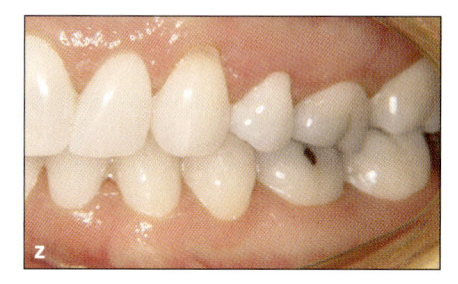

図2-17x〜図2-17z　治療後30年経過時の口腔内写真.

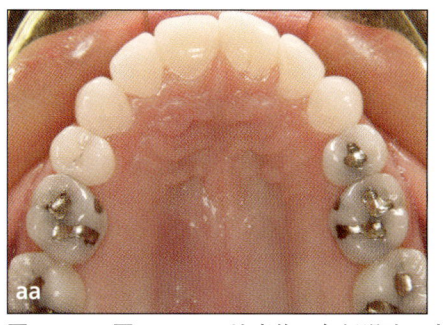

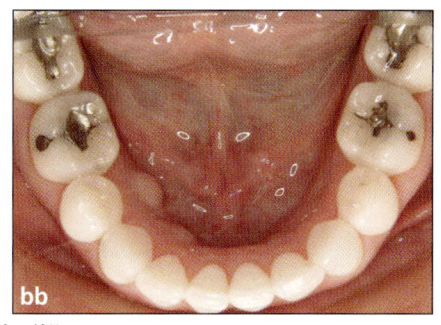

図2-17aa, 図2-17bb　治療後30年経過時の咬合面観.

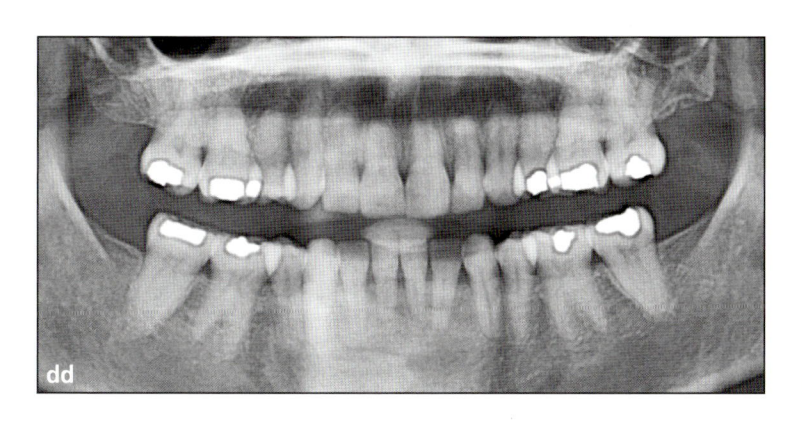

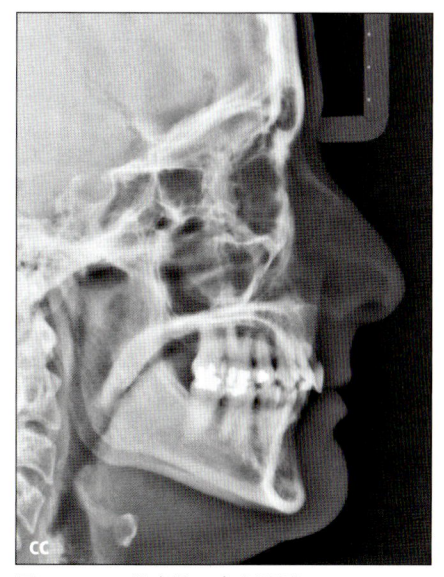

図2-17cc　治療後30年経過時のセファログラム.

図2-17dd　治療後30年経過時のパノラマエックス線写真.

37

CHAPTER 3

矯正歯科において とくに考慮すべきこと

"教育のスタート時点での方向が，その人の将来を決定する"

– Plato

歯周について 考慮すべきこと

　矯正治療結果の安定性に影響を与える要因に関しては議論の余地が残るが，議論の余地のない1つの要因がある．それは歯周の健康である．歯周の研究により，プラークコントロールが，生涯にわたり健康な歯を維持するためにもっとも重要な要素であることは明らかである．健康な歯なくしては，長期の安定性は現実的な目標とは言えない．

　理論的に，歯と歯周組織は，プラークが存在しなければ，患者の咬合や機能に関係なく生涯を通して存在するであろう．過蓋咬合や歯ぎしりは，咬耗やときには軟組織の退縮を生じることもあるが，非常に高い精度で咬合が完成されたにもかかわらず，口腔衛生が良くなければ長期にわたる歯の健康は持続しないであろう（図3-1）．完全に正常な歯であったとしても，口腔のプラークコントロールがひどい場合には，初期の歯周炎，歯肉炎，歯肉退縮（不十分なブラッシングテクニックによる），歯周組織の骨欠損や結果として生じる歯の喪失は避けられない．

　したがって，矯正医に与えられた素晴らしい機会の1つが，優れた口腔衛生管理とは何かを患者に教育し，定期的な来院ごとにこの教育を促進することである．もし，望ましい口腔衛生管理の習慣が矯正治療を行っている若い年齢の間で教え込まれれば，歯の健康を一生涯維持することが文字どおり可能である．

3・矯正歯科においてとくに考慮すべきこと

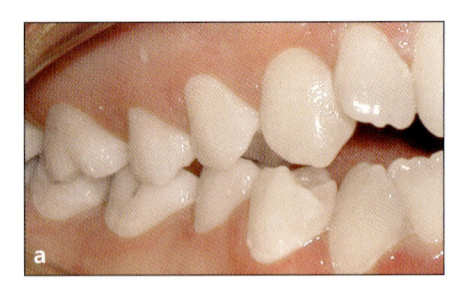

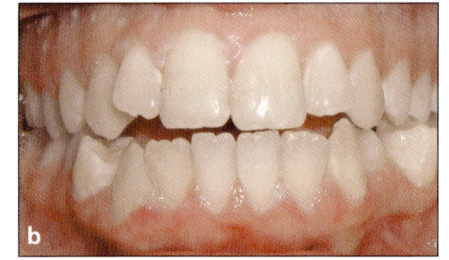

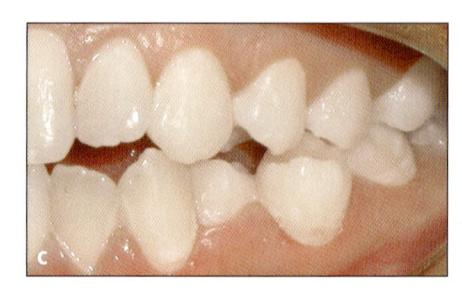

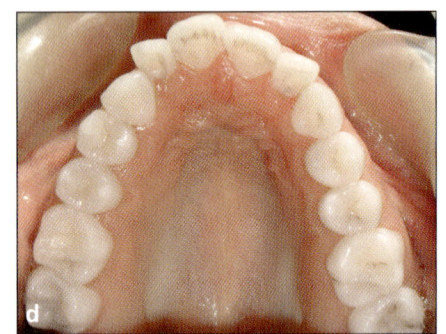

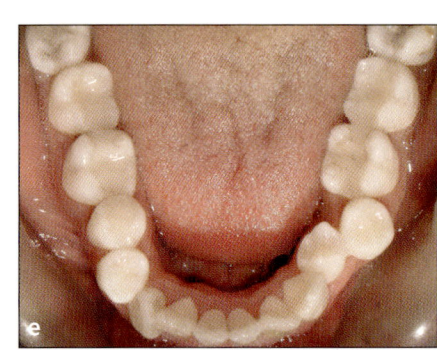

図3-1 口腔衛生状態の悪い患者．(a〜c)口腔内写真．(d, e)咬合面観．

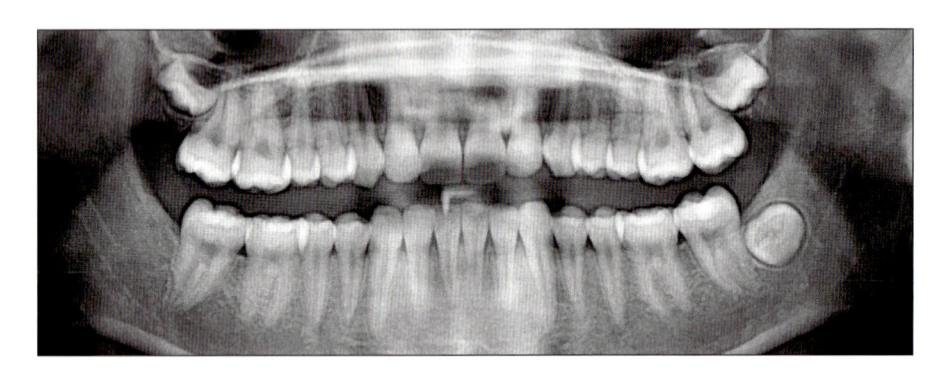

図3-2 パノラマエックス線写真で歯根吸収が認められる．

矯正治療中に起こりうる歯周の問題

　矯正治療中に生じるもっとも一般的な歯周の問題は歯肉炎である．患者は矯正装置を装着されている間は歯面を清潔に保つことができないために形成されるプラークや歯石の蓄積の結果である．ボンディングの際に使用される酸処理法もまた，適切な注意が払われていなければ，歯肉組織の炎症を生じる．長期にわたる歯肉炎は，矯正装置を装着している間に，軟組織の肥厚へと進行する．歯周の問題に関するほかの医原性の原因としては，不適合な帯冠，適切に除去されていない余剰セメント，組織を圧迫しているエラスティックスの装着などがある．歯周膿瘍は，適合が良くない装置やそれらの周りの不潔領域の結果として形成される．矯正治療を行っている間に歯は移動するので，外傷性咬合が生じ，歯周疾患を惹起するかもしれない．矯正治療が継続するにつれ，進行性の歯周病が発現し，付着歯肉の退縮という結果になりうる．これは，コントロールされない組織炎症の結果である．不適切な矯正治療はまた，その要因になりうる．矯正力が強すぎる場合や，歯の移動が速すぎる場合には，永久的な歯周の問題となってしまう．

　矯正治療の隠れた傷跡の1つが歯根吸収である（図3-2）．この現象に関して多くの研究が行われているが，実際に何がこの状態を引き起こすかについては，まだはっきりとわかっていない．

　矯正治療中に起こる可能性のあるこういったすべての問題を考慮して，歯の移動を始めるときの力は，できるかぎり穏やかにすべきである．

歯周の問題に対する矯正学的解決方法

矯正治療により改善あるいは修復される歯周の問題は以下のものがある．

- 支台歯の平行性．
- 近心の歯の欠損にともない近心傾斜した歯の整直や，ポケットの深さの減少あるいは除去．
- 骨欠損部に歯を移動し，できれば欠損部の除去あるいは大きさを減少させる．
- 存在している支台歯が，都合の良い位置に配分された歯列弓を確立．
- 適切な歯根の近接関係を確立．
- 咬頭対窩あるいは咬頭対溝の関係や歯の長軸における咬合力の配分を確立．
- 適切な咬合平面，切歯誘導，前方咬合離開を形成．
- 生物学的に適切な歯槽骨の幅を確立してクラウンの装着を可能にするため，あるいは関連した骨縁下欠損を修復または減少させるために，歯肉縁上あるいは歯肉縁下で破折した歯を強制的に挺出させる．

上手に行われた矯正治療の結果，患者が得られる歯周組織上の最大の恩恵は，歯根膜をより良く維持できる可能性である．歯が適切な位置に排列されると，患者は歯にプラークのない状態を維持するより良い機会を有することになる．適切な歯の排列と鼓形空隙をもつことで歯肉の形態は改善する．したがって，患者はプラークコントロールを維持するためのより良いテクニックをもつことができる．また，良い咬合は，患者のリコール来院時に歯科衛生士，一般歯科医，歯周病専門医が行うプラーク除去や歯根清掃をより効果的にする．

治療後のケア

成人の矯正／歯周の患者にとっては，正常な組織の健康を回復し，生涯を通じて維持できるように，維持管理治療を続けることが重要である．いかなる修復あるいは補綴治療も，矯正治療が終わったのちに行われるべきであり，矯正治療ののち，約6か月の時点で咬合調整を行うことが必要であるかもしれない．成人で歯周疾患をもつ患者のほとんどは，何らかの形の保定を無期限に継続することが必要とされる．

矯正治療における最終的な成功は，患者の残りの人生を通し，魅力的で健康な歯であることによって決められる．われわれのゴールは，95歳あるいは100歳でも患者が健康な歯をもっていることである．このことは，矯正医が達成できる最善の位置に歯を排列し，患者が適切な口腔衛生状態を維持する場合にのみ成し遂げられる．生涯を通じて最高の歯の健康を患者が維持するためには，歯面にプラークがない状態を保つためのブラッシングやフロッシングのような毎日の口腔衛生管理と，歯石除去のために歯科医師や歯周病専門医を定期的に訪れることが，重要である．確かにそれは非常に高いゴールではあるが，今日の最新の有用な治療手技を用いれば，生涯にわたる歯の健康を得ることは現実的なゴールであると私は信じている．

顎関節について考慮すべきこと

人体において十分な理解が得られていない領域の1つに顎関節（TMJ）がある．私は，顎関節症（TMD）を専門にする臨床家に対し，多大な敬意を払うものである．不正咬合はTMDの一要因になりうるので，矯正医は問題を理解し，診断をして，状況を改善するために専門的判断を下さねばならない．

歯科矯正治療を受ける多くの成人患者もまた，TMDを患っている．罹患率は場所により10％から80％と推定されている．実際，統計には関係なく，TMDを有する多くの患者は無視できない．

長い間，顎関節機能不全は医療の領域ではなかった．医師はそれらについてあまり知らず，歯科医師がほんのわずかに知るのみであった．最近の5年から10年の間に，歯科医療は人体のなかでもっとも複雑なこの関節についてより多く学ぶことに挑戦している．

顎関節機能不全を取り巻く多数の理論，矯正歯科治療がTMDを引き起こすというほとんど事実無根の主張，学際的なアプローチの必要性，多種多様なTMD症状，そして法律上の訴訟に対する不安などが，ほとんどすべての矯正医にとってあらゆるときに悪夢となってきた．しかし，ほとんど多くの矯正診療所においてTMDを有する成人患者の割合が増加していることから，できるかぎりTMJの治療について多くを学ぶことは臨床家に課せられた義務である．

治療後に考慮すべきこと

まず初めに，患者の関節が機能的に正常かどうかを治療前に判断する．正常な機能はつぎの5つの特徴によって定義される．

1. 顆頭の運動中に音がしない．
2. 適切な顆頭の運動範囲．
3. 痛みがない．
4. 適正な神経筋機能．
5. 中心位における顆頭と窩の関係．

最初の4つの特徴は，かなり容易に適切な検査から識別できるが，中心位の問題はかなり複雑である．中心位に関する専門

家の間のさまざまな意見の相違が，非常に混乱を生じている．ある臨床家たちは，中心位は顆頭が窩のなかで最後上方の位置であると主張しており，別の人は，顆頭は関節隆起に対して窩の中心に，あるいは隆起に沿って前下方に位置するべきであると考えている．しかし，患者が二態咬合や滑走を有さず，（断層撮影より）窩のなかでかなり良好に中心部に位置している顆頭を有し，最初の4つの特徴を示すのであれば，矯正治療は，注意深い観察は必要であるが，楽観的に始めることができる．

しかし，患者が以下のような兆候を何か訴えるならば，関節が健全でないと疑うべきである．

・カテゴリーⅠ：頭痛，歯痛，側頭痛，眼痛，めまい．
・カテゴリーⅡ：制限された顆頭あるいは顎運動，顎関節雑音（クリッキングやポッピング），顎関節部疼痛．
・カテゴリーⅢ：顔面筋の緊張や痛み，肩こり，背痛，腰痛．

顎関節機能不全には少なくとも4つの原因がある．

1．関節に対する外傷．
2．関節炎．
3．ストレスを含む感情的な要因．
4．関節に繰り返される過重負荷．

最初の3つの要因は，通常，矯正歯科の領域を超えている．痛みの軽減は与えられるが，永久的な解決はほかの医学的な専門家を含めた包括的治療が必要である．しかし，繰り返される過重負荷は，矯正治療によってしばしば減少，あるいは除去される．一般的に，この問題は，グラインディング，クレンチング，欠損歯，不正咬合のような咬合要因によって併発される．きわめて良好な咬合を与えることは，確かにこの問題を緩和するであろう．

矯正医のみでは，ほとんどの顎関節の問題を軽減できないので，しばしば医学的専門医のチームを結成しなければならない．一般歯科医，歯周病専門医，口腔外科医，整形外科医，理学療法士，心理学者，精神科医，耳鼻咽喉科の専門家すべてが，われわれのオフィスのTMJの患者の治療において，その時どきの必要に応じて，役割を果たしてきている．

顎関節治療の理解しにくい点は，顎関節問題における分類である．顎関節症は少なくとも8つのカテゴリーに分類されている．

1．筋・筋膜痛機能障害．
2．退行性関節疾患．
3．関節内障（円板転位）．
4．後方咬合支持の喪失．

5．慢性下顎運動機能亢進．
6．咬合干渉．
7．外傷性関節障害．
8．自発性脱臼．

これらの疾患の多くは，問題を解決するために矯正医に加えて，少なくともほかの専門家を1人必要とするであろう．したがって，患者は適切な専門家や正しい学際的なチームの組織へ紹介する前に，矯正医によって適切に分類されなければならない．患者に対する矯正医の責任は，患者が矯正医以外による治療を受けているときでさえ，可能なかぎり最良の結果を与えることである．

診断

顎関節症に対するもっとも価値のある診断ツールの1つは，関節に生じた問題点と患者の全身的症状についての正確で詳細な臨床上の病歴である．通常の診断記録に加えて，断層写真（断層撮影）が，顎関節症状を有する患者ごとに撮影される．断層写真は唯一の確定診断手段としてではなく，ツールとしてのみ使用するべきである．診断に行き着くためには，臨床的な病歴とほかの検査を関連づけて使用しなければならない．

診断におけるほかの重要な要因は，開口時，関節のクレピタス（捻髪音）やクリッキングに関する臨床的な観察である．開口時初期のクリックは，円板が前方に転位していることを示している．これらの症例のほとんどにおいて，前方復位型スプリントが，円板を復位あるいは回復するために使用される．もし，閉口終末期のクリックをともなう場合は，円板がポンと音を出して前方にはじかれる前に歯がほとんど中心咬合位に近づくときまで，顆頭は円板をともなっている．なお，このタイプの問題に対する成功率は有望である．開口終末期や閉口初期のクリックは円板を復位させるスプリント療法は価値がかぎられており，ほかの治療様式を考慮する必要があろう．コンピューター断層撮影[C(A)T]や（核）磁気共鳴映像法[(N)MRI]は，検査費用が減少するにつれて，関節の硬軟組織の関係を示すために，将来より一般的に使用できるであろう．

治療計画

顎関節治療の主要な目的は，痛みの軽減，正常な顎関節機能，そして正常な関節機能を支持する咬合を包含している．顎関節症に対する治療の範囲は，患者の精神的な思考処理を再構築することから関節手術にまで及ぶ．私の診療所においては，バイオフィードバック法，超越瞑想法，ストレスを緩和するほかの精神活動のようなリラクゼーション療法を学ぶ気持ちがあるかを患者と話し合うというように控えめに注意深く開始する．患者のストレスレベルが，通常の治療が成功しそうにないと観察されたら，心理学的なカウンセリングを勧める必要が

あろう．精神安定剤，筋弛緩剤，抗炎症薬のような投薬は，私にとっては通常診療ではないが，処方することはできる．

もう1つの保守的なアプローチは，症状の軽減のための理学療法である．顎関節症にともなう不快感は慢性から急性まで及んでいる．緊張がもっとも高い急性期においては，理学療法が患者にとって非常に有益である．アイススラッシュパックは，急性期の顎関節疼痛に対して素早い軽減をもたらすために，しばしば使用される．理学療法の短期的な治療目標は，疼痛，筋肉の痙れん，発痛点の減少である．長期的には，機能の増加，開口量の増加，治癒の促進が生じることを期待することである．

理学療法は，顎関節症の治療に対する補助としてたいへん有効であるが，それ自身で終了することはない．理学療法は症状を軽減することはできるものの，根本的な解決にはならないということを患者は説明される．関節に関した解剖学的な機能不全が存在するかぎり，ほとんどすべての顎関節はストレスや筋膜痛と関係する．顎関節患者を治療している間は，ストレスの問題に取り組むことは必要で，そうでなければ，最終的な治療の成功は，非常に制限されてしまうであろう．

スプリント療法

スプリント療法はわれわれのオフィスにおいてもっとも一般的な顎関節症の治療方法である．患者が前方転位した関節円板を有する場合には，前方復位型スプリントと関節・筋回復術をいつも決まって適用する．下顎を前方に位置づけするスプリントを用いて円板を復位させる試みをする．関節の負荷をなくすこともまた重要であることが，しばしば指摘されている．スプリント療法はこの目標を達成するには非常に効果的であるが，この治療のみでは一時的な結果を生じるにすぎないであろう．負荷をなくすことは，通常，顎関節機能不全によって生じる痛みを取り除くが，不適当な咬合が，この治療の結果として生じる．この状況は顎関節症治療のつぎのステップを必要とする．すなわち，顆頭が適切に位置づけられたときに正常咬合と一致するように，歯を再排列するための矯正歯科治療である．

多くの場合，われわれは慢性筋膜痛や頭蓋に対する下顎の偏位を扱っている．頭頸部領域における筋スパズムや平衡失調，あるいは頭蓋に対する下顎の骨格的な不正関係は，結果として，必然的に関節窩における顆頭とその関連構造（たとえば，関節円板など）との不正な関係を生ずる．われわれの治療目的は，関係する骨格の構成要素，すなわち頭蓋と下顎骨の再構成に加えて，頭頸部領域における神経筋機構の平衡を得ることである．

咬合調整

そのほかの治療様式が咬合調整である．この種の治療は数年前には非常に人気があったけれども，今日のわれわれの考え方はこの取り組みに対して，より現実的である．以下の基本的な概念が，終了時の矯正症例において確立されているべきである．

1. 前歯を切端咬合位に突出させた位置で，後方のクリアランスが確保されているように，適切な前歯のオーバーバイトとオーバージェット関係を確立すること．
2. 側方運動の間，犬歯誘導を確保するため，適切な犬歯の位置を確立すること．
3. 側方運動の間，平衡側の干渉を除去すること．
4. できるかぎり，中心位での滑走を除くこと（二態咬合を避ける）．
5. もし滑走が存在するのであれば，側方へ偏位するのではなく，真っすぐ前方に動くようにするべきである．

手術

顎関節の手術を必要とする場合がある．外科手技には，円板の再接合，シリコーン製の円板の移植，関節全体の置換移植という最先端の処置（Dr. Larry Wolford's approach）などがある．

歯科矯正治療

歯科矯正治療前に行われる顎関節症の治療が関節を安定化したのち，通常の装置を用いた治療が開始される．最初のアーチワイヤーを装着することにより，古い咬合パターンや固有感覚受容が崩壊を引き起こし，通常，患者に緊張の軽減をもたらすであろう．もし，患者がスプリント療法を受けているならば，患者がスプリントを装着することを継続できるように矯正治療は対顎のアーチから始めても良い．一方のアーチが治療されたのち，ブラケットが反対側のアーチに装着されるので，スプリントは排列の終わったアーチに入れるよう作製することができる．

顎関節症患者を固定式装置で治療している間は，適応する力に対して特別な注意を払われなければならない．より弱い2級ゴムの力を，最初に使用する．正中線の修正を始める際には注意を払う．2級ゴムは慎重に使用する．もし，エラスティックスが関節に痛みを引き起こすなら使用を中断するよう，患者には指導する．ある症例では，顆頭は適切な位置にあるが，咬合が未だ1歯対1歯咬合となっている．このような場合，強いエラスティックスの力が咬合を仕上げるために必要とされる．しかしそのような症例では，勇気をもって妥協することがより良い選択である．後方歯の正常な頰舌的オーバージェットを達成するためには労力が要求されるが，そのような症例で，咬合を仕上げるためには咬合調整が必要となるであろう．装置撤去後に，一般歯科医による歯の修復が必要であるかもしれない．

ほとんどの顎関節症患者において，長期の管理はほかの患者と同様である．もし，夜間の歯ぎしりが続くならば，患者が夜間装着するために中心位スプリントを作製する．

バランス

顎関節症症状の管理には，医師や理学療法士のもとをたびたび訪問することが必要とされることを，顎関節症患者は認識し

3・矯正歯科においてとくに考慮すべきこと

なければならない．患者はまた，適切な栄養や運動，感情的なバランスの発達について熱心に取り組む必要がある．

謝辞

歯周病専門医であり，この章に貢献したDr. Leonard Tibbettsに感謝の意を示す．

症例 3-1

概要
適切に排列された歯が良い口腔衛生を保つことにいかに重要な役割を演ずるかについて，このきわめて単純な本症例は示している．

検査と診断
本患者は，ローアングルでI級の骨格型を呈し，上顎歯列にわずかなスペースと下顎歯列に軽い叢生を有していた．

治療計画
II級関係と正中の不一致を修正するために，エラスティクスを用いた非抜歯治療を行った．

評価
上顎歯列を仕上げたのちに，歯槽骨上線維歯周切断術（CSF）を上顎前歯に施行したこと以外，通常どおりの順序で治療を行った．患者の最終的なスマイルは口唇と歯の理想的な関係を明示している．

長期安定性
治療後21年経過時，患者は治療の後戻りをまったく示さなかった．歯周組織について，彼女は素晴らしい歯肉と健康な隣接歯関係を示していた．パノラマエックス線写真は，歯根をわずかに遠心に傾斜させるべきだった下顎右側側切歯以外，素晴らしい歯根傾斜と隣接歯間の骨の高さを示した．また，下顎第一大臼歯は，依然としてわずかにアップライトしており，修正したオーバーバイトが安定して保たれることに役立っていた．

表 3-1	アーチワイヤーの順序	期間（月）
アーチワイヤー		
上顎		
0.0175 マルチストランディッド ステンレススティール (SS)		1
0.016 SS		3
0.017×0.025 SS		13
動的治療期間：		17か月
下顎		
None		5
0.017×0.025 マルチストランディッド SS		4
0.016×0.022 チタン—モリブデンアロイ（TMA）		2
0.017×0.025 SS		5
動的治療期間：		11か月

表 3-2	個別の矯正力	期間（月）
矯正力		
エラスティクス		
2級ゴム（左側）		1
2級ゴム		2
フィニシングゴム		1

症例 3-1

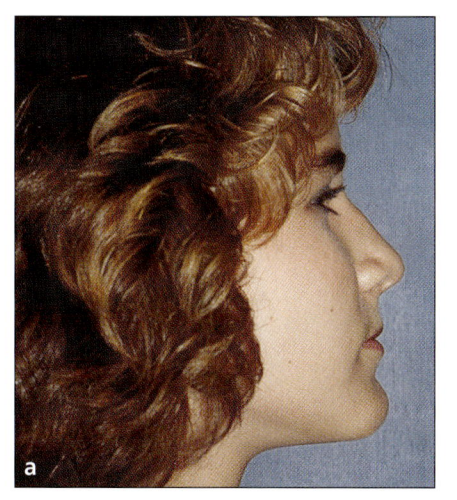

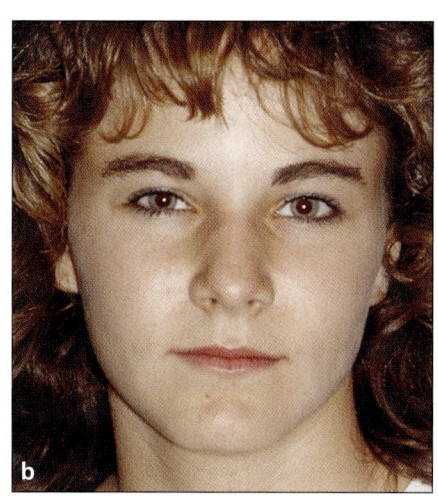

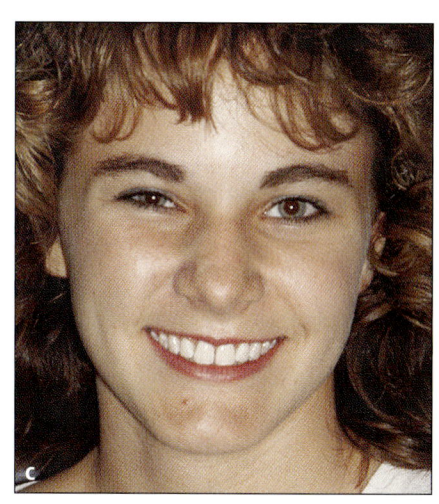

図3-3a～図3-3c　治療前の顔貌，13歳7か月．(a)軟組織側貌はわずかに凹型である．(b)正貌は正常な口唇状態を示す．(c)スマイルはバランスがとれている．

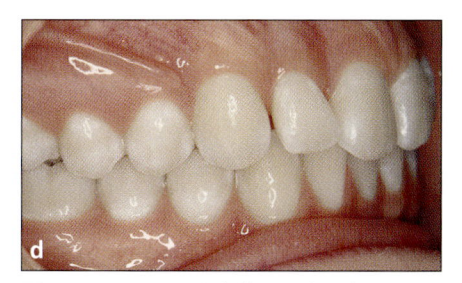

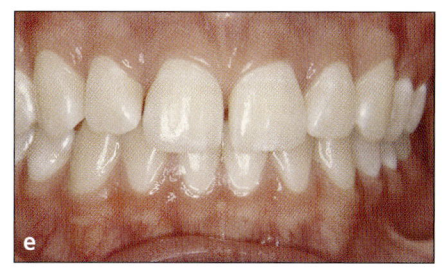

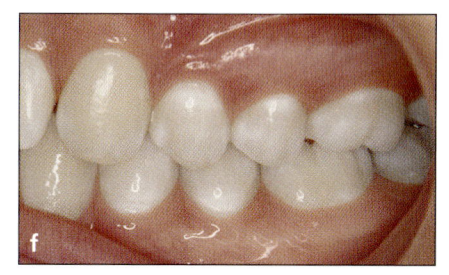

図3-3d～図3-3f　治療前の口腔写真は，I級臼歯関係，オーバーバイト3mm，オーバージェット2.5mmを示す．

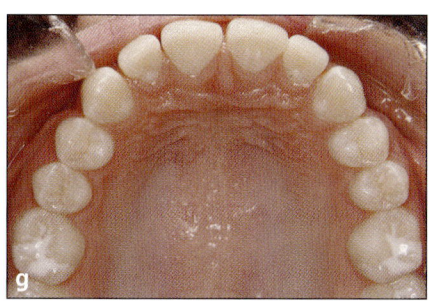

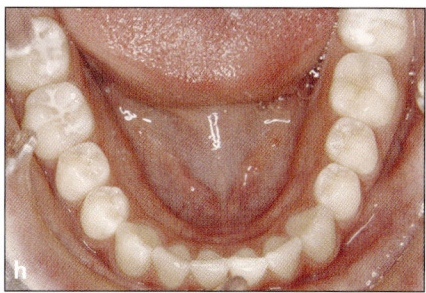

図3-3g，図3-3h　治療前の咬合面観では，上顎歯列は前歯部のわずかなスペースと下顎歯列は軽い叢生を示す．治療前の上顎大臼歯間幅径は40.3mm，下顎犬歯間幅径は26.6mm．

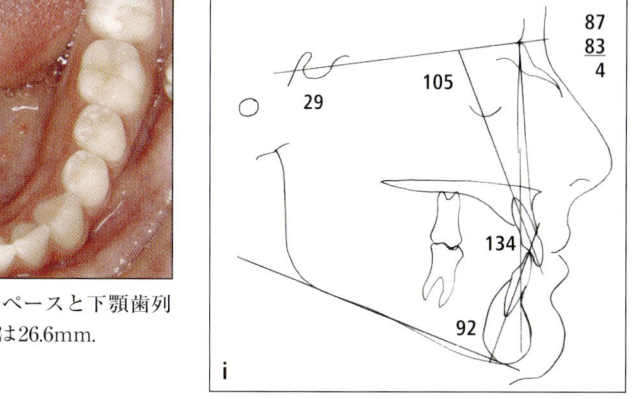

図3-3i　治療前のセファログラムトレースはローアングルの骨格型を示す．

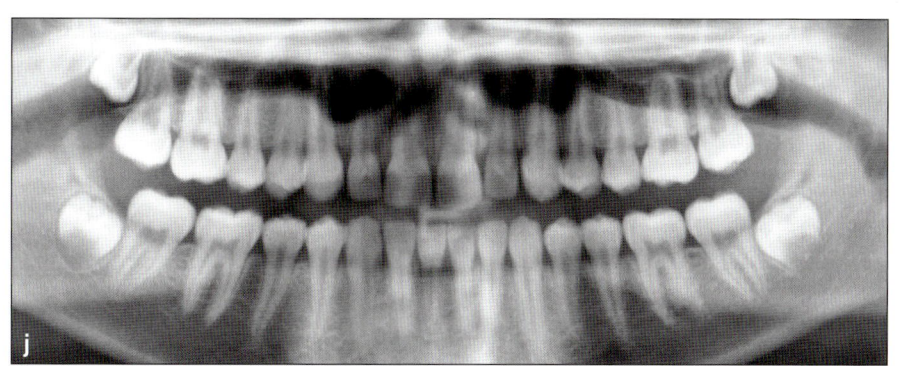

図3-3j　治療前のパノラマエックス線写真．

3・矯正歯科においてとくに考慮すべきこと

症例 3-1（つづき）

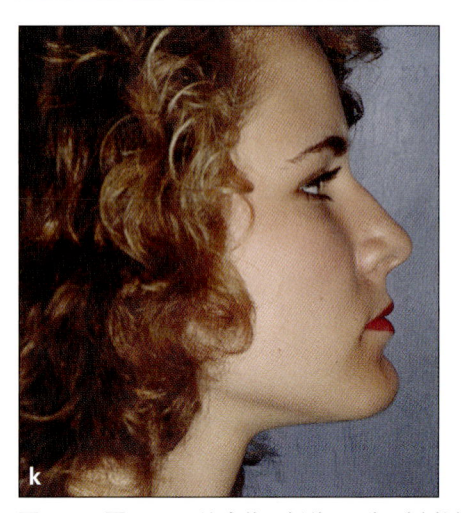

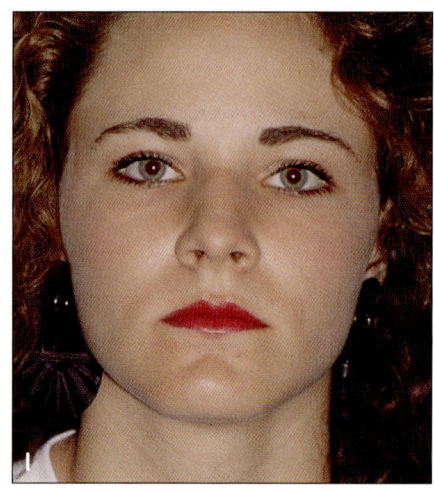

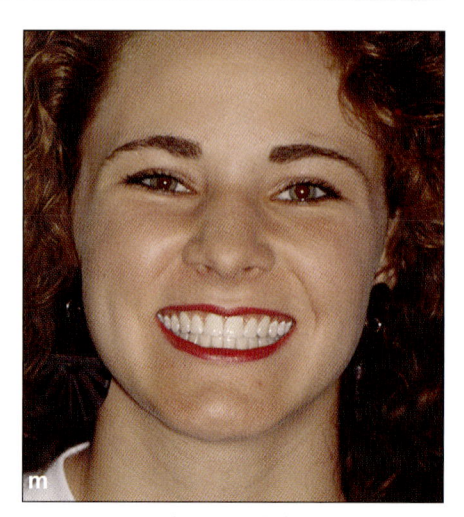

図3-3k〜図3-3m　治療後の顔貌，15歳．(k)軟組織側貌は改善したバランスを示す．(l)正貌はリラックスした口唇を示す．(m)スマイルは素晴らしい．

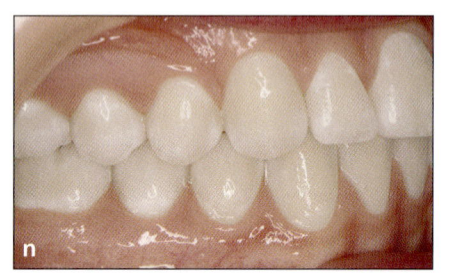

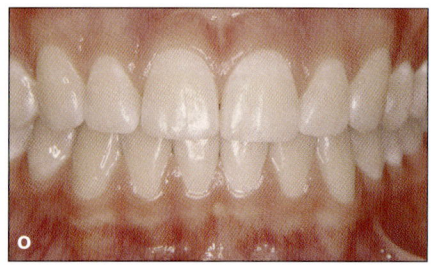

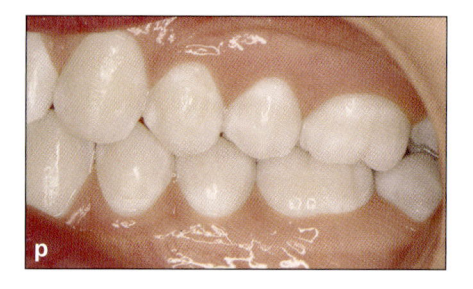

図3-3n〜図3-3p　治療後（動的治療期間17か月）の咬合．

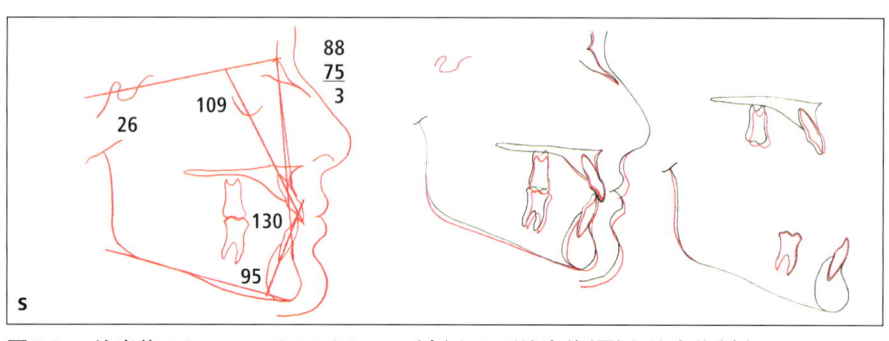

図3-3s　治療後のセファログラムトレース（左）および治療前（黒）と治療後（赤）のセファログラムトレース（右）の重ね合わせ．

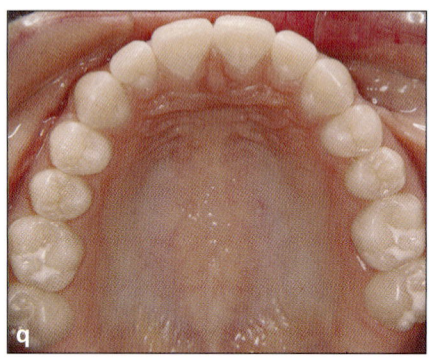

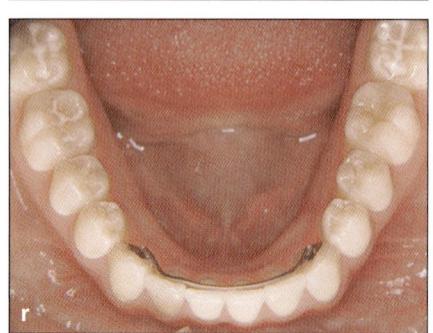

図3-3q, 図3-3r　治療後の咬合面観．治療後の上顎大臼歯間幅径は40.3mm，下顎犬歯間幅径は26.7mm．

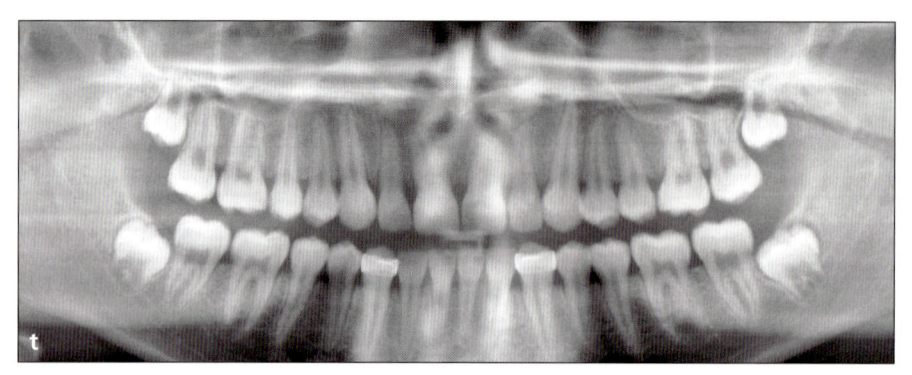

図3-3t　治療後のパノラマエックス線写真．

症例 3-1

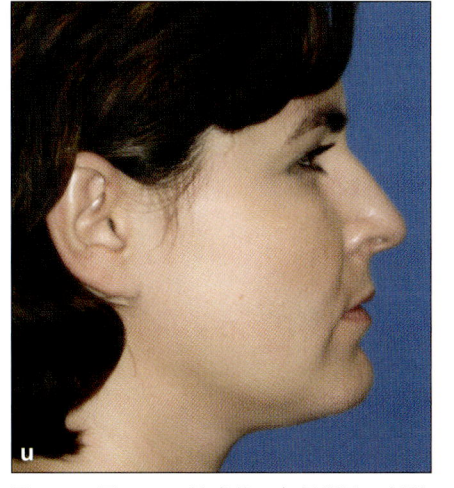

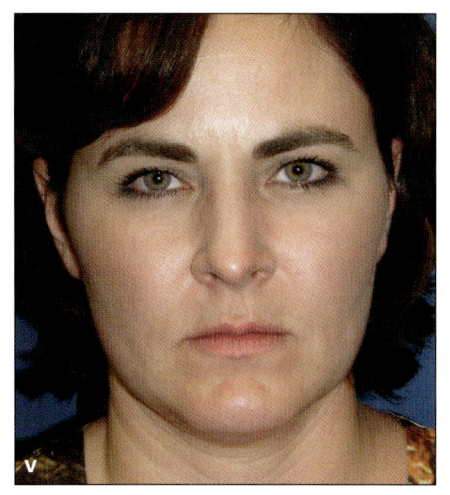

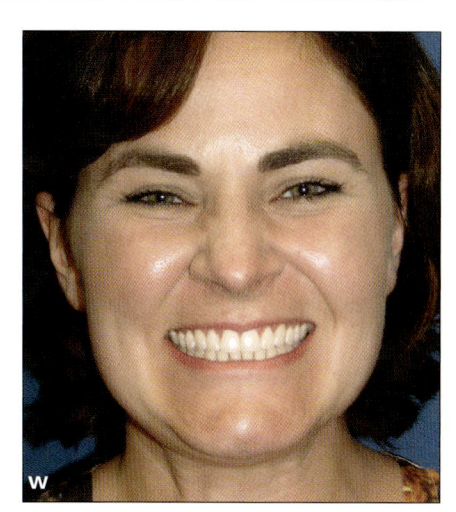

図3-3u〜図3-3w　治療後21年経過時の顔貌．

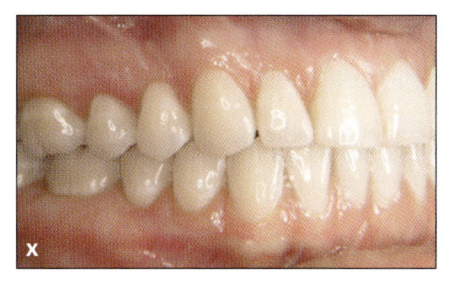

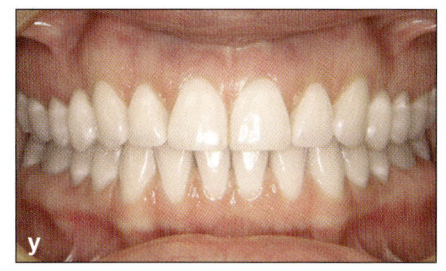

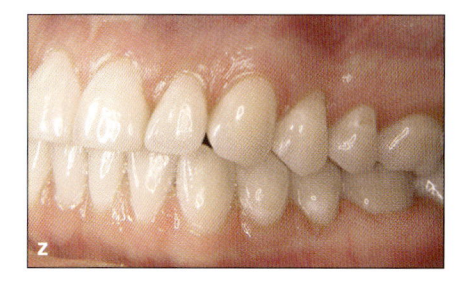

図3-3x〜図3-3z　治療後21年経過時の口腔内写真．

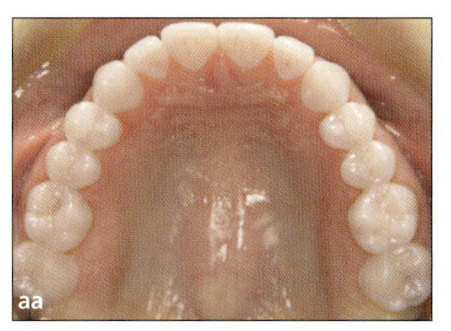

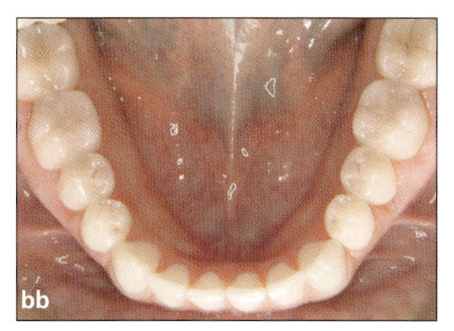

図3-3aa, 図3-3bb　治療後21年経過時の咬合面観．上顎大臼歯間幅径は40.1mm, 下顎犬歯間幅径は26.6mm.

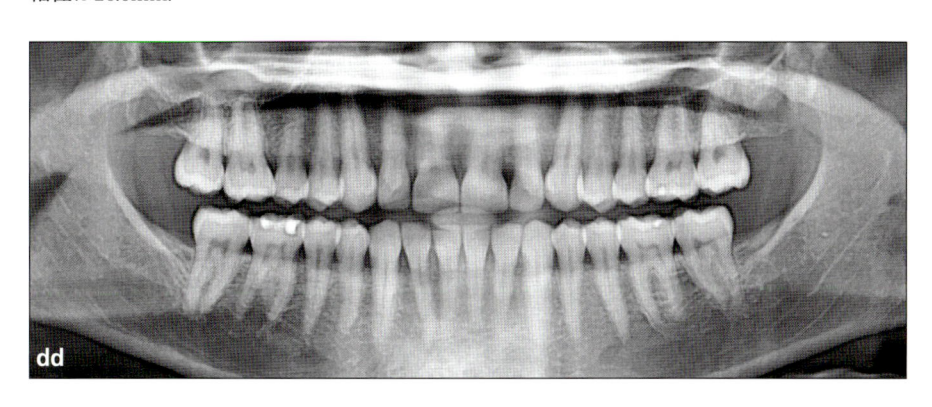

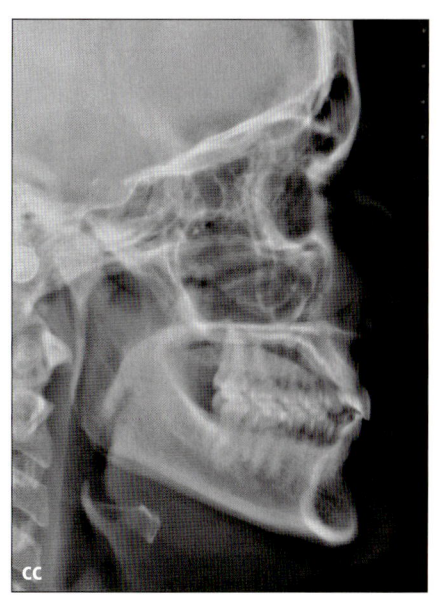

図3-3cc　治療後21年経過時のセファログラム．

図3-3dd　治療後21年経過時のパノラマエックス線写真．

47

症例 3-2

概要

広汎にわたる重度で慢性の歯周硬・軟組織欠損を有する49歳の女性が，かかりつけの歯周病専門医より紹介された．このような重度の付着歯肉と歯槽骨の欠損を有する患者の治療を行ったことがなかったので，私は矯正学的な歯の移動により，もっと多くの問題が生じるかもしれないことを心配した．本患者は危険な状態であり，歯周病専門医へたびたび通院（2か月ごと）しなければならないということを認識していた．

検査と診断

患者は，骨格性ハイアングル，下顎後退パターンを示し，広範囲にわたる中等度から重度の骨欠損が存在した．下顎左側第二小臼歯と4本の第三大臼歯は欠損．Ⅱ級不正咬合，顔貌は面長でスマイルラインが高く，オーバージェットは11mm，オーバーバイトは9mmであった．

重度の歯周の問題のため，ひどく破壊されている歯周組織の状態で広範な歯の移動を行うよりも，むしろ顎矯正手術を勧めることを決定した．

治療計画

すべての歯に装置を装着し，アイデアルアーチフォームを作り上げた．歯は歯槽骨支持が少ないため，むしろ早く移動した．治療12か月目に上顎は3分割Le Fort I法の骨埋入手術，下顎は両側下顎骨前方移動手術が，顎顔面外科医によって行われた．下顎左側第二小臼歯が欠損していたため，左側の最終的な咬合はⅢ級であった．

評価

本症例は，学際的治療がどのように歯を破壊から助けることができるかということを顕著に示す例である．まず始めに，歯周病専門医が歯周病を治療し，患者にきちんと清掃された口腔衛生について教えた．しかし，完全な口腔衛生状態を有したとしても，重度の不正咬合が，いつかは残っている健康な硬軟組織を破壊するであろうということも説明した．歯周病専門医との協議ののちに，私は矯正歯科学的にこの症例を治療することに同意した．その後顎顔面外科医と協議し，一緒に治療計画を作成した．本患者における唯一の目標は歯を救うことであり，患者はどのような審美的治療も望まなかった．

長期安定性

保定の記録（治療後18年）に示されているように，本患者の歯周の状態と咬合は非常に安定していた．下顎切歯周囲の歯槽骨の欠損のため，われわれは固定式犬歯間保定装置をずっと装着しておくことに同意した．

表 3-3 アーチワイヤーの順序	
アーチワイヤー	期間（月）
上顎	
0.0175 マルチストランディッド SS	2
0.016 ナイチノール（NiTi）	1
0.017×0.025 SS	16
動的治療期間：	19か月
下顎	
None	5
0.016×0.022 マルチストランディッド SS	1
0.016 TMA	3
0.017×0.025 マルチストランディッド SS	2
0.017×0.025 SS	8
動的治療期間：	14か月

表 3-4 個別の矯正力	
矯正力	期間（月）
エラスティックス	
2級ゴム	1
頬側部四角ゴム2級×2	1
クロスバイトゴム	1
フィニシングゴム	1
外科手術（治療13か月時）	

症例 3-2

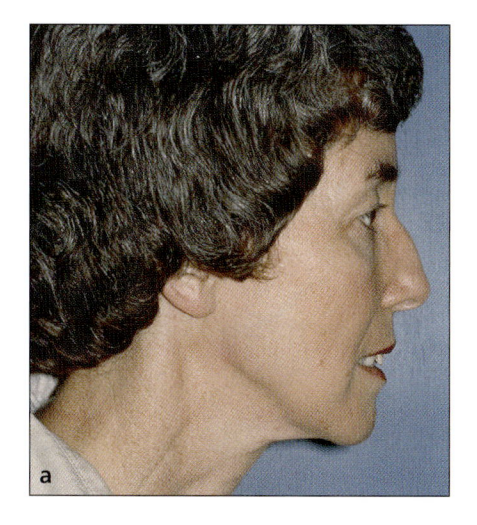

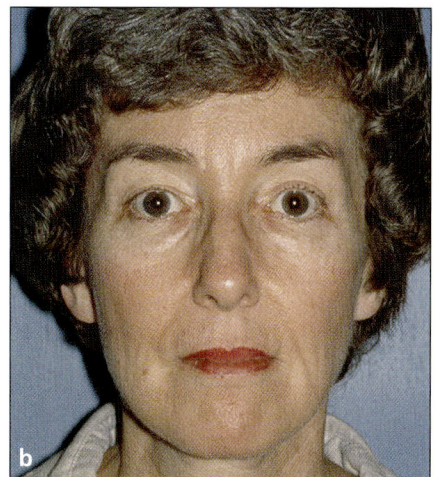

図3-4a, 図3-4b　治療前の顔貌．49歳．(a)軟組織側貌は口唇が離開した長い顔貌を示す．(b)正貌は閉口時，口唇の緊張を示す．

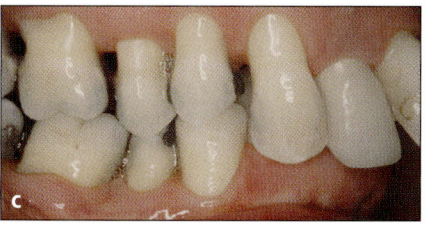

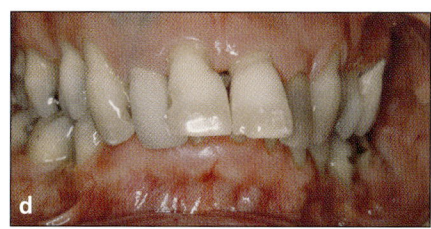

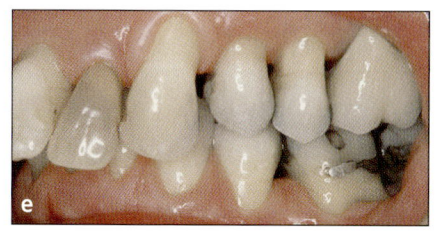

図3-4c〜図3-4e　治療前の口腔内写真．Ⅱ級エンドオンの臼歯関係，オーバージェット11mm，オーバーバイト9mmを示す．著しい歯肉退縮を示すが，残っている歯肉組織は健康であることに注目．

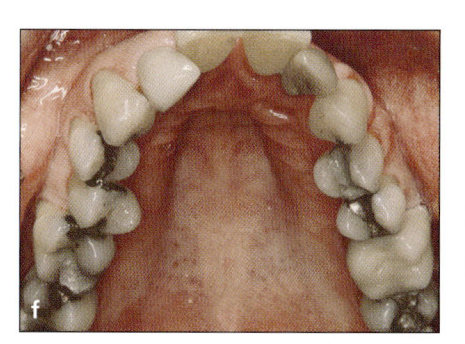

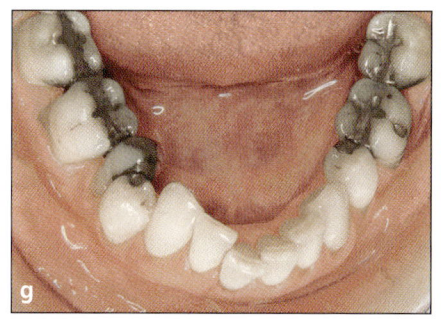

図3-4f, 図3-4g　治療前の咬合面観．広汎にわたる前歯部叢生や空隙を示す．治療前の上顎大臼歯間幅径は32.8mm，下顎犬歯間幅径は18.6mm．

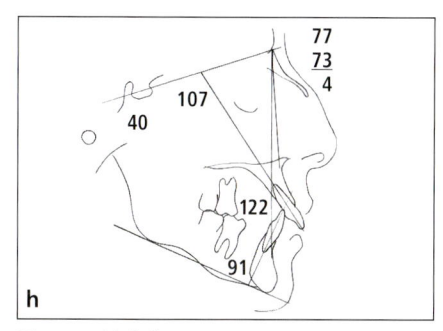

図3-4h　治療前のセファログラムトレースは，下顎後退型の骨格性ハイアングルを示す．

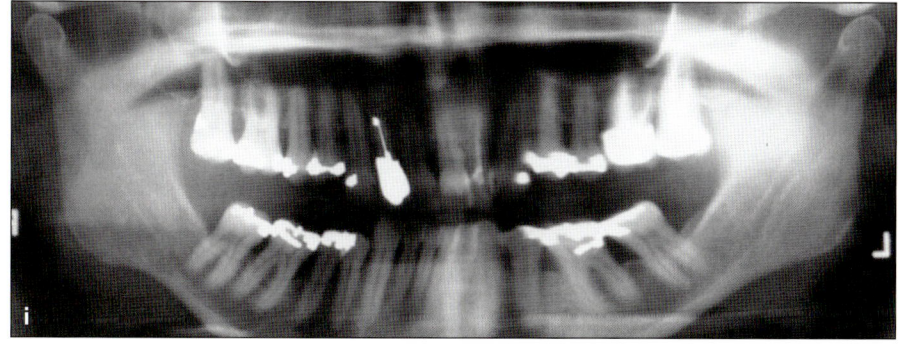

図3-4i　治療前のパノラマエックス線写真は，下顎左側第二小臼歯と第三大臼歯4本すべての欠損を示す．

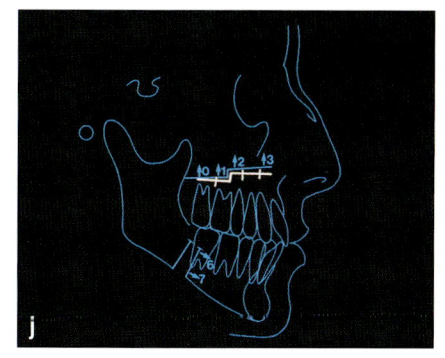

図3-4j　手術の予測トレース．

3 • 矯正歯科においてとくに考慮すべきこと

症例 3-2（つづき）

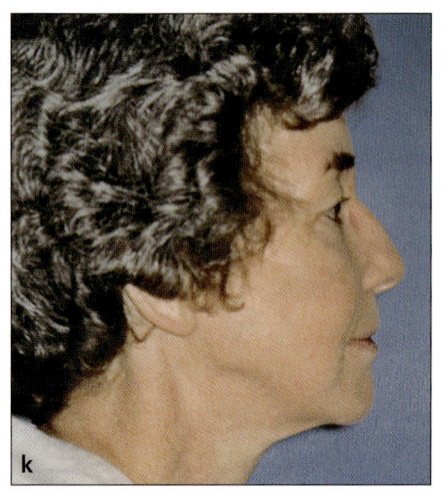

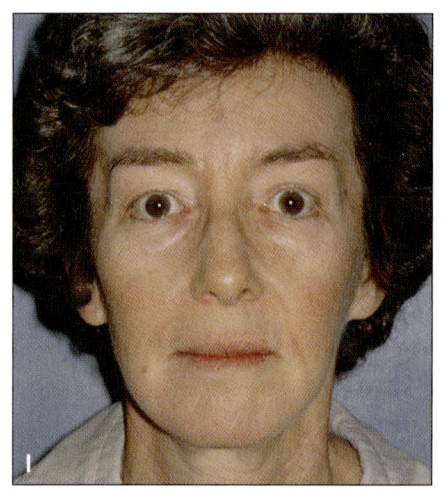

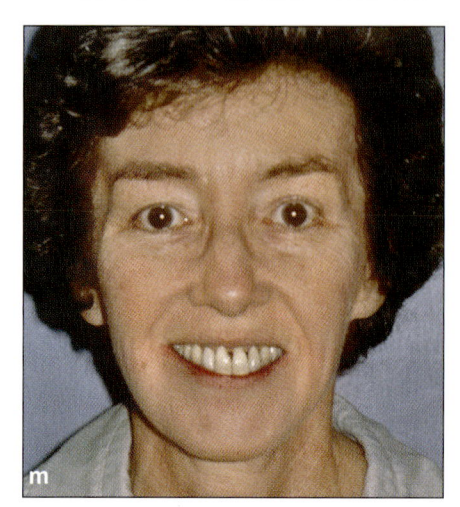

図3-4k〜図3-4m　治療後の顔貌，51歳．(k)軟組織側貌は改善したバランスを示す．(l)正貌では口唇の緊張がなくなった．(m)スマイルはかなりの改善を示す．

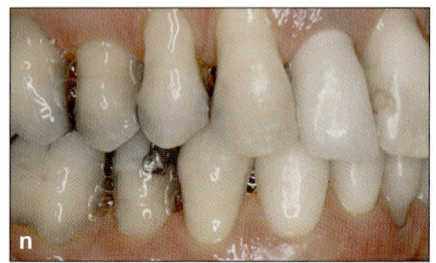

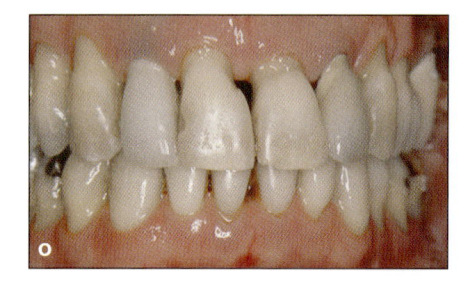

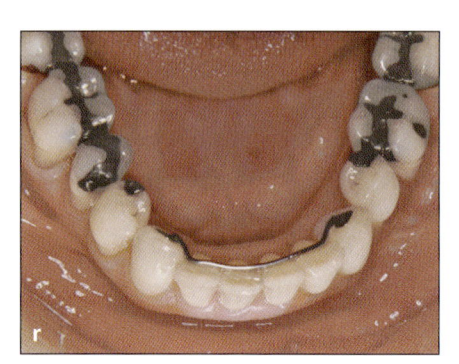

図3-4n〜図3-4p　治療後の咬合．

図3-4q, 図3-4r　治療後の咬合面観．治療後の上顎大臼歯間幅径は34.7mm，下顎犬歯間幅径は23.9mm．

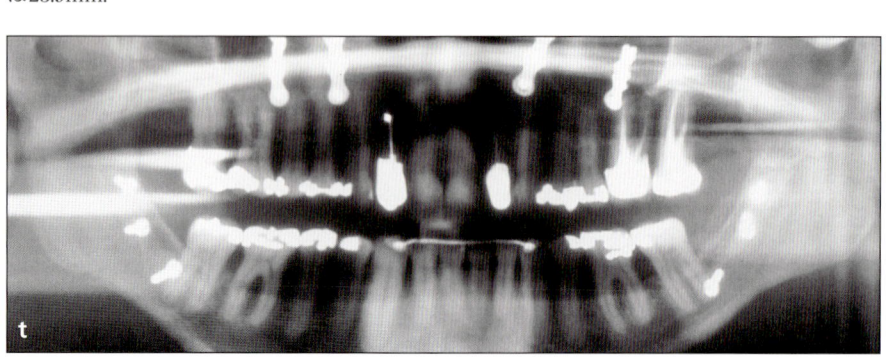

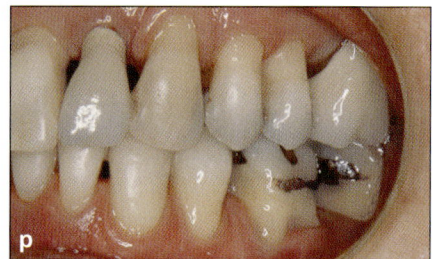

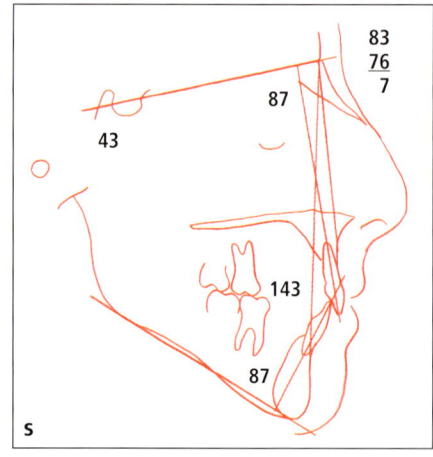

図3-4s　治療後のセファログラムトレース．

図3-4t　治療後のパノラマエックス線写真．

50

症例 3-2

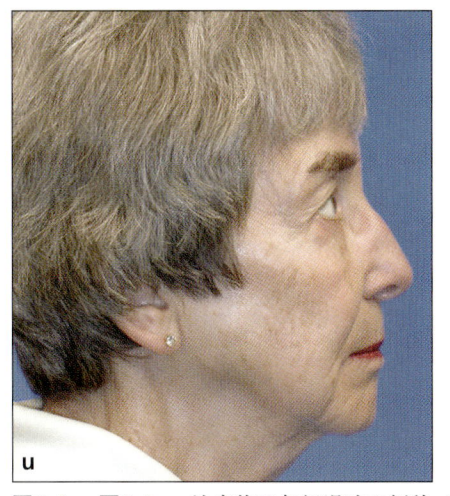

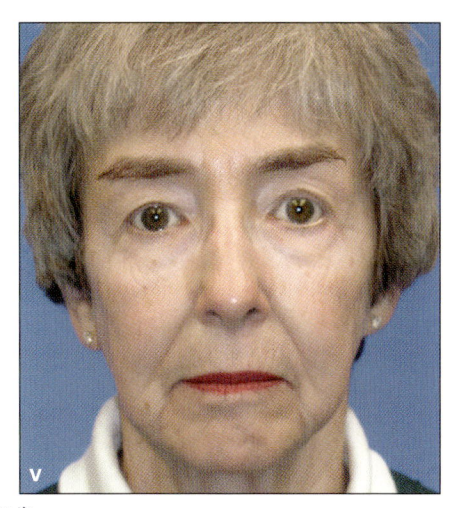

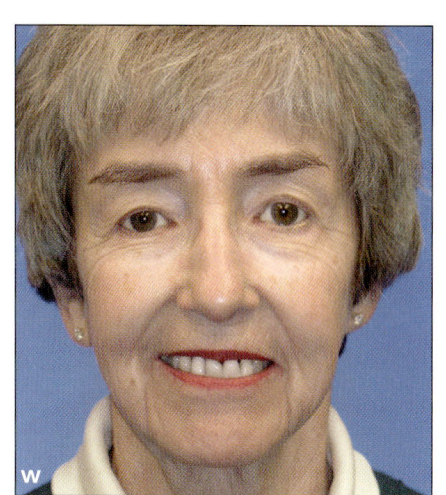

図3-4u～図3-4w　治療後18年経過時の顔貌，69歳．

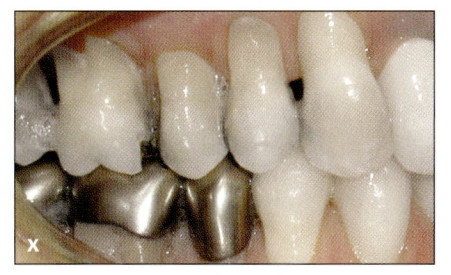

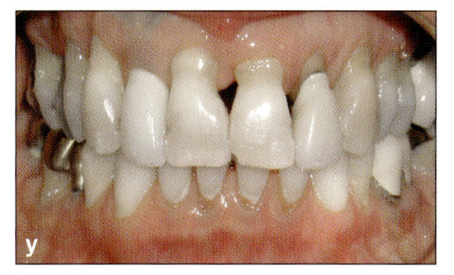

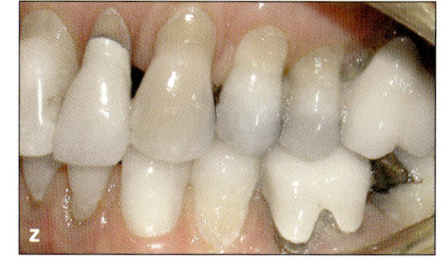

図3-4x～図3-4z　治療後18年経過時の口腔内写真．

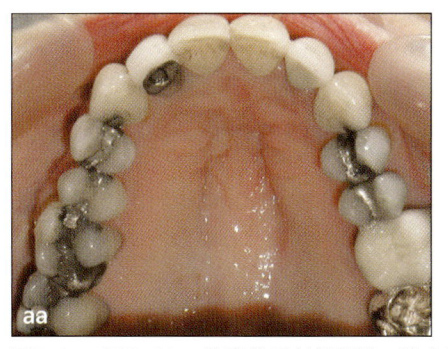

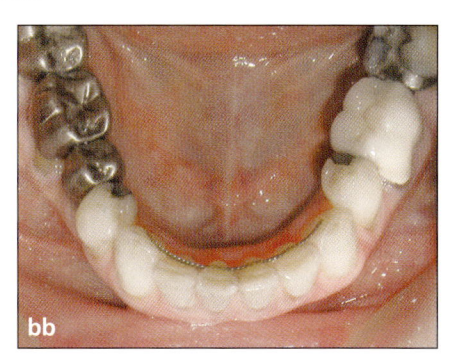

図3-4aa，図3-4bb　治療後18年経過時の咬合面観．上顎大臼歯間幅径は34.4mm，下顎犬歯間幅径は23.9mm．

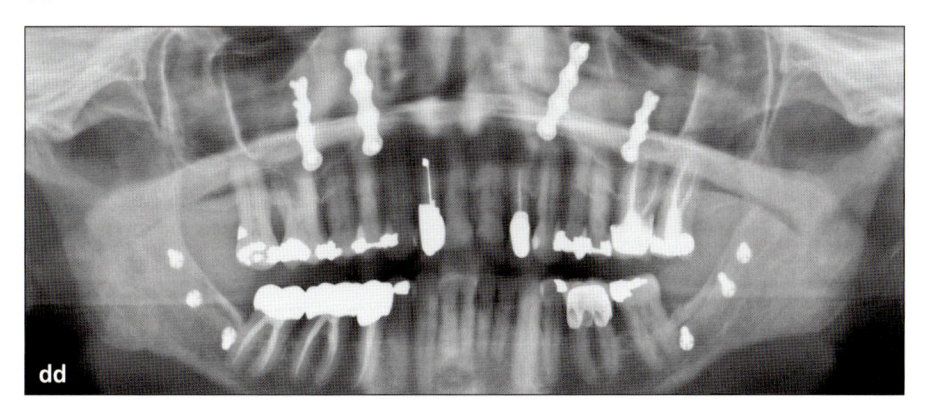

図3-4cc　治療後18年経過時のセファログラムトレース．

図3-4dd　治療後18年経過時のパノラマエックス線写真．

CHAPTER 4

前歯部のトルクコントロール

"成功は，基本原理を一貫して適応したことによって必然的に生ずる結果である"

– Jim Rohn

下顎切歯の位置と角度

　1950年代にCharles Tweedは，Tweed三角（Tweed Triangle）を用いて矯正診断に革命を起こした．三角の特徴は，下顎下縁平面との関係における下顎切歯の位置，あるいは下顎切歯歯軸角（IMPA）であった．

　初期の症例では，私はいつもIMPAを意識していたのだが，すぐにTweedの90°の角度は，すべての患者に有効ではないことに気づいた．大学院にいる間に，とくに私自身のIMPAの位置を調べた結果，100°であるということを見つけたのちには，IMPAの見解に疑問を抱き始めた．まさかDr. Tweedは，IMPAを90°〜95°に達成させるために，私のストレートな側貌で抜歯はしないであろう．不運にも数年前，私はある矯正医がTweed三角を満たしたことを述べることで，患者の最終的な凹型の側貌を正当化することを聞いた．しかし，三角と顔のどちらが最終的には重要であるのか．私は結局，IMPAに対して90°の概念からより現実的な目標へと考えを修正した．

　今日の私のIMPAに対する目標は，3°ルールと呼ばれるものである．あらゆる患者においてIMPAに対するもっとも安定した位置は，患者が初診時に示している位置であることは明白で

ある．そして，経験により切歯はかなり整直し，安定を保つことが可能であることをわれわれは学んでいる．したがって，下顎切歯の治療後の安定性に対して問題となるのは，過度な前方移動である．いくつかの長期にわたる研究の分析より，ほとんどの症例において，下顎切歯を3°傾斜することが限界であると結論づけた．

根拠

　いくつかの研究は，下顎切歯の位置を分析するために私の診療所からの記録を使用している．Glennは，非抜歯の治療例を調査し[1]，下顎切歯が1.4mm前方傾斜していることを示した．Elmsは叢生歯列に対する，非抜歯治療の記録を使用し，IMPAが2°傾斜していることを示した[2]．Alexanderは抜歯症例をサンプルに使って，下顎切歯の移動について安定したグループと不安定なグループの間における相違を計測した[3]．なお，前者は2.8mmのみの移動であったが，後者は4.7mm移動していた．Nevantは切歯の傾斜について，リップバンパーの効果量を調査し[4]，切歯の傾斜は，1年間に1.4mmあるいは2.9°の変化であることを示した．また，Papandreasは抜歯症例において，年間に8°の下顎切歯整直を報告した[5]．ほかの研究では，Hansenは下顎切歯に対するハーブスト装置（Herbst appliance）の影響を計測し，装置

53

4・前歯部のトルクコントロール

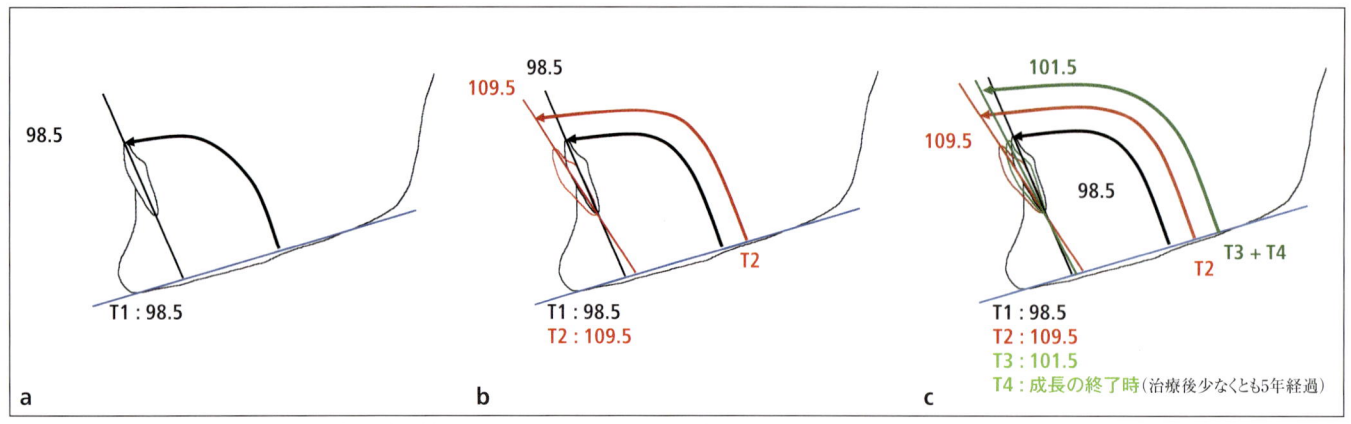

図4-1 (a)治療前の下顎切歯歯軸角(T1). (b)ハーブスト装着を用いた治療後の下顎切歯歯軸角(T2). (c)治療後5年経過時の下顎切歯歯軸角(T3).

による前方への力が下顎小臼歯上にかかり,下顎歯槽部を前方に移動するため,結果として下顎切歯の前方傾斜を生じたと報告している[6].

サービカルフェイスボウとハーブスト(Herbst)のような機能的矯正装置による骨格性Ⅱ級改善の場合の下顎切歯前方傾斜の相違は,Newtonの第三法則に起因する.すなわち,あらゆる作用に対して,作用と反作用が存在する.フェイスボウについては,反作用が頸部後方に生じるが,ハーブストのような口腔内装置に対する反作用は下顎歯槽部全体に影響する.これら口腔内装置は骨格性Ⅱ級の改善に効果的ではあるが,IMPAをコントロールすることに欠けている.

Hansenの研究では,IMPAは98.5°から109.5°に変化し,下顎切歯は11°前方傾斜した.患者が治療後5年で保定をやめたとき,切歯は101.5°に整直し,結局,実質的な変化量はもともとの位置から3°の前方傾斜ということだった(図4-1).

メカニクス

下顎切歯歯軸角(IMPA)をコントロールするために,ブラケットとアーチワイヤーを正確に特定化し問題解決に取り組む.

- 0.018インチスロット.
- 下顎切歯ブラケットの−5°のトルク.
- 下顎第一大臼歯の−6°の傾斜.
- トルクコントロールのため,最初から柔軟性の高い角アーチワイヤーを用いる.
- もし必要であれば:
  − スペースを得るための隣接面エナメル質削除(slenderizing)を行う.
  − 大臼歯を整直させるために初期に3級ゴムを使用する.

叢生が重度で角アーチワイヤーを結紮できない場合,あるいは治療計画より切歯の前方移動が可能な場合には,下顎のアーチワイヤーに0.016インチナイチノール(NiTi)を使用しても良い.

矯正医が引き起こす共通の間違いは,スペースを得るため切歯間にオープンコイルスプリングを使用することであり,これは切歯の前方傾斜を生じる.前方傾斜を軽減するため,隣接面エナメル質削除に加えて,3級ゴム(1/4インチ,3オンス)を治療の最初3日間(72時間)装着することができる.この遠心への力が下顎第一大臼歯(ブラケットには−6°のアンギュレーションがついている)を整直し,スペースを得ることができる.あまり長い間3級ゴムを装着することは,下顎切歯の不必要な挺出を生じるので望ましくない.次回の診察日に,もう一度隣接面削除をすれば,しっかりとアーチワイヤーを結紮できるであろうし,患者に3級ゴムを再度72時間使用させても良い.なお,この処置は最長3か月間適用できる.

0.016×0.022インチあるいは0.017×0.025インチのマルチストランディッドアーチワイヤーが使用できるところまで捻転が減少すれば,ただちに3級ゴムの使用を中止する.そのときには,角アーチワイヤーと切歯ブラケットのトルク(−5°)によって,下顎前歯のトルクはコントロールできるようになる.

アレキサンダーディシプリンのトレードマークは,下顎中切歯の−5°トルクの仕様である.0.018インチスロットのブラケットにおけるトルクの値は,0.017×0.025インチ ステンレススティール(SS)アーチワイヤーを使用する場合,アーチワイヤーに5°の自由度を補償するように設計されている.結果として,これらの歯にかかる力は0°トルクである.−5°の歯冠舌側あるいは歯根唇側傾斜トルクは,0.017×0.025インチアーチワイヤーと0.018インチのブラケットスロット間の0.001インチの遊びを補っている.

鼻唇角

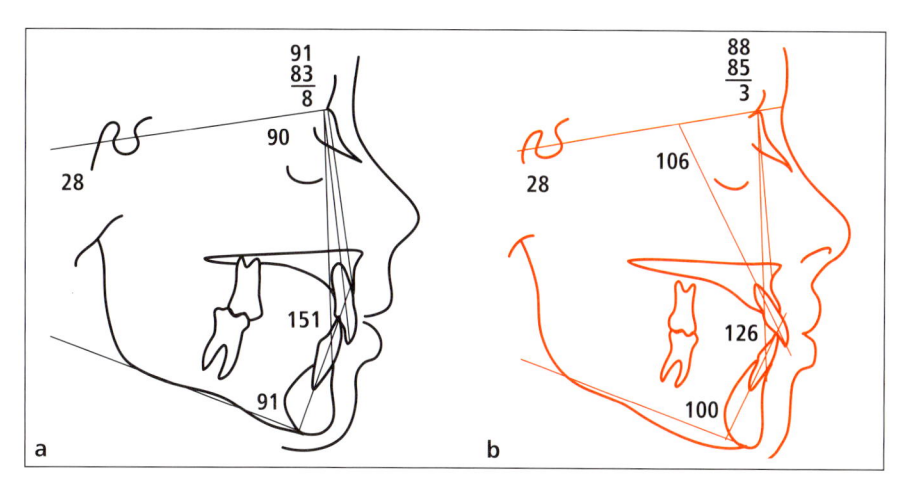

図4-2 過蓋咬合患者．(a)治療前のセファログラムトレース．(b)治療後のセファログラムトレース．IMPAの変化に注目．

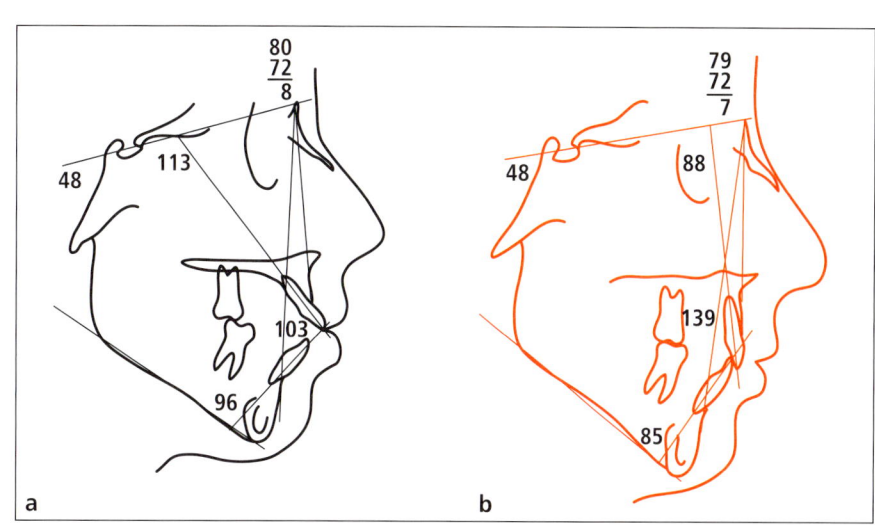

図4-3 開咬患者．(a)治療前のセファログラムトレース．(b)治療後のセファログラムトレース．IMPAの変化に注目．

例外

　下顎切歯の位置に関する3°ルールにはいくつかの例外がある．たとえば，凸型や凹型の側貌は，切歯をもっと多く変化させることを必要とするであろう．凸型の側貌を抜歯によって治療する場合，下顎切歯は3°以上整直し，非常に安定するであろう．凹型側貌や過蓋咬合の症例では，最終的に凹型の側貌を避けるために，通常は3°以上下顎切歯を前方移動する必要がある．このような前方移動症例における安定性は非常に疑わしく，そのため永久的保定が通常は指示される．

　もともとの前歯の位置にかかわらず，0.017×0.025インチSSアーチワイヤー装着により，切歯は理想的な位置に非常に近づくであろう．患者が，抜歯による両顎前突や非抜歯によるⅡ級2類過蓋咬合の治療を受けたとしても，このことは当てはまる．たとえば，図4-2および図4-3に示されたセファログラムトレースは，−5°のトルクが2つの違ったタイプの不正咬合において，どのように反応するかを示している．

鼻唇角

　適切な上顎切歯のトルクコントロールは安定性，審美性，機能にとって重要である．上顎切歯の傾斜はまた，上口唇の位置に影響を与える．上口唇が良好な鼻唇角をもつためには，上顎切歯が適切な前後的位置であると同時に適切な角度でなければならない．しかし，何が適切であるのかという疑問に答えることは不可能である．上赤唇上縁(labrale superior: Ls)から鼻下点(subnasale: Sn)への標準的なラインは，101°から105°であるが，この角度はIMPA同様，すべての患者で同じではない．

根拠

2009年にAngle Societyで発表された未出版の論文において，Chuck Alexanderは，上顎切歯傾斜角とこれらの歯の長期にわたる咬耗の間には関係がないことを示した．さまざまな患者の長期にわたる結果を調査しているときに，私は偶然，理想的な鼻唇角(Ls-Sn)の数値より小さいが，しかし長期に良く安定している症例を見つけている．このことは，IMPA，下顎犬歯間幅径，レベリングされた下顎歯列のようなほかの要因のほうが，長期安定性には重要であろうと結論づける根拠となった．

しかし，われわれは，上顎切歯の角度が重要でないと過度に反応したり，言ったりしないよう注意しなければならない．上顎切歯の適切なトルクは，前歯誘導やオーバーバイトを機能的に改善し，より美しいスマイルも与えるであろう．

メカニクス

- 0.018インチブラケットスロットの使用．
- 上顎中切歯のプレトルク15°のブラケット．
- 0.017×0.025インチSSアーチワイヤーによる仕上げ．

例外

IMPAが標準より大きいとき，上顎切歯のトルクは減少させる．このことは自動的に起こるので，アーチワイヤーや仕様について，いかなる調整も必要としない．IMPAが標準より小さいとき，上顎切歯のトルクは，アーチワイヤーにアクセンチュエイテッドカーブやリバースカーブを付与した際に増加する．そのため必要とされるトルクが生じるであろう．

インターインサイザルアングル（上下前歯歯軸傾斜角）

上顎切歯の最終的なトルクは初診時のその歯の位置とは関係がないが，下顎切歯の初診時の位置は，最終的なトルクに影響を与え，長期安定性にとって重要である．したがって，インターインサイザルアングルは考慮すべき重要な事柄である．インターインサイザルアングルは，上下顎切歯の関係によって形成される．機能的には，この角度が健康な顎関節にとって重要な前歯誘導に影響を与える．

審美的には，口唇は前歯を"覆う"ので，調和のとれたインターインサイザルアングルは調和のとれた軟組織側貌にとって必要である．この角度に対する標準値は130°から135°である．前歯が過度に前方に位置していれば，側貌は突出し，口唇はリラックスした状態で接触しないであろう．逆に，歯がかなり舌側に位置した場合，結果として凹型の側貌が生じるであろう．したがって，インターインサイザルアングルについて論ずる際には，抜歯か非抜歯かの決定が最終的な結果にとって重要な鍵となる．

根拠

上顎切歯のトルクに焦点を当てた研究は非常に少ないが，私自身の長期間の研究では，インターインサイザルアングルはコントロールされなければならないことを示している(Alexander C, unpublished data, 2009)．

メカニクス

私は個々の歯をコントロールするために，0.022インチブラケットスロットでアーチワイヤーにトルクを付与するように教えられたが，開業後間もなく，それぞれのブラケットに個々のトルクをあらかじめ組み込んだ0.018インチブラケットスロットに変えた．あらかじめトルクが入った装置が作用しているので，アーチワイヤーにトルクの付与や減弱はめったに必要なかった．

同じブラケットが，ハイアングルとローアングルの患者に対して異なった反応をする．アーチワイヤーにおける唯一の違いは，過蓋咬合でローアングルの症例と開咬でハイアングルの症例では，スピーカーブに関して逆の彎曲を組み込む必要があることである．アーチワイヤーに付与するトルクの種類とその組み合わせは，ワイヤーに組み込まれたスピーカーブとあらかじめ存在する前歯のそれぞれの位置（過蓋咬合症例では整直し，開咬症例では前方傾斜）によって決まる．上下歯列において正確な前歯のトルクが生じることにより，良好なインターインサイザルアングルが形成される．

0.018対0.022

本シリーズ第1巻第6章において，正確なトルクコントロールに関して基本的に必要なことを考察している．ブラケットスロットとアーチワイヤーのサイズ間にある0.001インチの"遊び"により，5°のトルクが消失する．

患者にとって最善のインターインサイザルアングルの形成に必要な前歯のトルクを得るため，さまざまなブラケットの仕様によってもたらされる有効トルクを理解することが必要である（図4-4, 図4-5）．

例外

インターインサイザルアングルを考察する際にはいつも，この角度が患者の垂直的な骨格型(vertical skeletal angle)（第5章参照）に対し直接的な関係をもつことを覚えておく必要がある．水平成長型(low vertical pattern)の患者では，下顎切歯歯軸角(IMPA)はより大きく，垂直成長型(high vertical-angle pattern)を示す場合は小さなIMPAを有するであろう．

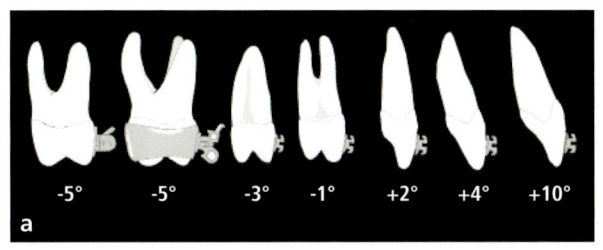

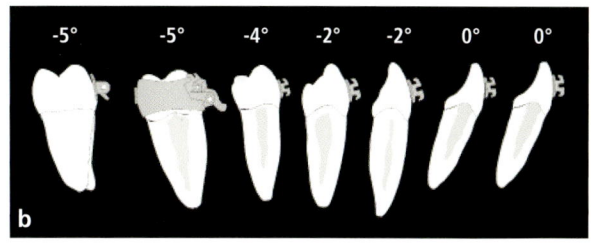

図4-4 アレキサンダーディシプリンが定めるブラケットに，0.017×0.025インチ SSアーチワイヤーを使用したときの有効トルク．(a)上顎のトルク．(b)下顎のトルク．

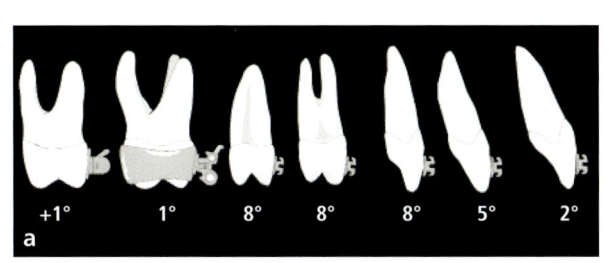

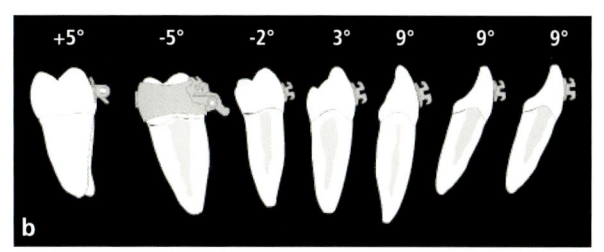

図4-5 ツインブラケットシステムにおける，0.022インチスロットブラケットを使用したときの有効トルク．15°のトルクが，個々のブラケットで喪失する．(a)上顎のトルク．(b)下顎のトルク．

要約

Dr. Tweedが説明しているように，IMPAをコントロールすることは，長期安定性のための基礎である．私の意見だが，矯正医によるもっとも大きな間違いは，IMPAをコントロールする場合の初期の失敗であり，このことが前歯の前方移動を引き起こし，凸型の側貌を形成し，一生涯の保定の必要性を生じる．

最終の0.017×0.025インチSSアーチワイヤーを装着した際に，下顎切歯ブラケットに組み込まれた-5°のトルクの素晴らしい効果は，切歯のもともとの位置が唇側であろうが舌側であろうが，切歯を見事にコントロールする．

患者を抜歯で治療するか，非抜歯で治療するかの決定は前歯の最終的な位置を決めることになり，安定した治療結果の実現性が増すことと，バランスのとれた軟組織側貌を形成するために重要な判断となる．

参考文献

1. Glenn G, Sinclair PM, Alexander RG. Nonextraction orthodontic therapy: Posttreatment dental and skeletal stability. Am J Orthod Dentofacial Orthop 1987;92:321–328.
2. Elms TN, Buschang PH, Alexander RG. Long-term stability of Class II, Division 1, nonextraction cervical face-bow therapy: II. Cephalometric analysis. Am J Orthod Dentofacial Orthop 1996;109:386–392.
3. Alexander JM. A Comparative Study of Orthodontic Stability in Class I Extraction Cases [thesis]. Baylor Department of Orthodontics, 1995.
4. Nevant C, Buschang PH, Alexander RG, Steffen JM. Lip bumper therapy for gaining arch length. Am J Orthod Dentofacial Orthop 1991;100:330–336.
5. Papandreas SG, Buschang PH, Alexander RG, Kennedy DB, Koyama I. Physiologic drift of the mandibular dentition following first premolar extractions. Angle Orthod 1993;63:127–134.
6. Hansen K. Treatment and Posttreatment effects of the Herbst appliance on the dental arches and arch relationships. Semin Orthod 2003;9:67–73.

症例 4-1

概要
　12歳の女子．重篤なⅡ級1類の不正咬合を呈し，オーバージェット10mm，オーバーバイト6mmであった．当時，このような難しいⅡ級の問題を治療することに関して，ほとんど知識がなかったため，私にとって非常に難しい症例であった．
　下顎歯列の著しいスピーカーブは，上顎歯列に存在するリバースカーブを補うものであったが，どちらの歯列にも叢生はなかった．

検査と診断
　本患者は，過蓋咬合とⅡ級1類の不正咬合（ANB8°）を有し，6mmのオーバーバイトに加えて，スマイル時には過度の歯肉組織の露出をともなっていた．
　下顎歯列には叢生がなかったので，小臼歯の抜歯は考え難かった．上顎前突なので，緊張なしに口唇を閉鎖することはできなかった．

治療計画
　患者および両親と真剣な話合いを行った結果，サービカルフェイスボウの装着が必要で，患者の協力がとても大切であることを強調した．ほかの選択枝は，上顎小臼歯を抜歯し，犬歯関係はⅠ級，大臼歯関係はⅡ級の咬合を作るという結果であろう．スピーカーブはアーチワイヤーによって修正し，予測される治療期間は24か月である．

評価
　前突を減少する間は，咬合の挙上は難しかった．この症例は，ボンディングが開発される以前であったので，13回もバンドが外れたが，結果については満足できるものであった．すなわち，私たちスタディークラブメンバーの言葉で言うなら，"Thank God for growth（成長を神に感謝）"である．

長期安定性
　約40年後，患者のスマイルと咬合は，依然として安定していた．彼女は現在，歯科医師となり，フェイスボウヘッドギアーの偉大な信奉者であり，私たちに紹介してくれた患者のフェイスボウに対する動機づけを助けてくれている．彼女は機能的な問題を有していないが，もし，今日再度治療を行うとすれば，上顎前歯のトルクを改善して本症例を終了するであろう．この症例を治療した当時は，すべてのトルクをアーチワイヤーに曲げ込んでいたのだ．

表 4-1　アーチワイヤーの順序

アーチワイヤー	期間（月）
上顎	
0.016 NiTi	2
0.0175 マルチストランディッド SS	7
0.017×0.025 SS	15
動的治療期間：	24か月
下顎	
None	13
0.0175 マルチストランディッド SS	3
0.016×0.022 SS	3
0.017×0.025 SS	5
動的治療期間：	11か月

表 4-2　個別の矯正力

矯正力	期間（月）
サービカルフェイスボウ	10
エラスティックス	
2級ゴム	2
フィニシングゴム	2

症例 4-1

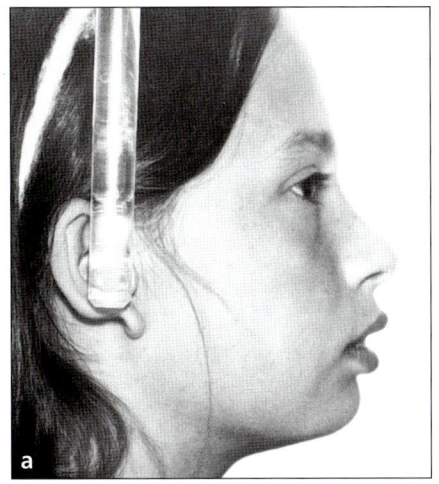

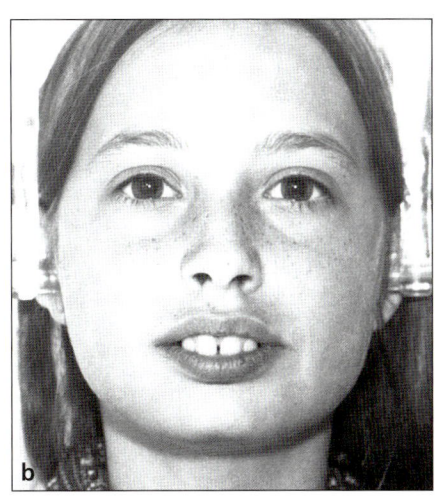

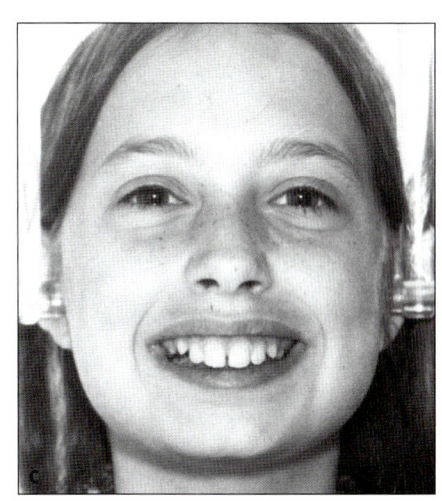

図4-6a〜図4-6c　治療前の顔貌，12歳．(a)軟組織側貌は上顎前突を示す．(b)正面観では，リラックスした際に口唇離開を示す．(c)スマイル時には，歯肉組織が過剰に露出している．

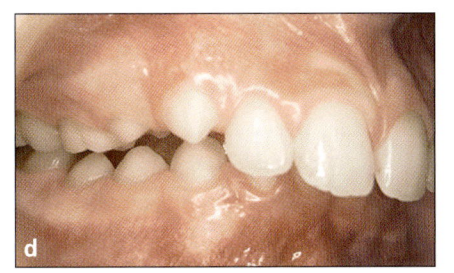

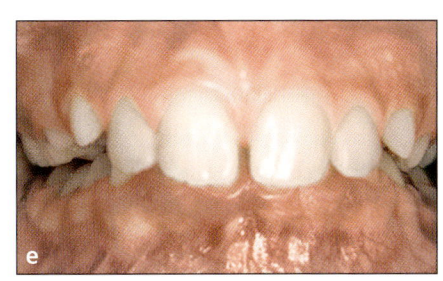

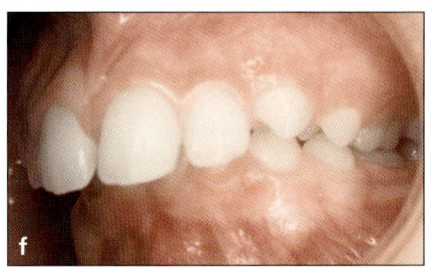

図4-6d〜図4-6f　治療前の口腔内写真は，Ⅱ級1類の臼歯関係，著しい6mmのオーバーバイトと10mmのオーバージェット，重度のスピーカーブを示した．

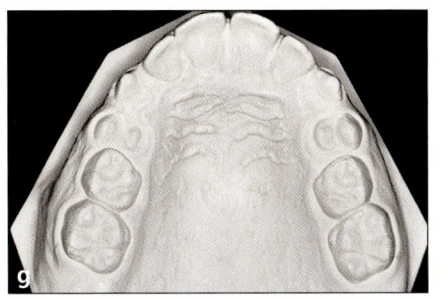

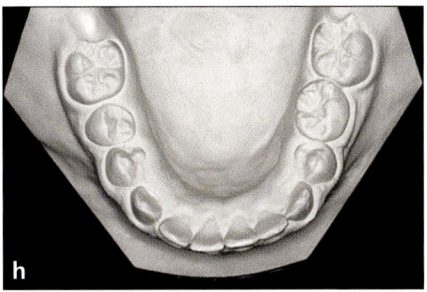

図4-6g，図4-6h　治療前の模型の咬合面観では，いずれの歯列にも叢生はない．治療前の上顎大臼歯間幅径は35.5mm，下顎犬歯間幅径は26.0mm．

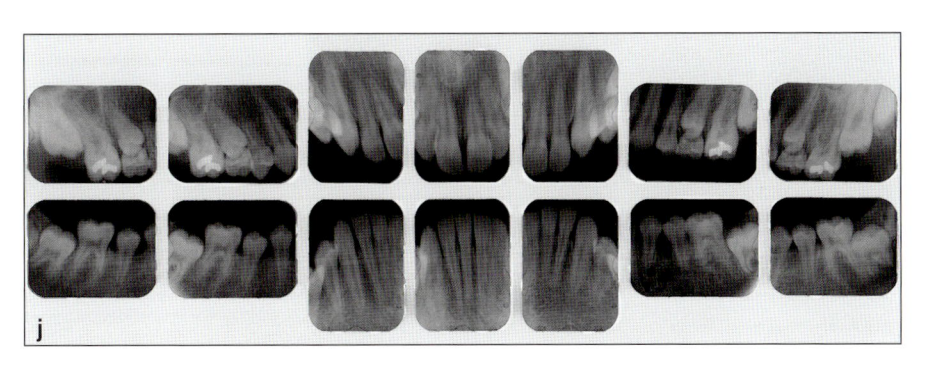

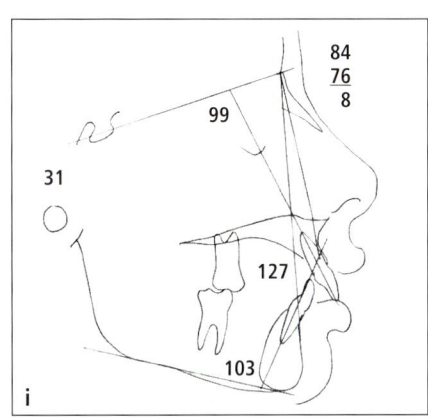

図4-6i　治療前のセファログラムトレース．

図4-6j　治療前の全顎デンタルエックス線写真．

4 • 前歯部のトルクコントロール

症例 4-1（つづき）

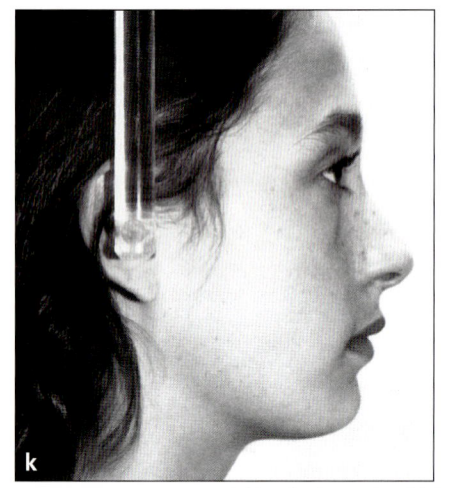

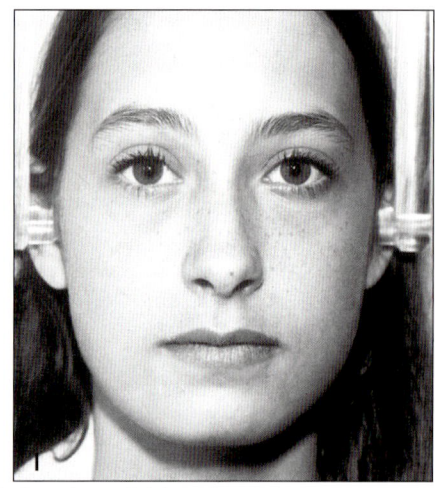

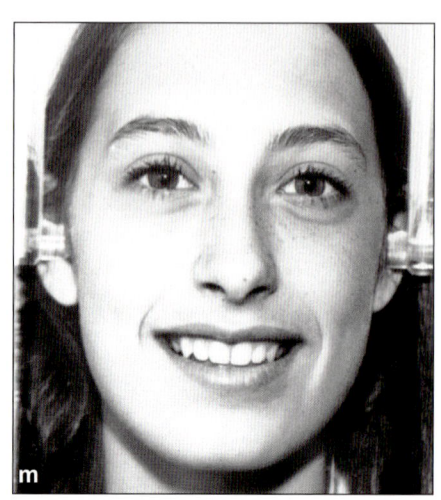

図4-6k〜図4-6m　治療後の顔貌，14歳．(k)軟組織側貌は，前突観が著しく減少している．(l)正面観では素晴らしいバランスを示す．(m)スマイルはスマイルラインがかなり改善している．

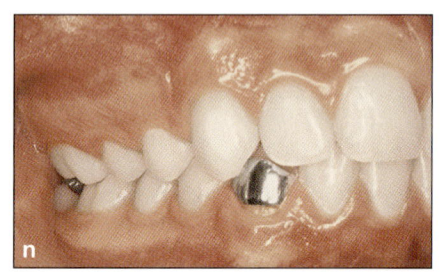

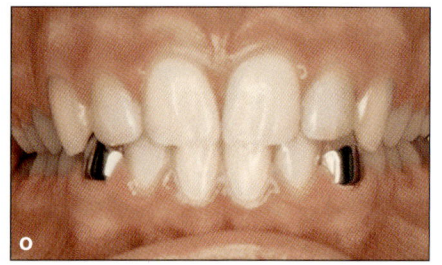

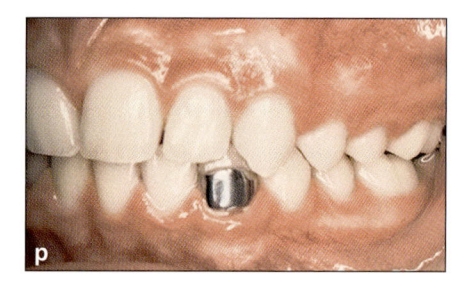

図4-6n〜図4-6p　治療後の咬合は，I級の大臼歯関係で，スピーカーブは平坦化されている．

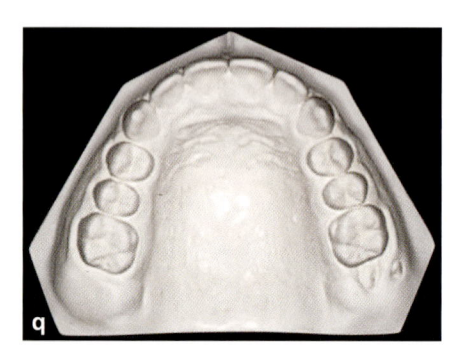

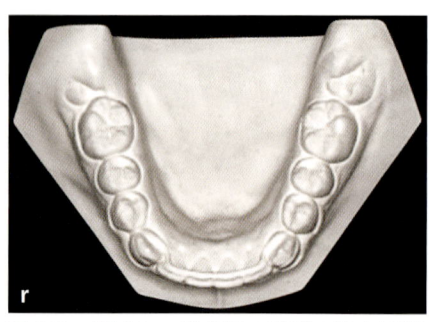

図4-6q，図4-6r　治療後の模型の咬合面観．治療後の上顎大臼歯間幅径は37.2mm，下顎犬歯間幅径は25.4mm．

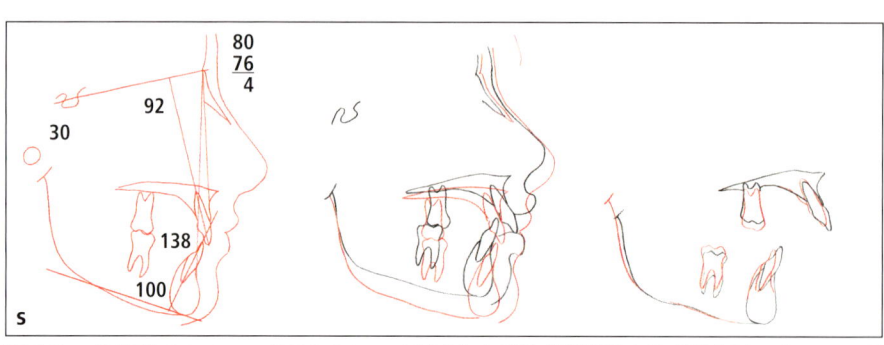

図4-6s　治療後のセファログラムトレース（左）および治療前（黒）と治療後（赤）のセファログラムトレースの重ね合わせ（右）．

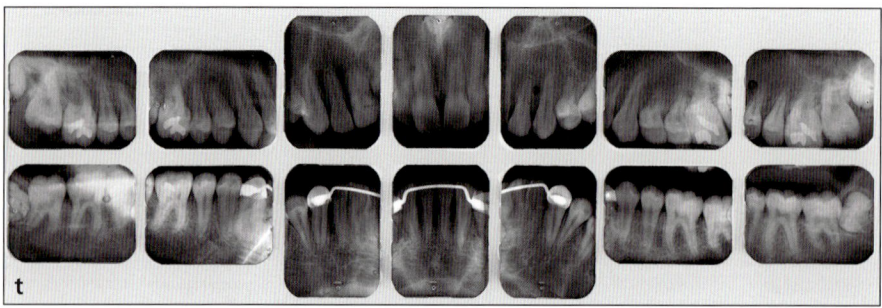

図4-6t　治療後の全顎デンタルエックス線写真．

60

症例 4-1

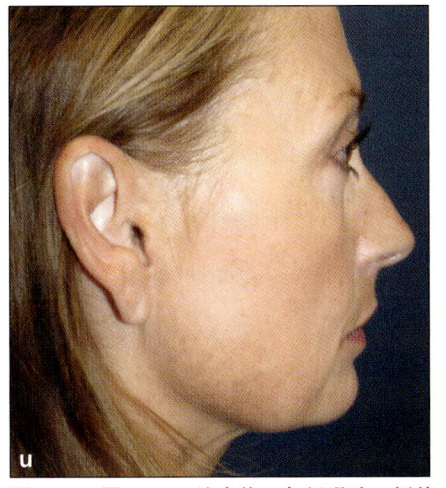

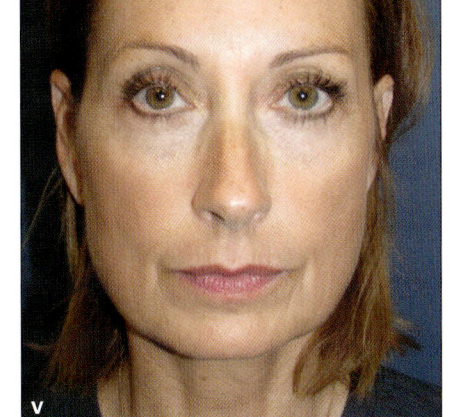

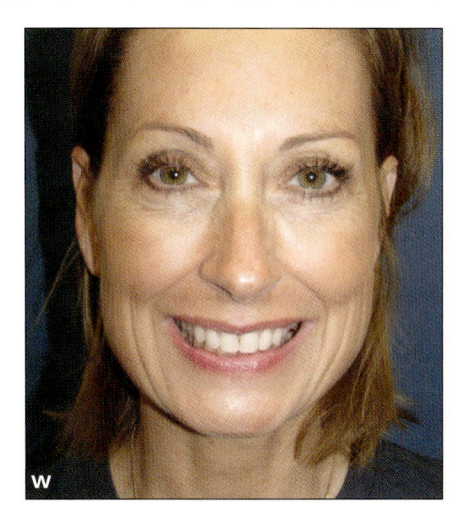

図4-6u〜図4-6w　治療後35年経過時の顔貌．

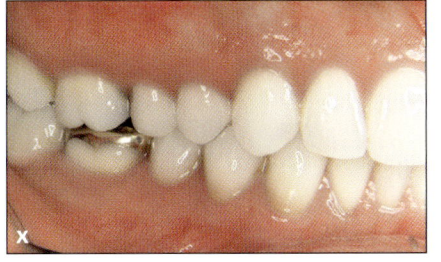

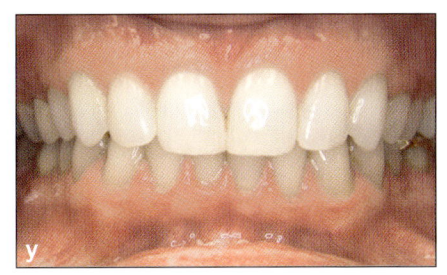

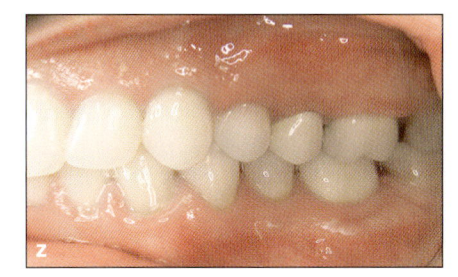

図4-6x〜図4-6z　治療後35年経過時の口腔内写真．

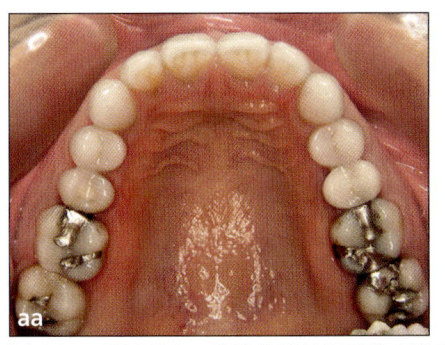

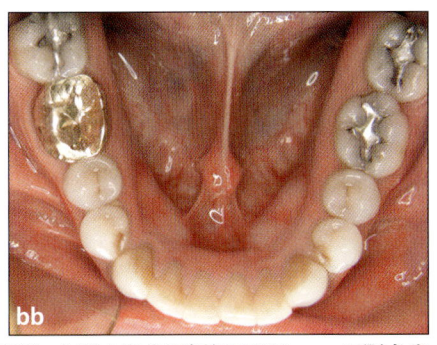

図4-6aa, 図4-6bb　治療後35年経過時の咬合面観．上顎大臼歯間幅径は36.0mm，下顎犬歯間幅径は23.0mm．

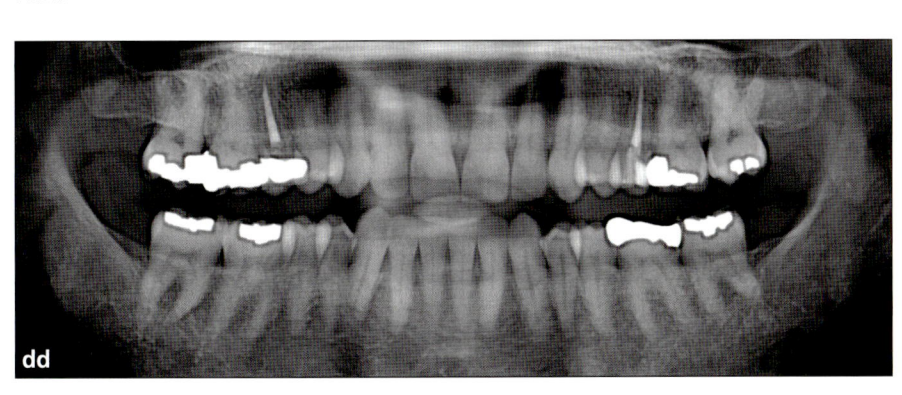

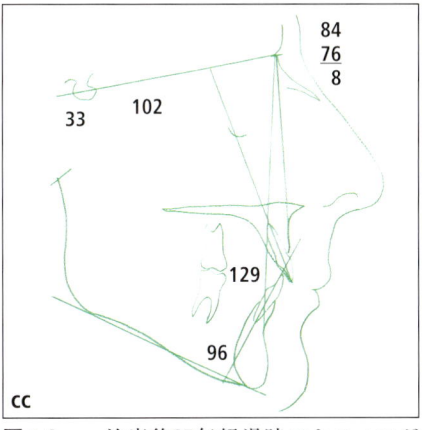

図4-6cc　治療後35年経過時のセファログラムトレース．

図4-6dd　治療後35年経過時のパノラマエックス線写真．

61

症例 4-2

概要

非常に内気な24歳韓国人女性．第一小臼歯4本の抜歯をともなう全体の矯正治療が必要なこと，さらに夜間のフェイスボウと治療の終了に向けてエラスティックスを装着することが必要であることを告げた．

われわれは，治療が彼女の側貌の改善にどのように有効かを説明した．治療期間は24か月と予測された．患者は看護師であり，成功のため非常にやる気があった．本症例は，成長が終了している成人において，どのようにアンカレッジをコントロールするかということを説明する良い例である．

検査と診断

患者はⅠ級の咬合を呈し，オーバーバイト1mm，オーバージェット4mmであった．上顎の叢生は3mm，下顎の叢生は5mm．軟組織側貌は，重篤な上下顎前突を示した．

治療計画

最大固定の症例であり，第一小臼歯4本を抜歯した．彼女は，夜間にコンビネーションフェイスボウの装着と，のちに下顎前歯を後方移動する間に3級ゴムの装着を必要とした．

治療完了後，叢生であった前歯に対して歯槽骨上線維歯周切断術(CSF)を行った．

評価

本患者は，固定に対してミニインプラントを用いる時代より以前に治療された．しかし，結果については，今日同様な症例において見られるものに匹敵すると信じている．

本患者は成長の終了した成人であるので，力が歯に作用して得られたすべての歯の移動は固定の大きさによる結果である．

このような症例において解決すべきもっとも困難な問題は，上顎の歯を前方傾斜させることなく下顎前歯を後退させることである．下顎のクロージングループを活性化し，72時間連続して3級ゴムを使用したのちに次回のアポイントメントまで中止する，ということを患者に行ってもらうことで，このことは達成される．

このアプローチにより，IMPAは112°から96°に変化した．Dr. Tweedは満足に思ってくれるであろう！

装置が除去される2か月前に，歯周病専門医によって，治療前に捻転していたすべての歯に対して，歯槽骨上線維歯周切断術(CSF)が行われた．

本治療は，インターインサイザルアングルと近遠心的な前歯の位置が，患者の側貌のみならず口唇の大きさに対してどのような影響を与えるかを示す良い例である．口唇の変化に関しては，本患者の治療後の正面観から明らかである．

考察

矯正医は，咬合だけではなく軟組織側貌に対処する決定に直面する際，いくつかの検討事項が問題になる．まず初めに，矯正医は小臼歯を抜歯することによって側方の咬合を一時的に壊す資格をもっているのか．そして，彼らは正常咬合を構築する技術をもっているのか．第二に，抜歯による治療が，どのように側貌を変えるか理解できるように患者を教育しなければならない．

多くの人は，本患者の治療前の側貌は，"ノーマル"なアジア人の側貌である(私もある程度，同意している)と言うであろうが，この問題点に関するアプローチは，患者にほかの患者の治療前後の側貌を例示し，彼ら(あるいはもし可能ならば両親にも)に決めてもらうことである．40年以上にわたる臨床において，私は患者が抜歯のアプローチを拒否した経験をもたない．

さらに，今日の100%非抜歯治療の風潮では，前歯が前方傾斜することで，多くの側貌がノーマルから前突に変化している．側貌が損なわれるだけではなく，前歯が不安定な位置に傾斜し，一生涯の保定が必要となり，後戻りを誘発することになる．

長期安定性

本患者を最後に診たのは，治療後5年経過時である．小臼歯を抜歯しても，後方の咬み合わせは，正常なⅠ級の咬合で安定していた．

症例 4-2

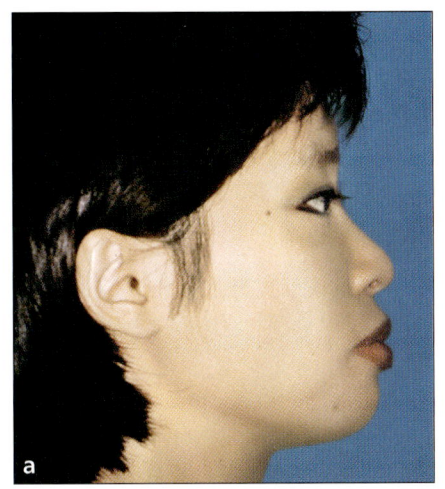

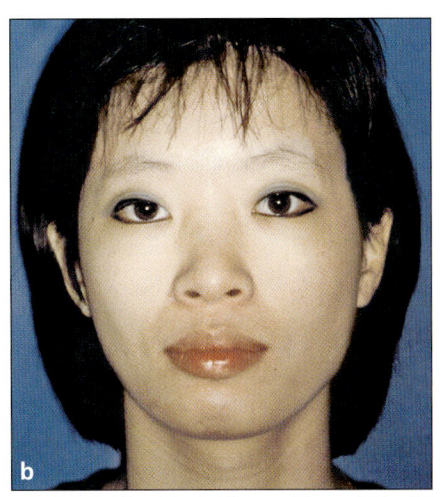

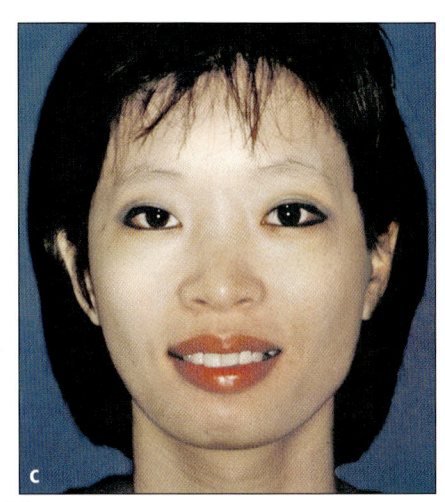

図4-7a〜図4-7c　治療前の顔貌，24歳．(a)凸型の軟組織側貌．(b)正面観はぶ厚い口唇を示す．(c)スマイル．

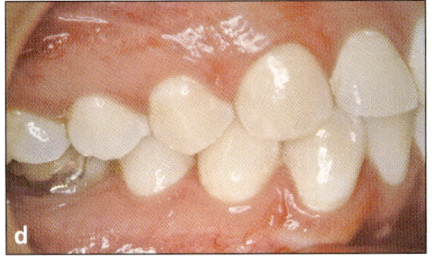

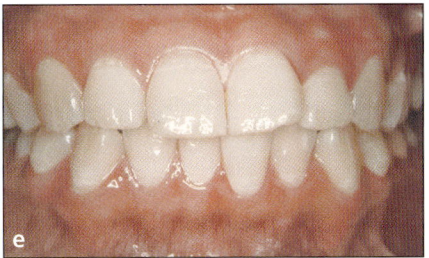

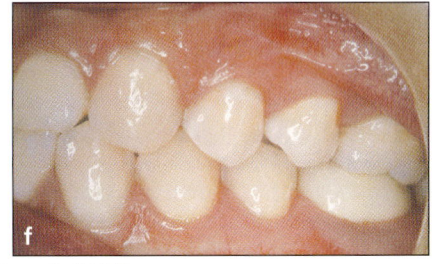

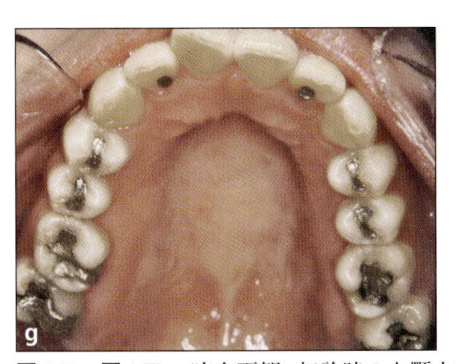

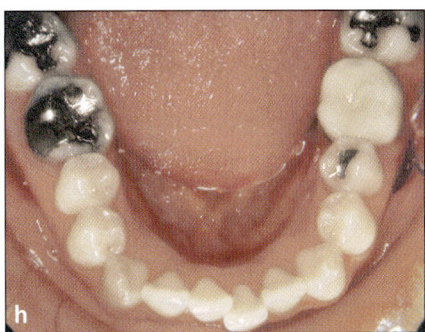

図4-7d〜図4-7f　口腔内写真はⅠ級の大臼歯関係，1mmのオーバーバイトと4mmのオーバージェットを示す．

図4-7g，図4-7h　咬合面観．初診時の上顎大臼歯間幅径は32.8mm，下顎犬歯間幅径は28.1mm．上顎の叢生は3mm，下顎の叢生は5mm．

図4-7i　治療前のセファログラムトレースは，重篤な上下顎前突を示す．

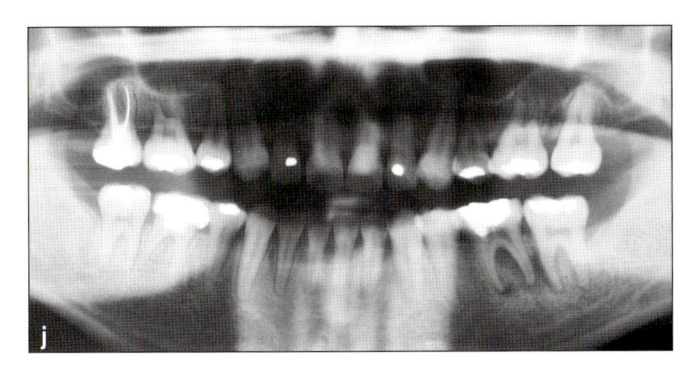

図4-7j　治療前のパノラマエックス線写真．

4・前歯部のトルクコントロール

症例 4-2（つづき）

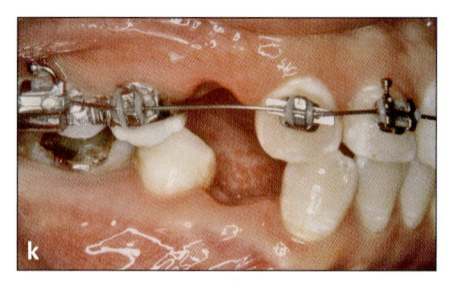

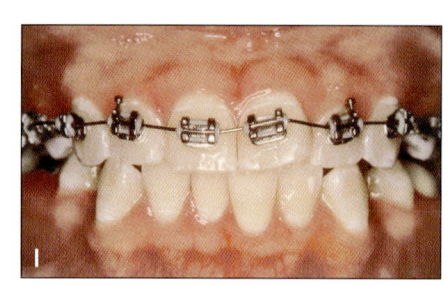

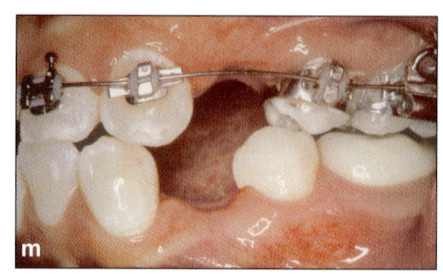

図4-7k〜図4-7m　治療開始から1か月経過時の口腔内写真．上顎に0.016インチ NiTiアーチワイヤー．

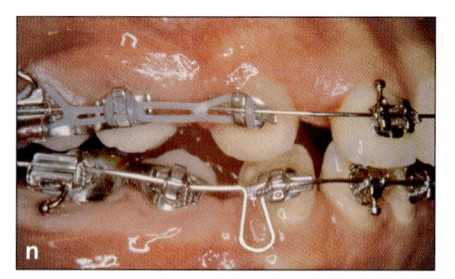

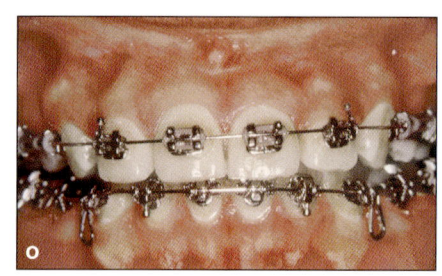

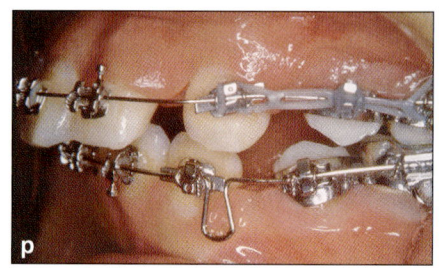

図4-7n〜図4-7p　治療開始から6か月経過時の口腔内写真．上顎には0.016インチ SSアーチワイヤーを使用し，犬歯をパワーチェインによって後方牽引．下顎のアーチワイヤーはクロージングループを付与した0.016×0.022インチ SSである．

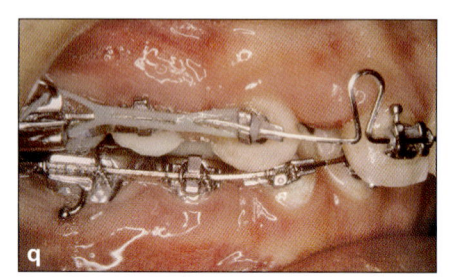

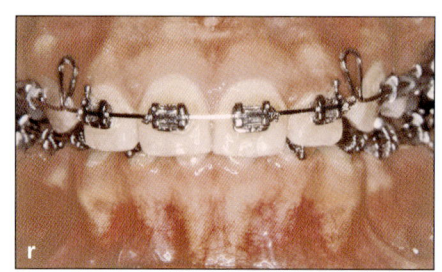

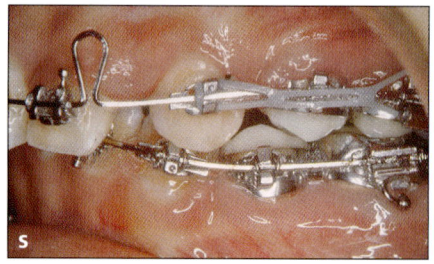

図4-7q〜図4-7s　治療開始から13か月経過時の口腔内写真．0.017×0.025インチ SSクロージングループ付きの上顎のアーチワイヤーとリバースカーブを付与した0.017×0.025インチ SSの下顎のフィニシングアーチワイヤー．

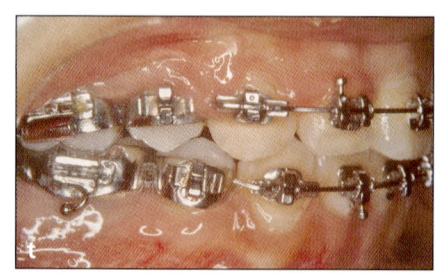

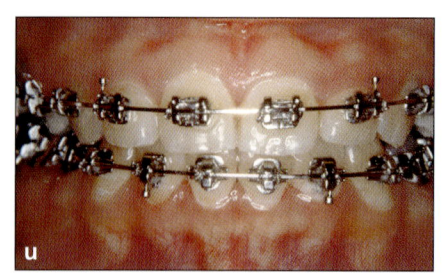

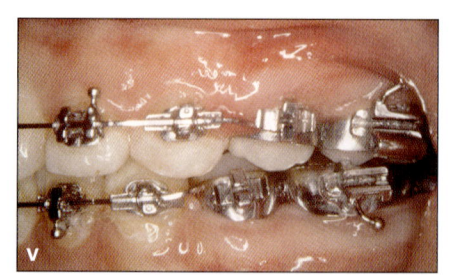

図4-7t〜図4-7v　治療開始から23か月経過時の口腔内写真．上下顎のアーチワイヤーの切断．フィニシングゴムの終日使用を開始した．

症例 4-2

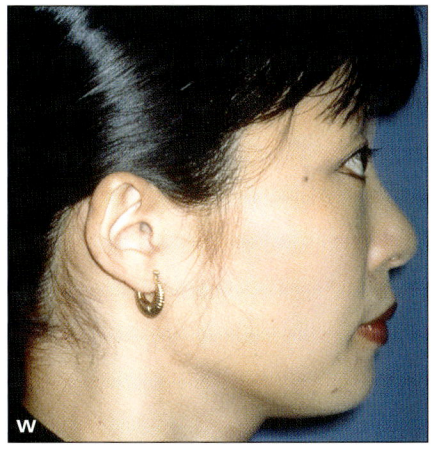

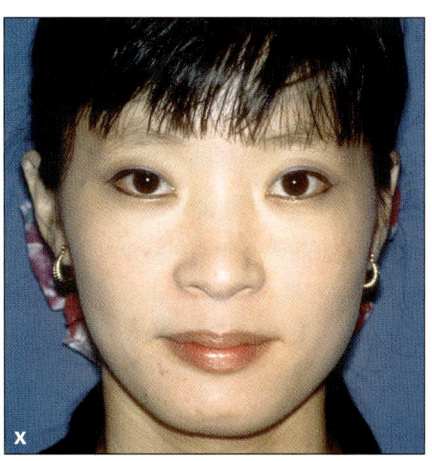

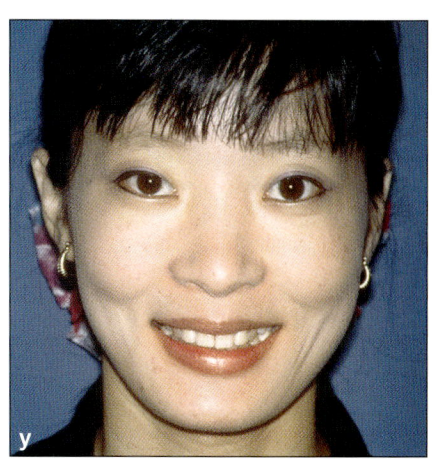

図4-7w〜図4-7y　治療後の顔貌, 26歳.（w）軟組織側貌は著しい改善を示す.（x）正面観では, 口唇が小さくなったことがわかる.（y）スマイルはバランスがとれている.

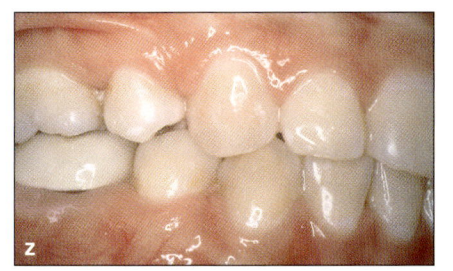

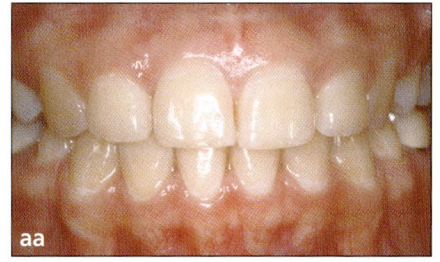

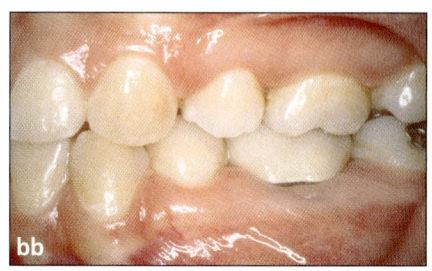

図4-7z〜図4-7bb　治療後の咬合.（z）I級の大臼歯関係.（aa）正中線はほとんど一致している.（bb）理想的なオーバーバイトとオーバージェットの関係.

図4-7ee　治療前（黒）と治療後（赤）のセファログラムトレースの重ね合わせ.

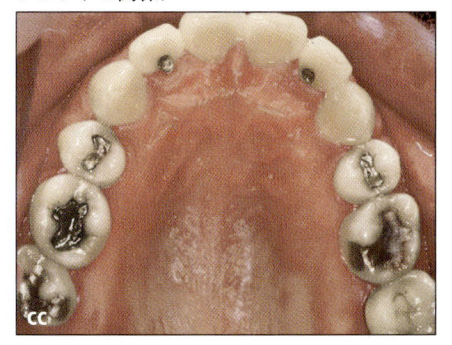

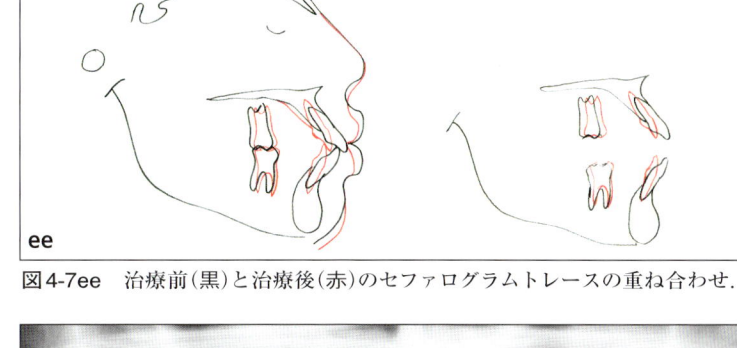

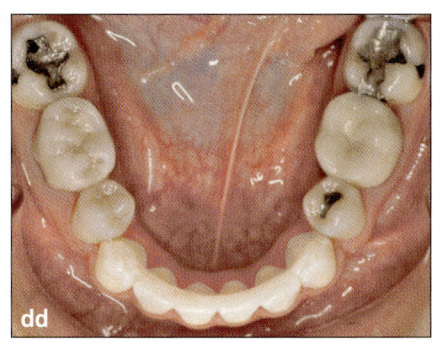

図4-7cc, 図4-7dd　治療後の咬合面観. 治療後の上顎大臼歯間幅径は32.4mm, 下顎犬歯間幅径は29.1mm.

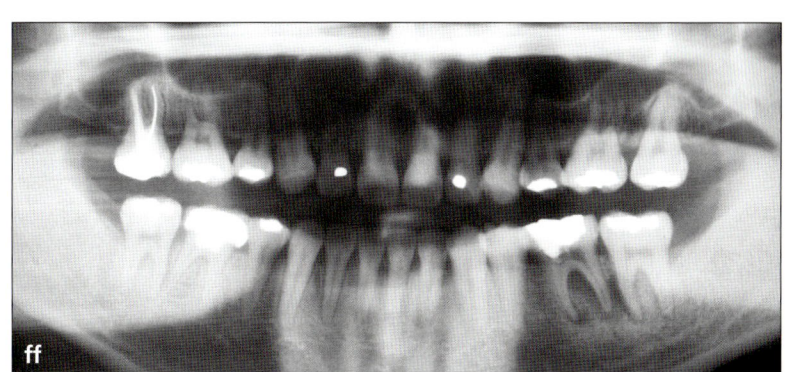

図4-7ff　治療後のパノラマエックス線写真.

65

4 • 前歯部のトルクコントロール

症例 4-2（つづき）

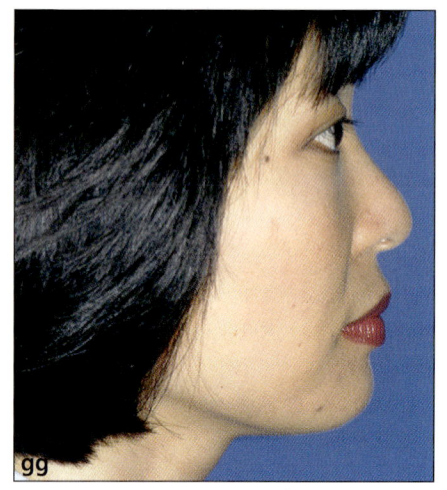

図4-7gg〜図4-7ii　治療後5年経過時の顔貌．

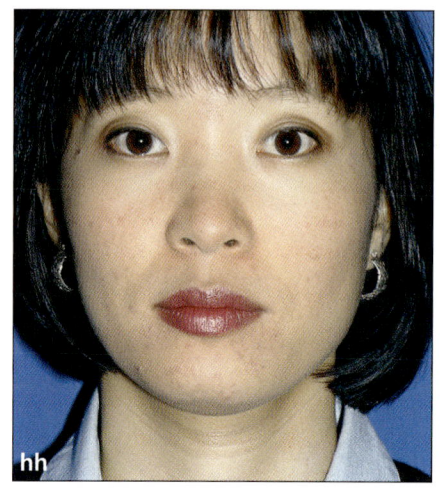

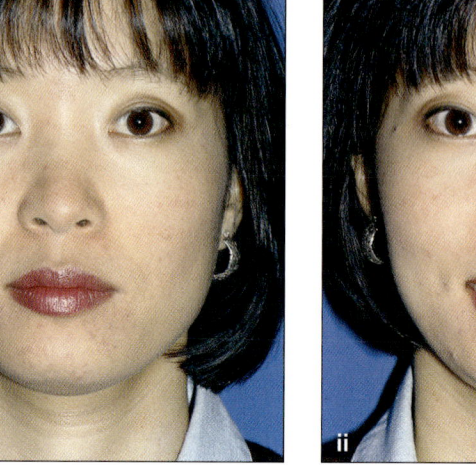

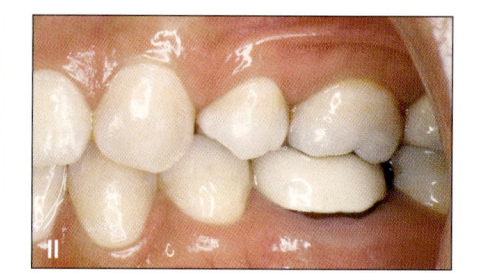

図4-7jj〜図4-7ll　治療後5年経過時の口腔内写真．

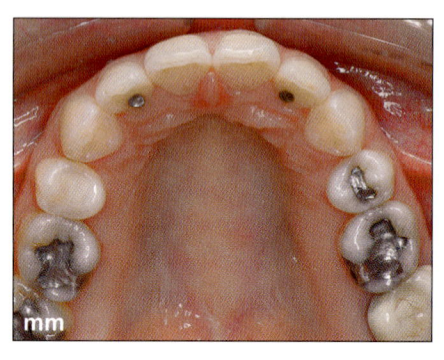

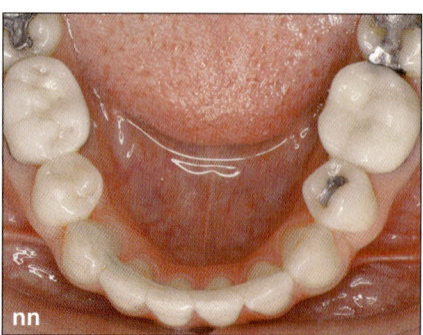

図4-7mm，図4-7nn　治療後5年経過時の咬合面観．

表 4-3	アーチワイヤーの順序	
アーチワイヤー		期間（月）
上顎		
0.016 NiTi		2
0.016 SS		9
0.018×0.025 SS クロージングループ		8
0.017×0.025 SS フィニシング		5
動的治療期間：		24か月
下顎		
None		3
0.016×0.022 マルチストランディッド SS		3
0.016×0.022 SS クロージングループ		6
0.017×0.025 SS フィニシング		12
動的治療期間：		21か月

表 4-4	個別の矯正力	
矯正力		期間（月）
エラスティックス		
3級ゴム		6
2級ゴム		1
フィニシングゴム		2

症例 4-3

概要
14歳6か月の中国人男子．上下顎前突を示す軟組織側貌，I級咬合関係，軽度の叢生，上顎側切歯の反対咬合を呈していた．本症例は歯列だけを考えれば非抜歯で治療することもできるが，患者および両親と側貌について話し合った結果，彼らは抜歯する必要性を理解した．

検査と診断
叢生はわずかであるが，垂直成長タイプの骨格型（high vertical skeletal pattern）と前方傾斜した上下顎切歯が，著しい凸型の軟組織側貌を形成していた．また，前歯の反対咬合を扱う際には，仮性の咬み合わせになっていないことを確かめるため，治療に先だって患者の咬合を徹底的に調査しなければならない．

治療計画
第一小臼歯4本の抜歯を決定した．叢生がわずかでI級の大臼歯咬合のため，フェイスボウは使用しなかった．予測される治療期間は24か月であり，典型的な抜歯症例の手順を適用した．

評価
患者は非常に協力的であり，治療に関してはとくに問題はなかった．軟組織側貌は好ましい変化を生じ，患者のアーチフォームはブロード（broad）やスクウェアー（square）からオーボイド（ovoid）形へ変化した．

長期安定性
診断用記録を治療後12年経過時（保定後9年経過時）に採得した．患者の軟組織側貌とスマイルの改善に加えて，アーチフォームと咬合は非常に安定していた．

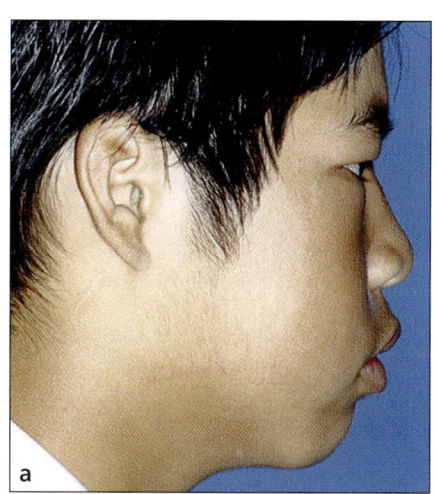

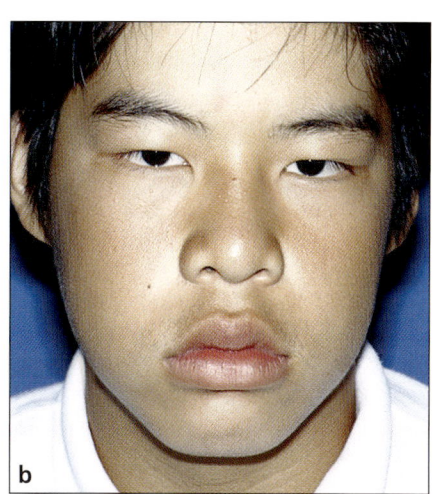

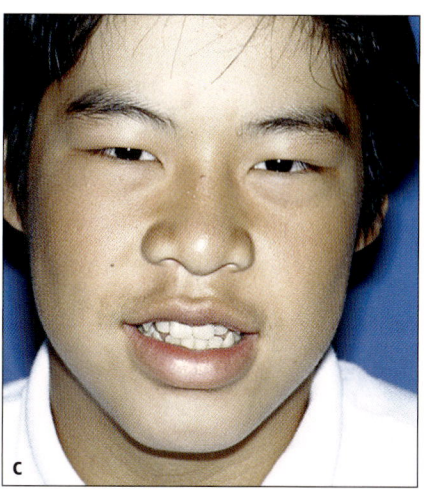

図4-8a〜図4-8c　治療前の顔貌．14歳6か月．(a)凸型の軟組織側貌は上下顎前突を示す．(b)正面観ではぶ厚く，しまりのない口唇を認める．(c)スマイル．

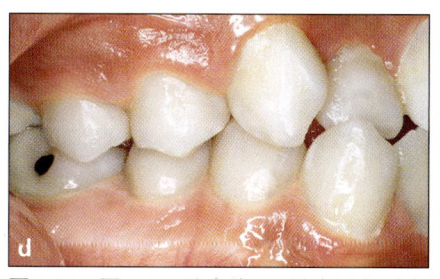

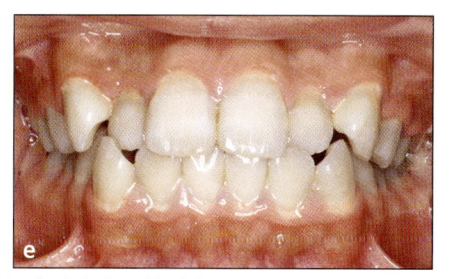

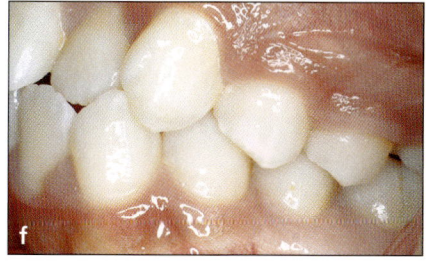

図4-8d〜図4-8f　治療前の口腔内写真．(d)右側Ⅲ級大臼歯関係．(e)オーバーバイト1mm，オーバージェット2mm．上顎側切歯は反対咬合．(f)左側I級大臼歯関係．

4・前歯部のトルクコントロール

症例 4-3

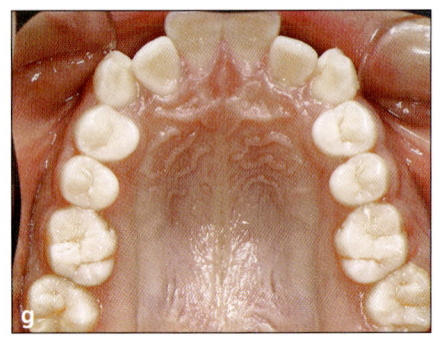

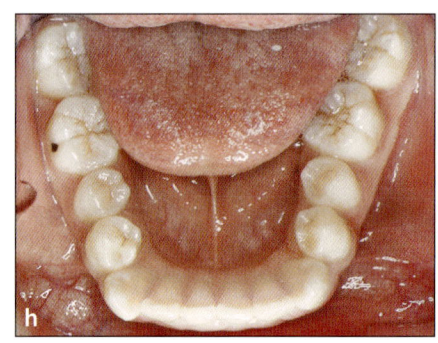

図4-8g, 図4-8h　治療前の咬合面観では, 前歯部のわずかな叢生が見られる. 治療前の上顎大臼歯間幅径は38.4mm, 下顎犬歯間幅径は32.3mm.

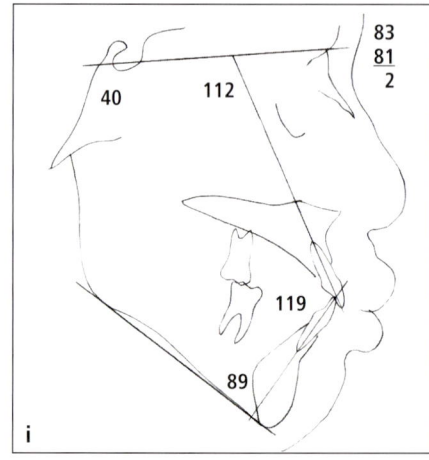

図4-8i　治療前のセファログラムトレースはハイアングルな骨格型(high-angle skeletal pattern)を示す.

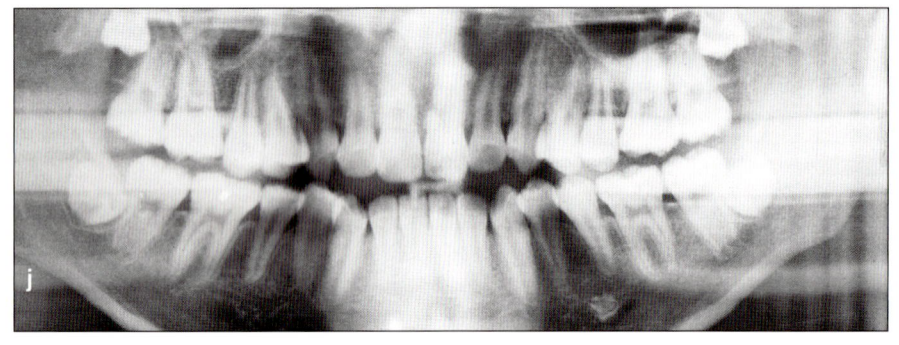

図4-8j　治療前のパノラマエックス線写真.

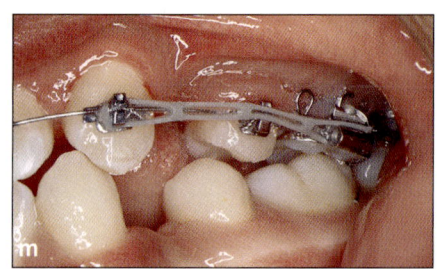

図4-8k～図4-8m　治療開始から2か月経過時の口腔内写真. 上顎に0.016インチ SS アーチワイヤーを装着し, パワーチェインを用いて犬歯を後方牽引.

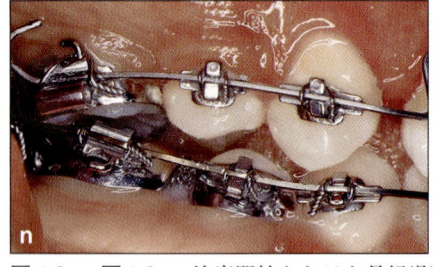

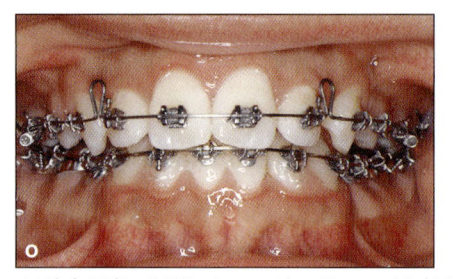

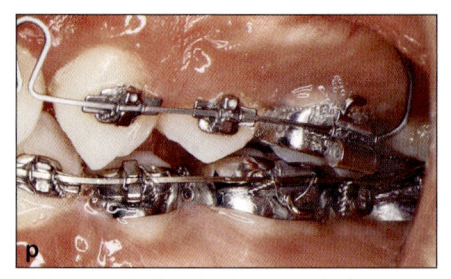

図4-8n～図4-8p　治療開始から10か月経過時の口腔内写真. 上顎にクロージングループを付きの0.017×0.025インチ チタン-モリブデンアロイ(TMA)アーチワイヤーを使用し, 下顎には0.017×0.025インチ SS アーチワイヤーを装着.

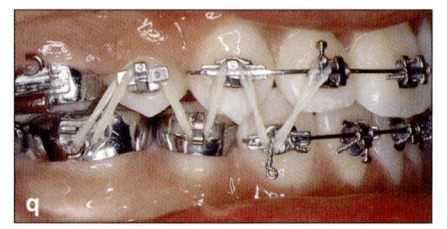

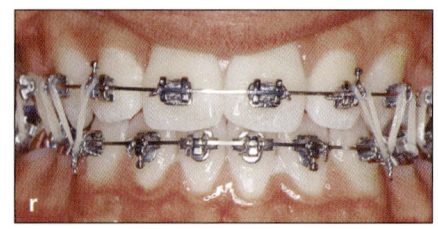

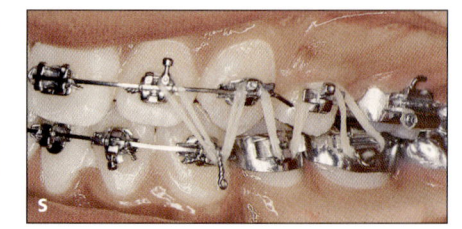

図4-8q～図4-8s　治療開始から24か月経過時の口腔内写真. 上下顎のアーチを切断. フィニシングゴムの終日使用を開始.

症例 4-3

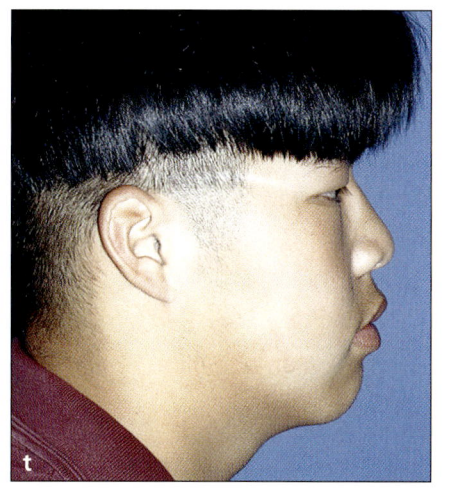

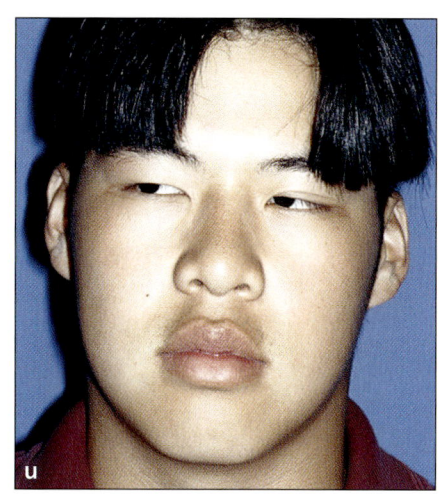

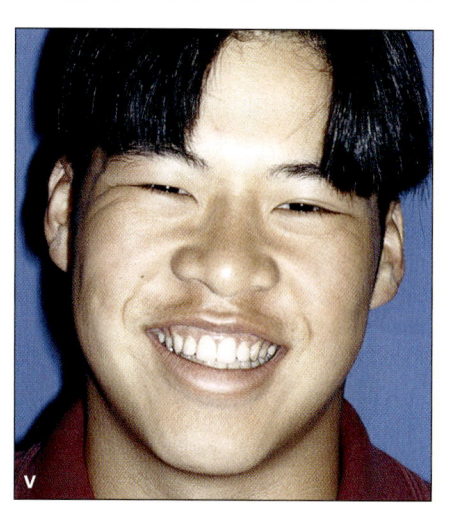

図4-8t〜図4-8v　治療後の顔貌.（t）軟組織側貌は著明な変化を示す.（u）正面観では口唇が小さくなっていることがわかる.（v）スマイルは良く改善されている.

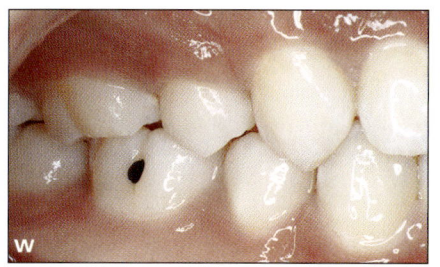

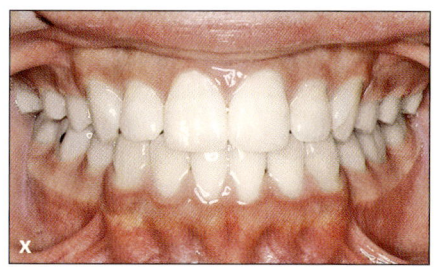

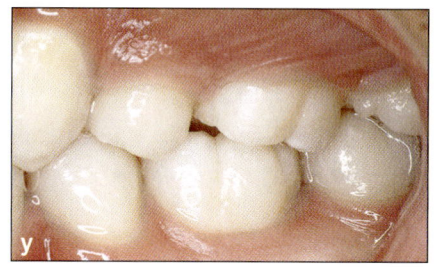

図4-8w〜図4-8y　治療後の咬合.（w）I級の大臼歯関係.（x）正中線はほとんど一致している.（y）理想的なオーバーバイトとオーバージェットの関係.

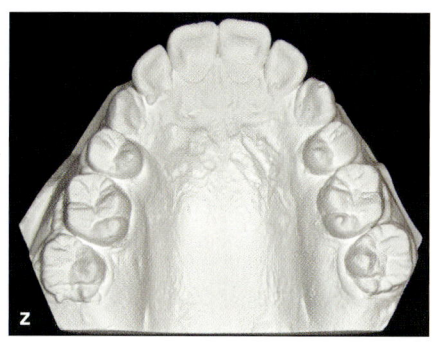

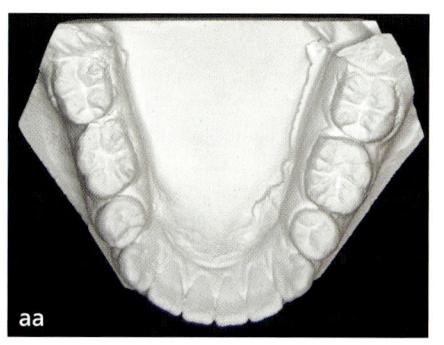

図4-8z, 図4-8aa　治療後の模型の咬合面観.治療後の上顎大臼歯間幅径は37.4mm, 下顎犬歯間幅径は30.3mm.

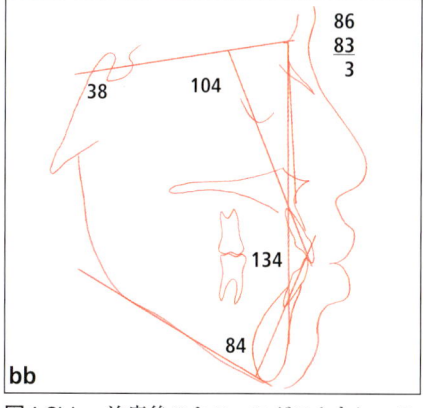

図4-8bb　治療後のセファログラムトレース.

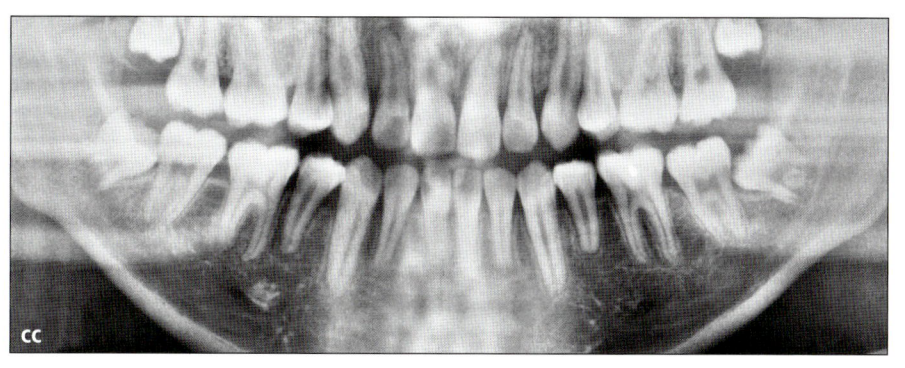

図4-8cc　治療後のパノラマエックス線写真.

症例 4-3（つづき）

図4-8dd～図4-8ff　治療後12年経過時の顔貌．

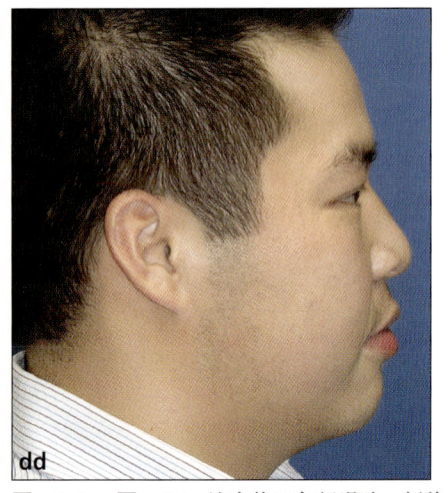

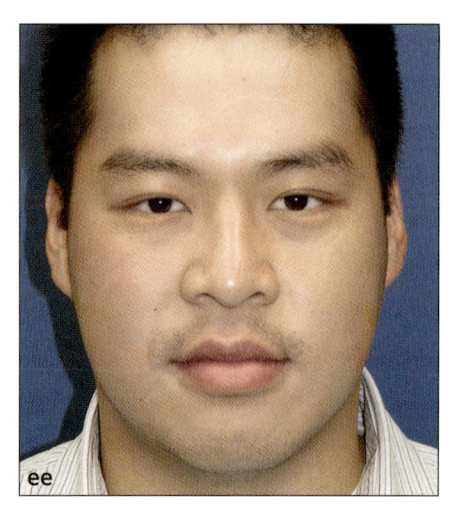

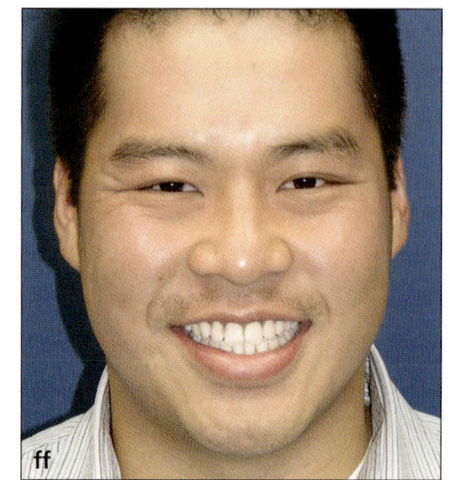

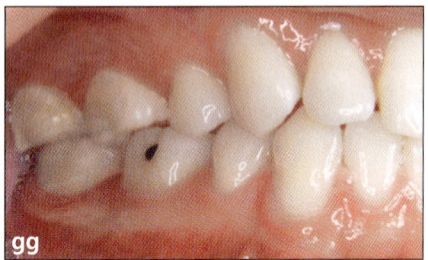

図4-8gg～図4-8ii　治療後12年経過時の口腔内写真．

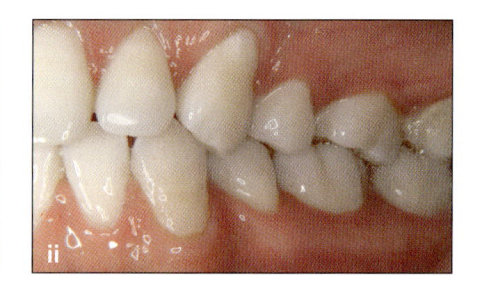

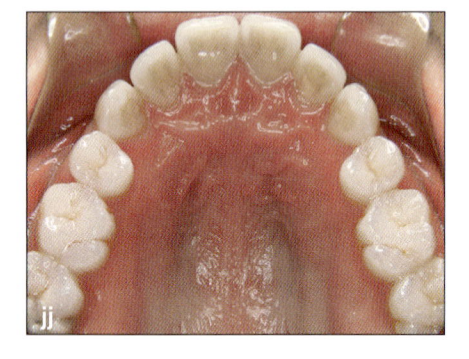

表 4-5	アーチワイヤーの順序
アーチワイヤー	期間（月）
上顎	
0.016 NiTi	2
0.016 SS	7
0.017×0.025 TMA クロージングループ	8
0.017×0.025 TMA	4
0.017×0.025 SS	4
動的治療期間：	25か月
下顎	
None	3
0.016×0.022 マルチストランディッド SS	3
0.017×0.025 TMA クロージングループ	5
0.017×0.025 SS	14
動的治療期間：	22か月

表 4-6	個別の矯正力
矯正力	期間（月）
エラスティックス	
2級ゴム	8
正中ゴム/左側2級ゴム	3
フィニシングゴム	3

図4-8jj，図4-8kk　治療後12年経過時の咬合面観．アーチフォームの永久的な変化に注目．

CHAPTER 5

骨格系の矢状面での変化と垂直的コントロール

"何を期待するかが，どう行動するかを決める"

— André Godin

　歯列内の正しい位置に歯を排列することは，矯正歯科においては単純な部分である．矯正医が立ち向かう大きな課題は，骨格的問題の改善である．矯正歯科におけるもっとも興味深いテーマの1つに成長発育がある．私が矯正歯科に携わった45年の間にも，このテーマに関する知識と理解は劇的に変化した．

　一定の環境のもと，特定の力は上顎顔面複合体に対して素晴らしい改善をもたらすことができる．矯正治療において，影響を与えることができる範囲は上顎，下顎および歯槽骨の複合体である．

　側弯症治療中にMilwaukee braceが歯の位置と上顎顔面複合体の成長に及ぼす影響について研究を行った際に，私は初めてこの考えに気づいた．私の論文[1]の考察には，下顎に作用したMilwaukee braceの力により，成長期の子どもの下顔面に成長方向の変化をきたすことが記されている．装置による咬合力は前歯を挺出させ臼歯を圧下させる．またこの力は前顔面高全体を小さくする．この新たな知識により，専門家の思考の焦点は歯の移動から顎顔面の整形力へと変わっていった．

　しかしながら，この研究では上顎顔面成長を恒久的に変化させることが示されたものの（図5-1），実際の矯正臨床では，1日ほぼ24時間，Milwaukee braceによってもたらされる力と同レベルの力を使うことは不可能である．

成長

　顎整形力が成長をコントロールし変化させるためには，患者は潜在的な成長力を有していなければならない．一般に女子は男子より成長が早いため，混合歯列期の早期治療はいつも女子のほうが成功しやすい．できれば，男子では治療開始を遅らせることが望ましい．成長の潜在力を知るためにいくつかの方法が用いられている．手，手根骨および頸椎のエックス線写真撮影は役に立つが，患者が成長の可能性を残しているのかどうかを知りたいボーダーラインの時期では，その信頼性が低くなる傾向がある．両親や患者の兄姉の身長を観察したり，成長の可能性について両親と話し合うという昔ながらのやり方は，ほかの方法と同様に良い指標となる．

　成長は，水平面，垂直面，矢状面という3方向で起る．本章で

5・骨格系の矢状面での変化と垂直的コントロール

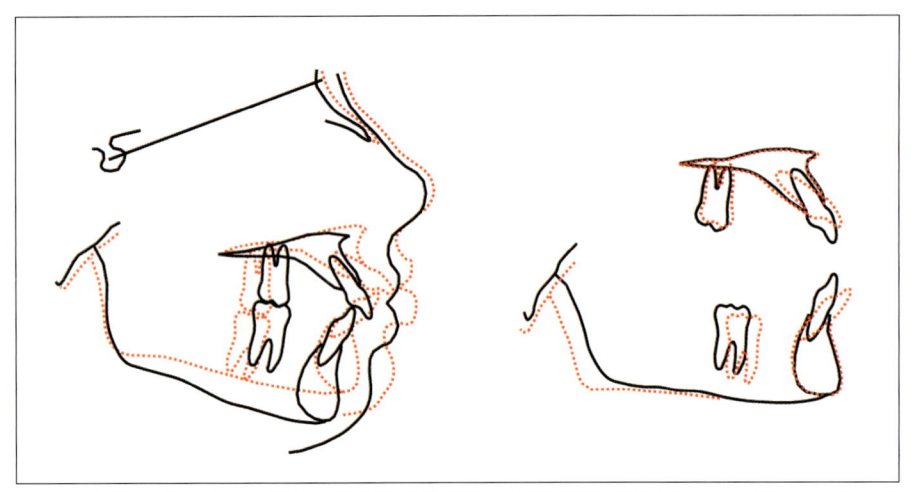

図5-1 Milwaukee brace患者の装置装着前(黒)および装着後(赤)のセファログラムトレースの重ね合わせ(訳者注：左図において上下大臼歯のトレースの黒と赤は逆に描かれている).

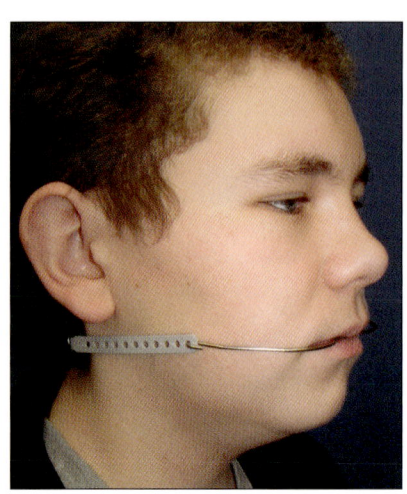

図5-2 サービカルフェイスボウを装着した患者.

は，矢状面および垂直面での骨格的低成長と，いかにしてこれらを改善するかについて述べ，第6章で水平的な(側方向)問題について述べる．臨床矯正医として，成長期の患者に対して，われわれが顔面の骨格系にどれほど大きな影響を与えることができるかを理解する必要がある．矯正治療上，上顎はわれわれの良き友である．患者の成長期において治療時期が正しければ，手術することなく，上顎骨および歯を恒久的かつ確実に改善することができる．

矢状面における骨格的コントロール

矢状面の骨格的コントロールについてのセファログラム上の目標は，ANBを1°から3°内に改善することである．私の診断法において，矢状面上の骨格系はSNA，SABとANBの計測である．Wits分析は，ハイアングルおよび骨格系Ⅲ級においてより的確なものである．

上顎

上顎は非常に順応性の高い骨である．その前方成長は，フェイスボウ(図5-2)や機能的顎矯正装置のような顎整形的な装置の使用により効果的に改善できる．多くの研究[2-5]に示されるように，下顎がその遺伝的潜在力に応じて成長し続ける間，上顎の前後的な成長を抑制することが可能である．一方，骨格性Ⅲ級症例ではフェイスマスク[6]を使用することにより，わずかではあるが上顎を前方に成長させることが可能である．

下顎

上顎にとって有効なサービカルフェイスボウと同程度に，下顎の成長に効果を発揮する装置はほとんどないか，あってもわずかである．ある種の装置が遺伝的潜在能力を超えて下顎を成長させることができるという主張は，長期にわたる証拠[7]が欠けていることがわかった．下顎の成長を促進することができるかどうかについて矯正医の間で広範な議論はあるものの，多くの研究や臨床的経験に基づいた現実としては，いかなる顎整形力も下顎の成長を促進することはできない．下顎は，適切な機会が与えられれば，それ自身が本来潜在的にもっている遺伝的成長力を示す．かぎられた量ではあるが，この機会は不正咬合の結果として成長が抑制されている場合に，下顎の抑制を解除することで可能となる．たとえばⅡ級2類のような過蓋咬合では，上顎の不正咬合が関節窩の遠心部分に顆頭を押し込んでいるかもしれない．この場合，上顎前歯が唇側に移動したとき，下顎は関節窩のなかでより正常な位置である前方に移動することができる．

私見として，遺伝的潜在力を超えて下顎を成長させることは，まさに希望的思考にすぎない．おそらくいつの日か，遺伝学的研究が下顎成長を刺激する方法を発見するであろうが，今日用いている顎整形装置とは異なったアプローチが求められるであろう．

根拠

サービカルフェイスボウによって達成される良い結果については，Sproul[2](図5-3)による研究でもっとも良く記述されている．考察は以下のとおりである．

矢状面における骨格的コントロール

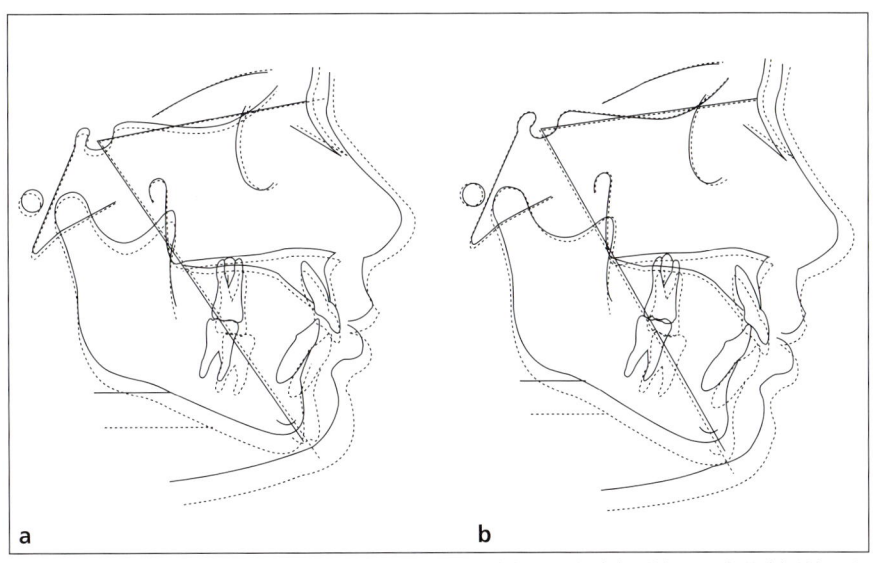

図5-3 上顎突出グループ(a)と下顎後退グループ(b)の治療前(実線)と治療後(点線)の合成セファログラムの重ね合わせとY軸の変化.

1. サービカルフェイスボウと固定装置を用いたⅡ級不正咬合の治療は，アレキサンダーディシプリンの概念によると，上顎前方位によるⅡ級不正咬合，下顎後退位によるⅡ級不正咬合のいずれの場合でも下顎が正常な発育を示している間に，上顎の前方成長を抑制することによって，不正咬合の骨格的要素を改善する．
2. 上顎骨の前方成長がいっそう大きく抑制されることと，下顎骨が良好な前方成長を示すことの組み合わせによって，上顎突出グループのほうが下顎後退グループよりもANBおよび上顎突出度の計測値が有意に大きな減少を示した．
3. 下顎下縁平面の変化では，上顎突出グループと下顎後退グループ間に有意差は認められなかった．
4. 両グループの治療にともなう上下顎前歯の挺出は，有意差のない程度に維持されていた．
5. 下顎平面に対する下顎前歯傾斜は，いずれのグループともに有意な増加はなかった．
6. 両グループともに軟組織ポゴニオンの位置が有意に前方へ出たことによって，顔面の軟組織プロファイルの突出度は減少し，改善された．統計的な有意性はないが，軟組織計測点サブスピナーレの位置のわずかな前方位が両グループに認められた．
7. 上下口唇の前方位は，両グループともにSn-PgおよびE-planeとの関係で有意に減少した．したがって，鼻唇角の計測値は増加しているが，いずれのグループともにその増加量には統計学的な有意性は認められなかった．
8. 年齢にマッチさせたBoltonの平均値トレースと，両治療グループの治療後のトレースの重ね合わせについての定性的評価では，上顎骨突出グループの治療後の骨および軟組織の平均的なプロファイルのほうが，Boltonの平均値により近似していることが示された．

Ⅱ級不正咬合の骨格的改善に関連して，長期間経過症例に関するそのほかのいくつかの研究が，"真実の部屋"から論文として出されている．Glennの研究[3]では，前後的な下顎骨の成長はT1(治療前)からT3(保定後)を通して続いている．SNBにはほとんど変化がないと指摘されている．T1(治療前)からT2(動的治療終了後)の間にANBは2°減少し，保定後にはほとんど変化がないことも述べられている．さらにElmsの研究[4,5]においても，治療中にANB角は2°減少している．

メカニクス

矯正治療の長期安定性の問題を論ずる際，理想的には咬合がⅠ級の骨格系のなかにあることが必要であるが，必ずしもⅠ級の歯系であることは必要としない．臨床的に，われわれの患者の多くはⅡ級不正咬合を呈している．このタイプの不正咬合への対応の仕方については非常に多くの見解が存在するが，私はフェイスボウの使用を通して，多くの長期安定した成功例を完成させてきた．歯科矯正学の歴史上現時点では，フェイスボウがⅡ級症例に対してもっとも効果的で安価な装置であると私は信じている．

5 • 骨格系の矢状面での変化と垂直的コントロール

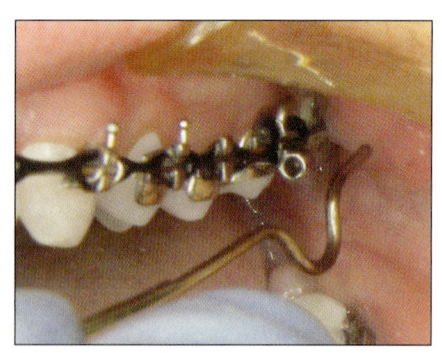

図5-4 ヘッドギアーチューブに平行にインナーボウを拡大した例.

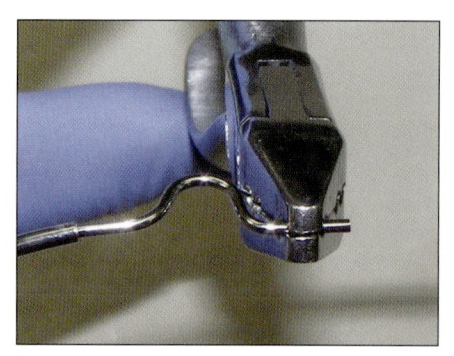

図5-5 拡大したインナーボウの遠心端はヘッドギアーチューブに対して平行に屈曲する.

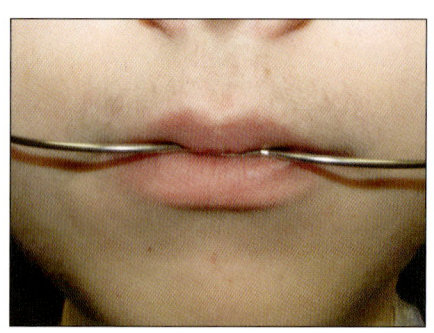

図5-6 インナーボウとアウターボウの接合部は，口唇を閉じた際に上下口唇間にバランス良く位置させるべきである.

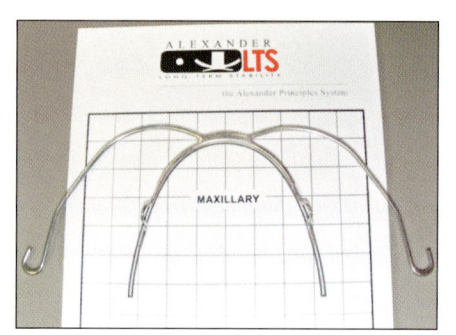

図5-7 アーチワイヤーテンプレート上においたフェイスボウのインナーボウ.

フェイスボウの調整

フェイスボウによる治療を成功させるためには，本シリーズの第1巻で論じたように，装置を正しく調整しなければならない．

水平面での調整．骨格的Ⅱ級パターンでよく見られる狭窄した上顎臼歯間幅径を拡大するために，側方向では，4mm程度のインナーボウの拡大を来院ごとに行う必要がある（図5-4）．この側方拡大は，フェイスボウに加えて，必要とする拡大の程度により急速拡大装置やアーチワイヤーの拡大によって達成することができる．

大臼歯の回転．インナーボウの遠心先端部はヘッドギアーチューブに挿入される部分であり，抵抗なく出し入れできるように調整しなければならない．アーチワイヤーと第一大臼歯のチューブに付与された15°のディスタルオフセットにより大臼歯は回転するため，来院ごとにこの調整を繰り返して行う必要がある（図5-5）．

矢状面での調整．インナーボウとアウターボウの接合部の前後的位置は，ちょうど安静時の口唇の前である（図5-6）．インナーボウの調整用ループを広げたり狭めたりして，この位置を調整する．

垂直的調整．垂直的にはフェイスボウは口唇の中央に位置させる．これは，インナーボウワイヤーのヘッドギアーチューブに入る部分を必要に応じて上下に屈曲させることにより調整できる．フェイスボウの装着後は，その垂直的位置を変えてはいけない．インナーボウは，最初に，テンプレート上で上顎歯列形態と同じ形態に調整しておく（図5-7）．

例外

骨格的Ⅱ級形態の是正を成功させるためには患者の協力が必須である．しかしながら，もし患者が成長期になければ，患者の協力とは関係なくフェイスボウは顎整形力としての効果をもたない．本シリーズ第1巻第20章に，患者が協力するように動機づけするためのいくつかの提案をしている．

垂直的な骨格的コントロール

垂直方向は，骨格的変化に影響を与えるにはもっとも難しい成長パターンであることは明白である．Milwaukee braceの研究[1]では，力が十分に強ければ，下顎下縁平面角を恒久的に減少できることが示された．しかしながら，前にも述べたように，そのような力や必要とする時間(1日22時間)は患者にとって現実的ではない．患者が垂直的な骨格パターンを有する場合，このパターンをコントロールしたり，悪化しないようにすること以外，ほかにできることはない．また，そのこと自体が臨床的に大きな課題である．

ハイアングル患者の治療では，ハイプルフェイスボウを使用する．ある種の症例では，抜歯や噛みしめによる筋訓練が少しは助けとなる．これらの治療に誠実に従うと，ハイアングル症例は非外科的にコントロールすることが可能となる．

ミニスクリュー(暫間的骨インプラント)の出現により，持続的な圧下力を実現できるようになり，実際に垂直距離を小さくできるようになった．将来，この可能性を確認するためには，良くコントロールされた研究が必要である．

垂直的骨格性Ⅱ級の改善

垂直的骨格性Ⅱ級の改善についてのセファログラム上の目標は，下顎下縁平面を最初の位置に対して3°以内に保つことである．

Thompson[8]とParks[9]による研究では，垂直的な骨格を改善する方法が示された．Thompsonは30名の歯科学生に1mmの薄さの柔らかいスプリントに等尺性の噛みしめをさせた．1日に5回，15秒間隔で1分間の噛みしめを行わせ，最大咬合力の変化を3週間ごとに計測した．6週間以上にわたって同様の噛みしめを行わせたところ，実験群は対照群に対して最大咬合力が18％増加した．さらに，疲労に対する抵抗力は有意に増加した[8]．

同様にParksは，中等度からハイアングルを示す50名の開咬患者に対して，方向をコントロールするフェイスボウ(コンビネーションあるいはハイプル)の装着に加え，噛みしめ訓練，舌コントロールや鼻呼吸といった療法を加えた．彼女は以下のように結論づけた．(1)骨格性開咬患者の治療中に行われた咀嚼筋訓練は，治療単独の場合と比較してオーバーバイトをより増加させた．(2)咀嚼筋訓練は，多くの垂直的形態の計測値に対して統計的に有意な効果が認められなかった．また(3)治療された骨格性開咬患者では，未治療のコントロール群に対して垂直的計測がわずかに増加を示した[9]．この研究は筋訓練が骨格性開咬に対する実行可能な治療法の選択肢となることを示した．さらに，明確で予測可能な療法に関する記述が未だ行われていないが，効果的な運動療法は，垂直的問題のある早期治療にとっては理論的な根拠となりうる．

私は，噛みしめ訓練や舌嚥下訓練がオーバーバイトを著しく改善するだけでなく，長期安定性をより良くする機会を与えるものと信じている．

例外

ハイアングルの患者にコンビネーションあるいはハイプルフェイスボウを用いることに例外はない．しかしながら，起こりうるもっとも大きな過ちの1つはハイアングル患者にサービカルフェイスボウを使用させるということである．大臼歯に対する力の方向は挺出するように働き，それゆえに下顎下縁平面角は増加する．

最近の多くの研究は，ミニインプラントを用いた垂直方向のコントロールに焦点がおかれている．この研究が圧下した大臼歯の長期安定性を確実に示すようになれば，異なった治療法が可能となるだろう．

骨格性Ⅱ級改善の安定性

取り組むべき重要な問題としては，骨格的Ⅱ級形態がⅠ級に改善されたのち，後戻りするかどうかということである．成長を刺激して下顎の位置を正常位に戻すために機能的装置を用いる臨床家は，いつでも"イエス"と答える．これは，しばしば咀嚼筋が前方へ引っ張られ，下顎が長期間その位置に保持され，偽りの咬合を作り出すからである．装置を外し，一定期間(約6か月)が経過したのちには，筋が緩み下顎は元の位置に近づいて"後戻り"してくる．

しかしながら，真に改善された骨格的Ⅱ級形態が唯一，後戻りをするのは，顆頭の吸収がある場合である．これは，機能的装置は効果がないという意味では決してない．良好な成長と継続して装着することにより顎整形的な改善は可能になる．しかし，主たるデメリットは，これらの口腔内装置が下顎前歯に相互的な力を及ぼし，結果として不安定な位置に前歯を唇側傾斜させてしまうことである．

垂直的骨格性Ⅲ級の改善

垂直的骨格性Ⅲ級の改善についてのセファログラム上の目標は，ANBを0°から2°といった正の数値に改善することである．

根拠

上顎前方牽引治療に対する骨格的反応について，52名の白人の子どもを対象とした研究がある[6]．前方牽引グループを，7歳6か月以下，7歳6か月から9歳6か月，9歳6か月以上の3つのグループに分けて反応を調べた．この研究は以下のように結論づけている．(1)前方牽引治療の結果，上顎骨は1.5から2.0mm前方へ移動した．(2)3つのグループすべてにおいて，水平的な上顎骨の前方移動が認められた．(3)一番幼いグループはもっ

とも大きな垂直的移動を示し，中間グループ，最年長グループと続いた．

メカニクス

特定のゴムの力が，フェイスマスクと上顎側切歯ブラケットのボールフック間に加えられる．患者の年齢に応じて，すべての永久歯にブラケットを装着する．アーチワイヤーはオメガループでタイバックしなければならない．ゴムは上顎を前方に位置づける顎整形力を供給することができる．患者には，フェイスマスクを1日12〜14時間，成長期の6〜9か月間装着するよう指示する．成長がない場合はフェイスマスクによって上顎前歯がある程度唇側傾斜することとなる．

われわれの診療室では，成長期のⅢ級患者のほとんどすべてをフェイスマスクで治療する．ゴムは上顎歯列の前方部，一般的には上顎側切歯ブラケットに付けてあるボールフックに装着する．その力が前歯部だけではなく上顎歯列全体を引っ張るようにするために，アーチワイヤーはタイバックしておかなければならない．治療を成功させる鍵は，ゴムの力の方向と咬合平面との関係である．

力の方向：上顎骨の垂直的過成長．ゴムによって作られる力の方向は，咬合平面と平行にすべきである．その目的は上顎に対するいかなる挺出力も避けるためで，咬合平面に平行に上顎を前方に引くことを選択すべきである．

力の方向：上顎骨の垂直的劣成長．ゴムの方向は，咬合平面に対して30°から45°下向きにすべきである．これにより，上顎の歯系複合体に挺出力および前方への力が作用し，上顎歯列を前下方へ動かすことになる．

力の量．ゴムによって生み出される力は，初めはおよそ8オンス（230g）で，それから3か月以内に，タイバックした0.017×0.025インチ SSアーチワイヤーが装着されてから16オンス（450g）に増やす．そして，この力は，フェイスマスクによる残りの治療期間を通して変わることなく持続する．

装着時間．フェイスマスクによってもたらされる力は，フェイスマスクとゴムとの関係による力の方向により2つの結果を導き出す．(1)上顎（A点）が2mm程度前方へ移動する顎整形的変化と(2)上顎歯槽複合体が前下方へ移動する矯正学的変化である．患者がフェイスマスクを長く装着すればするほど，全体の移動量は大きくなる．患者にはフェイスマスクを少なくとも毎日12時間装着するよう指示する．

フェイスマスクとフェイスボウ（ヘッドギアー）の違い．フェイスマスク装着による結果のほうが，フェイスボウによってもたらされる結果より通常は早く認められる．協力度の高い患者では，前歯部の逆被蓋関係（反対咬合）は6か月以内に改善される．これに対して，フェイスボウを用いた患者では，成長に左右されるので，完全に改善させるためには，6か月から12か月（あるいはそれ以上）の間装着しなければならない．その違いは，正しく装着された際のフェイスボウ治療は，歯槽性の変化を最小にし，それゆえに上下顎の成長の差異に対して直接働くことに起因しているからである．フェイスマスクを用いた骨格性Ⅲ級不正咬合の治療では，上顎の縫合部におけるかぎられた変化とともに，歯槽性の移動の結果である．

骨格性Ⅱ級の改善後の安定性がかなりの高率で保証できるのに対して－もし中心位での滑りがなければ，後戻りは実際的に不可能ではある－，骨格性Ⅲ級問題の改善後の安定性はきわめて予測不能である．しばしば真性の骨格性下顎前突症に見られる下顎骨の晩期成長が，歓迎されない後戻りを引き起こす原因になってくる．この可能性があるため，あらゆる努力にもかかわらず，完全に成長を終えたのちに手術を受ける必要が起こることを，患者と両親に対して説明しておくことが大切である．

例外

もしも患者の協力が得られないか，上顎骨の成長がないような場合は，その治療は手術以外では成功することができない．大部分の成長期の子どもたちでは，上顎顔面骨格系は，矯正治療上好ましい影響を受けやすい．上顎は，変化に対して大きな可能性を有している．それは拡大であったり，前方移動であったり，あるいは前方成長の抑制であったりする．上顎の歯槽複合体は，挺出したり，抑制されたり，ときには圧下されたりする．

下顎骨の成長をコントロールしたり，あるいは影響を及ぼしたりすることには限界がある．手術することなしに，下顎に対して達成可能でもっとも有効な顎整形的効果は，下顎を成長させ遺伝的な潜在力を伸ばす環境を作り出すことである．下顎の歯槽複合体は，一定の制限内で変化させることが可能である．小臼歯間と大臼歯間の一定量の拡大は可能であり，小臼歯の挺出や萌出による歯列のレベリングは安定が見込まれる動きである．

要約

この知識と，上顎顔面の成長に効果をもたらすために用いる生力学を理解することで武装すれば，矯正医は成長期の大部分の患者に対して顎整形力を用いた治療を成功させることができる．本シリーズ第1巻には，予測可能な顎整形的改善のために用いる種々の装置についての概要や，私がフェイスボウ治療によって行った多くの成功症例が記載されている．45年が経ち，何千という患者を治療してきた今も，私の信念は変わっていない．

参考文献

1. Alexander RG. The effects on tooth position and maxillofacial vertical growth during treatment of scoliosis with the Milwaukee brace. Am J Orthod 1966;52:161–189.
2. Sproul PW, English J, Corbett JA, Gallerano RL, Minkoff RA. A Cephalometric Comparison of Cervical Headgear Treatment in Maxillary Protrusive Versus Mandibular Retrusive Class II Patients [thesis]. Houston: Univ of Texas, 2000.
3. Glenn G, Sinclair PM, Alexander RG. Nonextraction orthodontic therapy: Posttreatment dental and skeletal stability. Am J Orthod Dentofacial Orthop 1987;92:321–328.
4. Elms TN, Buschang PH, Alexander RG. Long-term stability of Class II, Division 1, nonextraction cervical face-bow therapy: I. Model analysis. Am J Orthod Dentofacial Orthop 1996;109:271–276.
5. Elms TN, Buschang PH, Alexander RG. Long-term stability of Class II, Division 1, nonextraction cervical face-bow therapy: II. Cephalometric analysis. Am J Orthod Dentofacial Orthop 1996;109:386–392.
6. Kassisieh S. Age Differences in the Response to Maxillary Protraction Therapy [thesis]. Dallas: Baylor College of Dentistry, 1996.
7. Huang G, English J, Ferguson D, et al; 2005 AAO Council on Scientific Affairs (COSA). Functional appliances and long-term effects on mandibular growth. Am J Orthod Dentofacial Orthop 2005;128:271–272.
8. Thompson D. The Effects of Isometric Exercise on the Muscles of Mastication [thesis]. Dallas: Baylor College of Dentistry, 1995.
9. Parks LR, Buschang PH, Alexander RG, Dechow P, Rossouw PE. Masticatory exercise as an adjunctive treatment for hyperdivergent patients. Angle Orthod 2007;77:457–462.

症例 5-1

概略

11歳6か月の女子で，骨格性のハイアングル，側貌観は凸型で長顔，上下顎前突を示していた．さらに，後方の垂直高径が短小であった．協力度は良好で，年齢的に潜在する成長も期待できた．中等度のアーチレングスディスクレパンシーを認めた．治療開始前に下顎前歯部の遊離歯肉弁移植が必要であった．

この患者は，抜歯非抜歯のボーダーラインケースと考えられ，保守的な観点に立ち非抜歯治療を選んだ．患者にはトランスパラタルアーチとハイプルフェイスボウを装着させた．

検査と診断

ボーダーラインケースでは，私はいつも患者に対して抜歯をせずに治療を行う機会を与える．もし患者が，フェイスボウ治療に反応してくれたら，非抜歯治療は成功する．

治療計画

トランスパラタルアーチとハイプルフェイスボウを装着して1年後，彼女の協力にもかかわらず，骨格系および軟組織プロファイルは改善されなかった．そこで，4本の第一小臼歯を抜歯することとなった．

評価

第一小臼歯抜歯後，口唇の緊張はなくなり，軟組織プロファイルはバランスのとれたものとなった．

この症例は，ハイアングル症例における抜歯治療の長所を示す良い例である．下顎前歯の整直や狭窄した下顎犬歯間幅径など，この患者には抜歯治療を行うべき多くの理由があった．

考察

ハイアングルの骨格形態（SN-MP 42°）のために非抜歯治療は無理であった．

長期安定性

治療後28年の状態から，第一小臼歯4本抜歯の決定が正しかったことが証明された．咬合状態，軟組織プロファイルは安定している．

5・骨格系の矢状面での変化と垂直的コントロール

症例 5-1

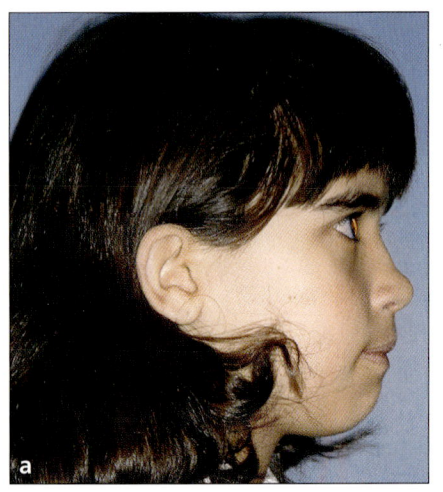

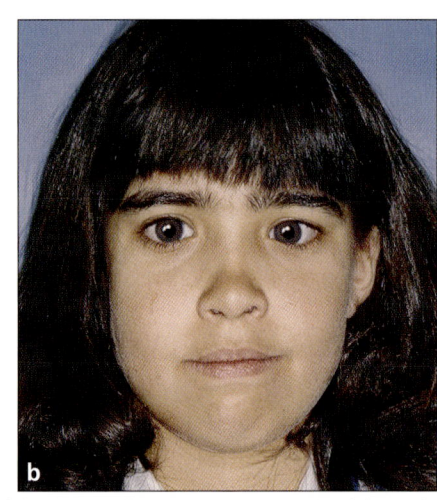

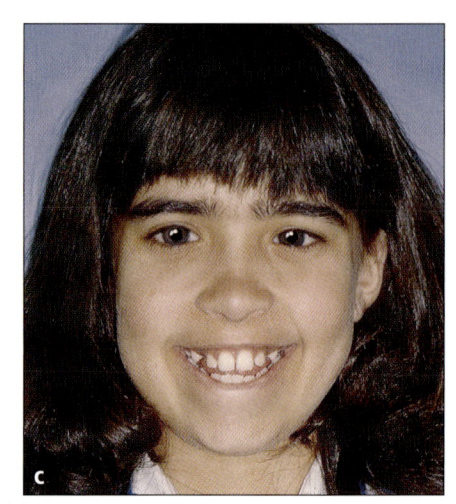

図 5-8a～図 5-8c　治療前の顔貌，11歳6か月．(a)軟組織側貌は凸型および長顔型．(b)正面観．(c)スマイル．

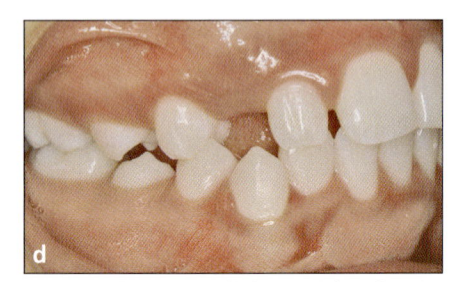

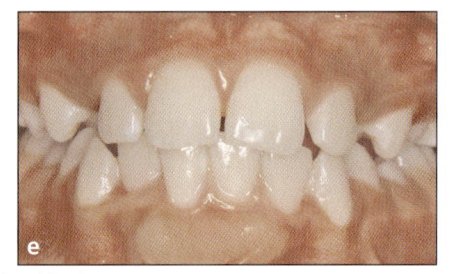

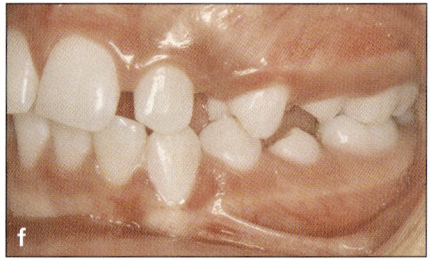

図 5-8d～図 5-8f　治療前の口腔内写真は大臼歯関係Ⅰ級，オーバーバイト2mm，オーバージェット1mmを示す．

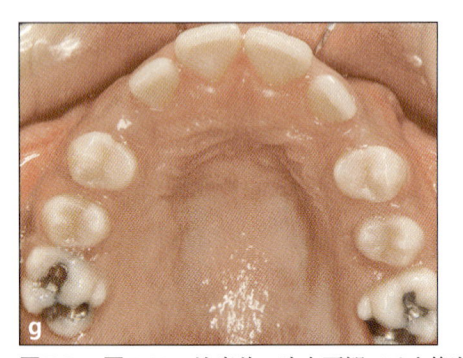

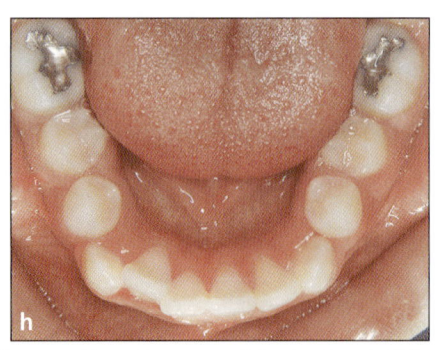

図 5-8g，図 5-8h　治療前の咬合面観では中等度のアーチレングスディスクレパンシーを示す．治療前の上顎大臼歯間幅径は34.3mm，下顎犬歯間幅径は28.3mm．

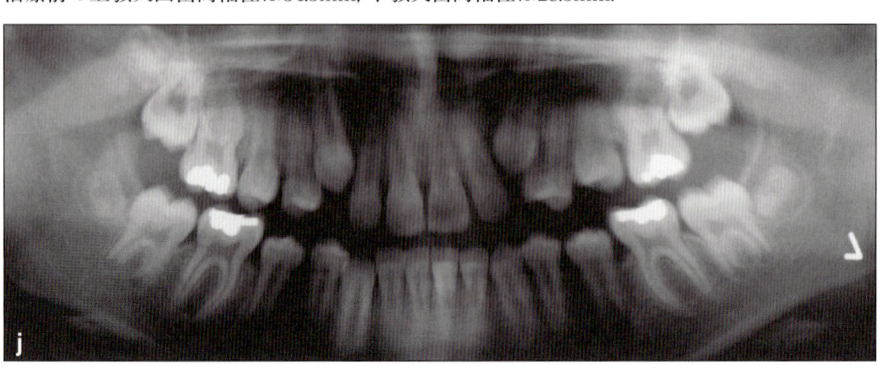

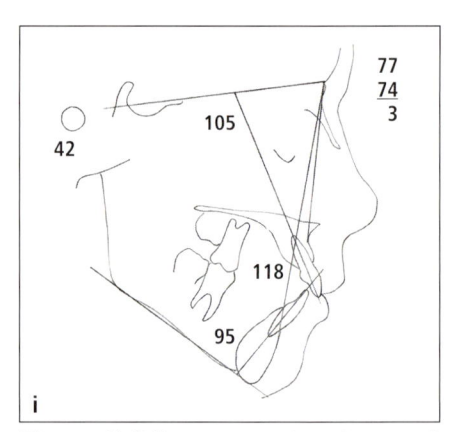

図 5-8i　治療前のセファログラムトレースはSN-MP 42°とハイアングルを示す．

図 5-8j　治療前のパノラマエックス線写真．

症例 5-1

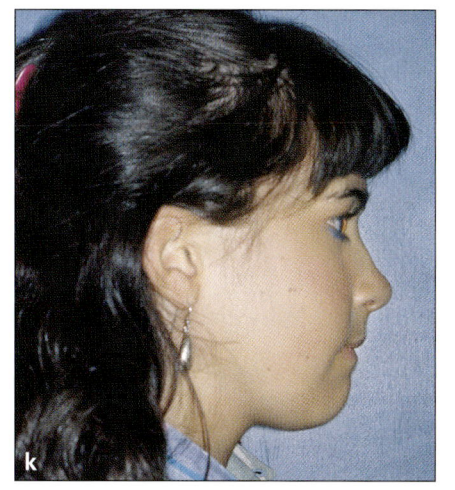

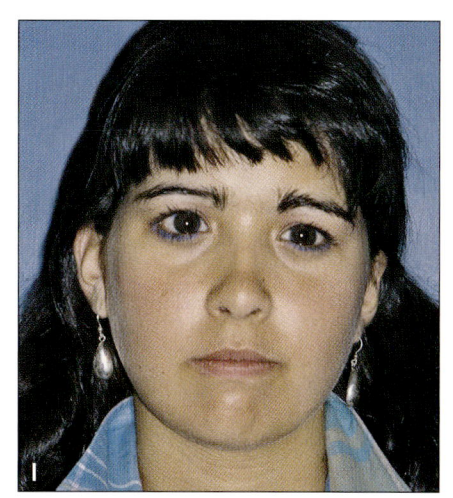

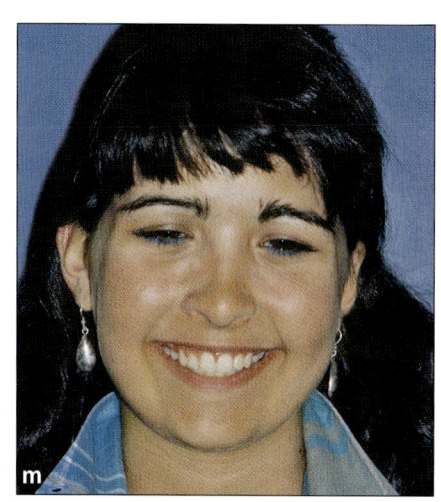

図5-8k～図5-8m　治療後の顔貌．13歳5か月．(k)軟組織側貌の改善を認める．(l)正面観ではわずかに筋の緊張を認める．(m)スマイルは改善されている．

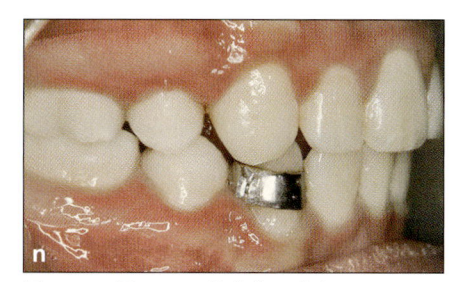

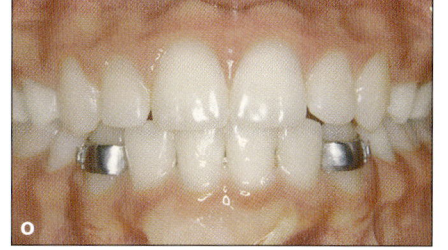

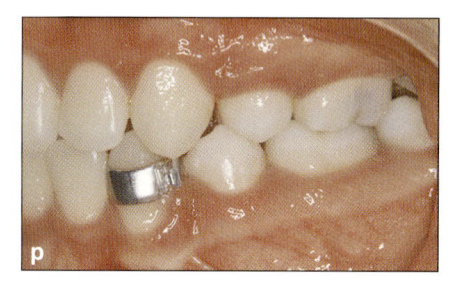

図5-8n～図5-8p　治療後の咬合．

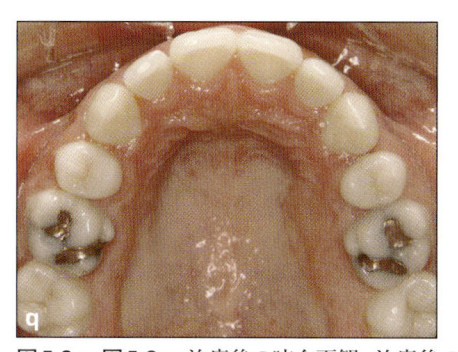

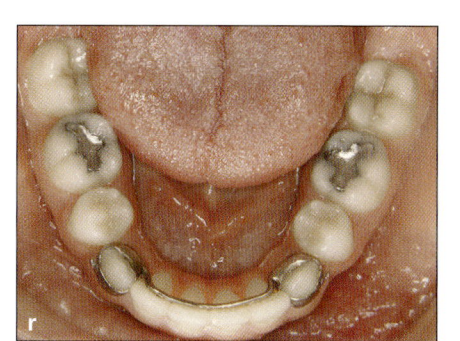

図5-8q，図5-8r　治療後の咬合面観．治療後の上顎大臼歯間幅径は33.7mm，下顎犬歯間幅径は27.5mm．

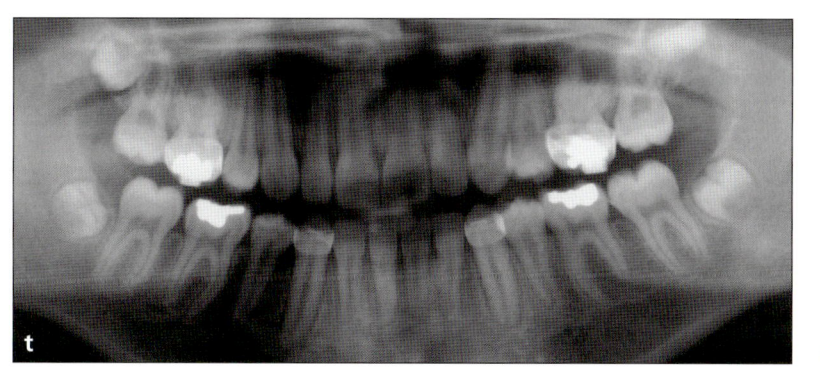

図5-8s　治療後のセファログラムトレース．

図5-8t　治療後のパノラマエックス線写真．

5 • 骨格系の矢状面での変化と垂直的コントロール

症例 5-1 (つづき)

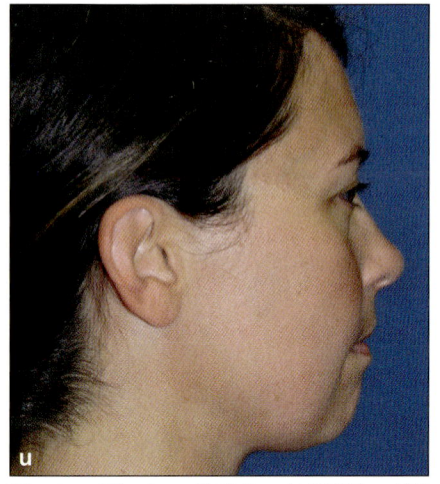

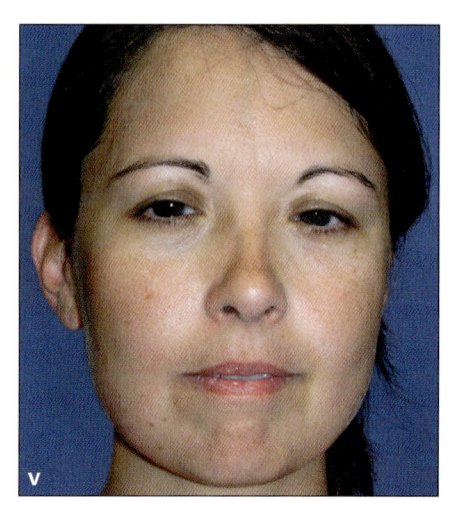

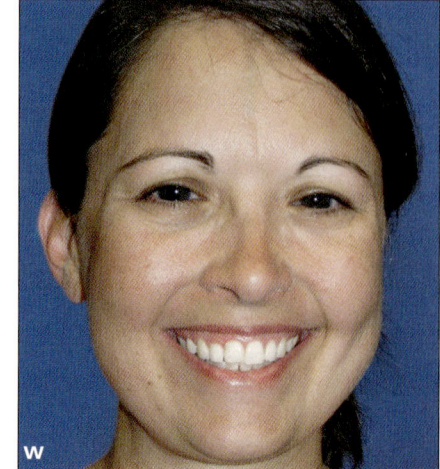

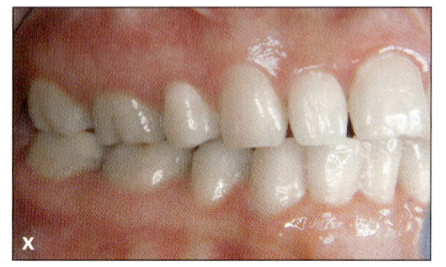

図 5-8u～図 5-8w　治療後28年経過時の顔貌.

図 5-8x～図 5-8z　治療後28年経過時の口腔内写真.

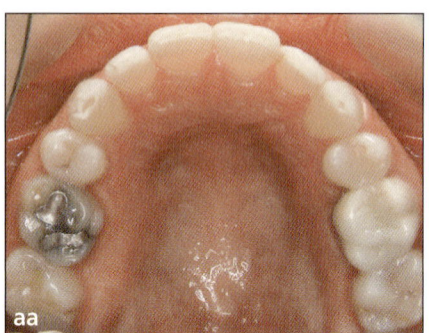

図 5-8aa, 図 5-8bb　治療後28年経過時の咬合面観. 上顎大臼歯間幅径は33.7mm, 下顎犬歯間幅径は26.9mm.

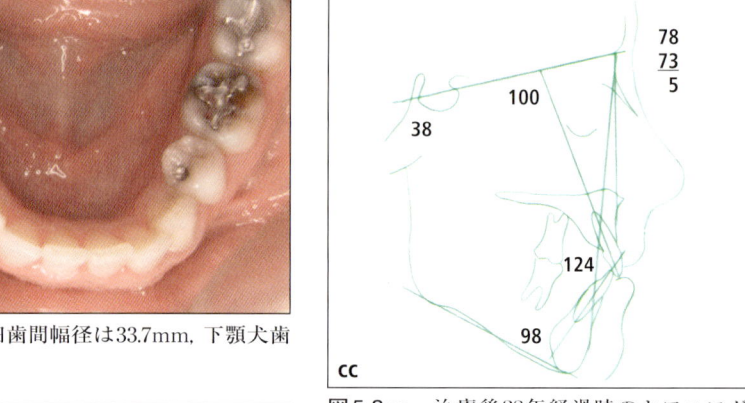

図 5-8cc　治療後28年経過時のセファログラムトレース.

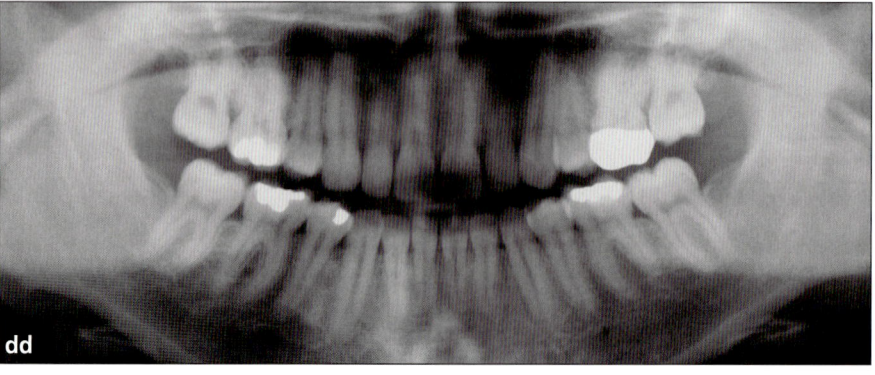

図 5-8dd　治療後28年経過時のパノラマエックス線写真.

表 5-1 アーチワイヤーの順序	期間（月）
アーチワイヤー	
上顎	
0.0175 マルチストランディッド SS	4
0.016 SS	5
0.018×0.025 SS クロージングループ	9
0.017×0.025 SS	7
動的治療期間:	25か月
下顎	
None	4
0.017×0.025 マルチストランディッド SS	4
0.016×0.022 SS クロージングループ	4
0.017×0.025 SS	12
動的治療期間:	20か月

表 5-2 個別の矯正力	期間（月）
矯正力	
トランスパラタルアーチ	12
ハイプルフェイスボウ	12
エラスティックス	3
2級ゴム	3
フィニシングゴム	3
下顎犬歯間保定装置	治療後6年で撤去

症例 5-2

概要
39歳の女性．アングルⅡ級2類不正咬合，オーバーバイト14mm，骨格性Ⅱ級，下顎に重度のスピーカーブを呈する．

検査と診断
非常に重度の不正咬合に加え，下顎前歯部の付着歯肉は薄く，軟組織プロファイルはきわめて凹型タイプ，さらに小臼歯部にシザースバイトを認めた．

治療計画
患者は1984年に治療を開始したが，当時は骨格性Ⅱ級症例に対し外科的な下顎骨前方移動術が行われ始めた初期のころであった．さらに，リンガル治療や学際的治療が始まった初期でもあった．最終決定として，上顎歯に舌側ブラケット，下顎歯に唇側ブラケットを装着することとした．また，患者は外科的な下顎骨前方移動術と歯周組織に対する処置について同意した．

考察
最終咬合が達成された際，上顎側切歯幅径がいくぶん小さかったため，側切歯遠心部にスペースを残し，治療後に審美的にレジン築造を行った．

装置撤去後，歯周病専門医によって上下前歯部に歯槽骨上線維歯周切断術（CSF）が行われた．

評価
咬合，軟組織プロファイル，スマイルに劇的な改善を認めた．しかしながら，もし今日治療するのであれば，私は咬合関係をよりオーバーコレクションするであろう．外科的に下顎は前方へ位置づけることができた．

この症例は，矯正医，顎顔面外科医，歯周病専門医，審美歯科医がそれぞれ協力して治療を行う学際的症例の良い例である．

長期安定性
治療後16年が経過し，患者は現在57歳で，この治療を受けて非常に幸せになっている．機能状態は良く，顎関節の問題は認めず，下顎前歯は安定している．捻転が戻らないように上下前歯部の周囲にCSFを行った．

患者は上顎中切歯間の小さなスペースを気にしていた．そこで，早期接触部位を除去するために上顎切歯舌側辺縁隆線を咬合調整し，それから保定装置とともに前歯部にゴムを装着させた．

表 5-3　アーチワイヤーの順序

アーチワイヤー	期間（月）
上顎	
0.0175 マルチストランディッド SS	2
0.016 チタン-モリブデンアロイ（TMA）	3
0.016×0.022 TMA ループ付き	5
0.017×0.025 SS	14
動的治療期間：	24か月
下顎	
None	3
0.0175 マルチストランディッド SS	3
0.016 NiTi	4
0.016×0.022 TMA	3
0.016×0.022 SS	3
0.017×0.025 SS	8
動的治療期間：	21か月

表 5-4　個別の矯正力

矯正力	期間（月）
エラスティックス	
頬側部四角ゴム	3
フィニシングゴム	1

症例 5-2

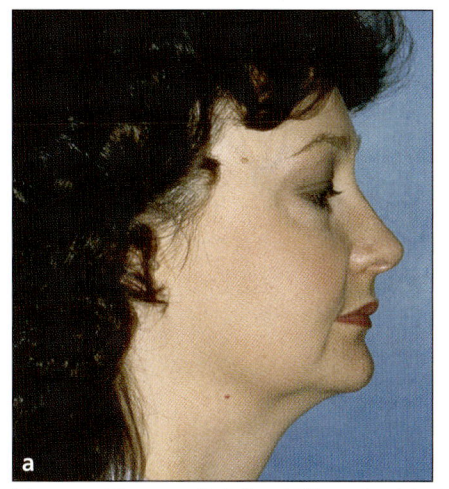

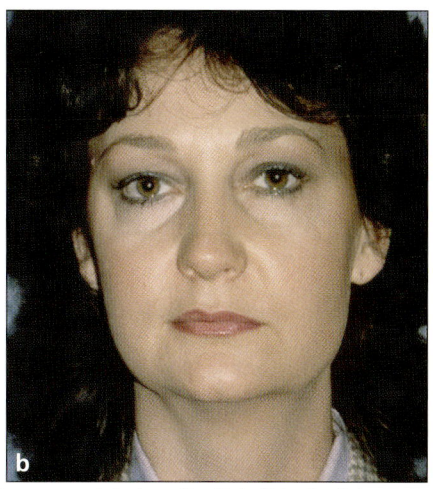

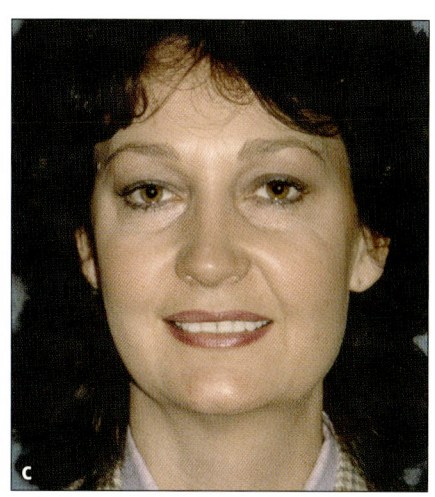

図5-9a～図5-9c　治療前の顔貌, 39歳. (a)ポゴニオンが大きく凹型の軟組織側貌. (b)正面観はわずかに非対称. (c)スマイル.

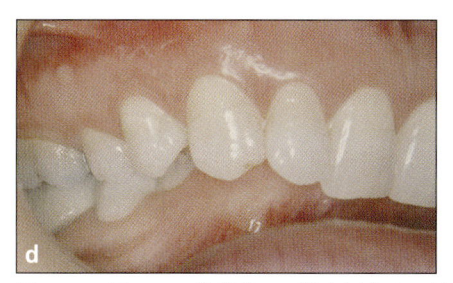

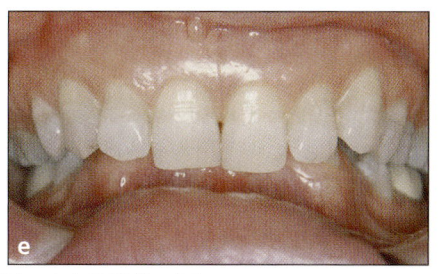

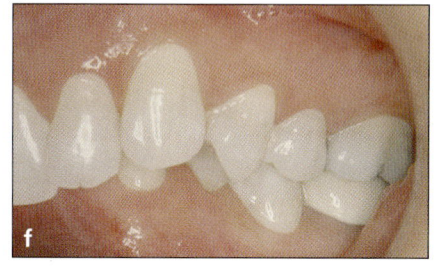

図5-9d～図5-9f　治療前の口腔内写真はⅡ級2類の大臼歯関係, 重度のオーバーバイト14mm, オーバージェット2mmを呈する.

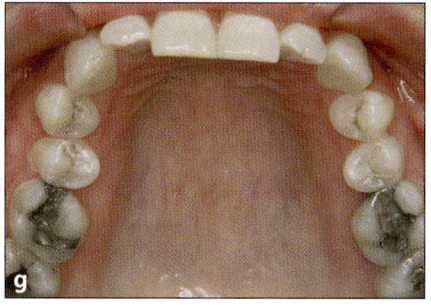

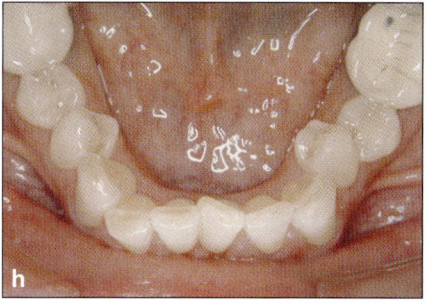

図5-9g, 図5-9h　治療前の咬合面観. 治療前の上顎大臼歯間幅径は35.8mm, 下顎犬歯間幅径は27.3mm. (g)舌側傾斜した上顎中切歯. (h)下顎のディスクレパンシーは5mm. 下顎切歯切縁の咬耗に注意.

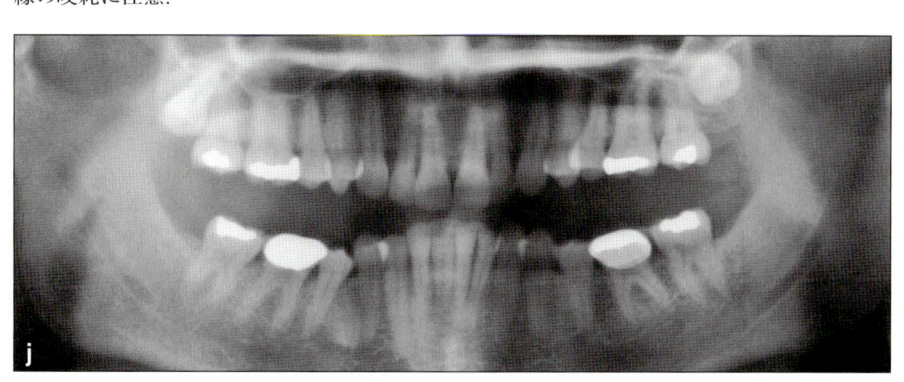

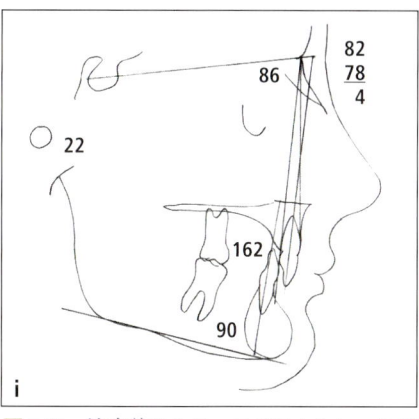

図5-9i　治療前のセファログラムトレースでは典型的なⅡ級2類パターンを示す.

図5-9j　治療前のパノラマエックス線写真.

5・骨格系の矢状面での変化と垂直的コントロール

症例 5-2 (つづき)

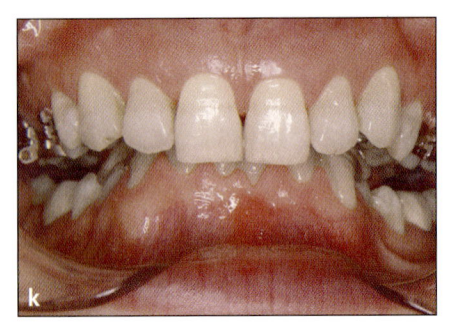

図 5-9k　治療開始から1か月経過時の正面観．上顎舌側に0.0175インチSSアーチワイヤーが装着され，さらに咬合挙上のため上顎に咬合挙上副子を装着し，下顎大臼歯咬合面にコンポジットレジンを盛っている．

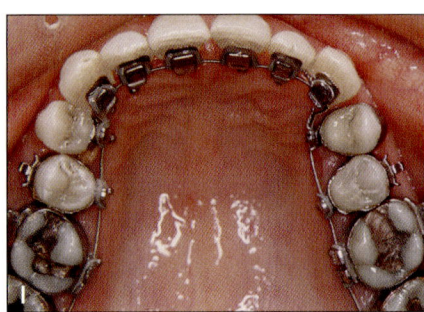

図 5-9l，図 5-9m　治療開始から3か月経過時の咬合面観．上顎に0.016インチTMAアーチワイヤー，下顎に0.0175インチ マルチストランディッド SS アーチワイヤーが装着されている．

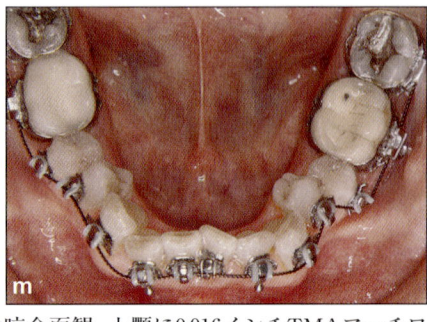

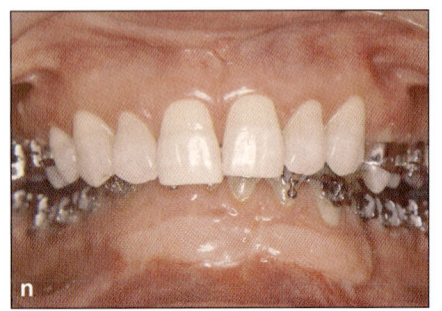

図 5-9n　治療開始から7か月経過時の正面観．下顎前歯に遊離歯肉弁移植を行っている．

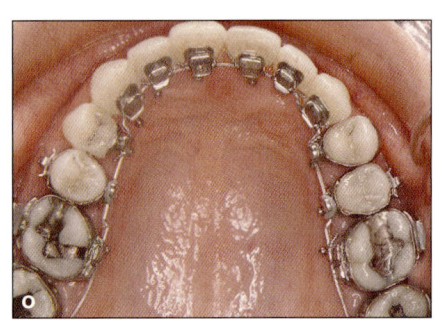

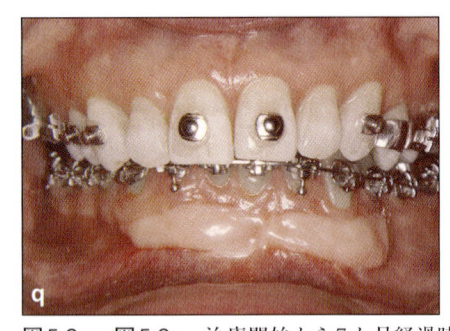

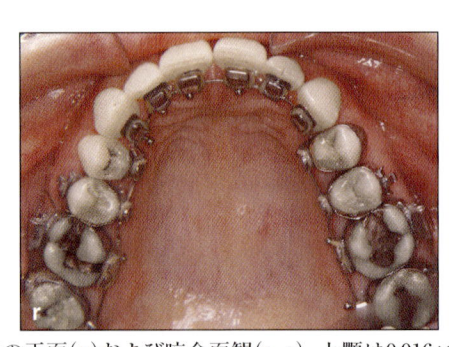

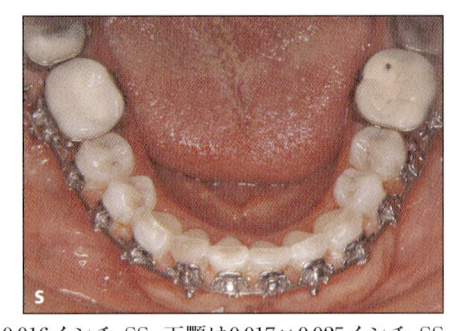

図 5-9o，図 5-9p　治療開始から7か月経過時の咬合面観．

図 5-9q〜図 5-9s　治療開始から7か月経過時の正面(q)および咬合面観(r, s)．上顎は0.016×0.016インチ SS，下顎は0.017×0.025インチ SS アーチワイヤーを装着．手術前に唇面および頬面にボタンを装着．

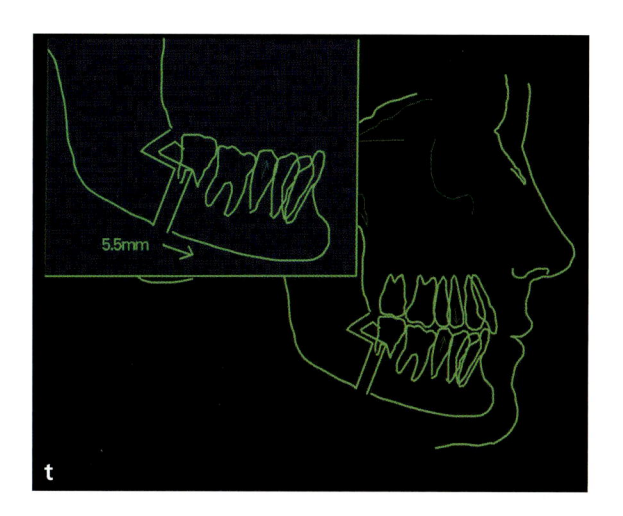

図5-9t　手術の予測トレース.

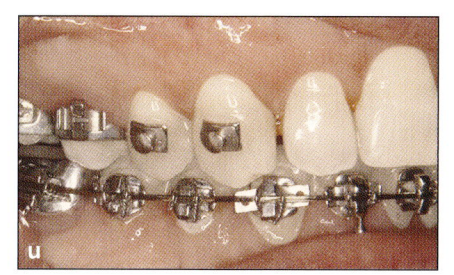

図5-9u〜図5-9w　外科手術後の口腔内写真.

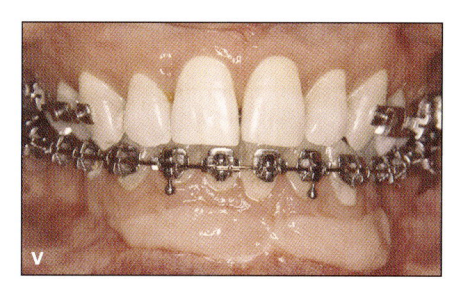

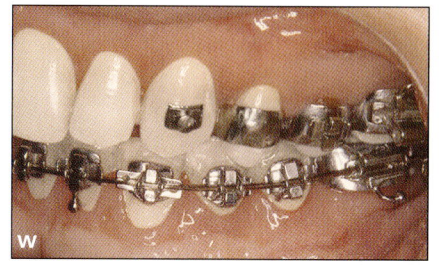

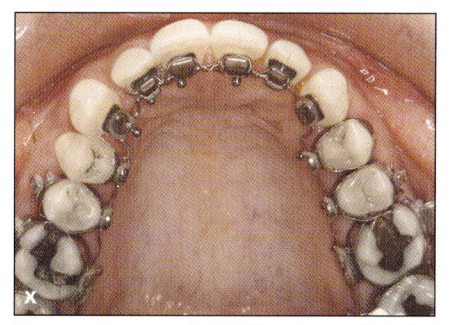

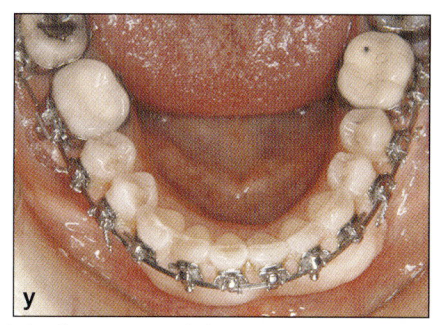

図5-9x, 図5-9y　治療開始から19か月経過時の咬合面観. ボタンは撤去されている.

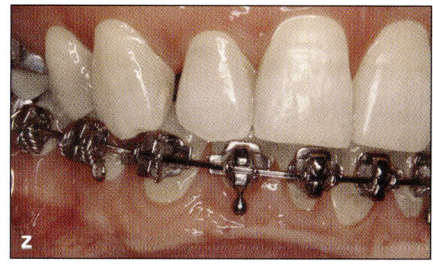

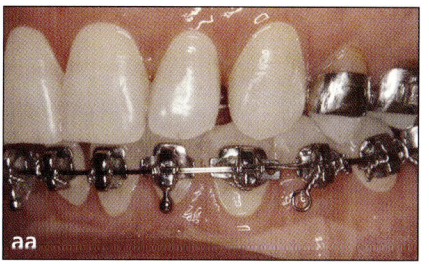

図5-9z, 図5-9aa　治療開始から23か月経過時の口腔内写真. 審美的に築造するため上顎側切歯遠心にスペースを残してある.

5・骨格系の矢状面での変化と垂直的コントロール

症例 5-2（つづき）

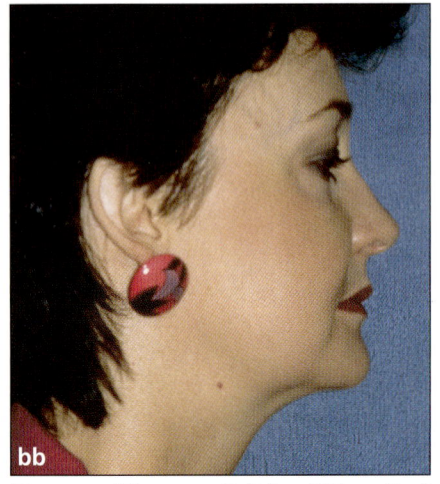

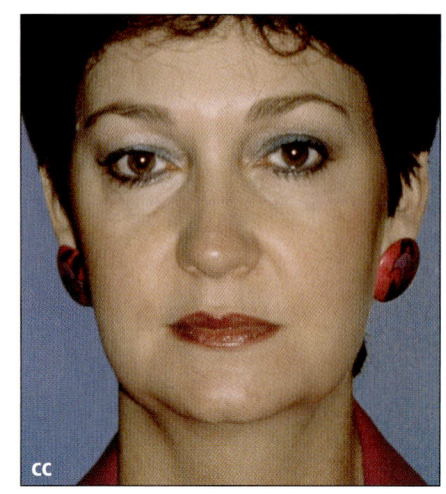

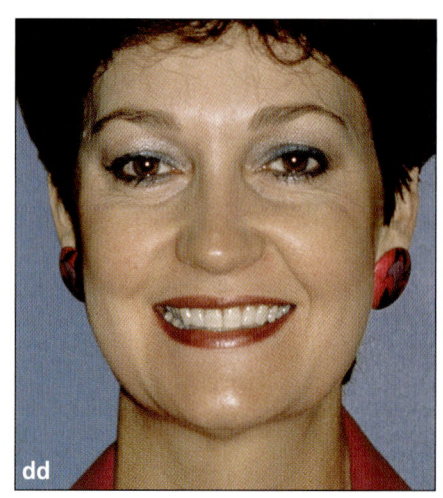

図5-9bb〜図5-9dd　治療後の顔貌，41歳．(bb) 軟組織側貌では前下顔面高の増加を認める．(cc) 正面観は対称性が良くなった．(dd) スマイルでは良好なスマイルライン，バッカルコリドーが認められる．

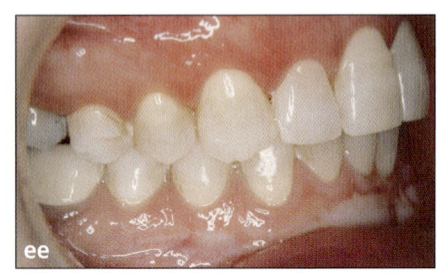

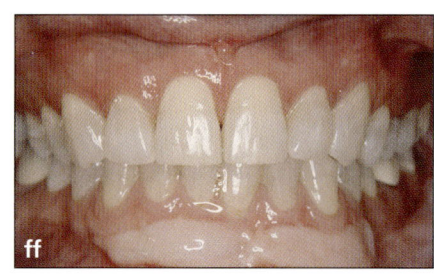

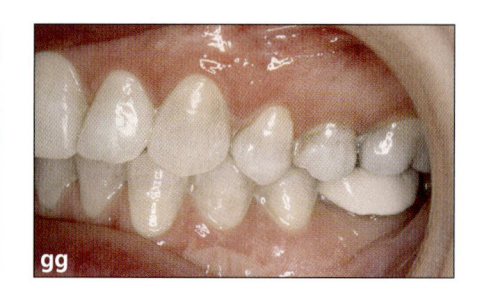

図5-9ee〜図5-9gg　治療後の咬合状態は大臼歯関係Ⅰ級，スピーカーブも改善している．

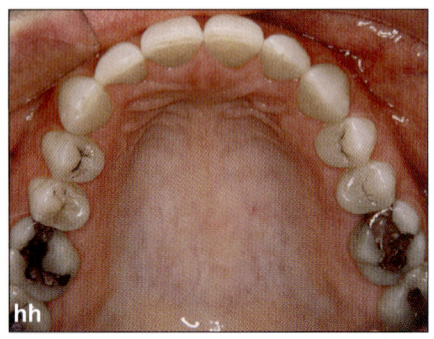

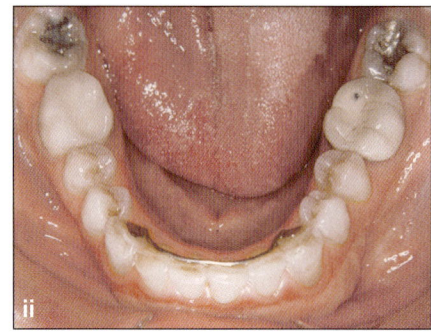

図5-9hh，図5-9ii　治療後の咬合面観．治療後の上顎大臼歯間幅径は37.6mm，下顎犬歯間幅径は27.6mm．

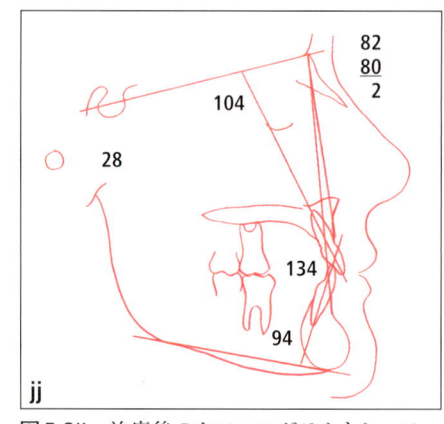

図5-9jj　治療後のセファログラムトレース．

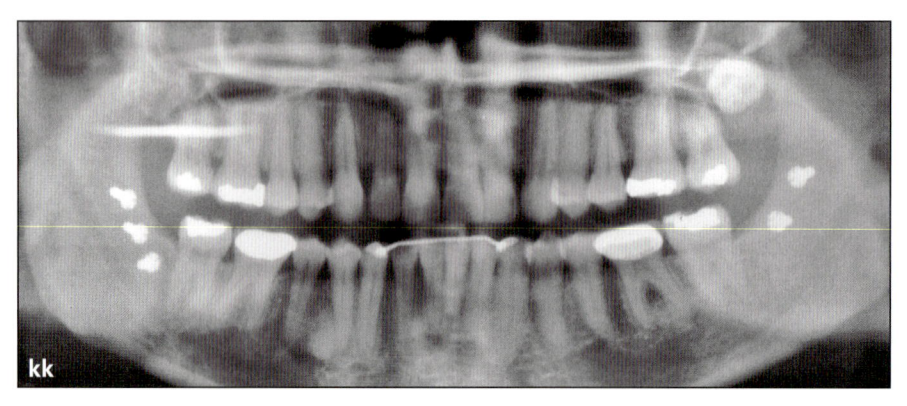

図5-9kk　治療後のパノラマエックス線写真．

症例 5-2

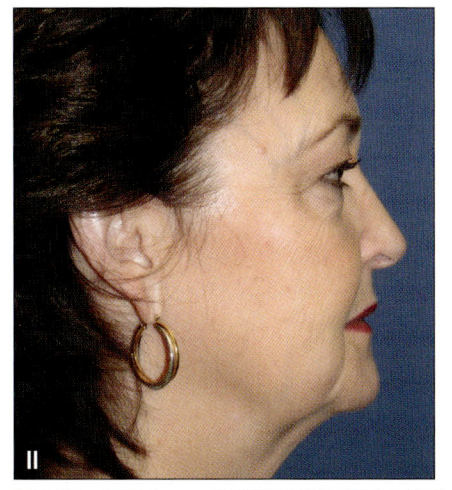

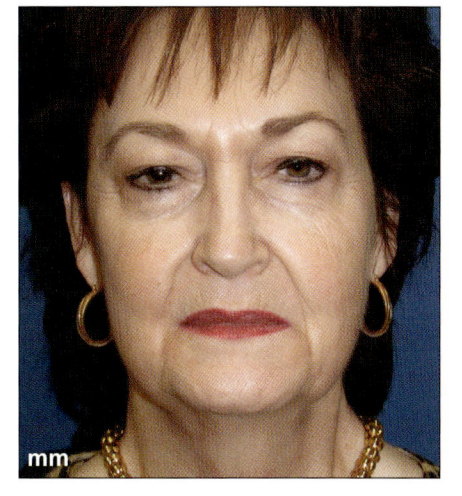

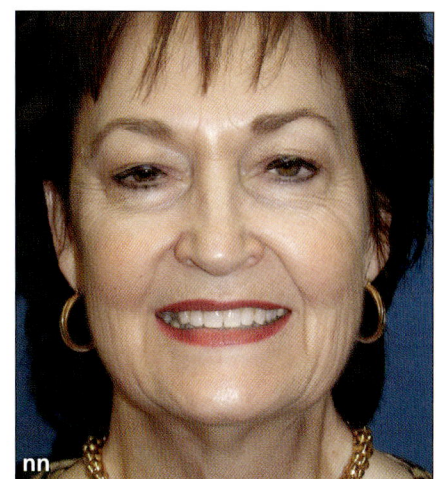

図5-9ll～図5-9nn　治療後24年経過時の顔貌.

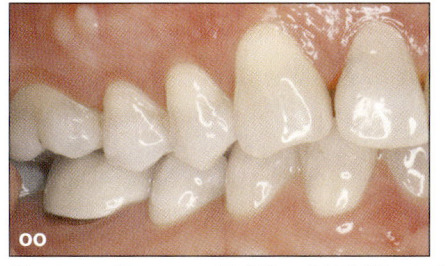

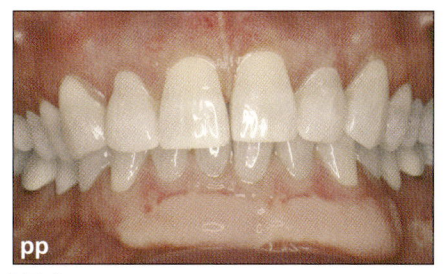

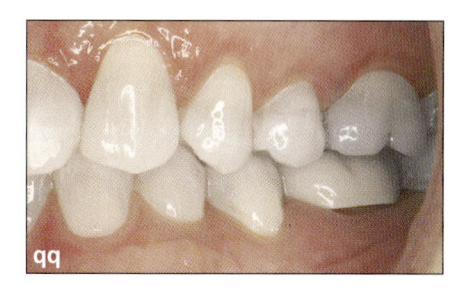

図5-9oo～図5-9qq　治療後24年経過時の口腔内写真.

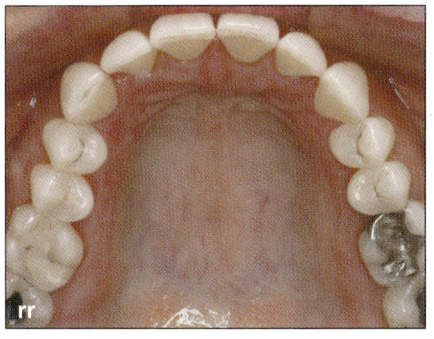

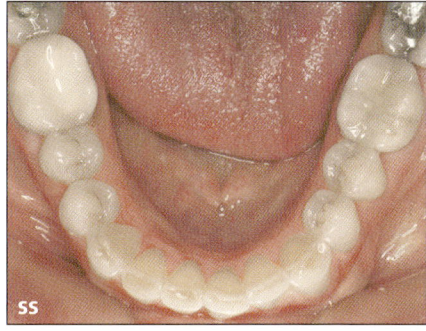

図5-9rr, 図5-9ss　治療後24年経過時の咬合面観. 上顎大臼歯間幅径は36.6mm, 下顎犬歯間幅径は27.8mm.

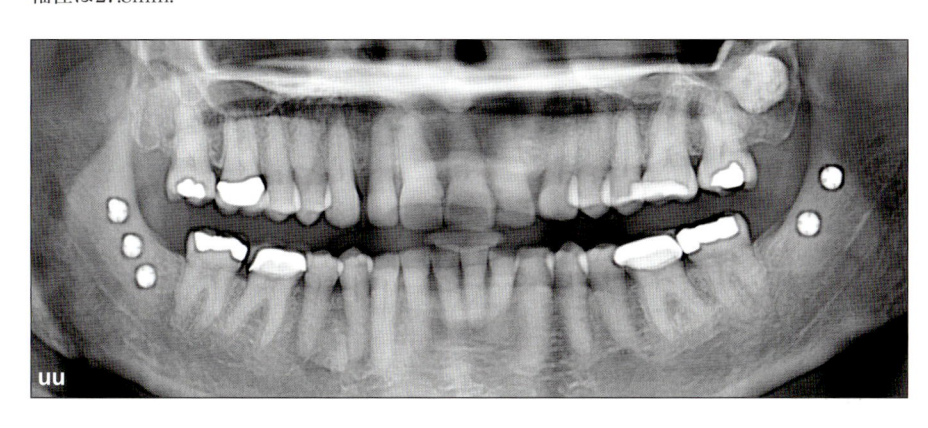

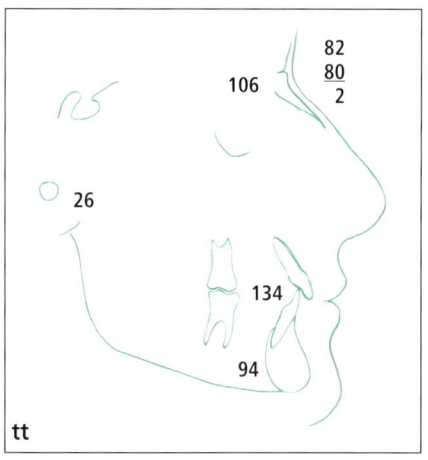

図5-9tt　治療後24年経過時のセファログラムトレース.

図5-9uu　治療後24年経過時のパノラマエックス線写真.

87

CHAPTER 6

側方向の骨格的改善

"知るだけでは不十分である. 活用しなければならない"
— Leonardo da Vinci

　3方向の骨格的サイズのうち, 側方向(水平面)の大きさの変化はもっとも予測可能なものである. 成長期の子どもの狭窄した上顎は, ほとんどの場合, アーチワイヤーまたは急速拡大装置(RPE)で広げることができ, 予測可能で安定した結果を有している. これは, 歯槽性あるいは顎整形力によるものと考えられる. 狭窄した下顎歯列をある程度の安定性をもって拡大することも可能であり, これには普通, リップバンパーやそのほかの可徹式機能的装置が用いられる. この場合は, 歯槽性の拡大と考えられる.

　成長がない患者における非外科的な口蓋拡大も, あまり大きな期待をもたずに試みられることではあるが, これもまた可能である.

　矢状方向や垂直方向における骨格的改善を成功させ維持することは, ときには難しい場合があるのに対して, 側方向の改善とその長期安定性は一定のガイドラインに確実に従えば, はるかに成功率が高い.

　本章では, われわれが長期間にわたる側方向の改善を望むならば取り組まねばならない3つの部位に焦点を当てる. (1)下顎犬歯間幅径(3×3)(図6-1), (2)上顎大臼歯間幅径(6×6)(図6-1参照), そして(3)上下顎歯列形態である(図6-2).

下顎犬歯間幅径(3×3)

　側方向のコントロールの目標の1つは, 治療前の下顎犬歯間幅径の増加を1mm以内に維持することである. これは, 非抜歯治療でも, 抜歯治療の場合でも真実である. あらためて, Dr. Tweedは正しかったのだ.

　今日, ある臨床家は, 抜歯症例においては, 下顎犬歯は抜歯部位の歯列の広がった部分に動くのだから, 左右犬歯間は1mm以上拡大することができ, 安定しうるということを正当化しようとしている. しかしながら, 私の知るかぎりでは, 過去に下顎犬歯間幅径が恒久的に拡大したことを示した, 長期間のデータに基づく研究論文が出版されているのを見たことがない. 例外として犬歯が舌側萌出した場合を除き, いかなる抜歯症例においてもこのような状況を私は経験したことがない.

6 • 側方向の骨格的改善

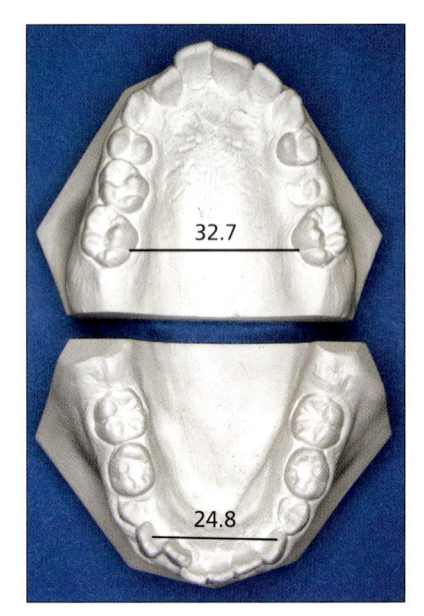

図6-1 下顎歯列の犬歯間測定と上顎歯列の大臼歯間測定.

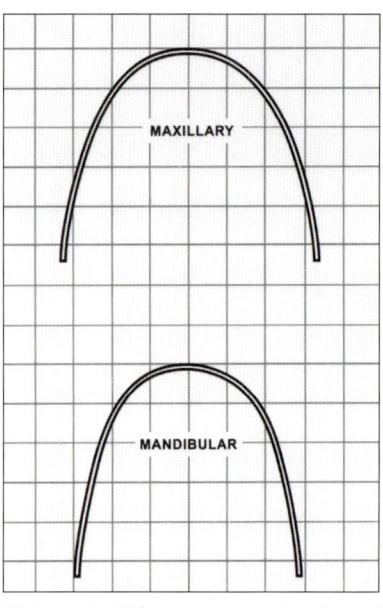

図6-2 上下顎アーチフォームのテンプレート.

表 6-1	抜歯後の犬歯間幅径(mm)の変化. T1(治療前), T2(動的治療終了時), T3(治療後)		
	T1	T2	T3
J. M. Alexander	25.7	26.8	25.8

根拠

"真実の部屋"から出版された4つの長期経過に関する研究[1-4]は,この考えを実証している.表6-1はJ.M.Alexanderの研究[3]で示された,長期間にわたる下顎犬歯間幅径(3×3)の計測値である.

加えて,そのほか多くの類似した結果の研究論文が刊行されている.これらの結論に疑議を唱え,下顎犬歯間を拡大し,保定をしなくても確かな長期安定性が得られるといういかなる人に対しても私は異議を唱えるものである.

メカニクス

一部の患者では,犬歯間幅径をコントロールすることは下顎前歯のトルクコントロールを行うのと同様に難しい場合がある.下顎犬歯間幅径は,0.016インチNiTiを用いて前歯部叢生をほどいている間に簡単に拡大されてしまう.リップバンパーを用いる際も,口輪筋による圧力が取り除かれることにより犬歯間幅径が拡大される.しかしながら,この拡大は一時的なものである(図6-3).

最終のアーチ形態は,0.017×0.025インチSSアーチワイヤーによって完成される.治療前の下顎模型は6前歯部のアーチフォームを形成するためのガイドとして用いられる.そしてアーチワイヤーは,アーチフォーム全体を確認するため,患者の口腔内でブラケットの上におくようにする.

例外

もし下顎犬歯がアーチフォームに対して舌側に萌出してきた場合,犬歯間幅径は正常なアーチフォーム(図6-4)に一致させて拡大でき,それは安定する.

上顎大臼歯間幅径

側方向のもう1つの目標は,左右の上顎大臼歯の舌側溝間距離を歯頸線レベルで計測したとき,この上顎大臼歯間幅径を34mmから38mmの間に保持することである(図6-5).

根拠

2005年に発表されたFerrisらの論文による研究[4]では,最初にRPEとリップバンパーを使用し,引き続き固定式装置で治療が行われた場合の長期安定性が論じられている(図6-6).研究に参加した20名の患者(11歳2か月から13歳6か月の間に最初の矯正治療を受けた男性9名,女性11名)の治療後の平均期間は24年,保定終了後の平均期間は8年である.

RPE/リップバンパーの使用に引き続き全顎の固定式装置で治療を行ったこの研究では,大部分の計測項目で歯列弓の大きさが統計学的に有意に増加し,ほかの計測項目でも予想された

上顎大臼歯間幅径

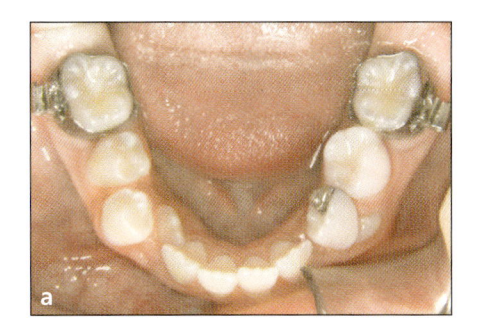

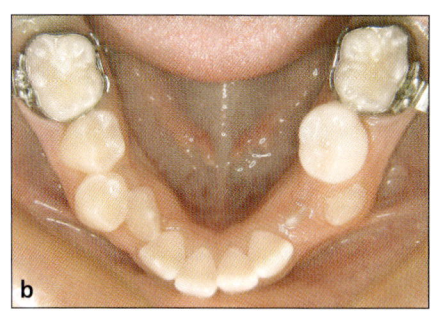

図6-3 リップバンパー治療における治療前(a)と治療後(b)の下顎歯列.

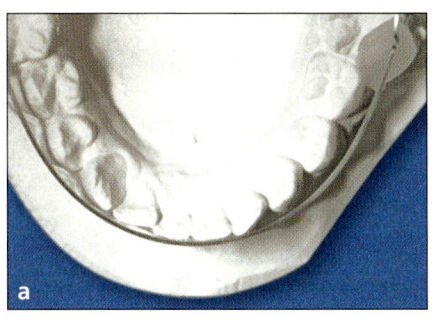

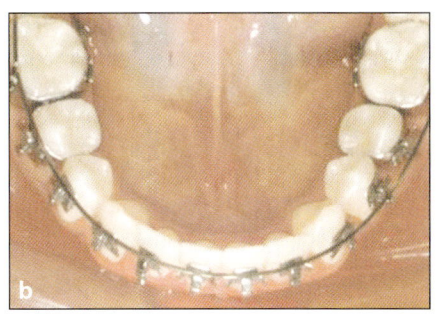

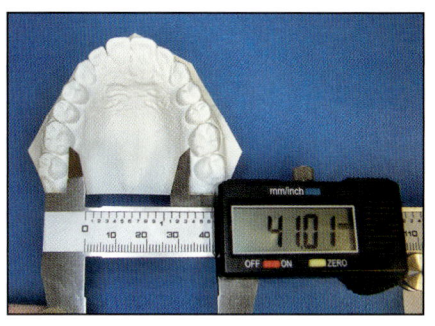

図6-4 (a)下顎の初診時の模型を参考に6前歯のアーチワイヤーの形態を決定し,犬歯間幅径の拡大を最小にする.(b)アーチワイヤーにおいて犬歯間幅径の確認をしている患者の咬合面観.

図6-5 ノギスによる上顎大臼歯間幅径の測定.

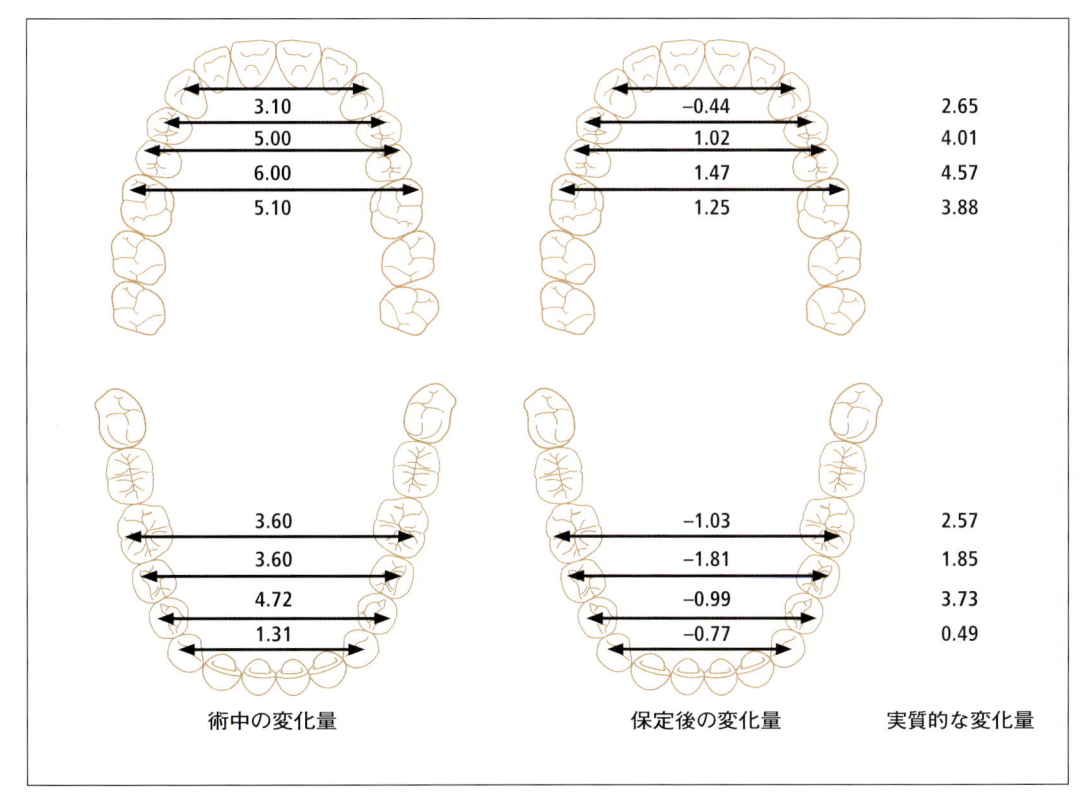

術中の変化量	保定後の変化量	実質的な変化量
3.10	−0.44	2.65
5.00	1.02	4.01
6.00	1.47	4.57
5.10	1.25	3.88
3.60	−1.03	2.57
3.60	−1.81	1.85
4.72	−0.99	3.73
1.31	−0.77	0.49

図6-6 Ferrisらの研究.上下顎歯列尖頭・咬頭頂間距離の術中および治療後(保定後8年)の変化.この研究における計測は歯肉縁部ではなく尖頭・咬頭頂間距離が用いられたため,その数値はほかの研究値と比較できないかもしれない.

幅径の減少は防ぐことができた．保定終了後の長期間の変化では減少を認めたものの，実質的にはサイズの増加は維持されていた．

　この研究によると，固定式装置に先立って行われるRPE／リップバンパー治療は，混合歯列期の中・後期から永久歯列初期において，中等度の歯の大きさと歯列弓長の不調和（TSALD）をともなう症例の治療に有効と言える．上下顎小臼歯間および大臼歯間幅径は恒久的に拡大できるのに反して，下顎犬歯間幅径は拡大させるよりもむしろ維持するべきである．

メカニクス

　治療前の大臼歯間幅径が33mmあるいはそれ以下の場合，上顎の側方拡大は，恒久的に達成できる．すでに示したように，2mmから3mmの大臼歯拡大はアーチワイヤーで可能である（本シリーズ第1巻第8章参照）．3mm以上の恒久的な拡大が必要な際は，RPEを使用する．

　下顎の側方拡大は，アーチワイヤー，リップバンパーあるいは種々の可徹式装置で行うことができる．Ferrisらの研究[4]は，下顎小臼歯間および大臼歯間幅径が恒久的に拡大可能であると示した，おそらく初めての研究である．

例外

　拡大は，付随効果として歯列弓周長を増加させるが，それゆえ歯が小さかったり，アーチレングスディスクレパンシーがない患者には勧められない．

上下顎のアーチフォーム

　側方向のコントロールについての最後の重要な点は，下顎犬歯間幅径と上顎大臼歯間幅径との調整であり，それによって患者の最終アーチフォームが決まる．

　側方向のコントロールの最終目標は，1つのブラケットシステムに適合する1つのアーチフォームといった形を避けることである．そうではなくて，私たちは歯の位置の限界を考慮しなければならない．下顎切歯歯軸角（IMPA），下顎犬歯間幅径，上顎大臼歯間幅径について論じてきたので，これらの3項目の計測値を組み合わせれば，自動的にアーチフォームが設定されるということは理にかなっている．

根拠

　McKelvainの研究[5]では，治療が上手くいった102症例で用いた最終アーチフォームについて，何らかの一貫性があるかどうか調査された．この研究で用いられたアーチフォームは，今日の矯正治療基準に照らし合わせて上手く治療されていると受け入れられる治療結果を作るために，個々の症例に合わせて屈曲されたものである．最終のアーチフォームの形態が初診時の形態と類似するかどうかについて調べるため，個別に作られた最終アーチワイヤーの形態を18症例の初診時の模型に重ね合わせた．視覚上の検査では，治療前，治療後のアーチフォームに大きな違いは認められなかった．

　長期にわたるアーチフォームを比較研究した結果，Lapointe[6]は，I級の抜歯，非抜歯症例において，アーチフォームはオリジナル形態に戻る傾向にあることを，同様に見出した．

　Felton[7]は，大臼歯間幅径の拡大はかなり長期間安定しているが，犬歯間幅径の拡大は安定しないことを見出した．"Par"アーチと"Vari-Simplex"アーチの組み合わせに相当するアーチフォームがもっとも良く適合していた．

メカニクス

　McKelvainの研究[5]で，今日，私たちが個々の患者に使用しているアーチフォームテンプレート（図6-2参照）が開発された．このアーチフォームは私たちの患者の大部分に1SD内で適合するが，すべてのアーチワイヤーは，それぞれの患者ごとに個別に調整しなければならない．

　アーチフォームは下顎犬歯間幅径，上顎大臼歯間幅径の制限内でデザインされるべきであるが，個々の患者はそれぞれもっとも適したアーチフォームを有している．

　"真実の部屋"で書かれた多くの研究論文と私の患者の長期の安定性をもとに，アイディアルアーチフォームに関して私は以下の結論にいたった．

- アーチフォームの前歯部形態は，下顎犬歯間幅径（図6-7）と下顎前歯の位置により決定しなければならない．犬歯が異常に舌側に萌出していなければ，犬歯間幅径を1mm以上拡大すべきではない．加えて，下顎前歯は直立した位置（図6-8）に保たなければならない．この下顎前歯部のアーチフォームは，Bonwill-HawleyアーチフォームとしてDr. Tweedに教えられたものである．
- アーチフォームの少々の変動は下顎前歯部において起こりうるので，上顎犬歯間のアーチフォームは下顎のアーチフォームに合わせなければならない（図6-9）．
- 上顎臼歯部の最終アーチフォームは，上顎大臼歯間幅径によって規定される．私たちの研究では，非抜歯治療症例の長期間経過後の大臼歯間幅径は，平均35mmから37mmであることがわかった．これは，上顎第一大臼歯舌側中央溝の歯頸線部ラインでの測定値である（図6-10）．したがって，アレキサンダーディシプリン アーチフォームの大臼歯部は，この幅径によりデザインされている（図6-11）．

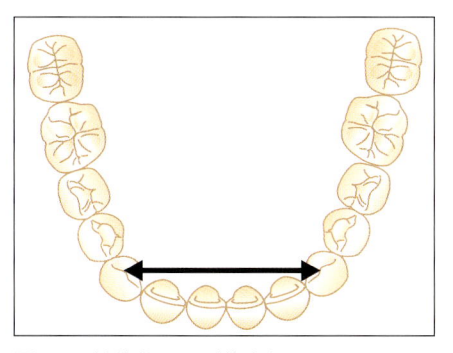

図6-7 最終的な下顎前歯部アーチフォームは最初の犬歯間幅径によって決定される．

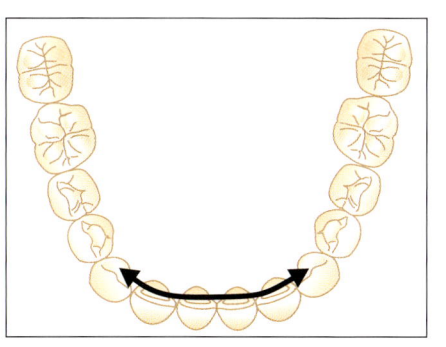

図6-8 さらに最終的な下顎前歯部アーチフォームは下顎切歯の位置の制御にともなって決定される．

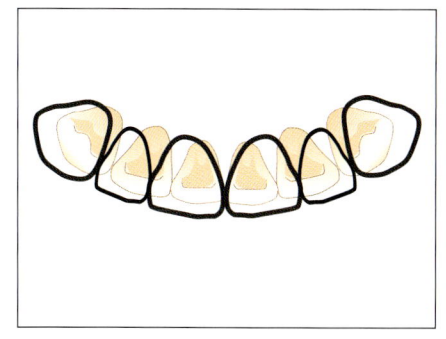

図6-9 上顎前歯部のアーチフォームは下顎の左右犬歯間形態との関係により決められる．

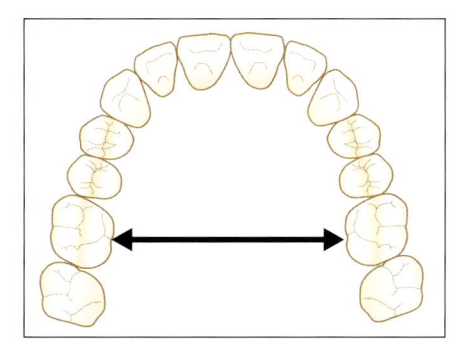

図6-10 上顎大臼歯間幅径は最終アーチフォームを決定する．この最終アーチを作る方法を用いるといつでもオーボイド（卵円）形を作ることができる．

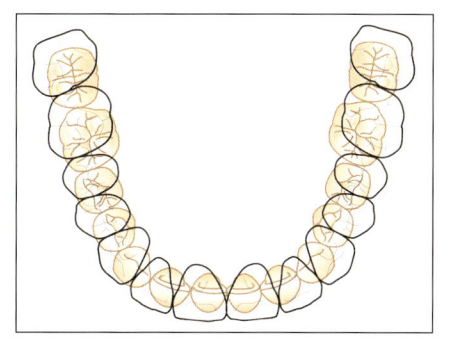

図6-11 下顎臼歯部の形態は上顎アーチに正しく咬合させるように，拡大あるいは狭窄される．

例外

下顎乳犬歯の早期喪失は，この部位の歯槽骨の陥凹や狭窄を引き起こす．結果として，しばしば下顎永久犬歯がこの狭窄した部位に萌出し，治療中に下顎犬歯間幅径をかなり拡大する必要が生ずることがある．このような状況では，不可能ではないにせよ，長期安定には限界があるだろう．

考察

同僚間での議論を盛り上げる良い方法としては，アーチフォームの問題をもち出すことである．美についての評価には多様性があるものの，ブロードスマイルを作り出すような，より幅広の前歯部分が好まれているという傾向は明らかに存在する．専門家が不承不承のために伝統的な矯正治療，とくにTweedテクニックによって強いられてきた前歯部の狭いアーチフォームから脱皮する変遷がゆっくりではあるが，始まっている．最近では，Angelina JolieやJulia Robertsのようなセレブのブロードスマイルへと流行は向かっている．しかし，理想的な上顎前歯部のためには，その幅をどの程度広げれば良いのであろうか．個々に合わせたアイディアルアーチのテンプレートに既製アーチワイヤーを一致させて使用することがはたしてどの程度不可欠なことなのか．そして，もっとも重要な点として，広げたアーチを用いた際の長期安定に対する予後はどうなのか．

審美性

美しさとセファログラム分析上の知見には関連性が存在するかもしれないが，1対1に近いものはどこにもない．美人コンテスト優勝者に対するセファログラム分析の研究では，典型的な美人は平均的なセファログラム分析値にもっとも近似していた．しかしながら，セファログラム分析を基本とする治療目標に合っているからといって，患者の外観を無視して良いというわけにはいかない．それゆえに，審美性は矯正治療においてもっとも重要視されなければならない．矯正治療結果の質は審美的に好ましい顔貌，バランスのとれた機能的咬合，そして安定した歯列から構成される．

アレキサンダーアーチフォーム

　アレキサンダーディシプリンの多くは，私自身が発展させた概念に基づき，ほかのテクニックから最良と思われるものを融合し，洗練を加え，私個人の臨床経験から得た結果より導き出されている．現在のアレキサンダーアーチフォームはこのような臨床評価に基づいたものである．前述したように，これらは主にBaylor大学歯科矯正学講座のDr.Garland McKelvainにより遂行された研究チームの結果によるものである[5]．Dr.McKelvainは，私の診療室から最終治療結果の良好な58の非抜歯症例，44の抜歯症例の合計102症例を選択し，それぞれの症例について上下顎の最終アーチワイヤーを計測した．それぞれのアーチワイヤーは，各不正咬合の具体的な必要事項に対処するために，既製のアーチフォームから私自身が個別に手で曲げたものである．これらのアーチワイヤーの合成が行われた．すると，ある基本的なアーチフォームが，1SD内ですべての上顎歯列に実質的には一致することがわかった．しかしながら，下顎のすべての最終アーチを充足させるには2種類のアーチフォームが必要であり，1つはU字形，もう1つはわずかにV字形であった．これらの基準化したアーチワイヤーを，102症例それぞれの最終模型と比較した．基準化したアーチフォームの1つをわずかに調整すれば，全症例で，十分良好な適合を得ることができた．

　数年間，これら既製のアーチワイヤーを臨床で用いたのちに，下顎用の大きいサイズのアーチワイヤーを使用することを中止した．その理由はいたって簡単で，下顎用の大きいアーチワイヤーが必要なときは，後方を拡大しアーチワイヤーを広げるというとても簡単な方法ですむからである．

　1987年，Baylor大学のDr.Mark Feltonが，市販されているアーチワイヤーに関する学位論文[7]を発表した．彼は，私の診療室から保定終了後平均7年経過した症例を選んで調査し，また未治療の正常な対象群についても調査した．全部で90症例にも及んだ．アレキサンダーアーチフォームは，市販されているほかのどのアーチワイヤーよりも，これら個々人に良く適合した．もっとも適合の良くなかったものがBonwill-Hawleyアーチであった．アレキサンダーアーチフォームは，前歯部では，（もっとも狭いアーチの1つである）Parアーチよりかなり平坦であり，（もっとも広いアーチの1つである）Rothアーチよりもやや平坦でなく，とくに両極端である2つの間に位置していた．さらに，Feltonによる研究では，アーチフォームを変えることはしばしば不安定さをもたらし，症例のほぼ70%が，統計学的に有意な長期間にわたる治療後の変化を示すと結論づけられている．

アレキサンダーアーチフォームの使用

　いかなる症例においても，既製ワイヤーのアーチフォームをそのまま的確な最終アーチフォームとして用いるべきではない．

またわれわれは，顔の形とアーチフォームを関連づけることについてあまり大きな価値をおくことには注意する必要がある．顔貌に基づいてアーチフォームの形を選択するよりはむしろ，最終アーチフォームを初診時の下顎歯列形態に合わせていくことが理にかなっていると信じている．前述したように，初診時の下顎犬歯間幅径を維持することが安定性を向上させる．

　上顎歯列の形態を決めるため，患者に嚙み込んだり，下顎を前に滑らせたりしてもらう．上顎前歯部左右犬歯間の形態は，一般に未治療の下顎歯列形態に合わせるべきである．頰側部分は，未治療の下顎に対して正常な頰側オーバージェットにするため，アーチワイヤーを拡大あるいは狭窄させる必要があるか否かについて調べる．

　最終アーチフォームの決定に際し，下顎の最終アーチワイヤーが初診時の口腔模型に，とくに犬歯間部分で，できるかぎり近似するよう合わせて完成する．犬歯間幅径が拡大されていないことを確認するように注意を払う．アーチワイヤーは，小臼歯部で頰側へ彎曲を与え，後方に向けて徐々にカーブを減らし，第二大臼歯中心溝を横切る．そして，できたアーチワイヤーを最終調整として患者の歯列に合わせてみる．

　概説すると，患者の最終的な下顎アーチフォームは，治療前の下顎模型で見られるオリジナルのアーチフォームに戻すことによって決められる．そして，上顎のアーチフォームは，治療前の下顎のアーチフォームに適合するようデザインする．それゆえ，治療前の下顎歯列は治療中の上顎アーチ形態を確認するためのテンプレートとして用いる．

　アレキサンダーディシプリンにおいては，下顎拡大のほとんどが小臼歯と大臼歯部で起こるため，調整のほとんどは後方歯部で行われる．下顎第二大臼歯にバンドが装着されたときには，同部位にトーイン（toe-in）が付与される（図6-12）．この作業は，第二大臼歯が逆被蓋になることを防ぐためである．

　時折，治療前に，下顎のアーチが狭窄したV字型を示す患者がいる．これは，下顎乳犬歯の早期抜歯により引き起こされる．このような状況では，不本意ながら下顎犬歯間幅径を拡大しなければならない．この場合は，最終アーチワイヤーを作製するために初診時の模型を簡単に用いることはできない．残念ながらこのような症例では永久的保定が必要となる．もっとも，十分に若い患者では，ときには，生涯保定せずに新たに作られた歯列を維持できることもある．

アーチワイヤーの調整

　基本的なTweedの概念は，治療過程において上顎と下顎のアーチワイヤーを取り出し，それぞれの形態に合わせて調整することである．私は，同時にそれぞれのアーチワイヤーを装着することがないため，今日ではそれをほとんど実践していない．所定のアーチ上でワイヤーを屈曲するか，あるいは口腔内の状態に合わせて形態を修正する．患者にⅠ級の位置で嚙んでもら

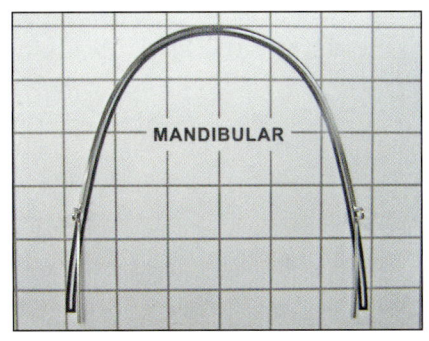

図6-12 トーイン（toe-in）を付与した下顎アーチフォーム.

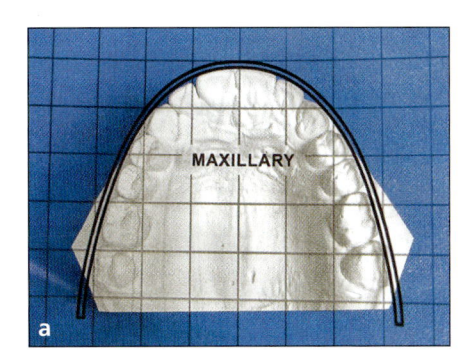

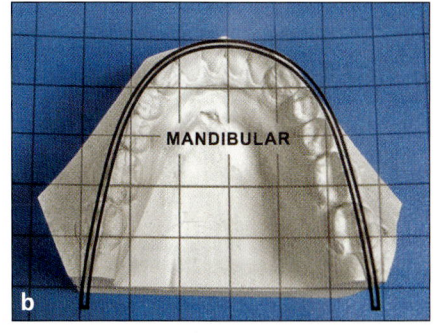

図6-13 模型上においたテンプレート.（a）上顎模型.（b）下顎模型.

い頬側のオーバージェットを評価する．今日では頬側オーバージェットの観察がワイヤー後方部を拡大するか狭窄させるかの主要な指標となる．私は，対合歯列のワイヤーではなく，咬合状態に合わせてワイヤー調整を行う．しかしながら，アーチワイヤーが上下別々に屈曲されているときは，Dr.Tweedが勧めるように，上顎・下顎の最終ワイヤーはよく似た形態に調整する．

一般に，既製のアーチワイヤーは真っすぐなワイヤーよりかなりの利点を提供する．すなわち屈曲時間が短縮できる．さらに，工場において厳格な基準のもとで作製されているので，連続性，対称性に優れている．臨床医にとっては，75％から80％が最初からすでに屈曲されていると言える．しかしながら，ほとんどいつもわずかな調整が必要となる．この残り20％から25％の調整がすべての結果の差を生じさせるものである．

アレキサンダーアーチフォームには覚えておくべき2つの重要な点がある．第一に，アーチフォームは，私が規定したオフセットを付けたオリジナルのVari-Simplexブラケットを用いて開発されたものであること．これらは，今日用いられている長期安定用アレキサンダーブラケット（ALTS-b）と同じオフセットである．そのほかのストレートワイヤー法は異なるオフセットを用いるため，歯列に同じような治療結果を出すためには異なるアーチフォームを必要とする．

そして第二に，個々のアーチワイヤーの調整のほとんどで，既製アーチの後方を拡大または狭窄することである．この調整は，本質的に標準偏差内である．ただ，より狭窄させたいときは，前歯部のアーチに形態修正を加える．

アーチワイヤーの選択

アレキサンダーテンプレートは，有効に用いることができる．下顎模型の上にテンプレートをおき（図6-13），正しいアーチフォームを確認し調整する．アーチワイヤーを調整するための特別のテンプレートがあるということは，矯正医だけでなくチェアーサイドアシスタントにとっても有益である．オメガループを曲げたとき，矯正医が確認する前に，テンプレート上での再調整がしばしば必要となる．それから矯正医がワイヤーにカーブや拡大，狭窄を加える．

治療の過程を確認するため，われわれは定期的にアレキサンダーディシプリンの3大目標に対する日常の手順をチェックする．すなわち(1)質の高い治療結果，(2)患者にとって使いやすさと利便性があること，(3)チェアータイムの短縮である．既製のアレキサンダーアーチワイヤーの使用は，これらの目標達成に役立ち，アレキサンダーディシプリンにとって不可欠で必要な部分となっている．

参考文献

1. Glenn G, Sinclair PM, Alexander RG. Nonextraction orthodontic therapy: Posttreatment dental and skeletal stability. Am J Orthod Dentofacial Orthop 1987;92:321–328.
2. Elms TN, Buschang PH, Alexander RG. Long-term stability of Class II, Division 1, nonextraction cervical face-bow therapy: II. Cephalometric analysis. Am J Orthod Dentofacial Orthop 1996;109:386–392.
3. Alexander JM. A Comparative Study of Orthodontic Stability in Class I Extraction Cases [thesis]. Dallas: Baylor Department of Orthodontics, 1995.
4. Ferris T, Alexander RG, Boley J, Buschang PH. Long-term stability of combined rapid palatal expansion–lip bumper therapy followed by full fixed appliances. Am J Orthod Dentofacial Orthop 2005;128:310–325.
5. McKelvain GD. An Arch Form Designed for Use with a Specific Straight-Wire Orthodontic Appliance [thesis]. Dallas: Baylor Department of Orthodontics, 1982.
6. Lapointe S, Wiltshire WA, Hechter FJ, Dong CCS. Is Arch Form Stable in the Long Term After Orthodontics? [thesis]. Winnipeg, MB: Univ of Manitoba, 2006.
7. Felton JM, Sinclair PM, Jones DL, Alexander RG. A computerized analysis of the shape and stability of mandibular arch form. Am J Orthod Dentofacial Orthop 1987;92:478–483.

症例 6-1

概要
この12歳の女子は，大臼歯関係はⅠ級であるがⅢ級傾向を示していた．

検査と診断
咬合は，上顎右側中切歯と側切歯および左側第二小臼歯と第一大臼歯に片側性の逆被蓋関係を認めた．下顎正中は2mm右側へ偏位．左側前歯部は開咬を示していた．

上顎後方の歯列形態は非常に狭くなっていた(28.5mm)．下顎歯列では，アーチレングスディスクレパンシーはわずかであるが，異常な非対称の歯列形態であった．

セファログラム分析からローアングル，骨格性Ⅲ級傾向を認めた．

治療計画
今日，ほとんどの矯正医がこの症例を非抜歯で治療するであろう．私の決定は，急速拡大装置で上顎を拡大し，それから4本の第一小臼歯を抜歯するというものであった．

評価
動的治療期間20か月．ゴムの装着も顎外装置の使用も行わなかった．歯根の排列状態は良好である．この患者は決して診療予約を破らなかった．

長期安定性
治療後27年(保定後20年)経過時において，後戻りはまったく認められない．固定式犬歯間保定装置を撤去する際に隣接面エナメル質削除を行った．

表 6-2 アーチワイヤーの順序	
アーチワイヤー	期間（月）
上顎	
0.0175 マルチストランディッド SS	2
0.016 SS	4
0.017×0.025 SS クロージングループ	4
0.017×0.025 SS	6
動的治療期間：	16か月
下顎	
None	2
0.0175 マルチストランディッド SS	1
0.016×0.022 SS クロージングループ	8
0.017×0.025 SS	5
動的治療期間：	14か月

表 6-3 個別の矯正力	
矯正力	期間（月）
急速拡大装置	5
エラスティックス	なし

症例 6-1

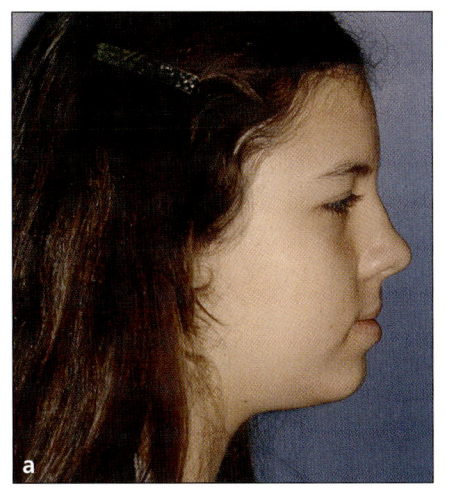

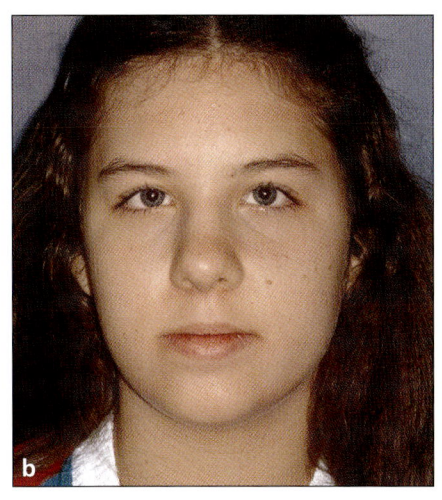

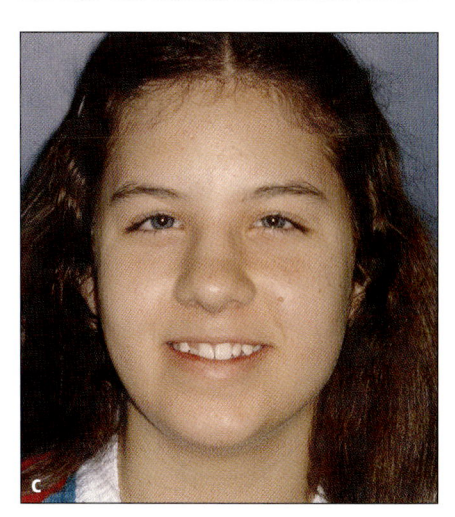

図6-14a〜図6-14c　治療前の顔貌，12歳3か月．(a)軟組織側貌はわずかに凹型．(b)正面観はバランスが良い．(c)スマイルは，わずかに左右口角が下がった状態(前歯反対咬合タイプ)である．

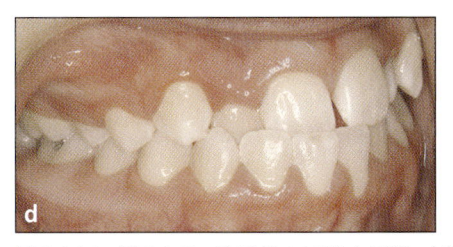

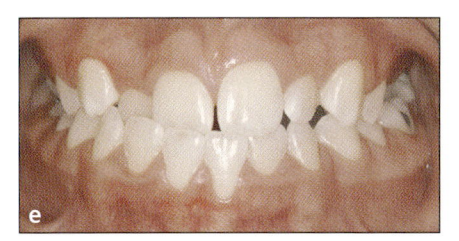

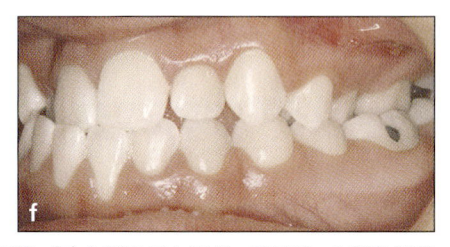

図6-14d〜図6-14f　治療前の口腔内写真．(d)Ⅰ級の大臼歯関係．(e)下顎正中は2mm右側へ偏位．(f)上顎右側中切歯・側切歯，上顎左側第二小臼歯・第一大臼歯が逆被蓋関係．

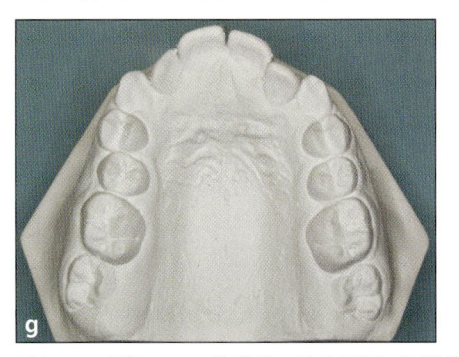

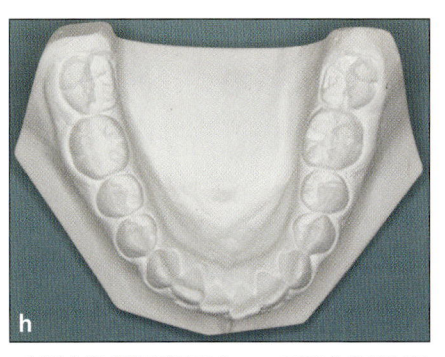

図6-14g，図6-14h　治療前の咬合面観．治療前の上顎大臼歯間幅径28.5mm，下顎犬歯間幅径26.2mm．(g)上顎歯列は狭窄が著しい．(h)下顎のディスクレパンシーは1mmで非対称形態．

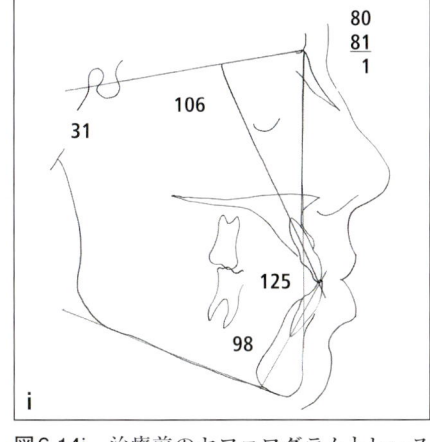

図6-14i　治療前のセファログラムトレースではローアングル，骨格性Ⅲ級傾向を示す．

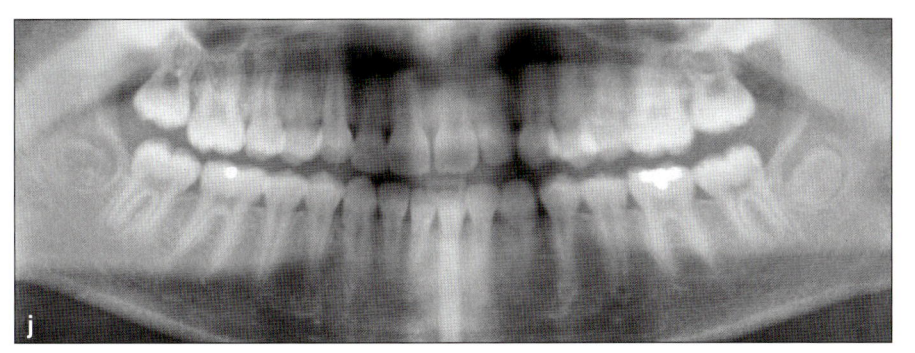

図6-14j　治療前のパノラマエックス線写真．

6 • 側方向の骨格的改善

症例 6-1（つづき）

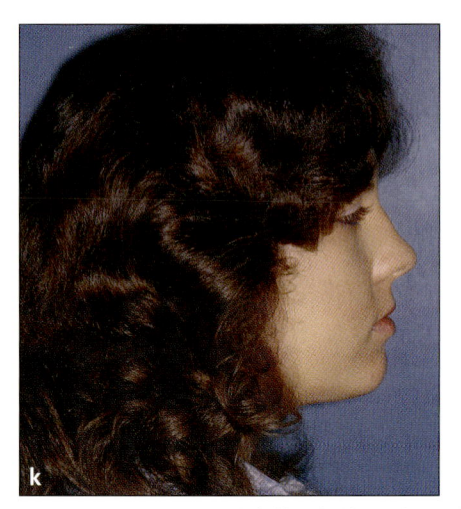

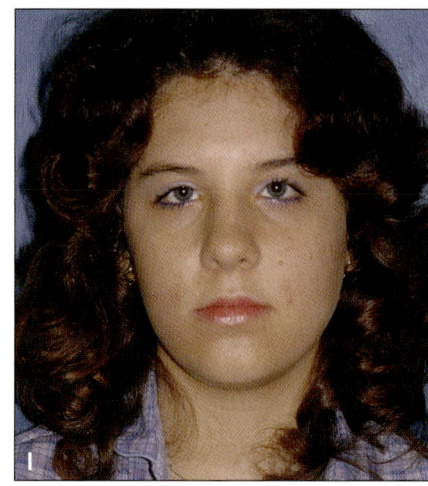

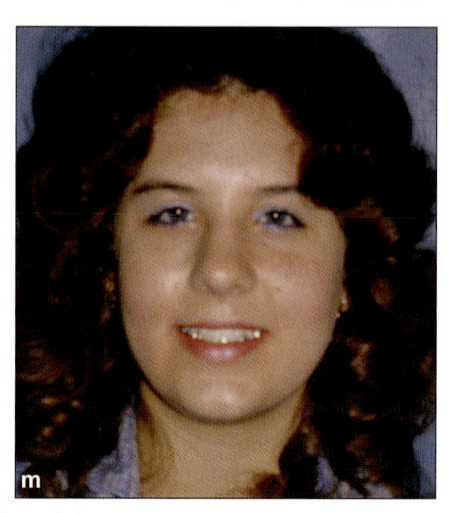

図6-14k〜図6-14m 治療後の顔貌，13歳9か月．(k)軟組織側貌は直線型．(l)正貌は良好な対称性．(m)スマイルでは，スマイルアークとスマイルラインは改善された．

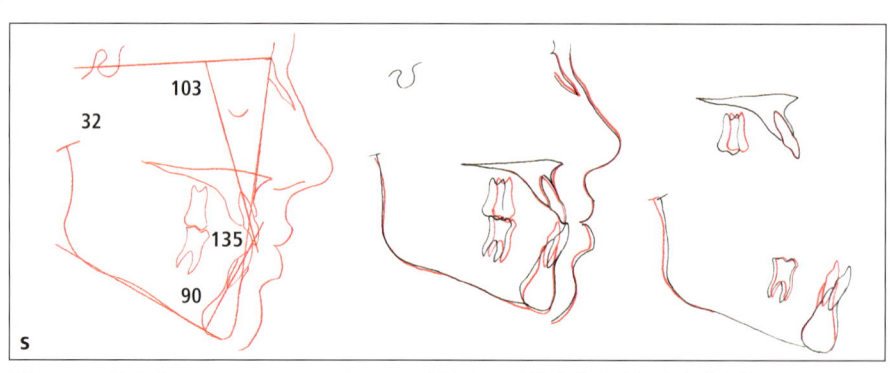

図6-14n〜図6-14p 治療後の良好な咬頭嵌合．

図6-14s 治療後のセファログラムトレース（左）および治療前（黒）と治療後（赤）のセファログラムトレースの重ね合わせ（右）．

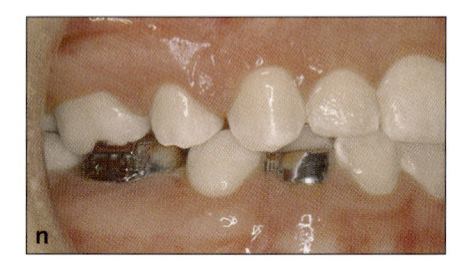

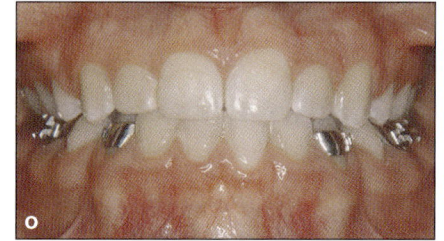

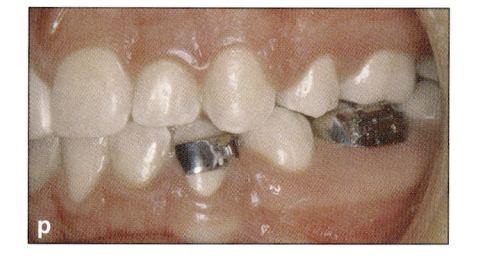

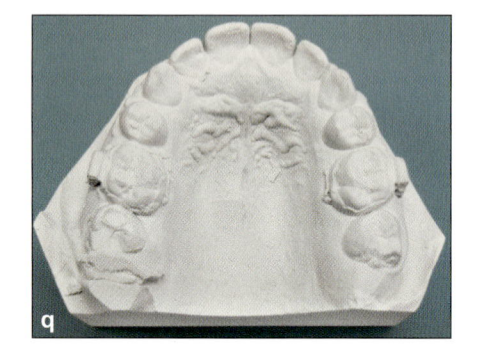

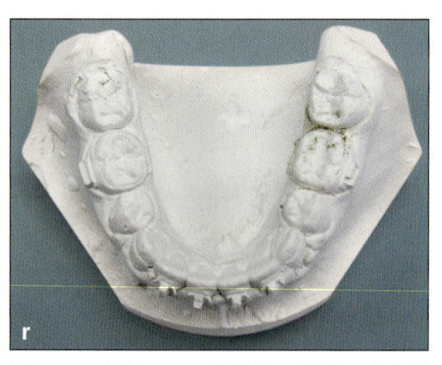

図6-14q，図6-14r 治療後の模型の咬合面観．治療後の上顎大臼歯間幅径30.9mm，下顎犬歯間幅径26.0mm．

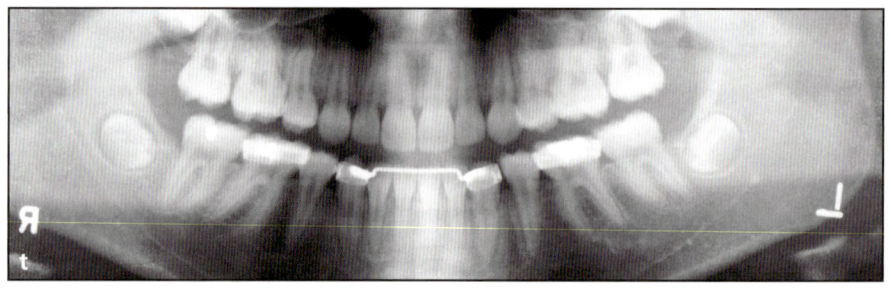

図6-14t 歯根の位置を示す治療後のパノラマエックス線写真．

症例 6-1

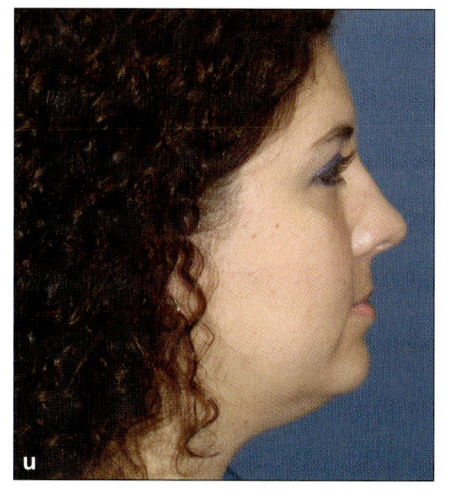

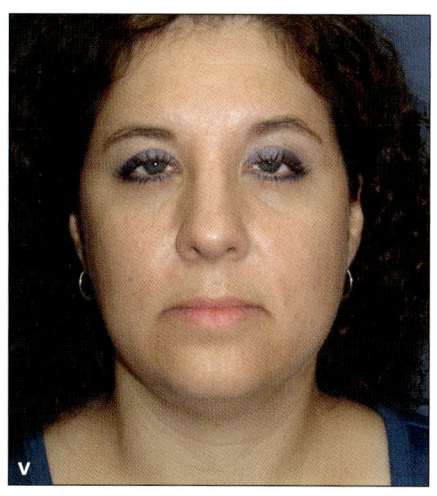

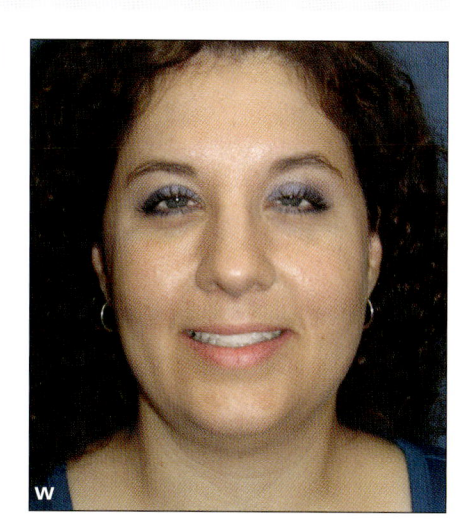

図6-14u～図6-14w　治療後27年経過時の顔貌.

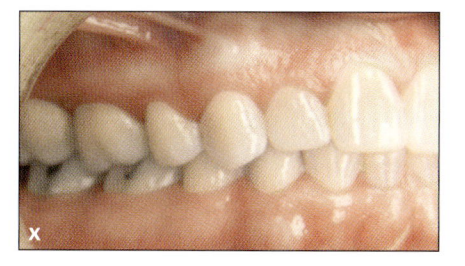

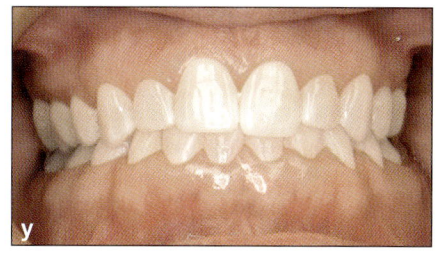

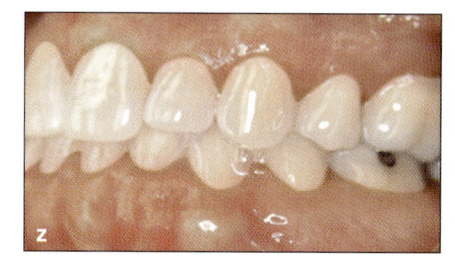

図6-14x～図6-14z　治療後27年経過時の口腔内写真.

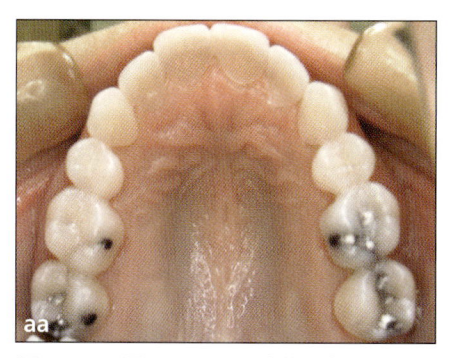

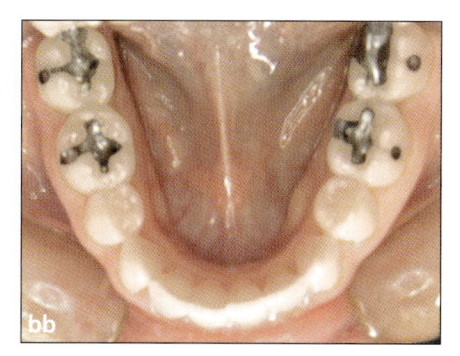

図6-14aa, 図6-14bb　治療後27年経過時の咬合面観.

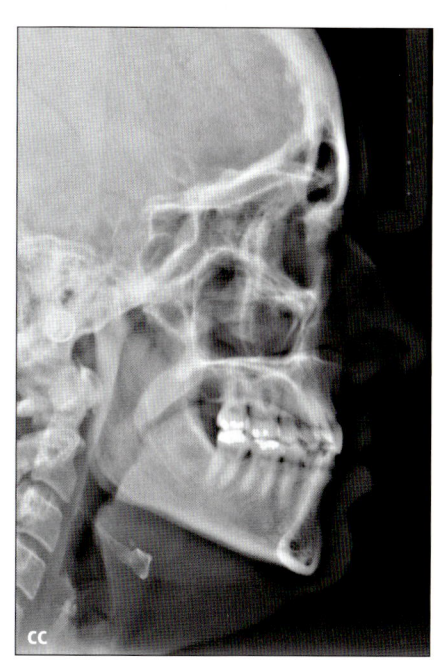

図6-14cc　治療後27年経過時のセファログラム.

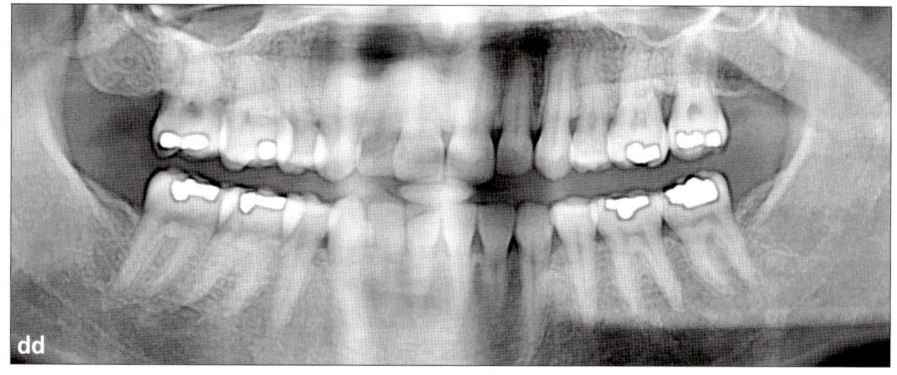

図6-14dd　治療後27年経過時のパノラマエックス線写真.

症例 6-2

概要
　ハイアングルの骨格形態と開咬を有する成人症例で，外科的矯正治療は拒否した．代わりの方法として，歯肉退縮が著しい患者ではあったが非外科的に急速拡大装置を用いることにした．この方法は，それまでは決して試みたことがなかった．

検査と診断
　27歳の女性で非常に強い垂直的骨格形態（SN-MPが46°）を有し，側方向には上顎の狭窄，開咬，舌突出癖が認められた．さらに，歯肉退縮が頬側小臼歯部周辺に認められた．
　外科手術（上顎3分割法）を提案したが，患者は拒否した．

治療計画
　ほかの選択肢はなく，非抜歯治療，急速拡大装置を使用し，その際，歯肉退縮が悪化することもありうることなどについて患者に同意を得た．歯肉弁移植術を勧めたが，これも拒否された．
　患者は上顎に舌側装置を希望し，3か月ごとの予防処置，さらに治療後に歯槽骨上線維歯周切断術（CSF）を受けることに同意した．

評価
　この症例は，ポジショナーで最終仕上げを行ったが，そのためか下顎左側中切歯に歯肉退縮が生じた．ただその一方で，この成人患者の歯周組織の健康状態は，拡大したにもかかわらず，治療前よりも良くなった．
　おそらく，患者にとってもっとも目覚ましい変化は軟組織側貌とスマイルの変化であろう．ハイアングルの骨格であっても良好なオトガイ形態となり，軟組織ポゴニオンによって側貌はバランスが良くなった．

考察
　たいへん協力的な患者である彼女は，われわれが未知の領域で治療を行っていることを知っていた．1日1回，28日間，急速拡大装置のネジを回転し，中切歯間にスペースが生じた．この事実に対する私の考えは，正中口蓋縫合も離開しているということである．明らかに歯の傾斜もあり，前歯開咬をより悪化するのでとても心配であった．急速拡大装置は最後に3回（全部で31回）回転したのち，即時重合レジンで塞いだ．
　患者には，正中口蓋縫合部で骨を再生するため急速拡大装置を口腔内に6か月間は残しておくと説明した．さらに，中心位で噛み，できるかぎり多く歯を噛みしめることを指示した．急速拡大装置がシールされた日（28日間ネジを回転して拡大終了後ネジをレンジで固定）から治療開始11か月後までの間に咬合状態に現われた変化に注目されたい．私は，この改善がKによるものと信じている．

長期安定性
　この患者には生涯にわたっての保定装置の装着を指示したが，治療後数年して保定装置を紛失してからその装着をやめていた．最終的に彼女は下顎前歯部に遊離歯肉弁移植術を受けた．
　この患者の治療ならびに，その結果と安定性は，成長のない成人患者に対する私の考え方に大きな影響を及ぼした．口蓋の拡大ができたこと，歯周組織の健康状態の改善，開咬の閉鎖，骨格的形態不全をともなう成長が終了した患者に対して非抜歯治療にて良好な咬合状態を構築することへの可能性は，私にとてもうれしい驚きを与えた．この患者の長期安定性は，この本で示したさまざまな指針に従った結果であると言える．

症例 6-2

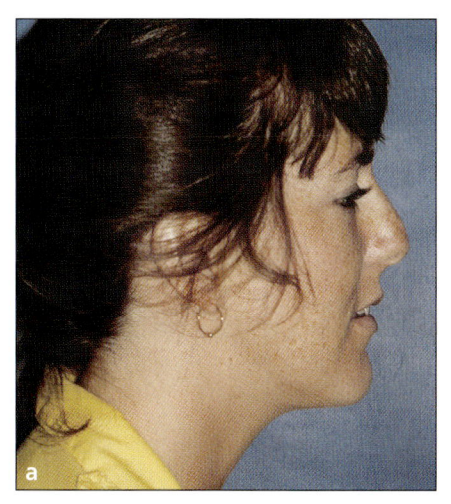

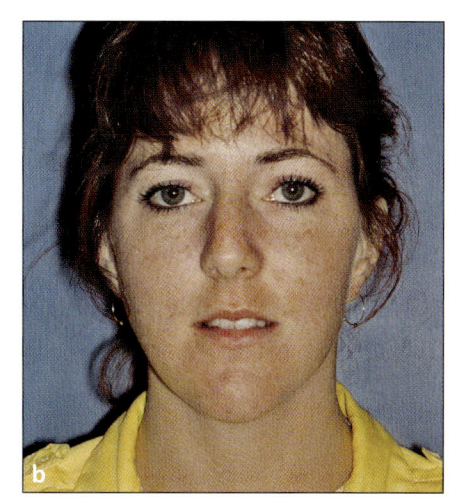

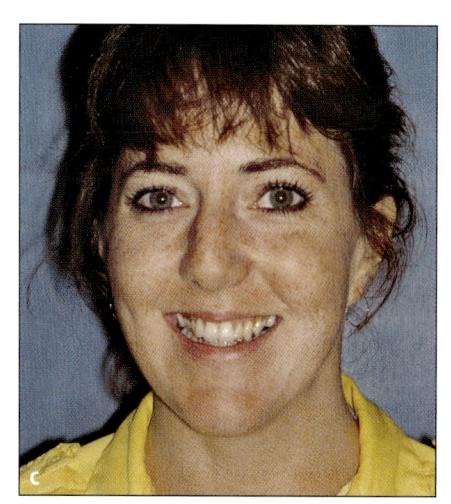

図6-15a〜図6-15c　治療前の顔貌，27歳．(a)軟組織側貌は長顔で，口唇は開いている．(b)正貌では，安静時に口唇は閉鎖していない．(c)スマイル時．

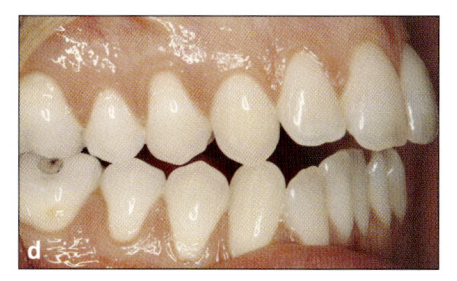

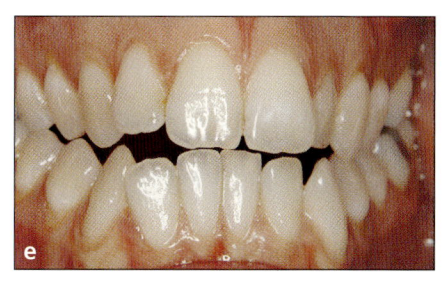

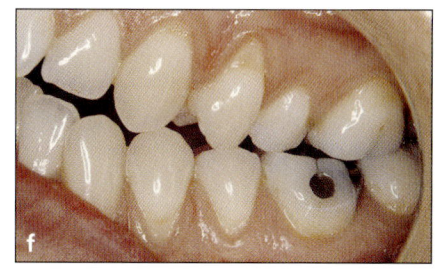

図6-15d〜図6-15f　治療前の口腔内写真では右側の大臼歯関係はⅠ級，2mmの開咬，オーバージェット8mmである．上下歯列に歯肉退縮を認める．

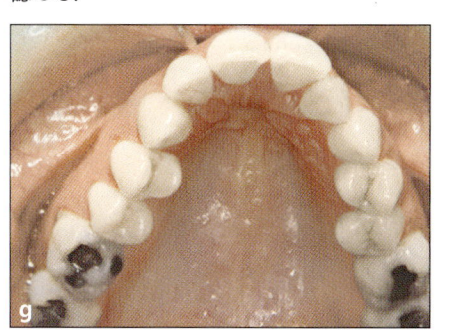

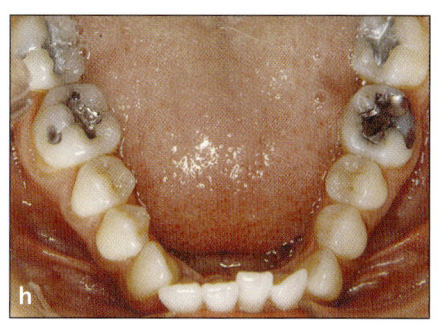

図6-15g，図6-15h　治療前の咬合面観では，下顎のディスクレパンシー4mm，治療前の上顎大臼歯間幅径33.0mm，下顎犬歯間幅径21.0mm．

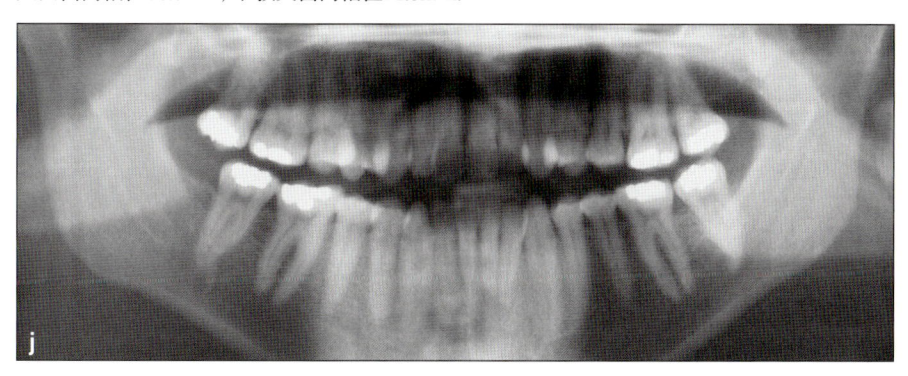

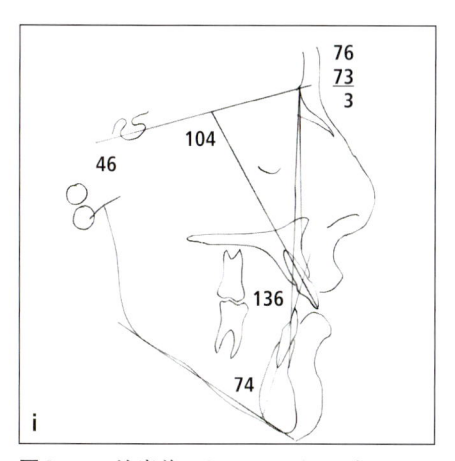

図6-15i　治療前のセファログラムトレースでは骨格性ハイアングル形態を示す．

図6-15j　治療前のパノラマエックス線写真からは第三大臼歯が認められない．

6・側方向の骨格的改善

症例 6-2（つづき）

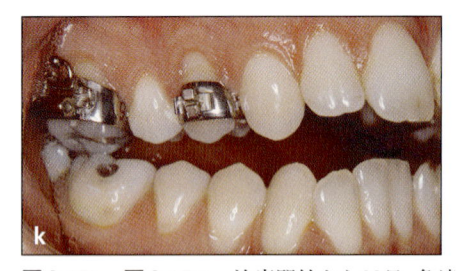

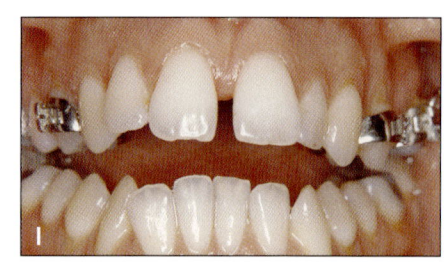

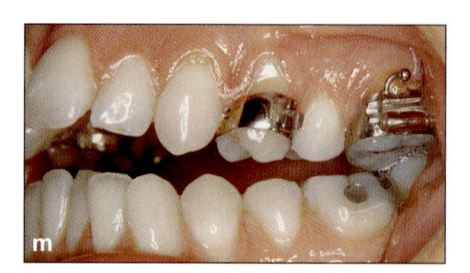

図6-15k〜図6-15m　治療開始から28日．急速拡大装置をシール（ネジ部分にレジンを盛って固定すること）したときの口腔内写真．

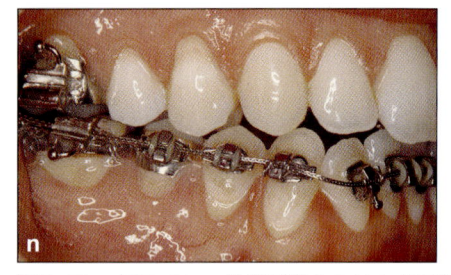

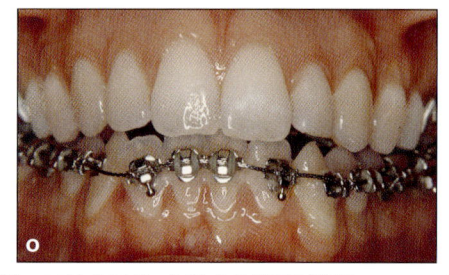

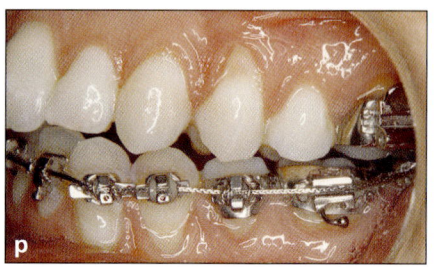

図6-15n〜図6-15p　治療開始から11か月経過時の口腔内写真．上顎は舌側矯正装置で，0.016インチ SSアーチワイヤー，下顎には0.016×0.022インチ マルチストランディッド アーチワイヤーが装着されている．

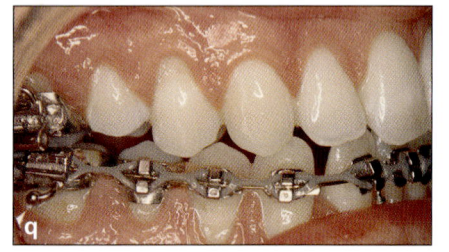

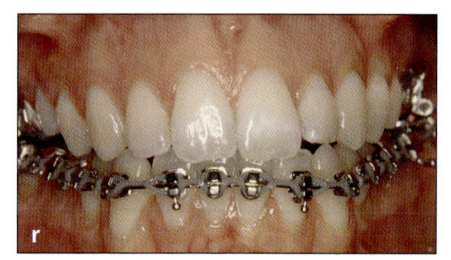

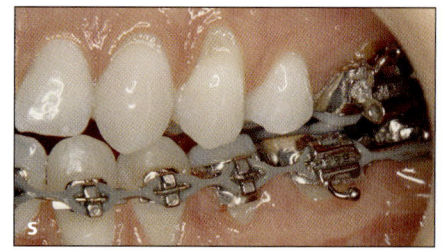

図6-15q〜図6-15s　治療開始から17か月経過時の口腔内写真．上顎は0.017×0.025インチ チタン－モリブデンアロイ（TMA）アーチワイヤー，下顎はパワーチェインを付けた0.016インチ SSアーチワイヤー．

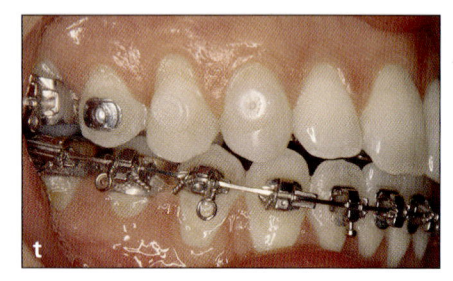

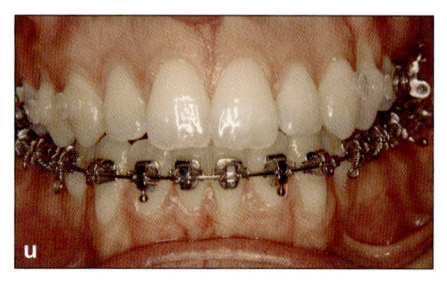

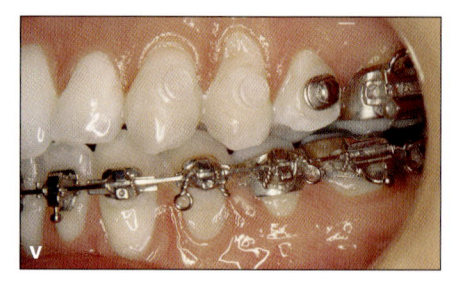

図6-15t〜図6-15v　治療開始から22か月経過時の口腔内写真．頬側に顎間ゴム用のボタンを接着し，上顎には0.016×0.022インチSS，下顎は0.017×0.025インチ SSアーチワイヤー．

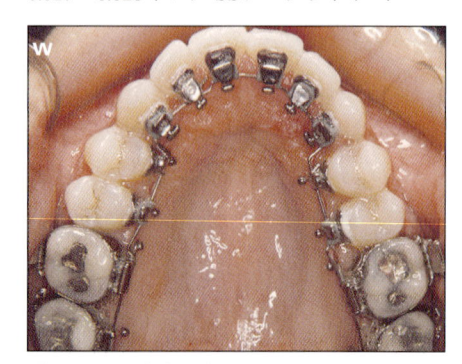

図6-15w　治療開始から11か月経過時の咬合面観．

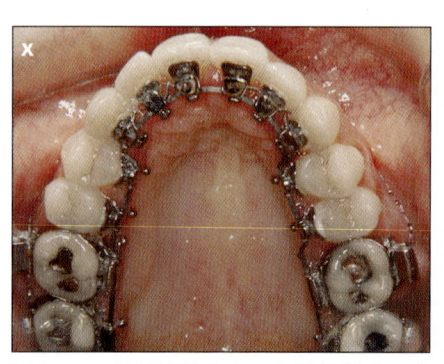

図6-15x　治療開始から17か月経過時の咬合面観．

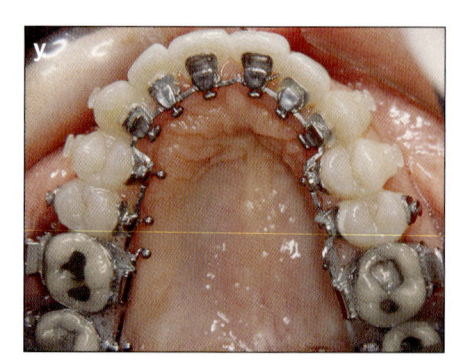

図6-15y　治療開始から22か月経過時の咬合面観．

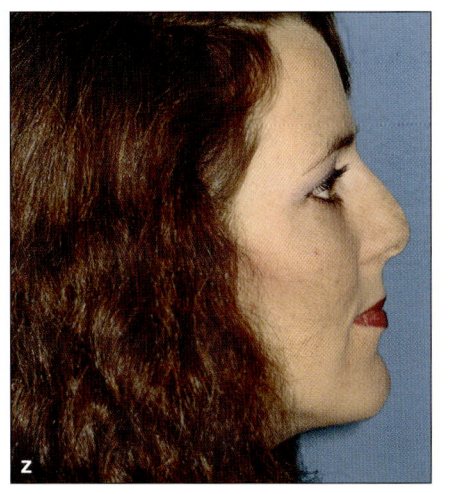

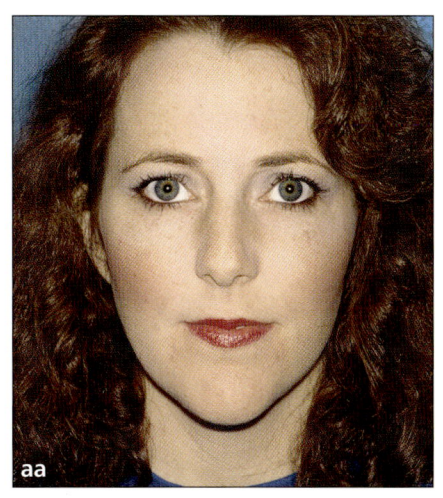

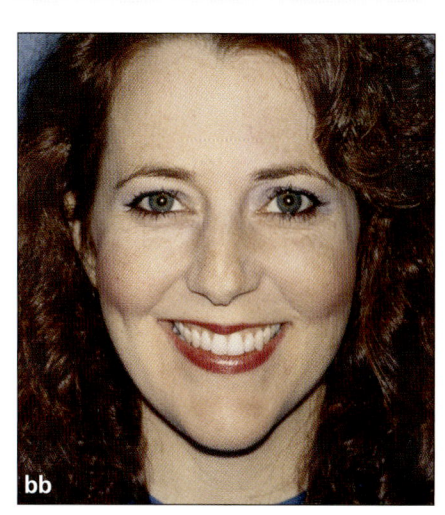

図6-15z〜図6-15bb　治療後の顔貌，29歳．(z)軟組織側貌はバランス良く改善されている．(aa)正貌では安静時に口唇は閉鎖されている．(bb)ブロードスマイルを認める．

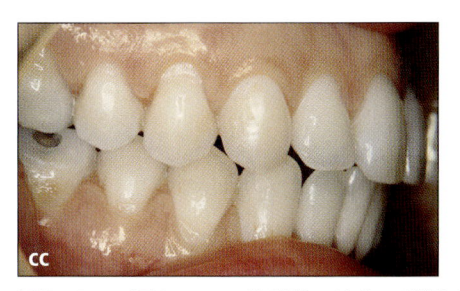

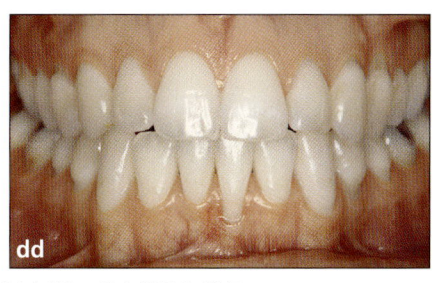

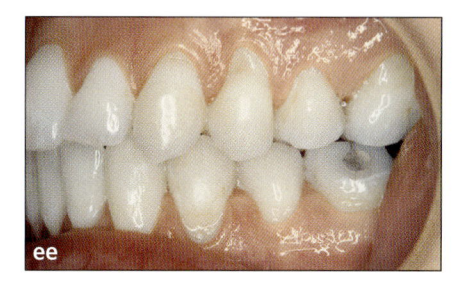

図6-15cc〜図6-15ee　治療後の咬合．下顎左側中切歯の歯肉退縮に注目．

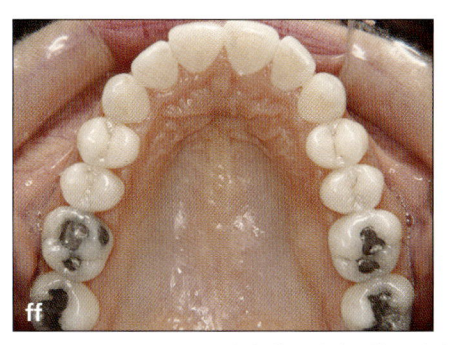

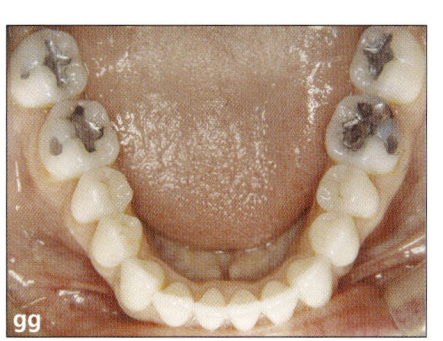

図6-15ff，図6-15gg　治療後の咬合面観．治療後の上顎大臼歯間幅径33.0mm，下顎犬歯間幅径22.0mm．

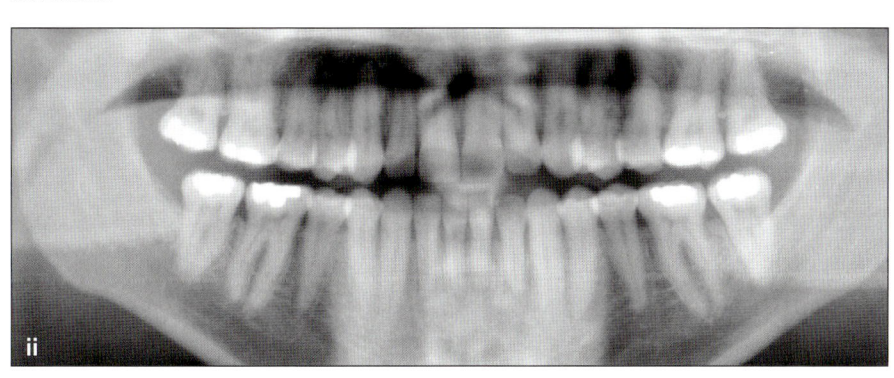

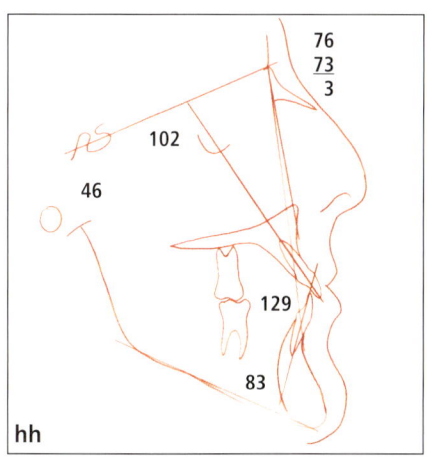

図6-15hh　治療後のセファログラムトレース．

図6-15ii　治療後のパノラマエックス線写真．

103

6・側方向の骨格的改善

症例 6-2（つづき）

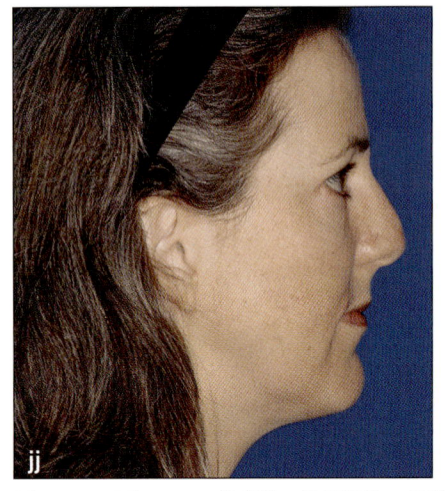

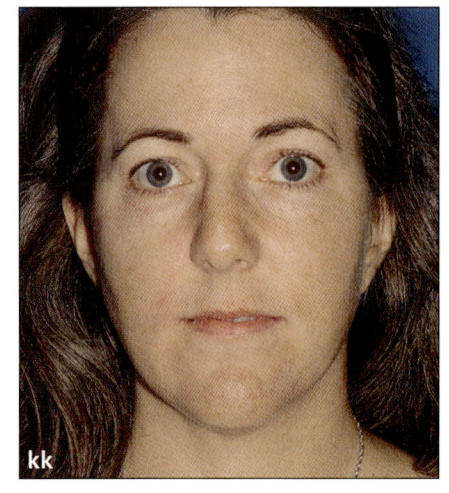

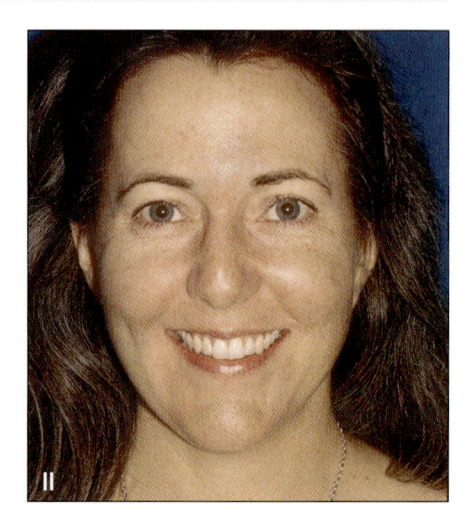

図6-15jj～図6-15ll　治療後9年経過時の顔貌.

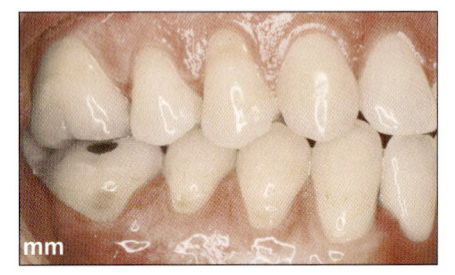

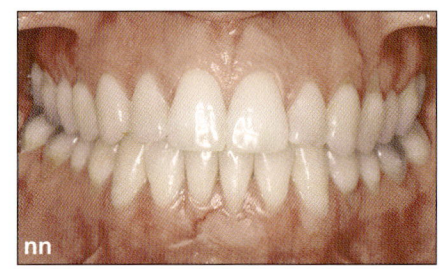

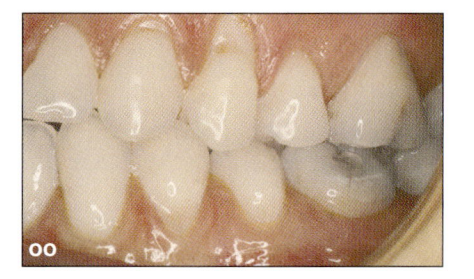

図6-15mm～図6-15oo　治療後9年経過時の口腔内写真. 下顎前歯部に歯肉移植を行っている.

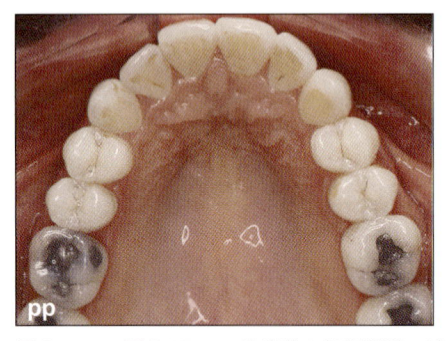

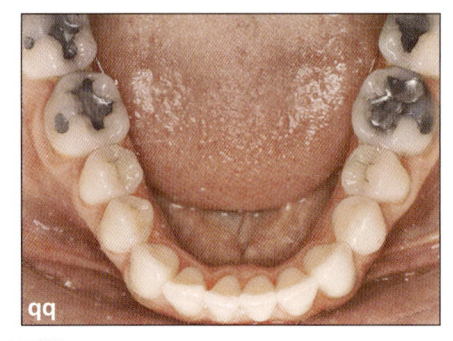

図6-15pp, 図6-15qq　治療後9年経過時の咬合面観.

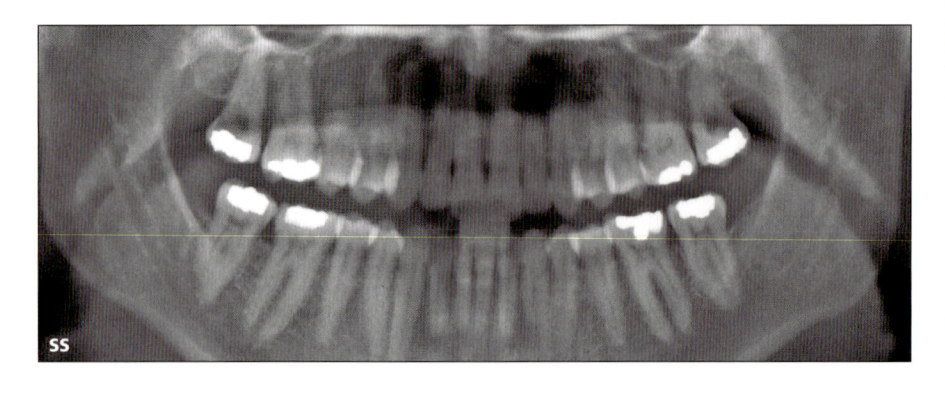

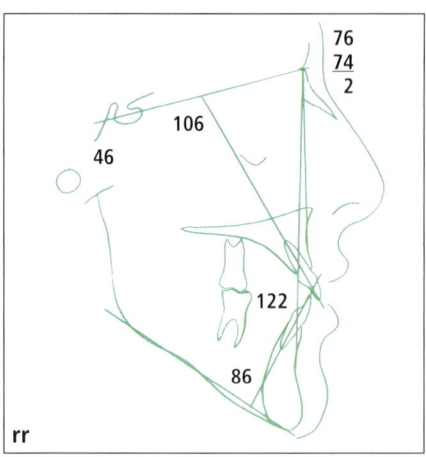

図6-15rr　治療後9年経過時のセファログラムトレース.

図6-15ss　治療後9年経過時のパノラマエックス線写真.

表 6-4	アーチワイヤーの順序
アーチワイヤー	期間（月）
上顎	
0.016 NiTi	1
0.016 SS	5
0.017×0.025 TMA	7
0.016×0.022 SS	9
動的治療期間:	22か月
下顎	
None	11
0.016×0.022 マルチストランディッド SS	3
0.017×0.025 マルチストランディッド SS	5
0.016 SS	2
0.017×0.025 SS	12
動的治療期間:	22か月

表 6-5	個別の矯正力
矯正力	期間（月）
急速拡大装置	7
エラスティックス	
クロスバイトゴム	8
2級ゴム	1
頰側部四角ゴム	1
フィニシングゴム	2

CHAPTER 7

機能的咬合と安定性

"もし自然に自らを正す適正な機会が与えられたなら，
数学的，機械的正確さで正常な状態に戻るだろう"
— William G. A. Bonwill

　本章では，顎関節（TMJ）や補綴の専門医が取り扱うような詳細な機能的咬合ではなく，咬合の一般的な概念について述べる．
　犬歯誘導，前歯誘導，中心位対最大咬頭嵌合位の問題などの一般的な概念は，われわれのブラケットの位置づけおよび前後的すなわち矢状方向の骨格的な是正のなかに組み込まれている（本シリーズ第1巻第7章，第8章参照）．
　努力目標は最終時において長期的な安定性に加え，こうしたすべての治療目標を達成することである．

機能的咬合

　ここ数年の研究や臨床経験にもかかわらず，最終的な機能咬合に関する多くの論争が依然として存在する．John Koisは，この論争について"われわれの決定を助けるような確固たる根拠に基づいた科学をもっていないということを悟らせる"と述べている[1]．何人かの"咬合論者"は，理想的な咬合をもつには犬歯誘導であるべきだ，と述べている．しかしながら，私の診療では，I級，II級やIII級咬合における犬歯機能と同様にI級，II級やIII級の臼歯咬合で終了している患者を含むさまざまな咬合で終わっている長期患者がいる．これらの患者は 軟組織や硬組織になんらの破損もなく，顎関節に問題がなく，そして疑いのない安定した長期的な矯正治療結果をもっているのである．
　Glenn DuPontは，単純なしかし大胆な方法で機能的咬合をつぎのようにまとめている．"機能咬合論には類似性が2つある．歯は均一に嵌合すべきで，どの歯も強く当たらないようにすべきである．側方運動時には，臼歯は咬合せず前歯が肩代わりして咬合するべきだ"[2]と．

メカニクス

　しっかり噛んだ理想的な咬合で終わらせるためには，それぞれのブラケットは，正確に着けられたとき，理想的な歯の位置に導かれるようにデザインされている．ブラケットを装着するときに考えるべきことは，ブラケットの高さ，回転の修正，唇舌的なオフセット，臼歯の回転，そして適切なトルクなどである．最初のブラケットの装着を正確にすればするほど，最終の咬合はより良くなる．
　理想的な咬合は犬歯誘導で始まるのだと，私は考えている．もし犬歯ブラケットが治療開始時に正しく装着されていたら，

7 • 機能的咬合と安定性

図7-1 (a～c)理想的な咬合の口腔内写真.

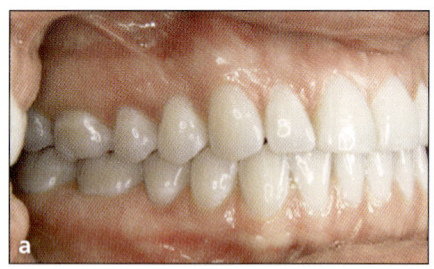

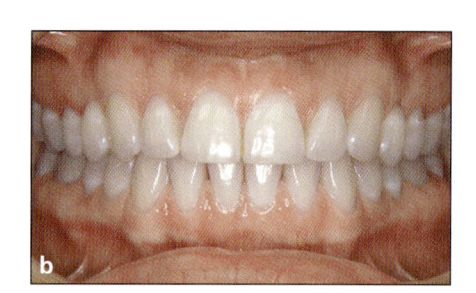

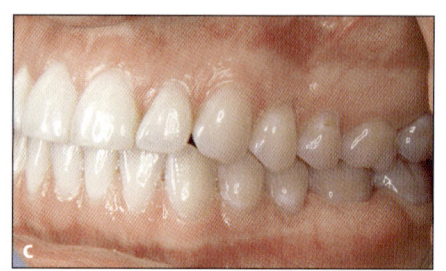

表 7-1 長期間のオーバーバイトの後戻り―治療前(T1), 動的治療終了時(T2), 治療後(T3)のオーバーバイトの計測値による表示―

症例数（研究）	オーバーバイト (mm) T1	T2	T3	治療後期間*	後戻り(mm)†
28 (Glennら[3])	4.6	2.7	3.0	7年11か月	0.3
42 (Elmsら[4])	4.8	2.0	2.5	8年6か月	0.5
31 (Carcara[5])	4.76	2.09	2.84	11年5か月	0.75
全体の平均	4.8	2.2	2.8	9年3か月	0.52

* T2とT3の間の期間
† T2とT3の間の変化

治療の最終段階で歯列弓が整えられたのちには，側方運動時の"犬歯誘導"ができあがっているのである．

ブラケットを装着し，一連のワイヤーを歯に取り着けると，最終的に上下顎歯列に良好な歯列弓形態ができあがる．正しい臼歯のトルクは，咬合干渉を作らない．上下顎の最終ワイヤーに独特のスピーカーブを付与することで正しい前歯誘導が得られる．

一方，フェイスボウやフェイスマスクのような顎整形装置は，必要とあれば，上下顎の歯列を骨格的に調和させることを助ける．普通は，適切な中心位と最終的な咬頭嵌合位を得るため，治療中最後の6～8か月の間にさまざまな口腔内ゴムを用いる（本シリーズ第1巻第16章参照）．2級ゴムは，これら最後の数か月間に，調和のとれた中心咬合と中心位の関係を完成させる．そして最大咬頭嵌合位（図7-1）はフィニシングゴムの使用によって完成される．最終的なオーバーバイトは約2mmである．長期間のオーバーバイトの後戻りは，われわれの患者[3-5]を用いて行われた3つの研究に示されるように，0.3mmから0.75mmの間である（表7-1）．

フィニシングゴム

歯と顎を適切な位置に移動させるための可能なかぎりのすべての処置を行い，ブラケットを撤去できる準備がほぼできた時点で，もう1つ完成までにするべきことがある．

さらに6週間のフィニシングゴムを用いることによって，"色を添える"あるいは，完璧な結果へ最後の一仕上げをするのである．非常に弱いフィニシングゴムの力が，患者の筋肉による咬合力と一体化して，生理学的に理想的な位置に歯を誘導するのである．私はこれから述べる一連のやり方が，最終的な側方歯の咬合を得るためのもっとも良い方法だと確信している．なぜなら，歯科技工士によって作られるものと違って，歯自体が最終的な位置を自ら決定するからだ．この手法は"垂直的なドリフトドンティクス(vertical driftodontics)"と呼ぶことができる．

その方法は，ワイヤーを切ることから始まる．アーチワイヤーを犬歯の遠心で切断し，両側犬歯間のみの部分的ワイヤーを残し，臼歯部のワイヤーは撤去する．もし上顎の犬歯がなお，わずかに"低位"ならば，ワイヤーは犬歯の近心で切ってもかまわない．過蓋咬合の場合には下顎のアーチを分割し，開咬の場合には上顎のアーチを分割する．もし，もともとのオーバーバイトが正常ならば，片方または両方のアーチを分割する．

それぞれ固有の不正咬合に対して特別なゴムの使用がある．ゴムのサイズは，3/4インチ(2オンス)で，このゴムのみが用いられる．患者には，1日24時間ゴムを着けることを指示する．前に述べたように，この過程の目標は，最終的に臼歯の対合関係を落ち着かせることであり，動的治療の最後の6週間に適用される．

軟組織側貌

矯正治療は，ほとんどの場合，患者の軟組織側貌に影響を与える．口唇は，前歯を被っているので，前歯の傾斜角度（インターインサイザルアングル）は，前歯の前後的な位置と同様に，

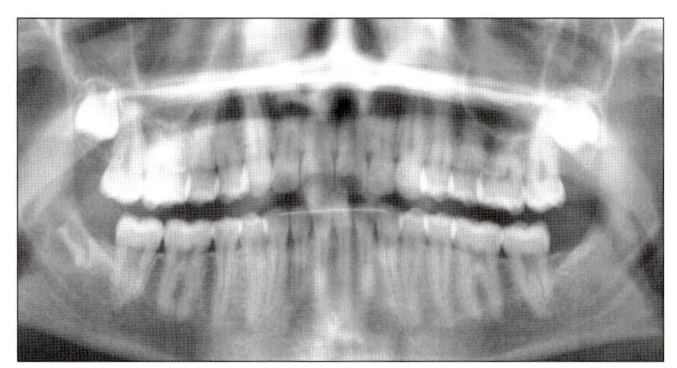

図7-2　素晴らしい前歯の歯根を示すパノラマエックス線写真.

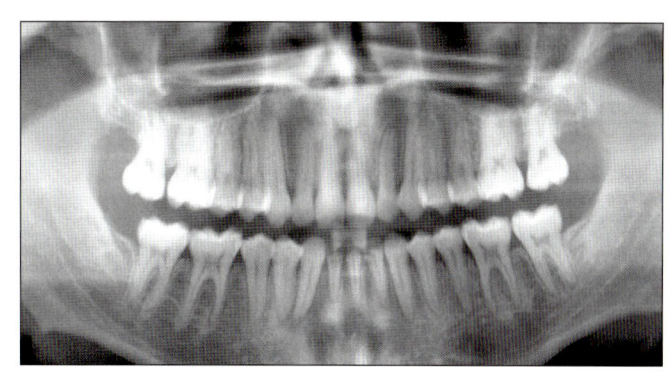

図7-3　切歯が1本欠損しているときの歯根の角度.

口唇の位置を決定することになるだろう．またこれは，軟組織側貌に強い影響を与えることになる．

　Holdawayによれば，理想的な側貌は，軟組織ポゴニオンと上唇を結んだ線によって決定することができる(Holdaway C，個人的な情報交換，2011)．もしこの線が，下唇に接し，そして鼻の高さの1/2のところを通るならば，その結果は白人にとって理想的な軟組織側貌と考えられる．第8章で，さらにこの主題について述べている．

長期安定性の目標

　矯正治療において長期安定性を完成させるには，5つの目標を達成させなければならない．

1．下顎切歯歯軸角(IMPA)のコントロール(第4章参照)．
2．下顎犬歯間幅径のコントロール(第6章参照)．
3．下顎前歯の歯根が離開していること．
4．下顎歯列弓の平坦化．
5．下顎前歯の近遠心隣接面エナメル質削除(本シリーズ第1巻参照)．

　最初の2つの目標はこの本のほかの箇所に記載してある．3番目と4番目の目標はこの章で述べた．歯の隣接面エナメル質削除については本シリーズ第1巻を参照されたい．

歯根の位置決め

前歯

　前歯の正しい歯根の位置は2つの目的に役立っている．1つは，上顎の歯根が広がっていると，患者の笑顔が審美的にいっそう素敵になる．そして2番目はまだ根拠があるわけではないのだが，上顎側切歯の歯根がより遠心に傾斜していれば，その歯はより安定すると私は信じている．

根拠．1985年，Raleigh Williamsは下顎前歯の歯根が互いに離開しているときには下顎の保定は必要ないだろうと提案した[6]．しかしながら，私は私自身の下顎前歯を見て，真っすぐな側の側切歯は犬歯に平行であるのに対し，反対側の側切歯の歯根は近心に傾斜し歯冠が回転していることを見つけた．これら2つの観察が，われわれのブラケットにおける下顎の犬歯から犬歯の歯根の位置に関する仕様を変えるきっかけとなった(本シリーズ第1巻第7章参照)．

メカニクス．下顎の犬歯から犬歯に正しくアレキサンダーのブラケットを装着し，0.017×0.025インチ ステンレススティール(SS)のフィニシングアーチワイヤーを用いると，自動的に歯根は離開してくるのである(図7-2)．

例外．この操作はわれわれの臨床ですべての患者で行われる．唯一変更が必要なのは，最終歯列が3切歯のときである．この場合には，中央の歯には角度をつけず(0°)，2本の側切歯に4°の角度をつけて接着する．犬歯のブラケットは本来の角度である6°をつける．(図7-3)．しかしながら，この仕様のあらかじめ角度を入れたブラケットを作っていないので，このブラケットの装着は手で行わなければならない．

7 • 機能的咬合と安定性

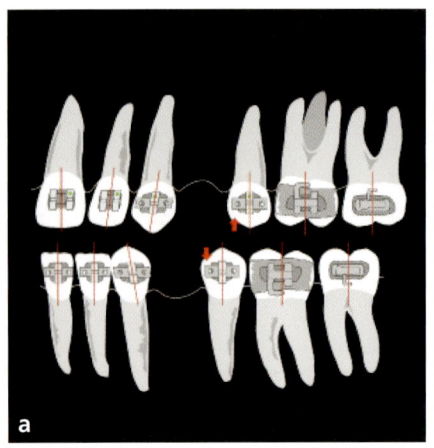

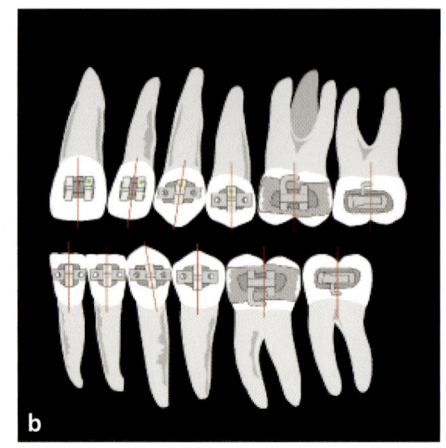

図7-4 第一小臼歯抜歯時では，第二小臼歯のブラケットは－3°の角度(矢印)に変える．(a)治療前，(b)治療後．

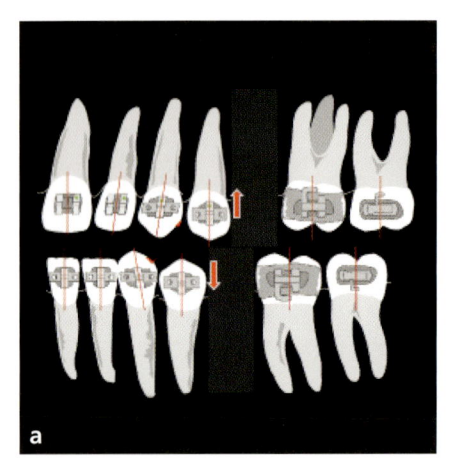

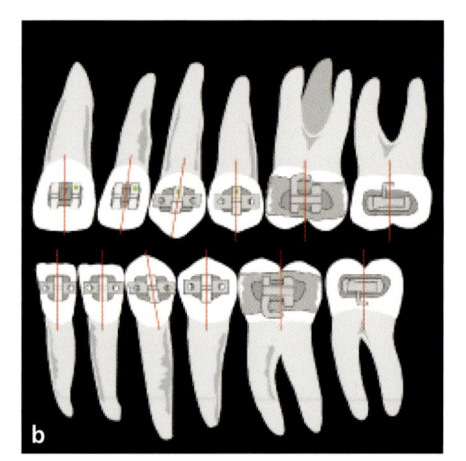

図7-5 第二小臼歯抜歯時では，第一小臼歯のブラケットは＋3°の角度(矢印)に変える．(a)治療前，(b)治療後．

小臼歯抜歯部

Dr. Tweedは小臼歯の抜歯部が閉鎖されるときには歯根を平行にすることを教えてくれた(図7-4，図7-5)．この目的は，臼歯部の辺縁隆線の高さを保ち，その部の歯周組織の健康を改善することである．もし歯根が平行でなく抜歯側に傾斜していたなら，隣接歯からのプラークを清掃することがより難しくなり，そのため歯周病の問題を起こす傾向を増やすことになるからである．

抜歯側に隣接した歯は，抜歯スペースに向かって傾斜する傾向があり，歯根傾斜を引き起こすので，抜歯症例でのブラケットには，歯根の傾斜を避けるよう特別の角度をつける．たとえば，第一小臼歯抜歯では第二小臼歯のブラケットは－3°の角度をつける．本シリーズ第1巻第7章に，抜歯治療におけるブラケットと歯根の位置についてのさらなる情報が記載されている．

下顎第一大臼歯

下顎第一大臼歯は，下顎歯列のなかで，整直させておかなければならない．このことは開咬を除くすべての不正咬合で遂行される．開咬症例では，大臼歯の整直はさらに開咬を助長することになるので行われない．

歴史的に私たちは固定準備することをTweedテクニックから学んだ．固定源の準備は，下顎第一大臼歯や第二大臼歯が整直し遠心に傾斜するように下顎アーチワイヤーにティップバックベンドを入れることによって完成する．主な目的は，2級ゴムを用いたときに固定が失われないようにする，あるいは大臼歯が前方にくることを防ぐことである．

私が大学院を修了した初期にブラケットとバンドを注文したとき(1964年)に，下顎前歯に－5°のトルクを，そして下顎第一大臼歯には－6°の遠心傾斜の角度を求めた．その意図するところは固定準備を行うときのワイヤーベンディングにおける2つ

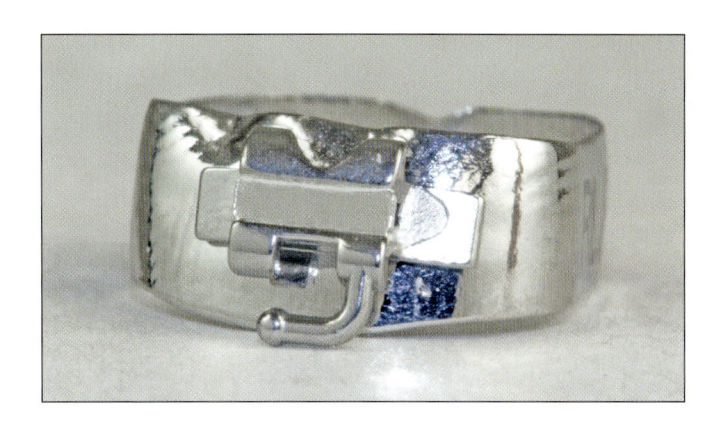

図7-6 −6°の角度をつけてチューブを溶接してある第一大臼歯バンド.

のステップを減らすことであった．したがってアーチワイヤーの第二大臼歯にのみティップバックを入れるだけであった．

私が仕事を始めたころ，たまたまいへん多忙になり，下顎第二大臼歯にティップバックベンドを入れることを忘れていた．しかし第一大臼歯にあらかじめティップバックを入れているため，終わったすべての症例では第一大臼歯は整直し，第二大臼歯は平坦化されていた．

このとき私は，過蓋咬合において下顎をレベリングすることは，何て簡単なのだろうと気がついた．しかしこの方法のどこが，大学院で教育されたことと，どう違っているのだろうかとも思った．それは0.018インチスロットだったのか，よりサイズの小さいアーチワイヤーだったのか，それともブラケット間距離だったのか．これらは，私が修了した大学院で教わった方法とは異なったメカニクスであった．結局のところ，第一大臼歯だけに−6°の角度がついていれば，整直してくることに気づいた．それはまた下顎小臼歯部を挺出させる力となり，歯列のレベリングを助けることになった．やがて，第一大臼歯の整直は安定しており下顎歯列のスピーカーブの安定性を改善することになるのだということを，学んだのである．

メカニクス．下顎第一大臼歯のブラケットは−6°の角度をつけてバンドに溶接する（図7-6）．

例外．すでに述べたように−6°の角度は開咬症例では用いるべきではない．と言うのは，この角度が上顎の大臼歯と早期接触を生じる原因となり，そのため開咬がさらに増加するからである．その代わり，チューブに0°の角度を用いるか，もしくは−6°の傾斜が除かれるようにバンドに角度をつけて装置する．

辺縁隆線．一般歯科でのわれわれの受けた教育を振り返ったとき，歯列を仕上げる段階で，辺縁隆線はお互い一致するように教わった．下顎第一大臼歯が6°ティップバックしていると，隣在歯と辺縁隆線の高さを等しく保つことは不可能である．

そこで本当に辺縁隆線を一致させることが必要なのか，という理論的な質問が出てくる．私の考えでは，辺縁隆線の高さをそろえないままにしていることが好ましい理由が2つある．第一は，下顎第一大臼歯が治療中にアーチワイヤーによりティップバックされていると，自動的に小臼歯部が挺出し，下顎のレベリングを助けるようになるのである．Elmsら[4]そしてBernsteinら[7]の研究は，第一大臼歯の整直の長期安定性を示している．

第一大臼歯の辺縁隆線の高さをそろえないままにしている第二の理由は，近心へのドリフトに対する抵抗である．一般的に受け入れられている理論としては，臼歯は長期間にわたり近心にドリフトするようなやり方で傾斜し，正常な角度になってくるという理論である．この概念は前歯部が年齢とともに叢生になってくるという理由として，しばしば引用されている．

過蓋咬合治療における下顎のレベリング

矯正診療所におけるもっとも一般的な不正咬合の1つは，ローアングルの過蓋咬合である．私も矯正医になっての最初のころは，Tweedのティップバックベンドでこの問題を解決することがたいへん難しかった．大学院や臨床の場で，主任教授だったDr. Westfallが，ティップバックベンドの代わりの方法，すなわち下顎のアーチワイヤーにリバースカーブを入れることを私に教えてくれた．そして，そのことを思い起こしたとき，私の脳裏に1つのアイディアがひらめいた．

第一大臼歯に入れた−6°の角度とアーチワイヤーに入れたリバースカーブの使用を組み合わせることにより下顎歯列のレベリングはいっそう単純になった．最初の数年の間多くの試行錯誤をした結果，アーチワイヤーのサイズや患者のスピーカーブの程度によって使用されるべき正しいカーブの量を最終的に決定した．またアーチワイヤーがタイバックされていなければ，下顎前歯部がフレアすることにすぐに気づいた．

7 • 機能的咬合と安定性

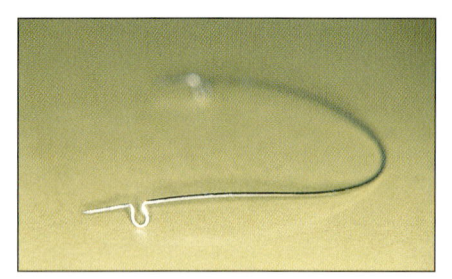

図7-7 逆スピーカーブ（リバースカーブ）が付与されたアーチワイヤー．

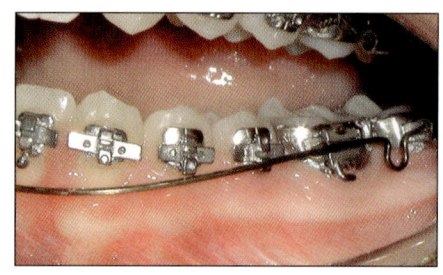

図7-8 下顎第一大臼歯のみにアーチワイヤーを入れて，結紮していない状態．アーチワイヤーは下顎前歯部歯肉の高さになる．

スピーカーブの計測

下顎前歯の切端から第二大臼歯の咬頭頂にまっすぐな線を描き，その線と下顎第一小臼歯の咬頭頂とのスペースが，下顎のカーブの量である．理想的な目標は，そのスペースを減らすことでカーブを0°にすることである．上顎の治療と組み合わせて，患者の最終的なオーバーバイトはおおよそ2mmにすべきである．

根拠

過蓋咬合の治療が成功したかどうかを決めるもっとも良い方法は，患者のオーバーバイトの是正の長期安定性を計測することである（表7-1参照）．

真実の部屋（Room of Truth）からもたらされた素晴らしい2つの研究は，Carcara[5]とBernsteinら[7]のものである．研究対象は治療後平均11年5か月経過した31名の過蓋咬合の患者であった．主な発見は，われわれのブラケットシステムの使用と下顎歯列のリバースカーブにより，下顎の小臼歯が挺出し，そして長期安定性が維持されるということであった．

メカニクス

カーブの形成．ステンレススティールワイヤーとチタン・モリブデンアロイ（TMA）のアーチワイヤー（0.016インチ，0.016×0.022インチ，そして0.017×0.025インチ）では上顎，下顎ともカーブはオメガループのすぐ近心から犬歯の遠心までの間に入れる．ステンレススティールワイヤーでは，人差し指を滑らせてカーブを形成する（図7-7）．

カーブの量．上顎のアーチワイヤーに付与するカーブの量は，（1）オーバーバイトの量と（2）患者のスマイルラインに左右される．患者が笑ったときに過度に軟組織すなわち歯肉が見えるならば，より強いカーブを上顎アーチワイヤーに組み込む．反対にスマイル時に臨床歯冠の一部しか見えなければ，上顎にカーブは不要である．あるいは多少のリバースカーブを入れるときもある．このような患者のオーバーバイトの改善は主に下顎歯列のレベリングによって成し遂げられる．

アーチワイヤーにカーブを入れる時期が来たら，患者に笑ってもらうと良い．しかしこのような状況で患者が大きくまた自然に笑うことはめったにない．このことは誤った判断をすることになる．この問題を正すために"グッチ，グッチ（コチョコチョ）テクニック"を用いる．矯正医は患者にスマイルするよう頼み，患者の耳の後ろをこすりながら"グッチ，グッチ"と言う．結果はいつも満面のスマイルとなり，矯正医はアーチワイヤーに入れる適切なカーブの量を決定することができるだろう．

上顎では0.016インチ ステンレススティールアーチワイヤーに入れるカーブの大きさは，正常では5〜6mmである．このカーブの量は，アーチワイヤーを前歯ブラケットスロットに入れずに臼歯部のチューブに装着することで測ることができる．下顎ではアーチワイヤーの前歯部分はおおよそ歯頸部歯肉の高さ（図7-8）か，ブラケットスロットから5mm程度下になる．同じ量のカーブは0.016×0.022インチワイヤーにも入れることができる．しかし0.017×0.025インチステンレススティールワイヤーに有効なカーブを入れるときには，このワイヤーはとても硬いので，いっそうの注意が必要である．ステンレススティールワイヤーに入れたカーブの量はほぼ100%歯列に再現される．私がアーチワイヤーにカーブを組み込んだ当初は，このアーチワイヤーにかなり大きなカーブを入れたため，過蓋咬合を治療していたのにほとんど開咬状態に変えてしまったほどである．そのため，しばしばアーチワイヤーを外してカーブの量を減らす必要が生じた．

例外

前歯のオーバーバイトの量にかかわらず，前歯が接触していない場合や下顎前歯の切端が上顎前歯の舌側表面に接触していない場合は，"隠れた開咬"と呼ばれる（Schudy f, 個人的な情報交換, 2011）．プラスのオーバーバイトがあるにもかかわらず，

このような患者は，たいていさらに正常な下顎スピーカーブをもち，ハイアングルの骨格傾向を示していることすらある．矯正医がこの特別な状況に出くわしたとき，患者が下顎歯列にリバースカーブを入れる場合には，とりわけ十分な注意を払わなければならない．上下前歯の間の空隙は舌突出癖の結果に間違いなく，もし過剰なカーブをアーチワイヤーに組み入れたなら，舌はワイヤーの力を増長し，きわめて短期間に開咬を作り出すからだ．

従うべき現実のルールは，下顎がすでに平坦化していたときには，アーチワイヤーにカーブを入れないで平らなものにすべきである．このような状況は開咬の不正咬合では日常的に見られる．

結論

下顎のアーチワイヤーにリバースカーブを用いることに対する反論としては，歯列のレベリング中に下顎前歯が前方傾斜する（flares）ということである．このことは，角ワイヤーを用いるよりも丸型ワイヤー使用の場合に生じる．下顎歯列を平坦化する場合には，つぎの4つの因子を考えておかなければならない．

1. 0.018インチスロットの下顎切歯ブラケットには−5°のトルクが入っていなければならない．
2. 下顎第一大臼歯には−6°の角度が入っていなければならない．
3. 角ワイヤーのみを使用すること．
4. アーチワイヤーはオメガループまたはクリンパブルフックでタイバックすること．

この仕様においては，ブラケットトルクが切歯をコントロールしている間に，臼歯は遠心に整直してくる．これが小臼歯に挺出力を生じ，小臼歯を挺出（もしくは萌出）させ，切歯を唇側傾斜させることなくアーチをレベリングすることを助けるのである．

それぞれの歯をフルアーチ（セグメントアーチではなく）に結紮してコントロールすることによって，正しい歯列弓形態の歯の位置づけはずっと早く完了する．もっとも重要なことはCarcara[5]とBernsteinら[7]が示したように，過蓋咬合を解決するためのこのアプローチは，その治療結果が安定していることが証明されていることなのである．

参考文献

1. Kois J. Quoted in DiMatteo AM. Pounding on the occlusion pulpit—Where in lies all the controversy? Inside Dentistry 2008;4(3). http://www.dentalaegis.com/id/2008/03/. Accessed 8 April 2011.
2. DuPont G. Quoted in DiMatteo AM. Pounding on the occlusion pulpit—Where in lies all the controversy? Inside Dentistry 2008;4(3). http://www.dentalaegis.com/id/2008/03/. Accessed 8 April 2011.
3. Glenn G, Sinclair PM, Alexander RG. Nonextraction orthodontic therapy: Posttreatment dental and skeletal stability. Am J Orthod Dentofacial Orthop 1987;92:321–328.
4. Elms TN, Buschang PH, Alexander RG. Long-term stability of Class II, Division 1, nonextraction cervical facebow therapy: I. Model analysis. Am J Orthod Dentofacial Orthop 1996;109:271–276.
5. Carcara SJ. Leveling the curve of Spee with a continuous archwire technique—A long-term study cast analysis. Semin Orthod 2001;7:90–99.
6. Williams R. Eliminating lower retention. J Clin Orthod 1985;19:342–349.
7. Bernstein RI, Preston CB, Lampasso J. Leveling the curve of Spee with a continuous archwire technique—A long-term cephalometric study. Am J Orthod Dentofacial Orthop 2007;131:363–371.

症例 7-1

概要
　15歳の女子，ハイアングルの骨格型で，Ⅱ級不正咬合を示し，上顎右側側切歯と下顎左右側第一大臼歯は欠損していた．また上顎左側側切歯は矮小歯であった．インプラント治療が普及しうまく行われるようになる前の，1980年代初頭に治療をした患者である．

検査と診断
　患者はスマイルラインが高く，上下顎前突であった．3本の歯がすでに欠損していたので，上顎右側側方のスペースの閉鎖で側貌を改善することは困難であった．上顎歯列弓は欠損している側切歯のほうに偏位していた（正中は右側へ2mmずれていた）．

治療計画
　彼女の両親と側切歯のスペースを広げるか閉鎖するかの利点と欠点について話し合ったのち，上顎左側側切歯の抜歯とすべてのスペースの閉鎖を決定した．前歯の後退に利用できるスペースがわずかだったので，軟組織側貌については，ほとんど変化はないだろうということは容認された．口元の突出感を減少させるために，ハイプルフェイスボウと3級ゴムを用いた．

評価
　すべてのスペースは満足いく閉鎖ができたが，側貌の劇的な改善は認められなかった．

考察
　機能的な咬合について論じるとき，犬歯の役割が問題として残っている．この患者は上顎犬歯を側切歯の位置に動かして治療をした．上顎第一小臼歯が犬歯の位置になったのである．

　この症例でほかに興味深い治療方針の決定は，すでに抜歯されている下顎第一大臼歯によってできたスペースを閉鎖することについてであった．治療後の長期間の記録がこの疑問を解明した．

長期安定性
　治療後20年経過時，患者の側切歯に置き換えた犬歯は健康的で機能的であった．患者はTMJの問題がなく，Ⅱ級の臼歯関係は何ら有害な結果を示していない．

　長期間の結果を見ても，過剰な咬耗はなく歯周組織も健康であった．そしてパノラマエックス線写真を見ても，20年前に第二大臼歯を移動したことによる好ましくない骨欠損は示していないことが明らかである．

表 7-2　アーチワイヤーの順序

アーチワイヤー	期間（月）
上顎	
None	7
0.016 ナイチノール（NiTi）	2
0.016 SS	3
0.017×0.025 SS クロージングループ	9
0.016×0.022 NiTi	2
0.017×0.025 SS フィニシング	7
動的治療期間：	23か月
下顎	
0.0175 マルチストランディッド SS	2
0.016 SS	4
0.016×0.022 SS クロージングループ	8
0.017×0.025 SS	16
動的治療期間：	30か月

表 7-3　個別の矯正力

矯正力	期間（月）
ハイプルフェイスボウ	19
エラスティックス	
3級ゴム	3
フィニシングゴム	2

症例 7-1

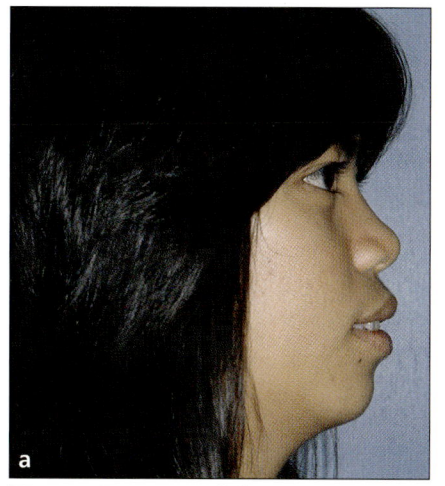

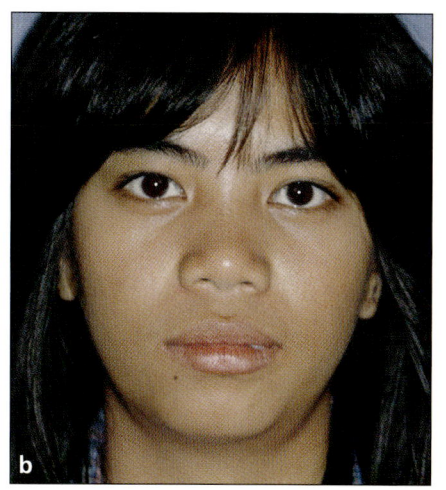

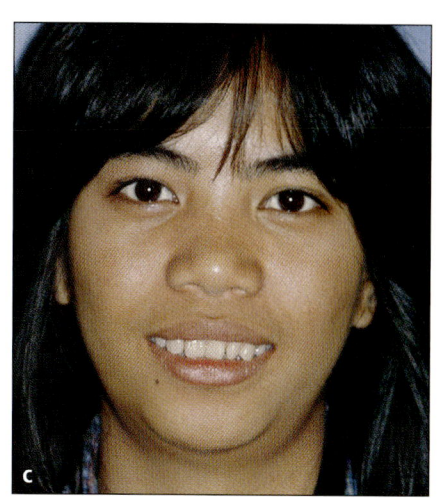

図7-9a〜図7-9c　治療前の顔貌, 15歳. (a)軟組織側貌は凸型. (b)正貌は厚い口唇を示す. (c)スマイル.

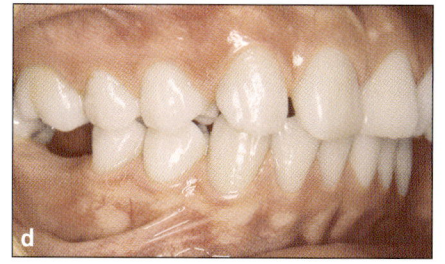

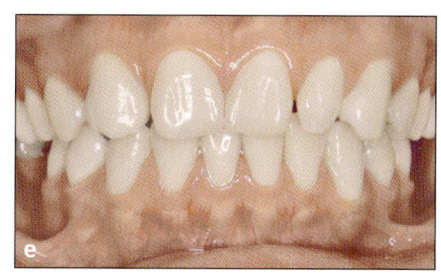

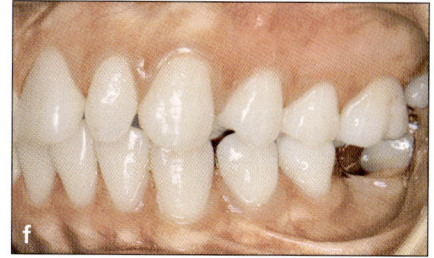

図7-9d〜図7-9f　治療前の口腔内写真では, Ⅰ級の大臼歯関係, オーバーバイト3mm, オーバージェット5mm. 上顎右側切歯と下顎第一大臼歯が欠損し, 上顎左側切歯は矮小歯である.

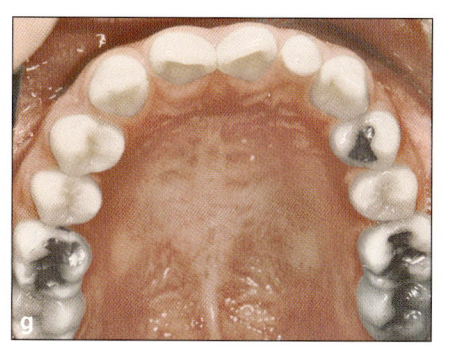

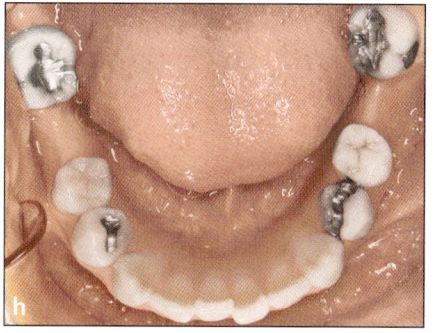

図7-9g, 図7-9h　治療前の咬合面観. 治療前の上顎大臼歯間幅径は38.1mm, 下顎犬歯間幅径は28.0mm.

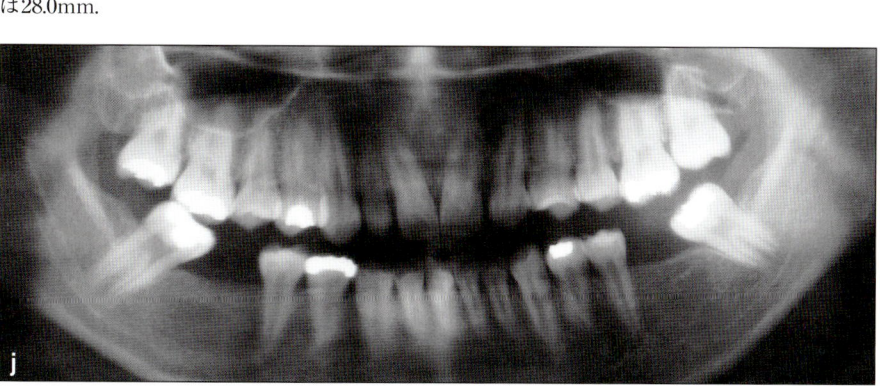

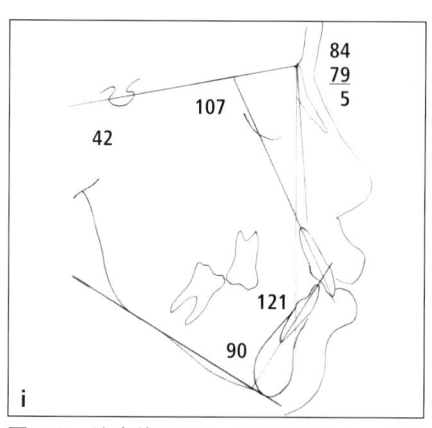

図7-9i　治療前のセファログラムトレースはハイアングルと重度な上下顎前突を示す.

図7-9j　治療前のパノラマエックス線写真.

115

7・機能的咬合と安定性

症例 7-1（つづき）

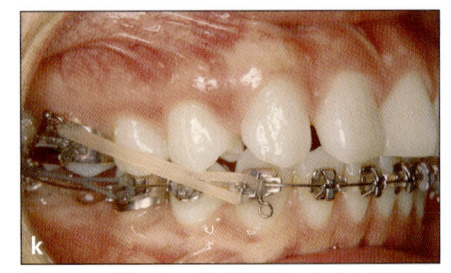

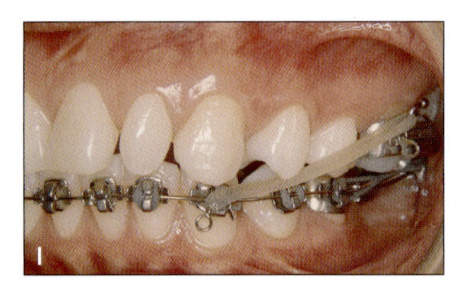

図7-9k〜図7-9l　治療開始から2か月経過時の口腔内写真．スペースを閉じるため下顎の0.016インチSSアーチワイヤーの下顎第二小臼歯から下顎第二大臼歯にエラスティックスチェインをかけ，3級ゴムを使用している．

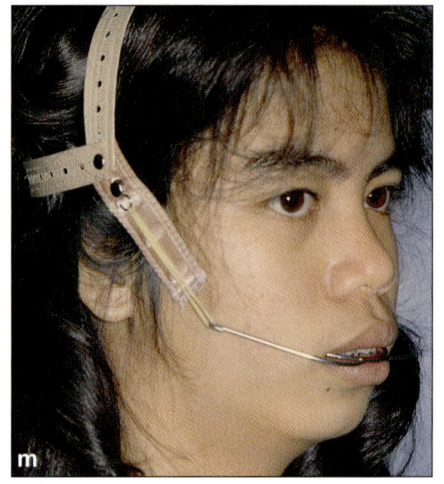

図7-9m　治療開始から2か月経過時のハイプルフェイスボウを使用している患者の顔貌．

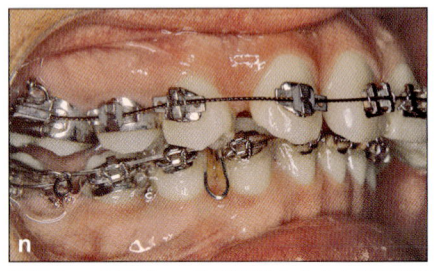

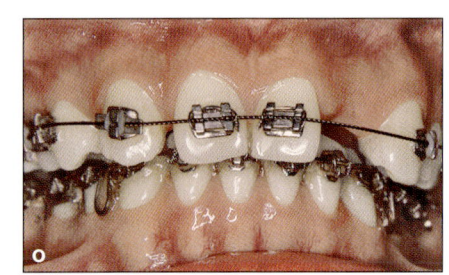

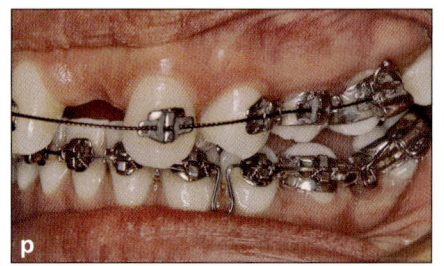

図7-9n〜図7-9p　治療開始から8か月経過時の口腔内写真．0.016×0.022SSインチ クロージングループアーチワイヤー．

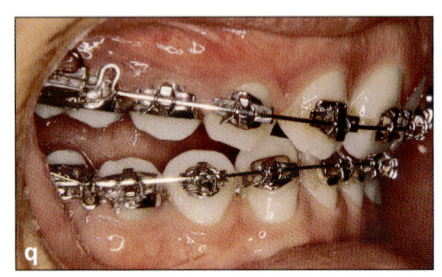

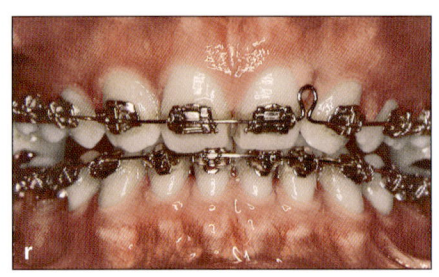

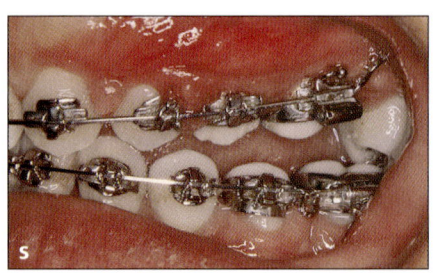

図7-9q〜図7-9s　治療開始から19か月経過時の口腔内写真．上顎0.017×0.025インチ クロージングループアーチワイヤーと下顎0.016×0.022インチ クロージングループアーチワイヤー．ハイプルフェイスボウの結果として，著しい上顎臼歯の圧下に注目．

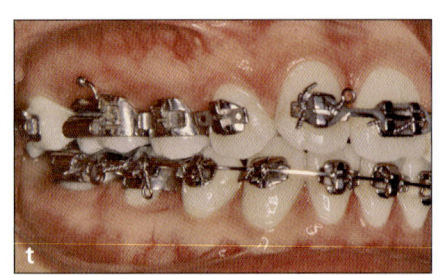

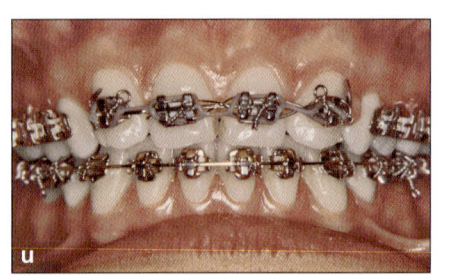

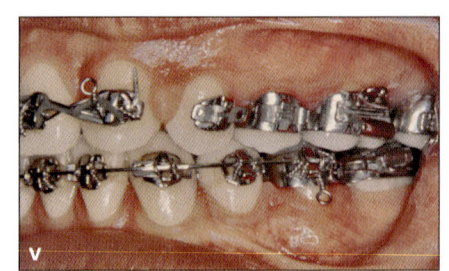

図7-9t〜図7-9v　治療開始から29か月経過時の口腔内写真．上下顎のアーチの分割とフィニシングゴムの終日使用．

症例 7-1

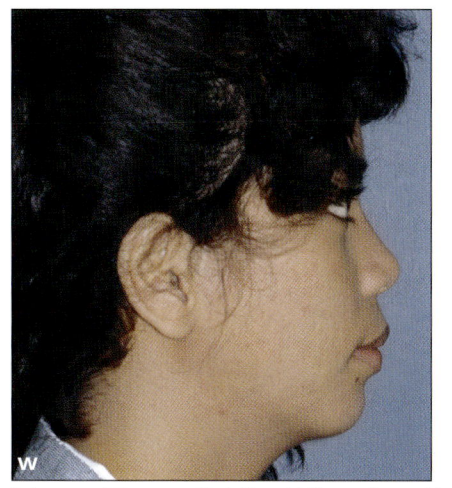

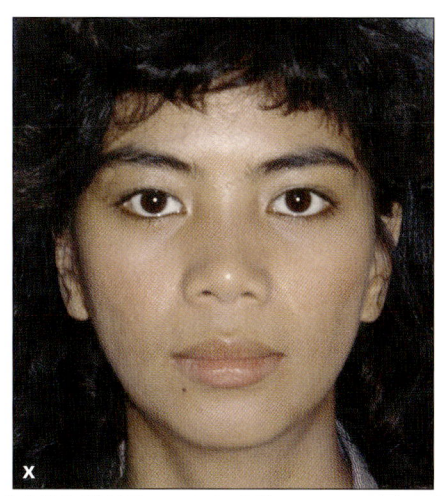

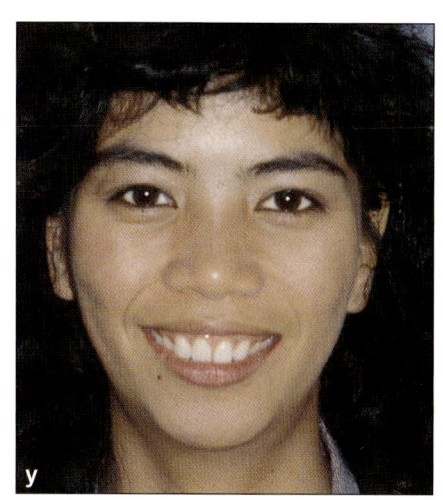

図7-9w～図7-9y　治療後の顔貌. 17歳6か月. (w)軟組織側貌はかなり改善している. (x)正貌では口唇が小さくなっている. (y)スマイルは素晴らしい調和を示す.

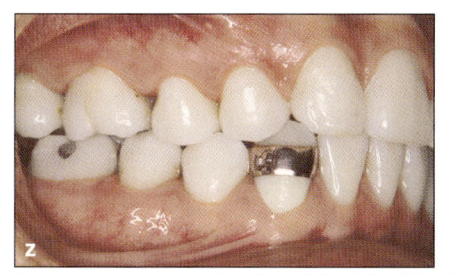

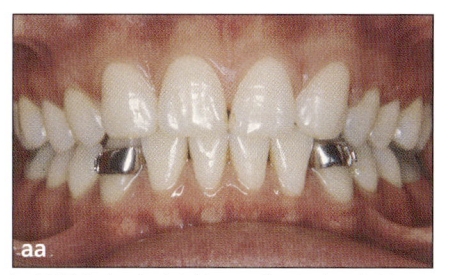

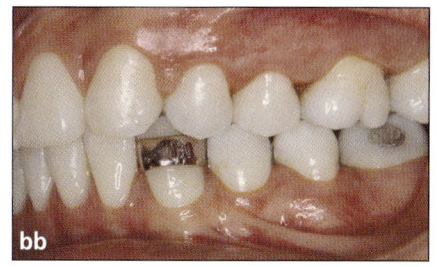

図7-9z～図7-9bb　治療後の咬合. (z)Ⅱ級の大臼歯関係. (aa)正中線は一致. (bb)理想的なオーバーバイトとオーバージェットの関係.

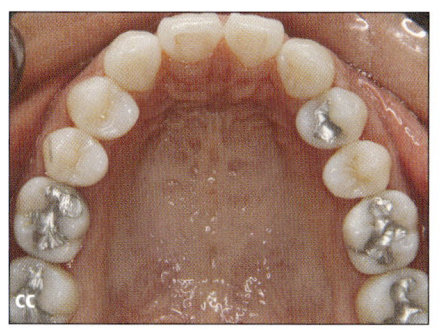

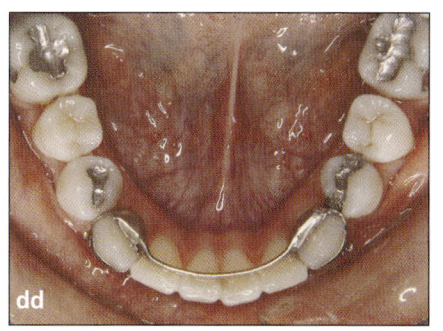

図7-9cc～図7-9dd　治療後の咬合面観. 治療後の上顎大臼歯間幅径は36.0mm, 下顎犬歯間幅径は28.7mm.

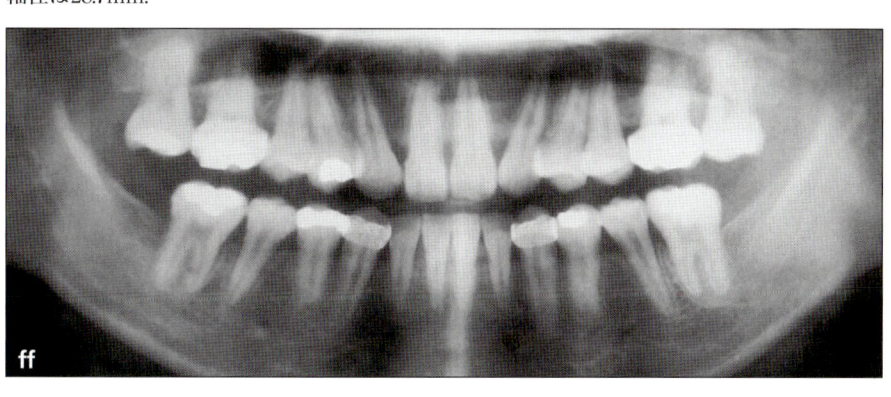

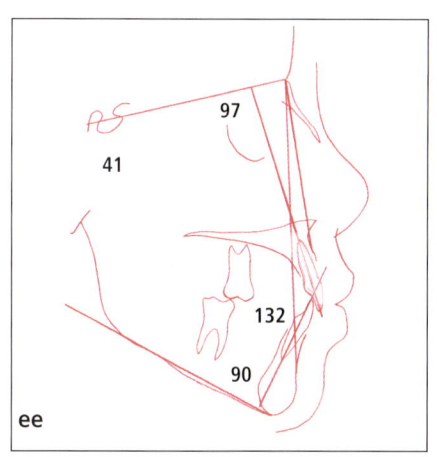

図7-9ee　治療後のセファログラムトレース.

図7-9ff　治療後のパノラマエックス線写真.

117

7・機能的咬合と安定性

症例 7-1（つづき）

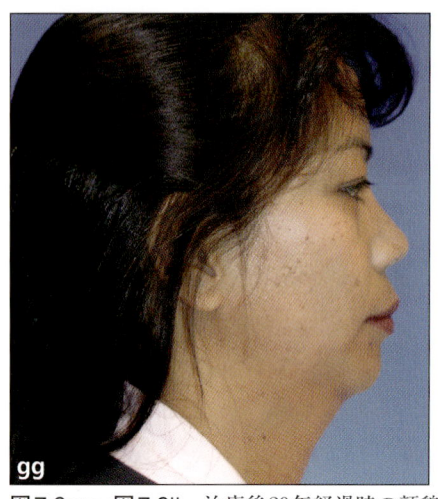

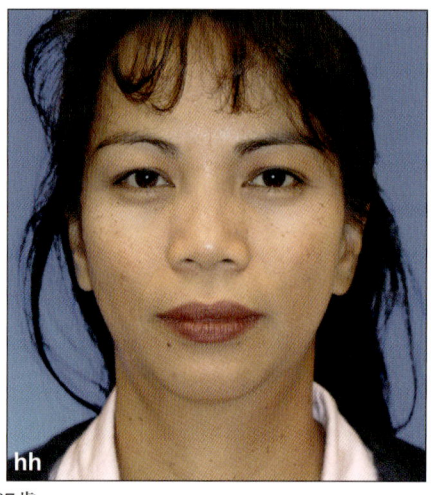

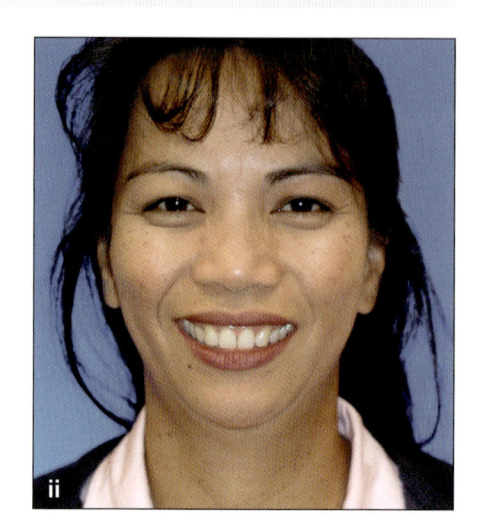

図7-9gg〜図7-9ii　治療後20年経過時の顔貌．37歳．

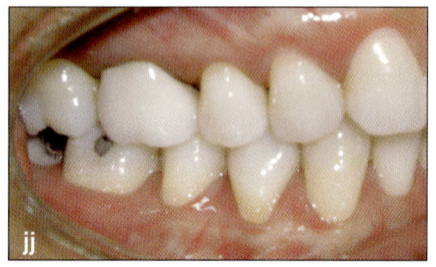

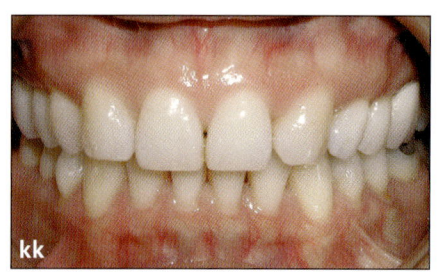

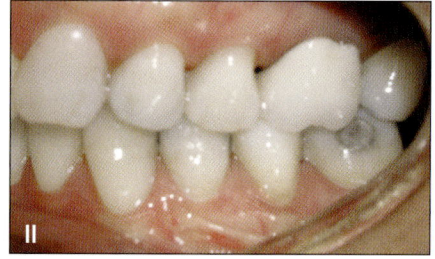

図7-9jj〜図7-9ll　治療後20年経過時の口腔内写真．上顎犬歯が下顎側切歯と機能していることに注目．

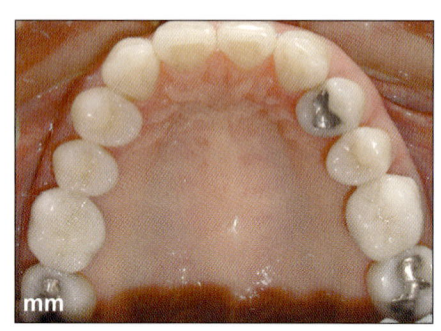

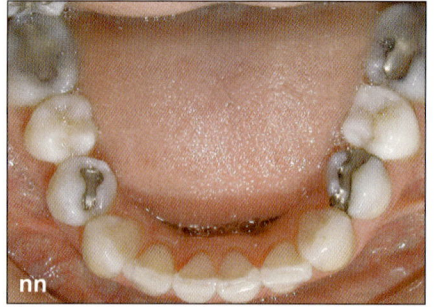

図7-9mm〜図7-9nn　治療後20年経過時の咬合面観．上顎大臼歯間幅径は36.4mm，下顎犬歯間幅径は27.3mm．

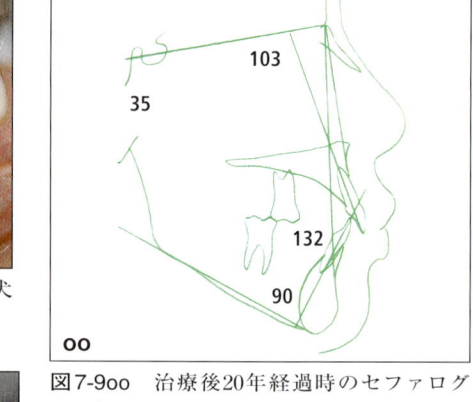

図7-9oo　治療後20年経過時のセファログラムトレース．

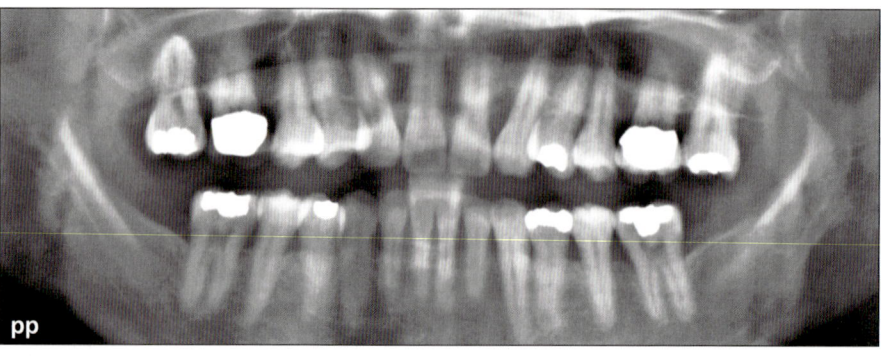

図7-9pp　治療後20年経過時のパノラマエックス線写真．

症例 7-2

概要
　患者は下顎切歯の欠損があり，上顎の中切歯と側切歯は極端に大きかった．このような状況のため，多少変則的な治療計画が必要になった．

検査と診断
　13歳の男子で，下顎右側中切歯が欠損していた．大臼歯関係はⅠ級で，オーバーバイトは5mm，オーバージェットは7mm．凸型の側貌である．Ⅰ級上下顎前突と診断した．

治療計画
　突出した側貌のため，抜歯をすることを決定した．上顎の左右第一小臼歯と下顎の左側中切歯を抜歯した．下顎切歯に比べ大きな上顎第一小臼歯の抜歯スペースは上顎側切歯が大きいことでバランスがとれるのである．

評価
　治療期間は22か月．最終結果は正中が一致し，側方歯の良好な咬合とバランスのとれた顔貌を示した．

考察
　この患者は1977年に治療したもので，まだデンタルインプラントが一般的になるずっと前である．患者の側貌が突出していたので側切歯のためのスペースをあけてブリッジを作ることはしなかった．この症例のような場合，一部の臨床家の主要な関心事は，最終の咬合が従来からいわれている犬歯誘導でないというということである．

長期安定性
　治療後30年で咬合に後戻りはない．下顎の第一小臼歯は側方運動時には犬歯として機能しており，下顎犬歯は側切歯として機能している．異常な歯肉退縮や切歯の咬耗は生じていない．この患者は顎関節症もない．
　この患者は最終的に犬歯誘導の咬合ではなかったが，彼の咬合は安定し機能を保っている．

表 7-4　アーチワイヤーの順序

アーチワイヤー	期間（月）
上顎	
0.016 NiTi	1
0.016 SS	4
0.017×0.025 SS クロージングループ	6
0.017×0.025 SS	11
動的治療期間：	22か月
下顎	
None	9
0.0175 マルチストランディッド SS	2
0.016 SS	8
0.017×0.025 SS	5
動的治療期間：	15か月

表 7-5　個別の矯正力

矯正力	期間（月）
サービカルフェイスボウ	8
エラスティックス	
2級ゴム	2
フィニシングゴム	2

7 • 機能的咬合と安定性

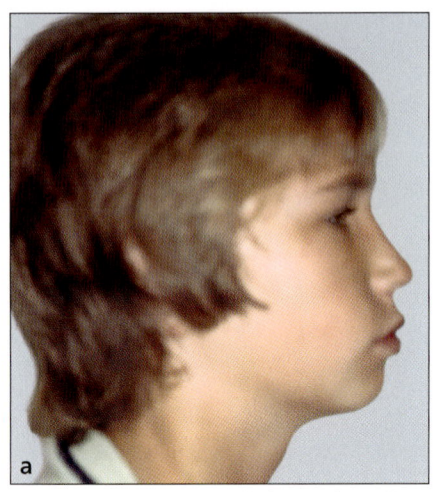

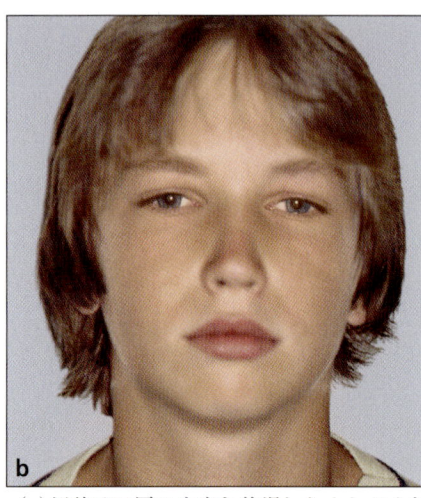

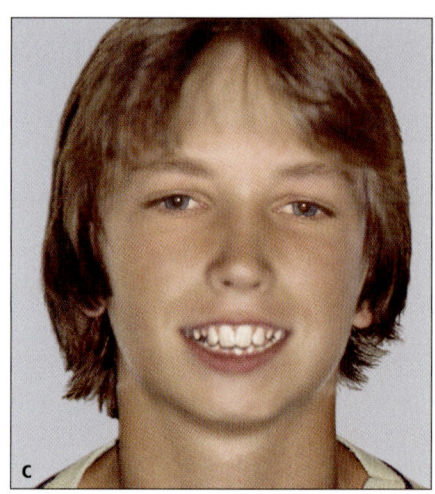

症例 7-2

図7-10a～図7-10c　治療前の顔貌．13歳4か月．(a)側貌は口唇の突出と後退したオトガイを示す．(b)正貌では対称性がとれている．(c)笑顔ではバッカルコリドーを認める．

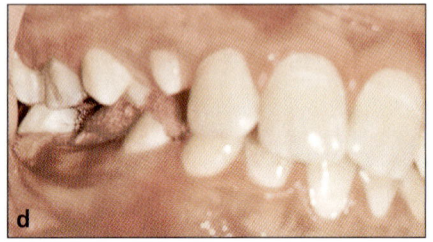

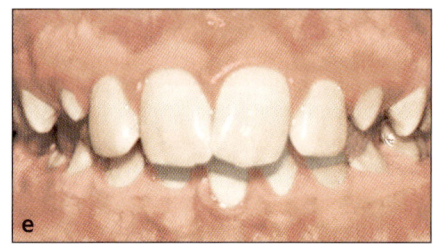

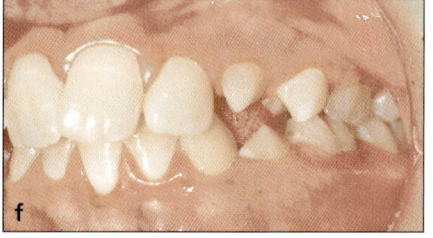

図7-10d～図7-10f　治療前の口腔内写真はⅠ級大臼歯関係，オーバーバイト5mm，オーバージェット7mmを示す．下顎正中線は，右へ2mmずれている．大きな切歯に注目．

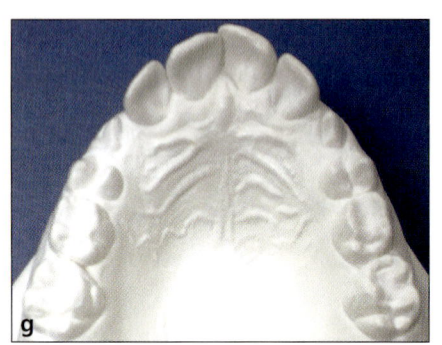

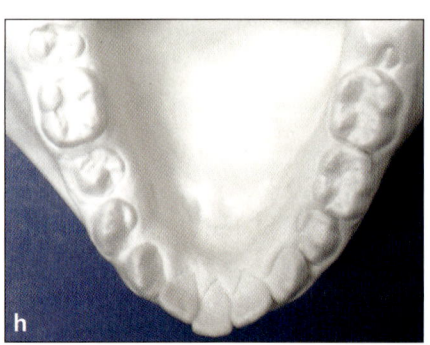

図7-10g, 図7-10h　治療前の模型の咬合面観．治療前の上顎大臼歯間幅径は39.6mm，下顎犬歯間幅径は24.1mm．(g)上顎は，叢生がなくV字型歯列．(h)下顎は，わずかな叢生と右側中切歯欠損をともなうV字型歯列である．

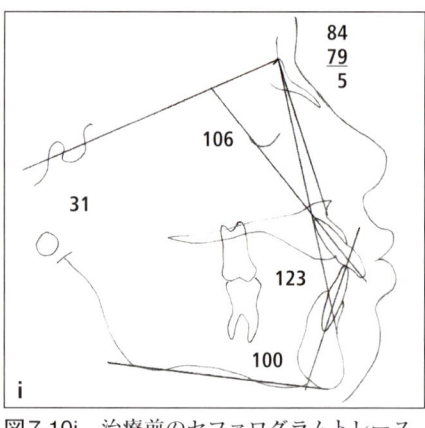

図7-10i　治療前のセファログラムトレース．

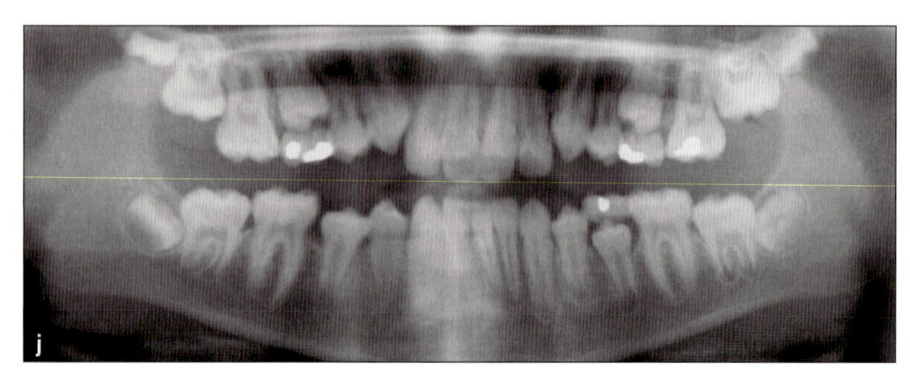

図7-10j　治療前のパノラマエックス線写真．

症例 7-2

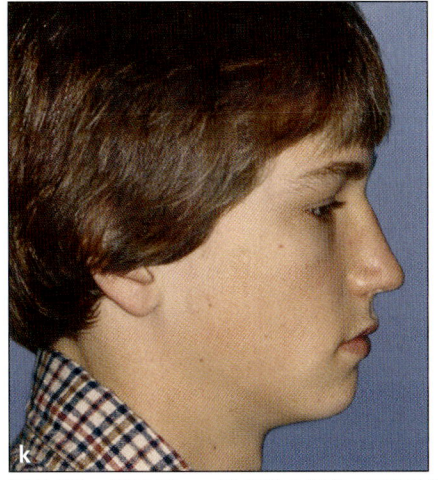

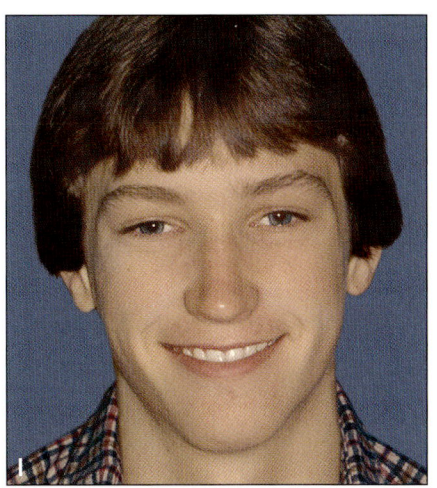

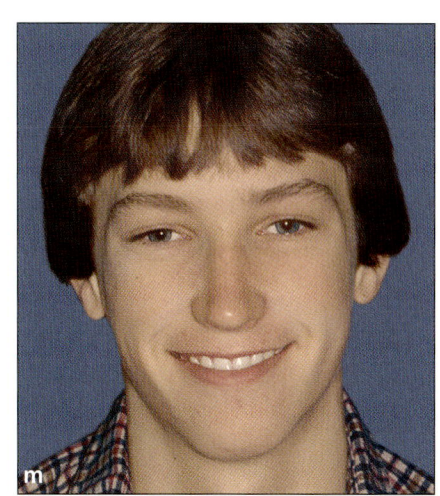

図7-10k〜図7-10m　治療後の顔貌. 15歳2か月. (k)側貌はバランスのとれた鼻, 唇, オトガイを示す. (l)正貌では, バランスのとれた顔面形態である. (m)スマイルは対称的である.

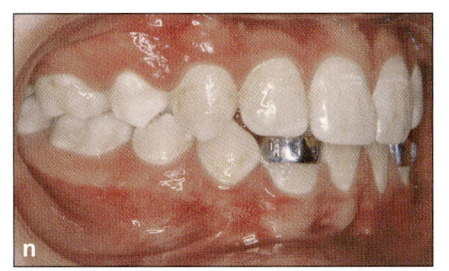

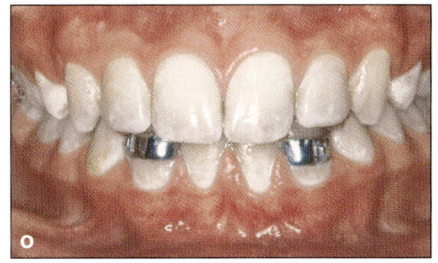

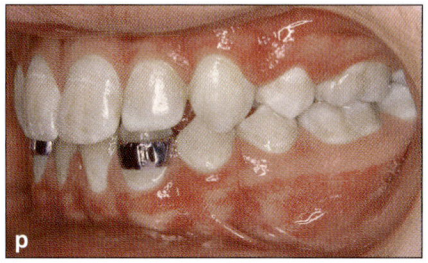

図7-10n〜図7-10p　治療後の口腔内写真は, Ⅰ級の大臼歯および犬歯関係, 正常なオーバーバイトとオーバージェット, そして1mm未満の正中のずれを示している.

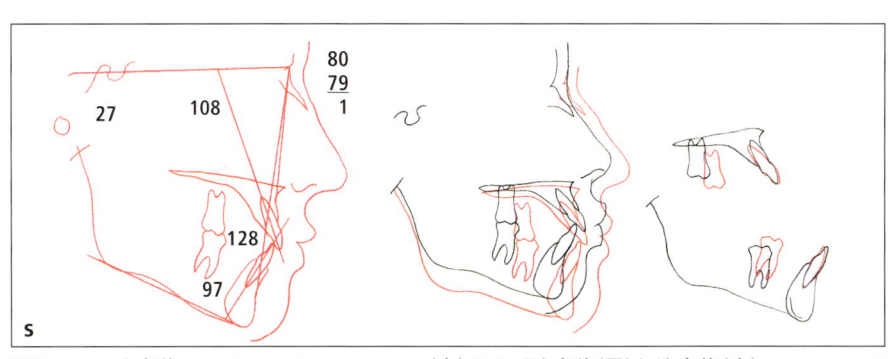

図7-10s　治療後のセファログラムトレース(左)および治療前(黒)と治療後(赤)のセファログラムトレースの重ね合わせ.

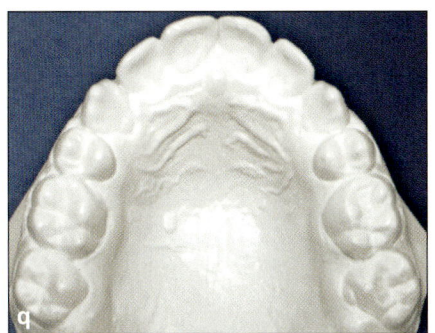

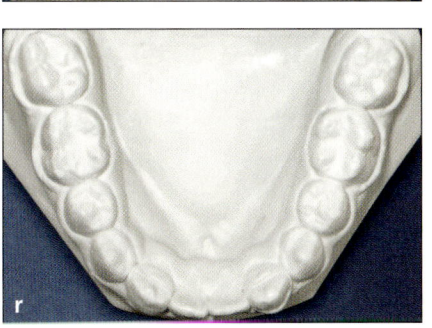

図7-10q, 図7-10r　治療後の模型の咬合面観. 治療後の上顎大臼歯間幅径は37.6mm, 下顎犬歯間幅径は21.6mm.

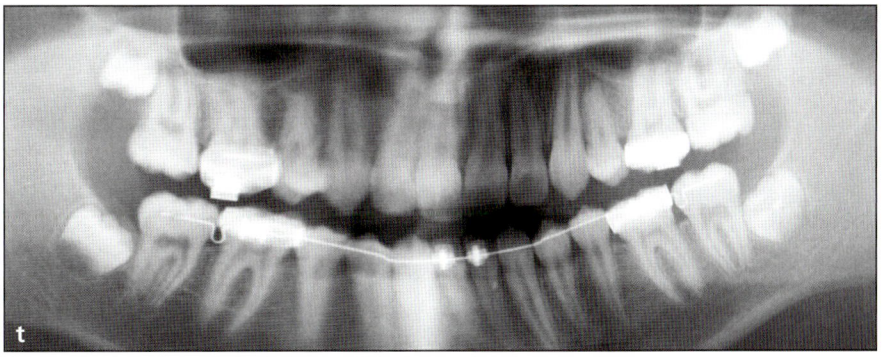

図7-10t　治療後のパノラマエックス線写真.

121

7 • 機能的咬合と安定性

症例 7-2 （つづき）

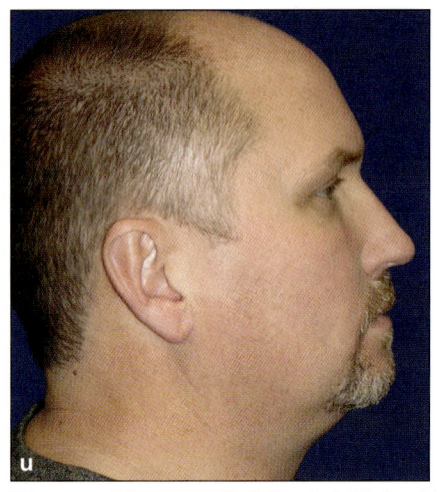

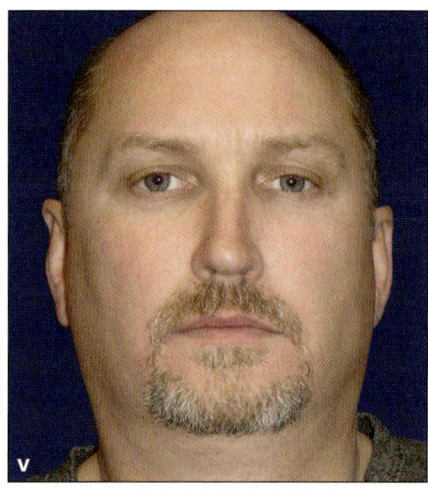

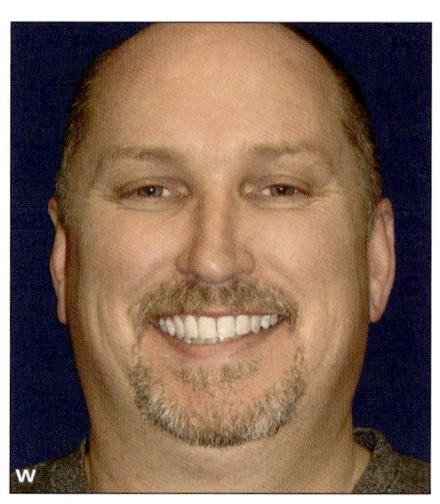

図7-10u～図7-10w　治療後30年経過時の顔貌は，バランスのとれた側貌と素晴らしいスマイルラインを示している．

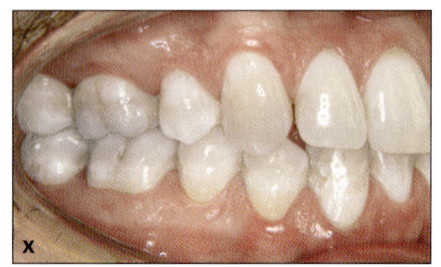

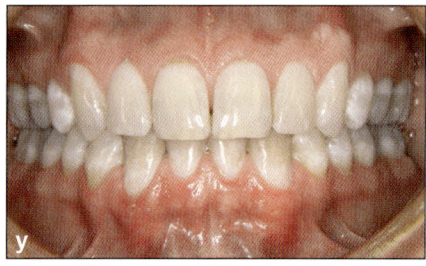

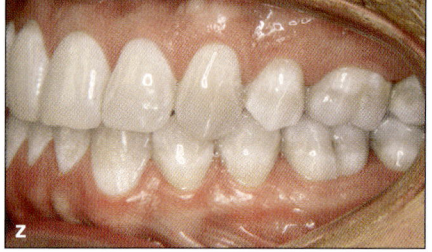

図7-10x～図7-10z　治療後30年経過時の口腔内写真．上顎犬歯が下顎第一小臼歯と機能していることに注目．

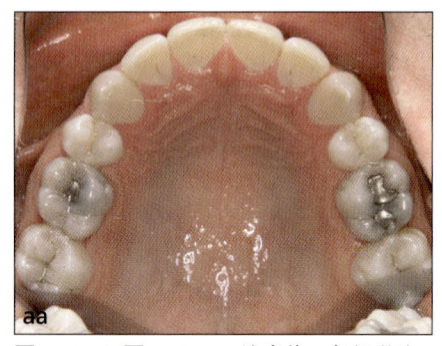

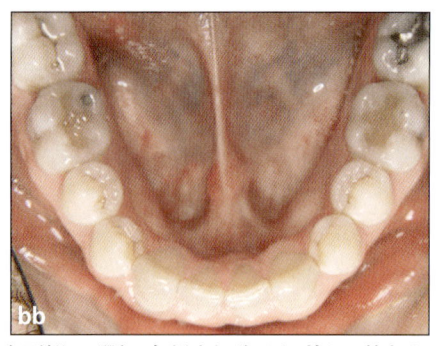

図7-10aa，図7-10bb　治療後30年経過時の咬合面観．下顎の左側中切歯はわずかに捻転している．上顎大臼歯間幅径は37.3mm，下顎犬歯間幅径は21.5mm．

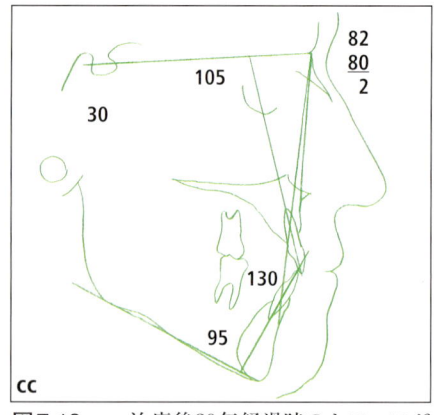

図7-10cc　治療後30年経過時のセファログラムトレース．

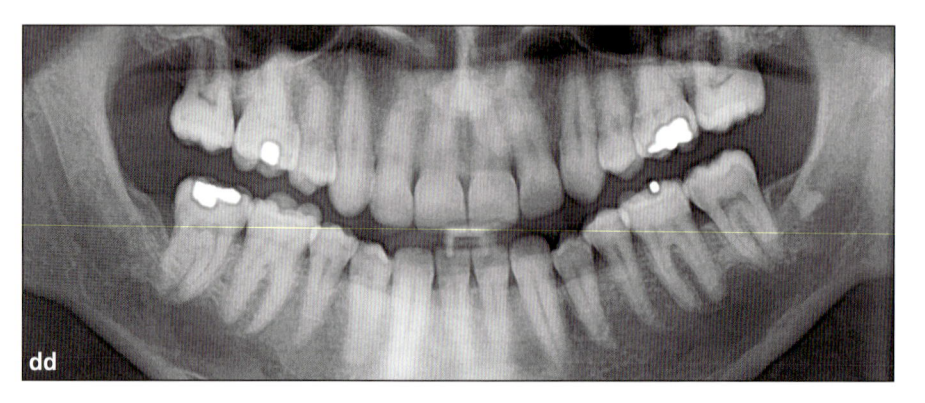

図7-10dd　治療後30年経過時のパノラマエックス線写真．

症例 7-3

概要
　9歳半の女子で，骨格系，歯系いずれもⅠ級の不正咬合であった．下顎中切歯が欠損していたにもかかわらず，重度な叢生が上下顎に認められた．

検査と診断
　オーバーバイトが4mm，オーバージェットが2.5mmのⅠ級不正咬合で，中程度の叢生があった．このような若い患者なのにこのように"しっかり"とした下顎をもっていることはちょっと心配であった．この若さでの患者の側貌から，永久歯の抜歯はしたくなかった．

治療計画
　第一段階の治療計画は，上顎歯列には急速拡大装置（RPE）を，下顎歯列にはリップバンパーを用いて，側方向の大きさを増大させることであった．リップバンパーは下顎第一大臼歯を整直させるので，サービカルフェイスボウを使用し，上顎第一大臼歯の遠心移動と上顎歯列の"overtreat"を図った．フェイスボウは14か月使用した．
　第二段階治療は上顎にバンドとボンディングを行い，続いて5か月後に下顎にも装置を装着した．下顎中切歯のブラケットは0°につけることと，2本の側切歯には4°の角度をつけることに注意した．

評価
　RPEとリップバンパーの第一段階治療は14か月で終わった．6か月の観察期間を経て第二段階治療を開始した．第二段階治療のフルブラケット装着は16か月かかり，治療完成には全体で36か月かかった．

考察
　下顎切歯が1歯欠損している患者の非抜歯治療を行って，満足できる機能的咬合を完成させるためには，最終咬合は下記のようなことが必要である．

・小さな上顎切歯，とくに側切歯．
・ややⅢ級傾向のあるⅠ級大臼歯咬合．
・下顎中切歯は0°，側切歯は4°の角度がついていること．

長期安定性
　治療後14か月で，歯はややⅢ級気味のⅠ級咬合に落ち着いた．最終的な犬歯の咬合もⅠ級で，オーバーバイトとオーバージェットは後戻りしていない．上下顎切歯の正中線の排列に注目されたい．

7 • 機能的咬合と安定性

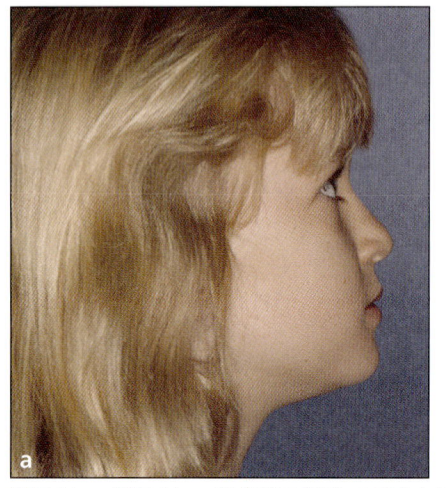

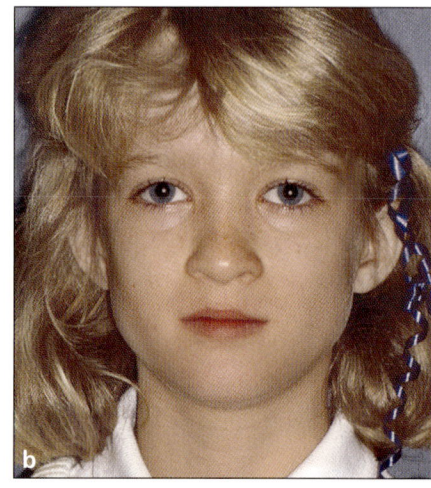

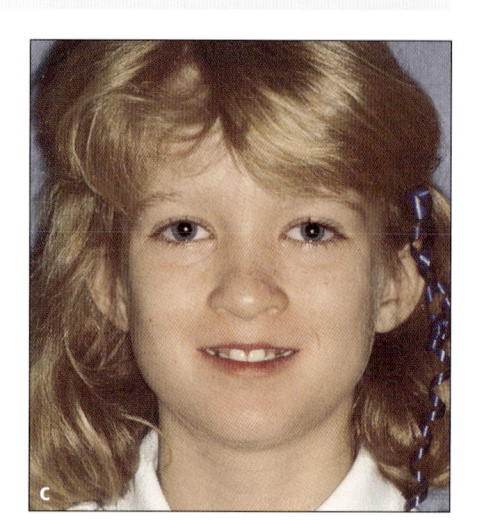

症例 7-3

図7-11a〜図7-11c　治療前の顔貌. 9歳5か月.

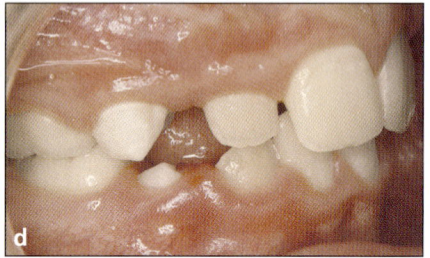

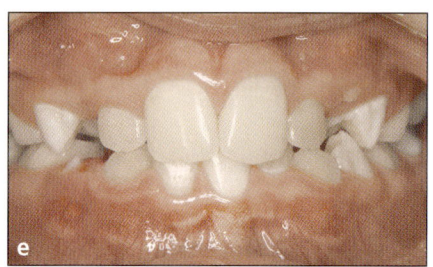

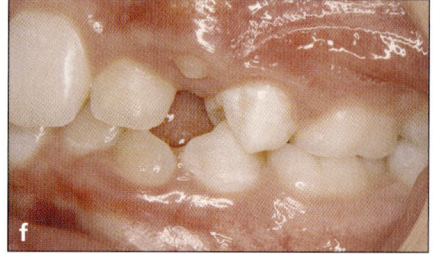

図7-11d〜図7-11f　治療前の口腔内写真はⅠ級の大臼歯関係, オーバーバイト4mm, オーバージェット2.5mmを示している.

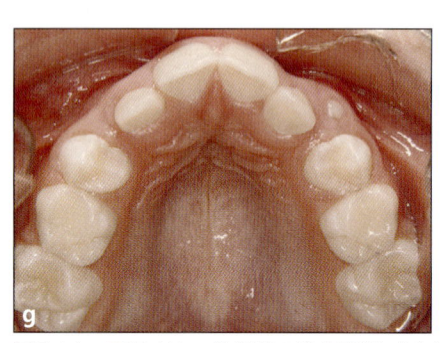

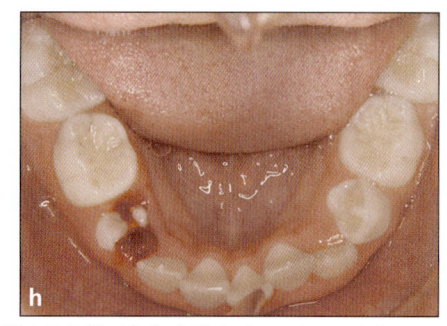

図7-11g, 図7-11h　治療前の咬合面観. (g)上顎はV字型で永久犬歯はブロックアウトしている. (h)下顎では片側中切歯が欠損している.

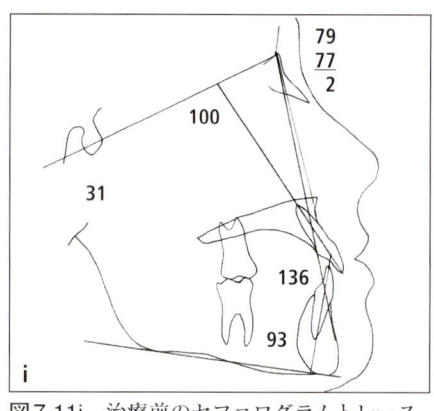

図7-11i　治療前のセファログラムトレース.

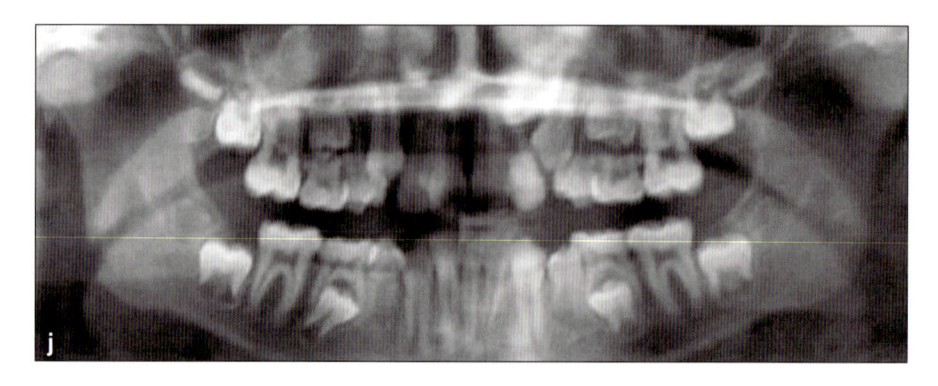

図7-11j　治療前のパノラマエックス線写真.

症例 7-3

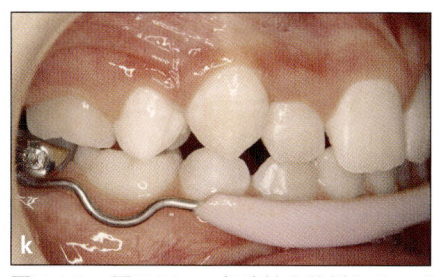

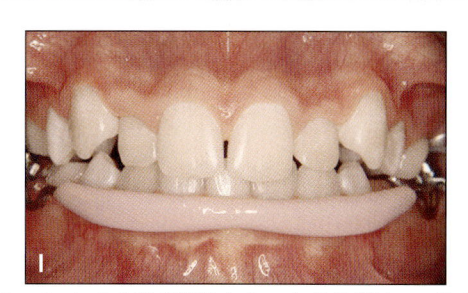

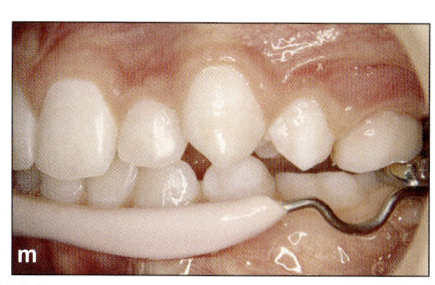

図7-11k〜図7-11m　急速拡大装置とリップバンパーによる治療開始から14か月経過時の口腔内写真.

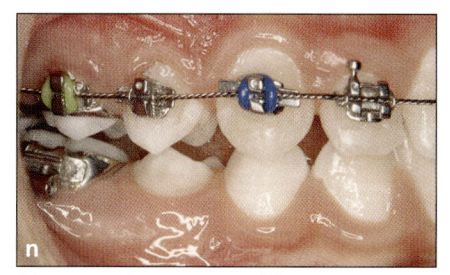

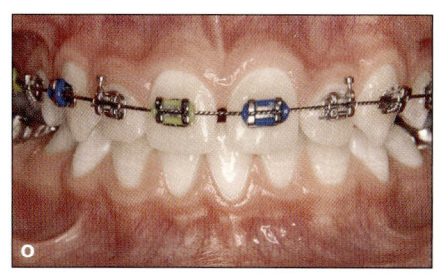

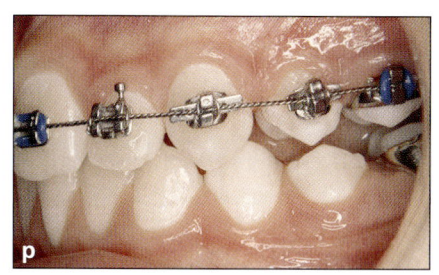

図7-11n〜図7-11p　上顎歯列にブラケットとバンドを装着をしてから1か月経過時の口腔内写真.

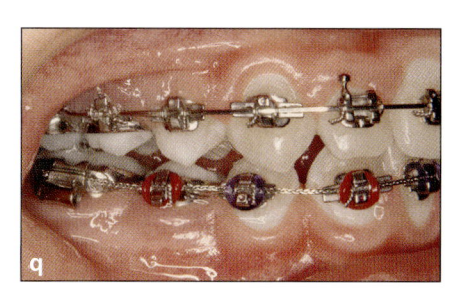

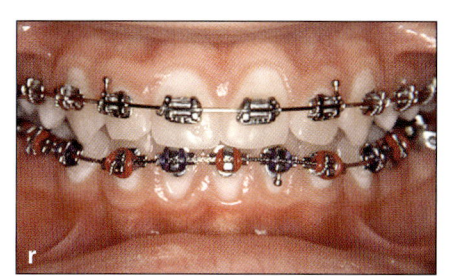

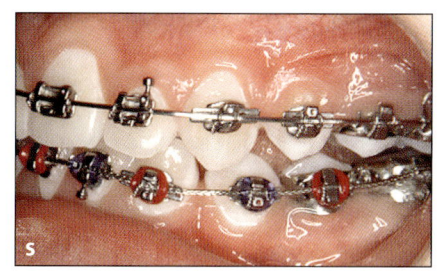

図7-11q〜図7-11s　第二治療段階に入ってから5か月経過時の口腔内写真．下顎歯列にもブラケットとバンドを装着している．

7・機能的咬合と安定性

症例 7-3（つづき）

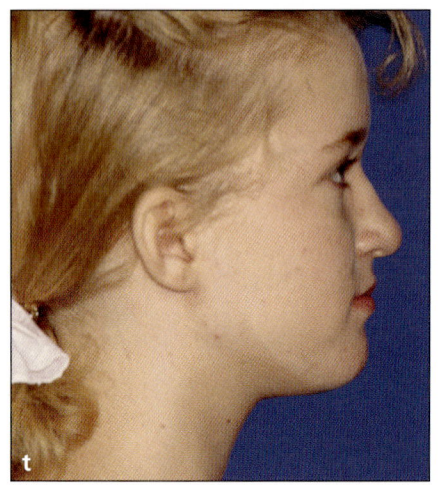

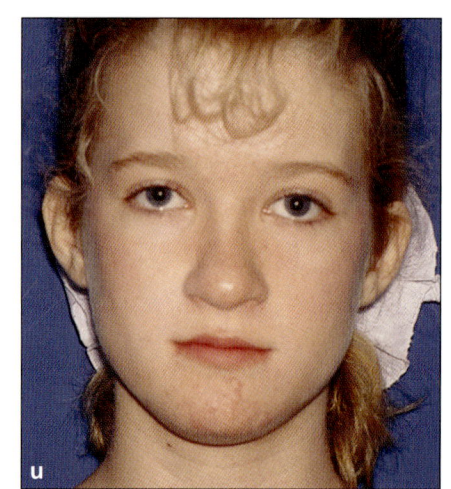

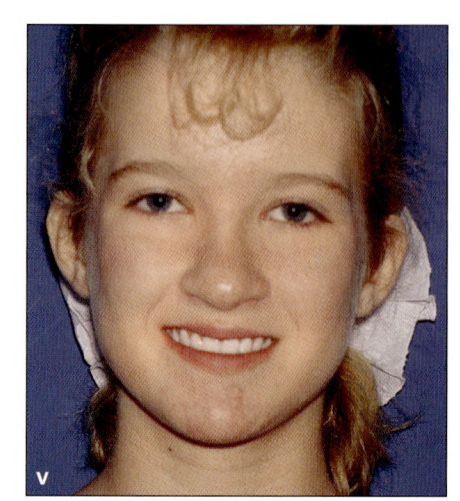

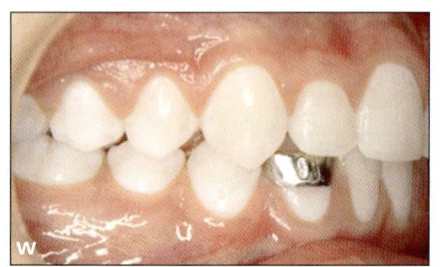

図7-11t～図7-11v　治療後の顔貌．12歳5か月．

図7-11w～図7-11y　治療後の咬合．

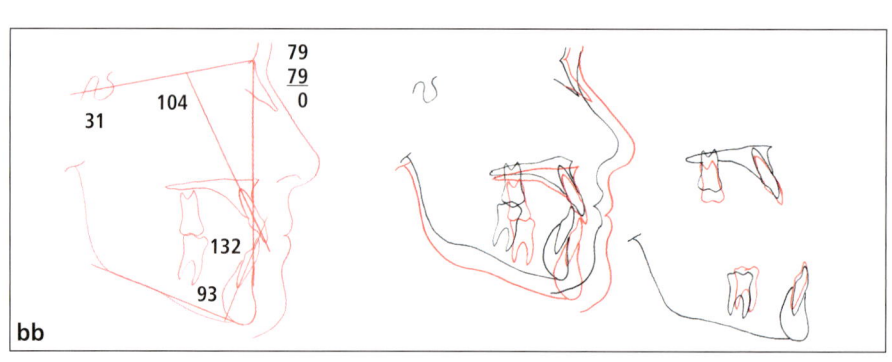

図7-11bb　治療後のセファログラムトレース（左）および治療前（黒）と治療後（赤）のセファログラムトレースの重ね合わせ．

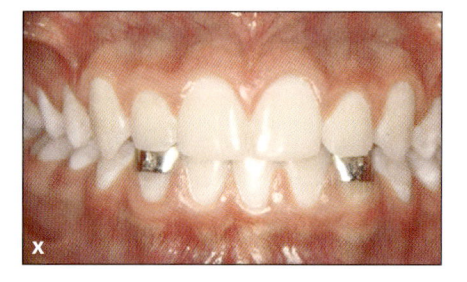

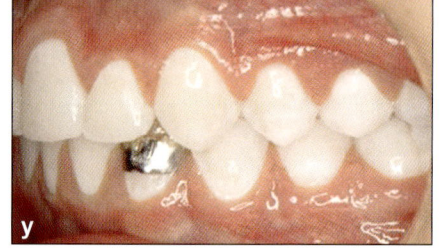

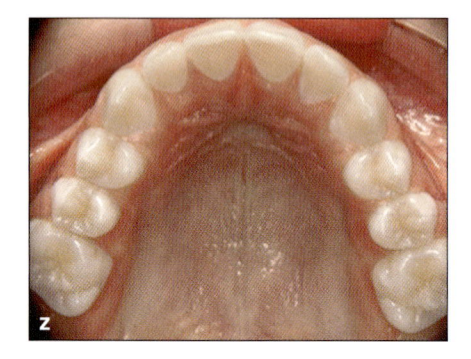

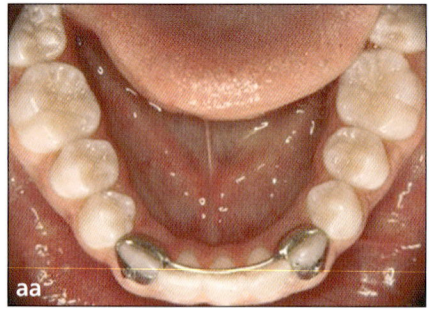

図7-11z, 図7-11aa　治療後の咬合面観．

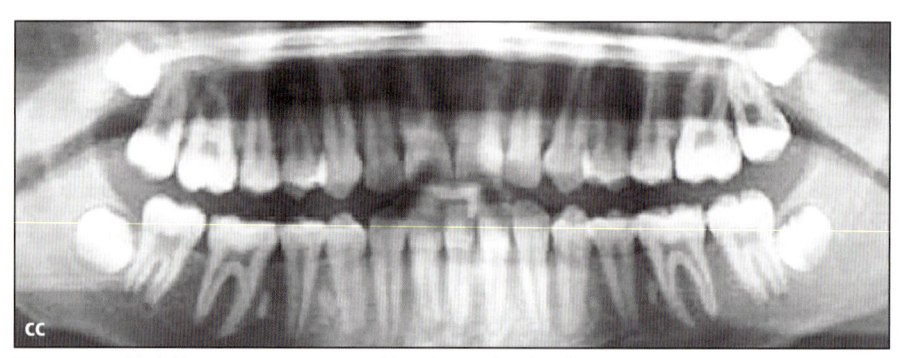

図7-11cc　治療後のパノラマエックス線写真．下顎切歯の位置に注目．

症例 7-3

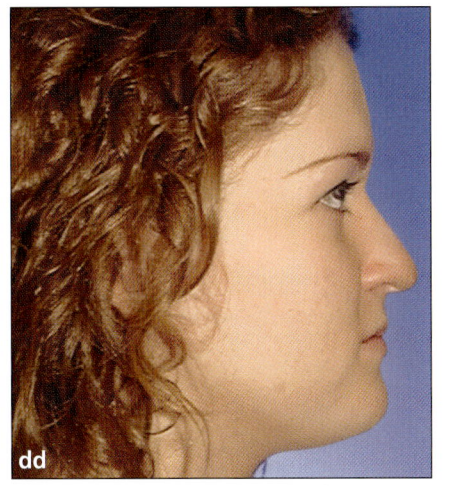

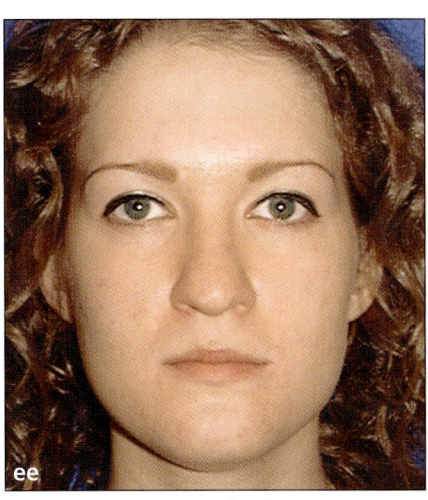

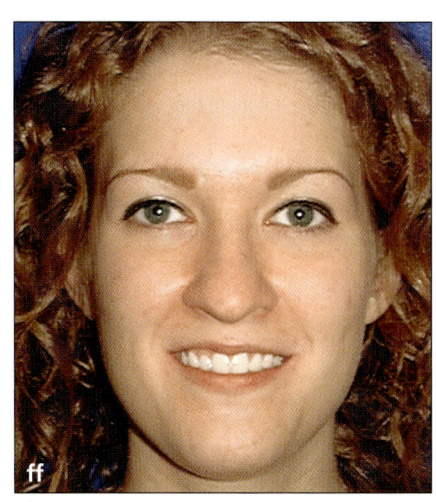

図7-11dd〜図7-11ff　治療後14年経過時の顔貌はバランスのとれた側貌と素晴らしいスマイルである.

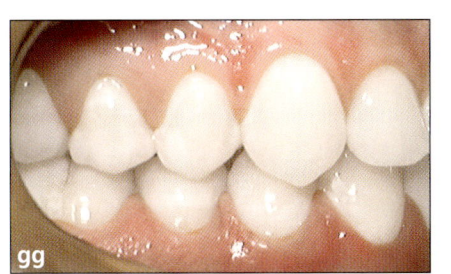

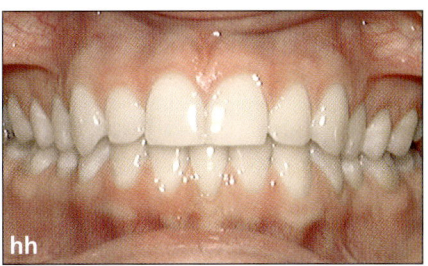

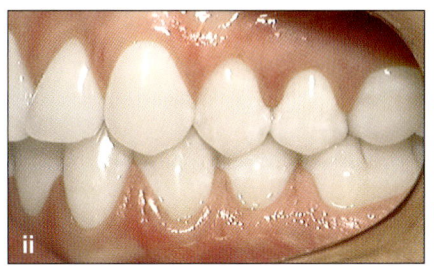

図7-11gg〜図7-ii　治療後14年経過時の口腔内写真.小さな上顎側切歯とやや III 級気味のI級咬合が安定した結果を作っていることに注目.

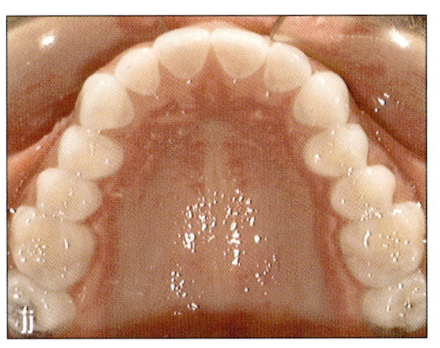

表 7-6	アーチワイヤーの順序
アーチワイヤー	期間（月）
上顎	
0.016 NiTi	1
0.016 SS	4
0.017×0.025 SS クロージングループ	6
0.017×0.025 SS	11
動的治療期間:	22か月
下顎	
None	9
0.0175 マルチストランディッド SS	2
0.016 SS	8
0.017×0.025 SS	5
動的治療期間:	15か月

表 7-7	個別の矯正力
矯正力	期間（月）
急速拡大装置	7
リップバンパー	7
サービカルフェイスボウ	14
エラスティックス	
2級ゴム	2
フィニシングゴム	2

図7-11jj, 図7-11kk　治療後14年経過時の咬合面観.下顎左側側切歯はわずかに捻転している.

症例 7-4

概要

1979年に治療を開始した症例で，そのころはボーダーラインケースでは抜歯することが多かった．口元の突出した側貌のため4本の第一小臼歯抜歯を決定した．今日なら非抜歯で治療するか，下顎の第二小臼歯と上顎の第一小臼歯を抜歯しただろう．

検査と診断

13歳9か月の女子で，大臼歯関係および骨格系（ANB 5°）ともに軽度のⅡ級を示している．オーバージェットは5mmであるがオーバーバイトは2mmで，アーチレングスディスクレパンシーは2mmであった．上顎左側犬歯部に過剰な歯肉退縮が認められる．下顎切歯歯軸角（IMPA）が103°のため，軟組織側貌は軽度の凸型を示した．

治療計画

4本の第一小臼歯を抜歯し，サービカルフェイスボウヘッドギアーを睡眠時に使用するよう指示した．2級ゴムを含む典型的な抜歯のメカニクスを用いた．予測治療期間は24か月であった．

評価

われわれの安定性の目標に照らして，治療前後の記録を比較すると，この患者は少し後戻りをするかもしれない．上顎第一小臼歯を抜歯したため彼女の上顎大臼歯間幅径は減少した．下顎犬歯間幅径は治療によっても（そして治療25年経過時も）同様に保たれた．セファログラム分析ではANBは減少し，IMPAは整直し，そして（これらの変化による結果として）軟組織側貌の後退が1つの気がかりとなりうる．

考察

一連の経過の口腔内写真に示されるように，ステップごとの手順は現在の抜歯症例の場合と根本的には同じである．すなわち最初に上顎歯列弓を治療し，ヘッドギアーを装着し，下顎歯列でドリフトをさせながら，上顎犬歯を後方牽引するのである．

治療開始1年後，下顎臼歯が近心移動するように，フェイスボウはやめて2級ゴムに変更した．とても優秀な患者で28か月の治療であった．下顎のバンドタイプの犬歯間保定装置は3年半で除去した．

長期安定性

治療終了後23年経過時（すなわ保定終了20年経過時）に，彼女は息子の治療のため来院し，彼女の資料を採った．これらの記録は，下顎側切歯のみがあまり理想的な位置でないことを除けば，とても安定した長期結果を示している．パノラマエックス線写真では，下顎側切歯の角度は，今日われわれが使用いている6°ではなくて，直立していることがわかる．この位置は，下顎前歯の歯根を離開させることを開始する前に治療した多くの長期管理症例で見られる．抜歯症例の結果としてのバッカルコリドーは見られない．

表 7-8	アーチワイヤーの順序
アーチワイヤー	期間（月）
上顎	
0.0175 マルチストランディッド SS	2
0.016 SS	11
0.017×0.025 SS クロージングループ	4
0.017×0.025 SS	11
動的治療期間：	28か月
下顎	
None	6
0.0175 マルチストランディッド SS	4
0.016×0.022 SS クロージングループ	8
0.016 SS	2
0.017×0.025 SS	8
動的治療期間：	22か月

表 7-9	個別の矯正力
矯正力	期間（月）
サービカルフェイスボウ	12
エラスティックス	
クロスバイトゴム	8
2級ゴム	8
正中ゴムと2級ゴム	1
頰側部四角ゴム	1
フィニシングゴム	2

症例 7-4

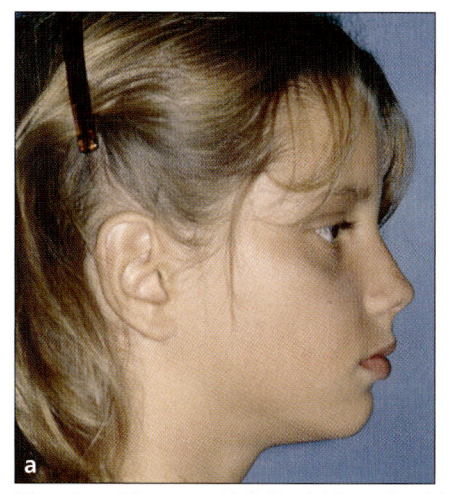

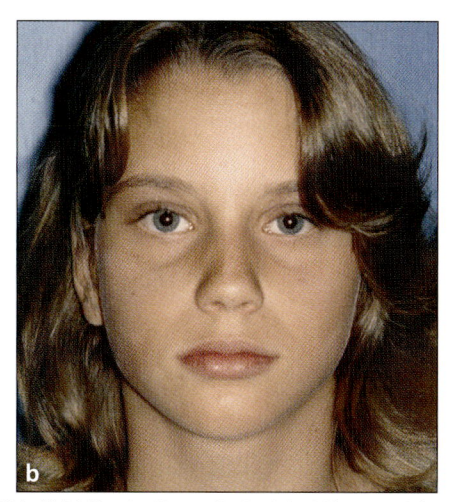

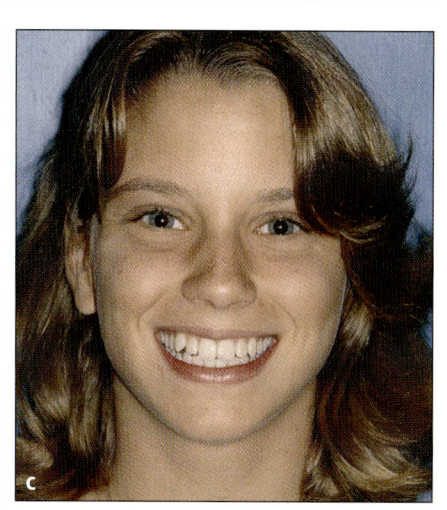

図7-12a〜図7-12c　治療前の顔貌，13歳．(a)軟組織側貌はわずかに凸型．(b)正貌では下唇の突出を認める．(c)スマイルではすべての歯が見えている．

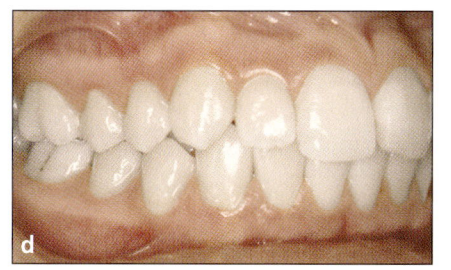

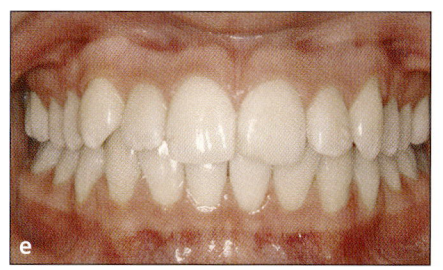

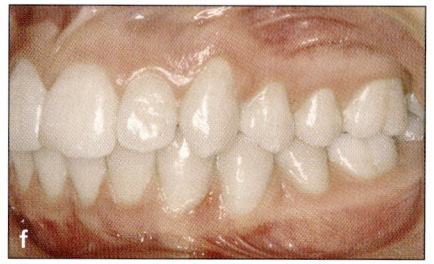

図7-12d〜図7-12f　治療前の口腔内写真．(d)右側ではⅡ級の大臼歯関係．(e)オーバーバイト2mm，オーバージェット5mm．(f)左側はⅠ級大臼歯関係で上顎左側犬歯には過度の歯肉退縮が見られる．

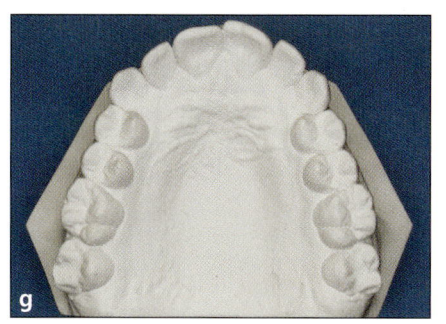

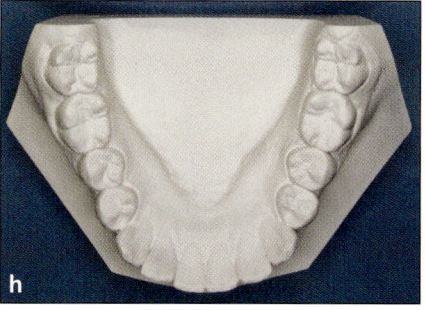

図7-12g, 図7-12h　治療前の模型の咬合面観．治療前の上顎大臼歯間幅径は34.5mm，下顎犬歯間幅径は26.9mm．アーチレングスディスクレパンシーは2mm．

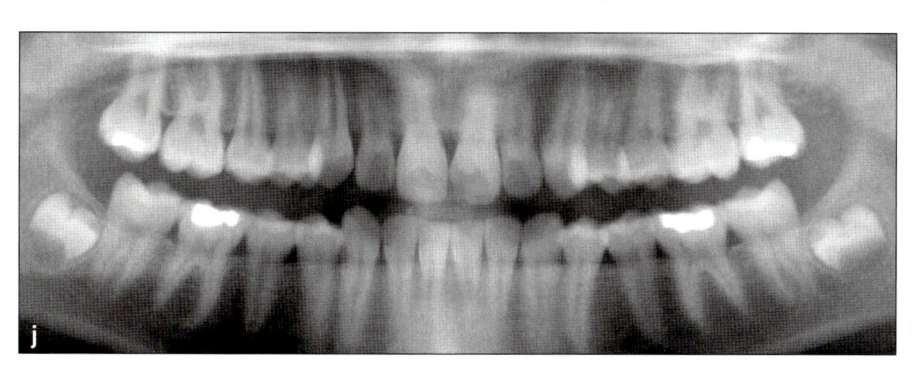

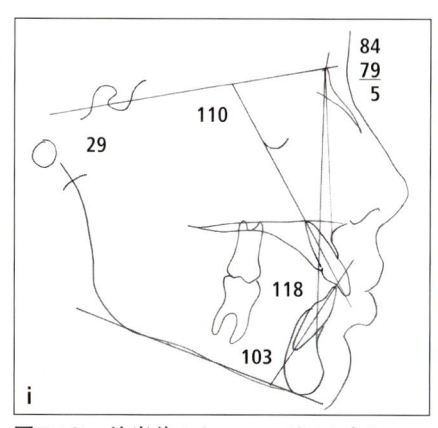

図7-12i　治療前のセファログラムトレースはⅡ級の骨格（ANB 5°）を示している．

図7-12j　治療前のパノラマエックス線写真．

7 • 機能的咬合と安定性

症例 7-4 （つづき）

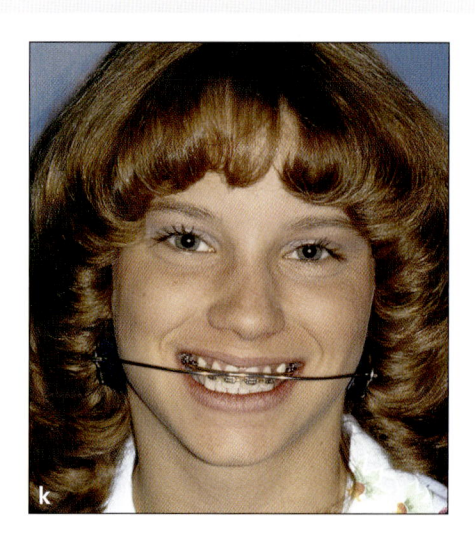

図7-12k　治療開始から2か月経過時の顔貌．サービカルフェイスボウを装着している．

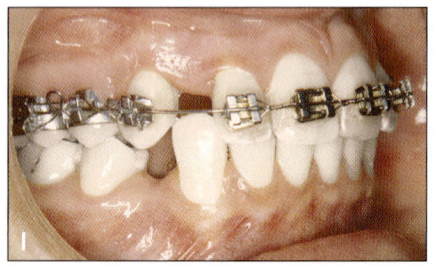

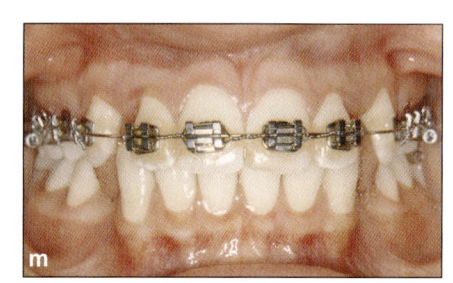

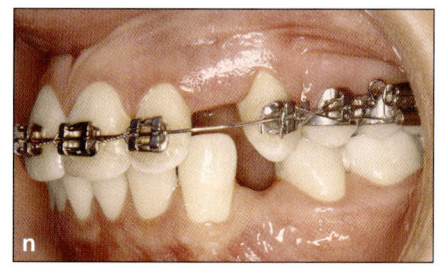

図7-12l～図7-12n　治療開始から6か月経過時の口腔内写真．上顎犬歯牽引のため0.016インチSSアーチワイヤーを用いている．

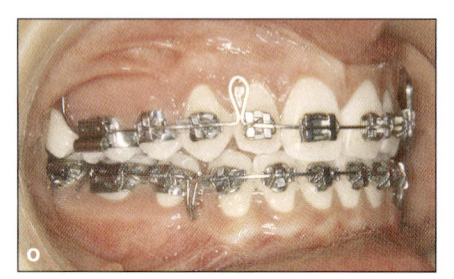

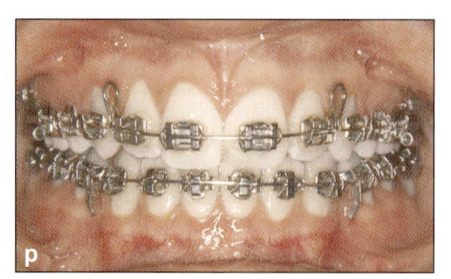

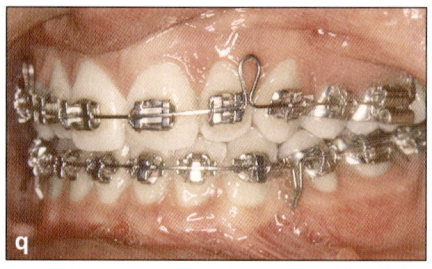

図7-12o～図7-12q　治療開始から18か月経過時の口腔内写真．抜歯スペースは，上顎は0.017×0.025インチSSクロージングループと下顎の0.016×0.022インチ クロージングループで閉鎖する．

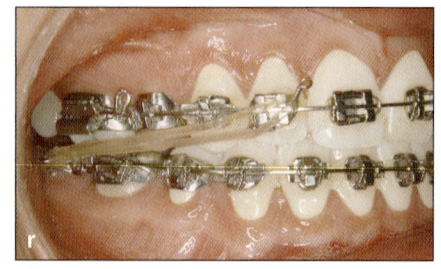

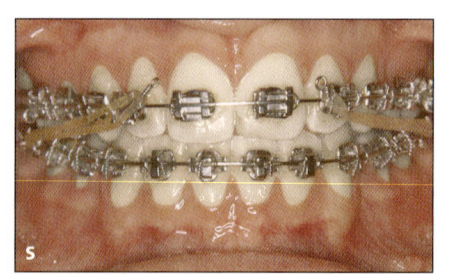

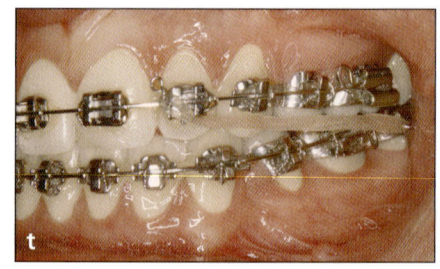

図7-12r～図7-12t　治療開始から24か月経過時の口腔内写真．3/16オンスの2級ゴムを終日使用．

症例 7-4

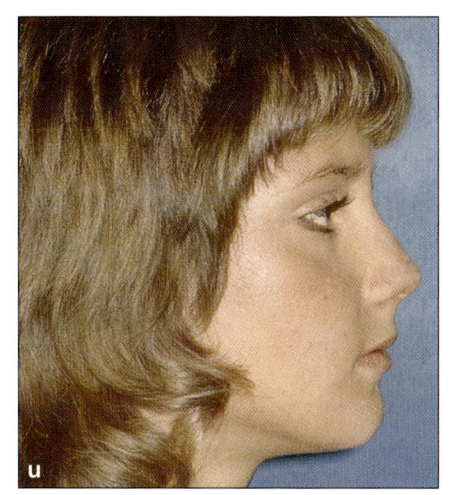

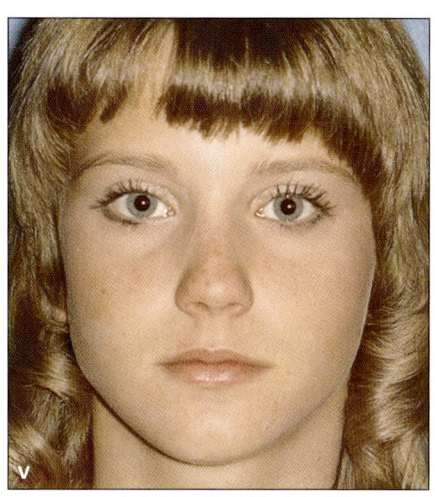

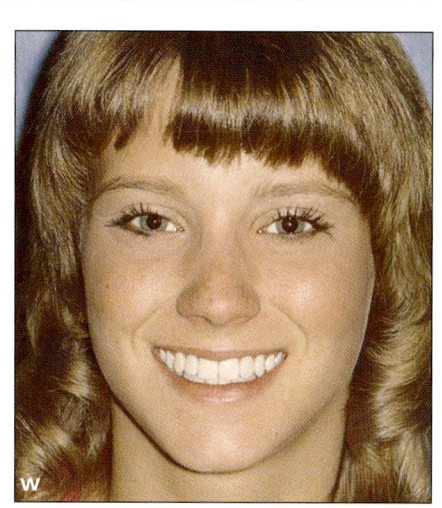

図7-12u〜図7-12w　治療後の顔貌，15歳．(u)バランスのとれた軟組織側貌．(v)正貌で口唇が小さくなった．(w)スマイルでは依然としてすべての歯が見えている．

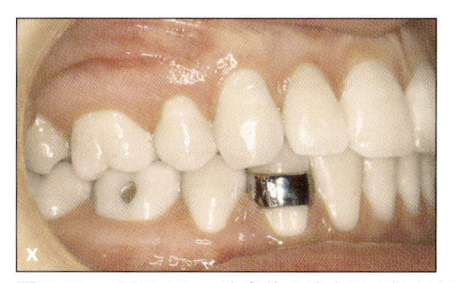

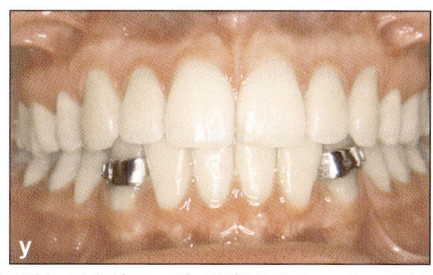

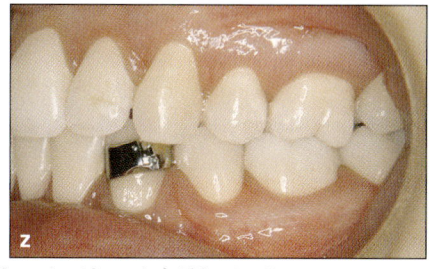

図7-12x〜図7-12z　治療後の咬合はⅠ級大臼歯関係，正中線の一致，理想的なオーバーバイト，オーバージェットを示している．

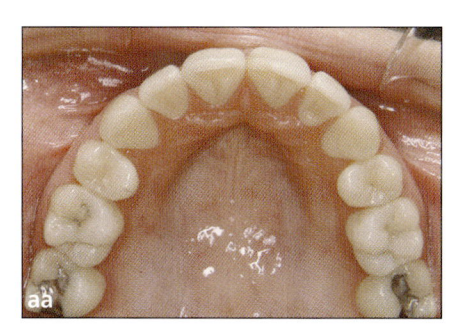

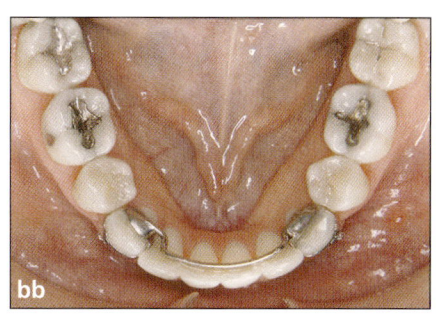

図7-12aa，図7-12bb　治療後の咬合面観．上顎大臼歯間幅径は33.2mm，下顎犬歯間幅径は26.5mm．

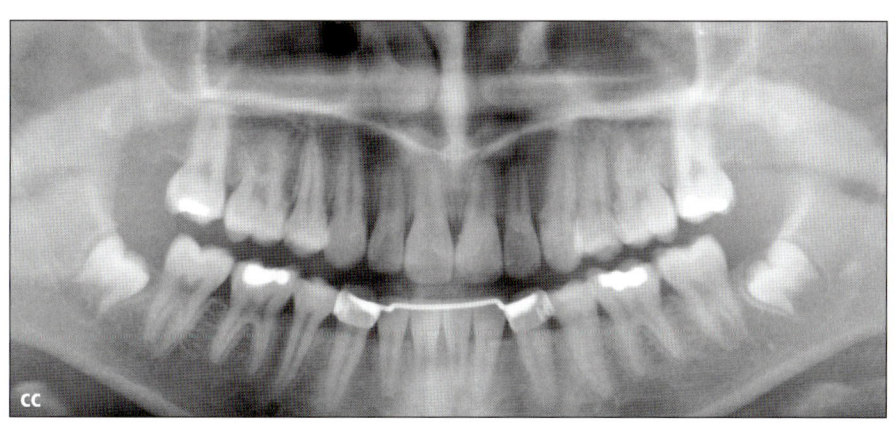

図7-12cc　治療後のパノラマエックス線写真．

7 • 機能的咬合と安定性

症例 7-4（つづき）

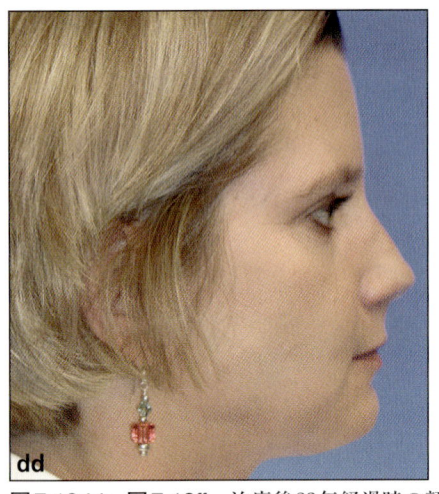

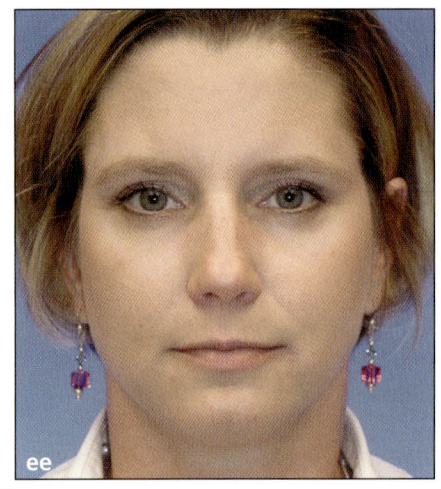

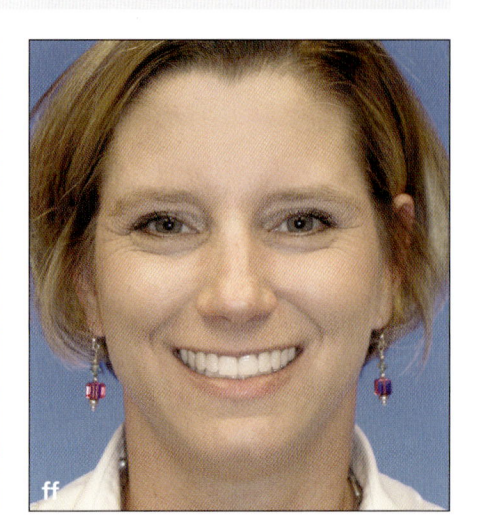

図7-12dd～図7-12ff　治療後23年経過時の顔貌.

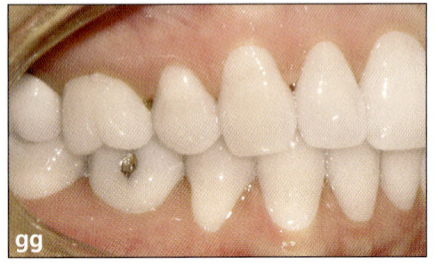

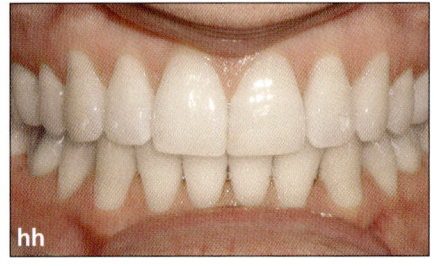

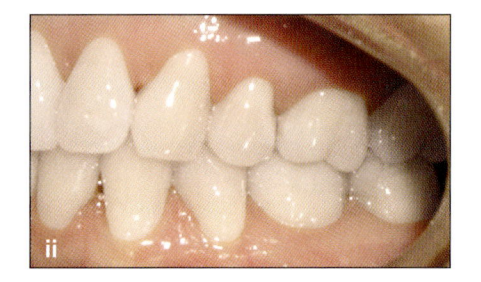

図7-12gg～図7-12ii　治療後23年経過時の口腔内写真.

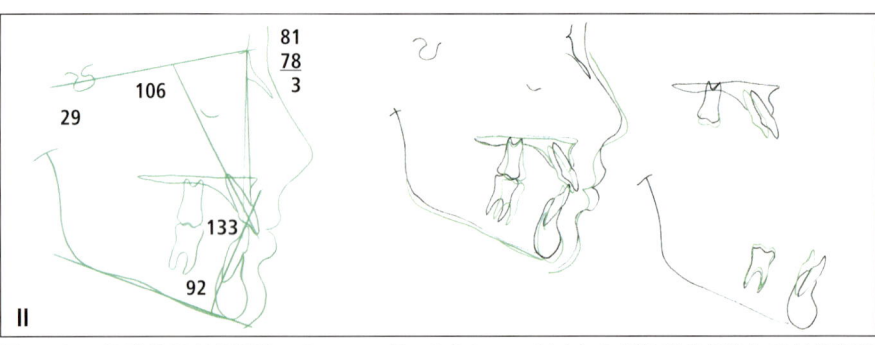

図7-12ll　治療後23年経過時のセファログラムトレース（左）および治療前（黒）と23年経過時（緑）のセファログラムトレースの重ね合わせ（右）.

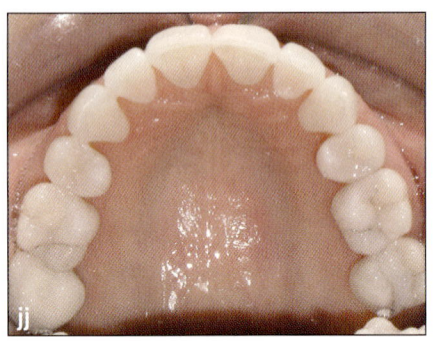

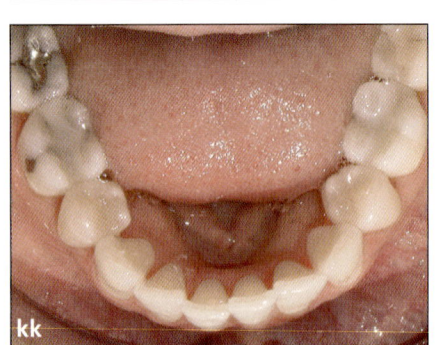

図7-12jj, 図7-12kk　治療後23年経過時の咬合面観. 上顎大臼歯間幅径は32.2mm, 下顎犬歯間幅径は26.5mm. 不適切な歯根の位置の結果生じた捻転している下顎側切歯に注目.

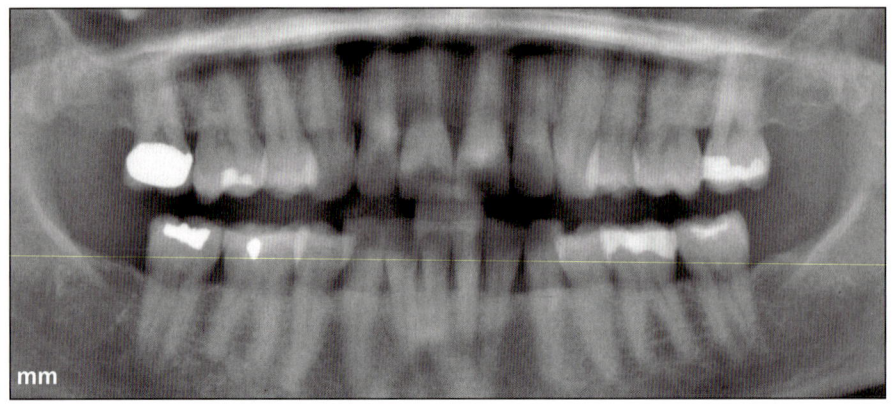

図7-12mm　治療後23年経過時のパノラマエックス線写真.

132

CHAPTER 8

スマイルと顔貌の調和

"平和はスマイルから始まる"
– **Mother Teresa**

　歯科矯正学はアートとサイエンスである．矯正医は歯を並べることに加え，スマイルを作り出す．歯科矯正学は徐々に科学的になってきてはいるが，まだまだ主観的なところがある．

　矯正治療は，たとえば成長パターン，筋肉にかかわる習慣や患者協力度など，多くの変数に左右される．長期安定性について，長年かけて有効性が実証されてきた確かな必要条件は，治療計画の時点で対処すべきである．目標はもっとも機能的で，審美性に優れ，可能なかぎり安定した結果を作り出すような特定の位置に歯を排列することである．

　本章での主題は審美であるが，前の章で論じた機能的なゴールについて見直すことも当然必要なことである．歯科矯正学の歴史を通じて，質の高い治療結果についての基準を設定するためのいくつかの真実が見出されてきた．今後の課題は，細部にわたる科学がすでに可能性を実証した治療結果を作り出すために新しいテクノロジーを適用することである．いくつかの評価基準はすでに確立してきている．

1. 下顎前歯の位置のコントロールがもっとも重要である．コントロールできていない前歯の前方傾斜は，治療後の後戻りの原因となる．
2. 歯根を正しく離開させていないと，下顎側切歯は回転したり，叢生が生じやすくなる．
3. 下顎犬歯間幅径の拡大は保定終了後に典型的な狭窄を生じる．
4. 上顎前歯のトルク不足は，オーバーバイトの後戻りの原因となる．
5. 過蓋咬合症例では，下顎第一大臼歯を整直させ，小臼歯部を挺出させ歯列を平坦化する．これによって下顎の臼歯が近心へ自然移動することを阻止する．
6. 前歯の位置は，軟組織側貌のリラックス時に口唇が歯にそっと触れるように位置づけなければならない．

　歯を唇舌的に基底骨に位置づけるとき，術者は同時にどのように口唇に歯を縁取らせるかもまた考慮しなければならない．最終結果をつねに意識して始めることによって，矯正医は下記の目標に取り組んでいる間に，バランスのとれた対称的なスマイルを作り出すことができる．しかしながら，スマイルについての多くの情報は今までのところ裏づけに乏しい．

　ベストなスマイルを作り出すためには，少なくとも10項目の目標に取り組まなければならない．

1. 顔と歯列の正中線．
2. 歯の大きさ．
3. 歯のアンギュレーション．
4. 咬合平面の傾斜．
5. スマイルライン．
6. 歯肉ライン．
7. バッカルコリドー．
8. スマイルアーク．
9. フィニシング．
10. 歯の色．

8 • スマイルと顔貌の調和

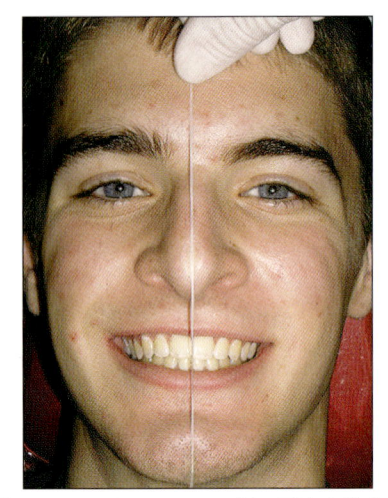

図8-1 デンタルフロスで顔の正中を決定することは必ずしも正確とはかぎらない．もしほかの非対称が存在すれば，騙されてしまう．上口唇はもっとも良いガイドラインである．

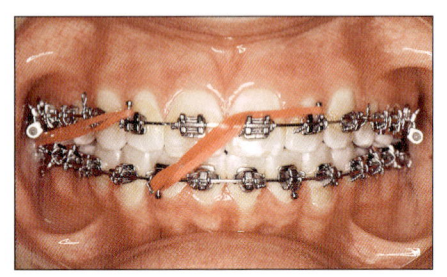

図8-2 正中のずれを是正する正中ゴムを装着中．

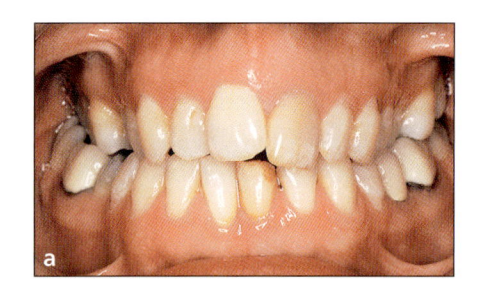

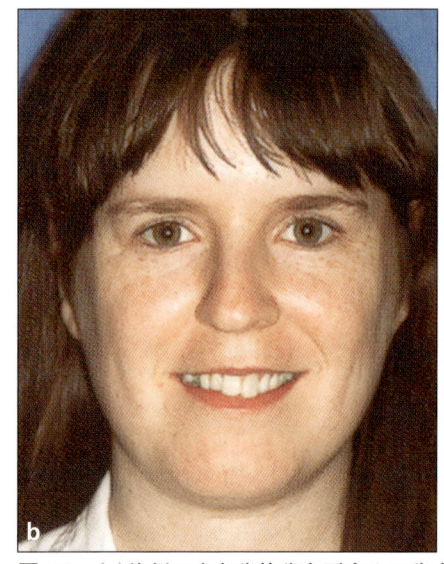

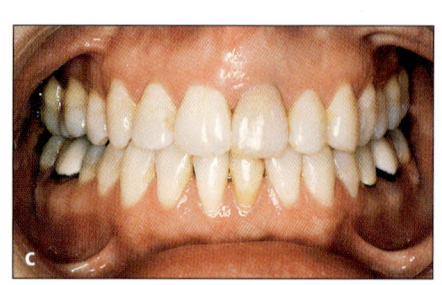

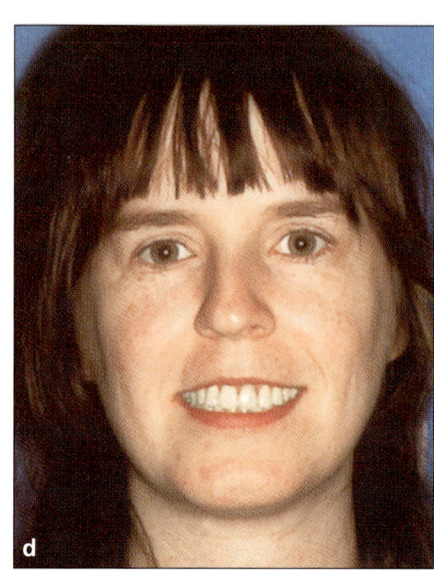

図8-3 (a)片側の小臼歯抜歯を要する29歳女性の治療前の正面口腔内写真．(b)治療前の正面スマイル写真．(c)治療後の正面口腔内写真．上顎右側第一小臼歯抜歯．総治療期間は26か月．(d)治療後のスマイル写真．

顔と歯の正中線

　正中線は，顔の正中線と上口唇のキューピッドの弓（Cupid's bow）と上顎切歯の正中線との関係によって観察する．下顎歯列の正中線はそののちに上顎の正中線と一致させる（図8-1）．

　正中線のわずかなずれが個人の外観を損なうようなことはないということは，研究結果で明らかにされている[1-7]．ほとんどの正中線のずれは，フィニシング アーチワイヤー装着後に是正できる．上顎側切歯から反対側の下顎側切歯まで，斜めにゴムをかける．フィニシング アーチワイヤーは，0.018インチスロットに0.017×0.025インチ ステンレススティールワイヤー（SS）をタイバックする．2級ゴムか3級ゴムを同じベクトルで通常どおり装着する（図8-2）．正中のずれが大きい場合，とくに成人症例の場合は片側抜歯を要する（図8-3）．

歯の大きさ

　歯の大きさは，歯および顔貌の審美性にとって重要である．歯はお互いに釣り合いがとれていなければならないし，また顔とも調和がとれていなければならない[7-9]（Dawson T，個人的な情報交換，2005）．

　歯が小さすぎる場合，顔貌にも影響を及ぼす．矯正患者は，矯正治療後に補綴処置を行って歯を大きくするためのスペースを残しておくか否かについて決めなければならない場合がある．たとえば，この32歳の女性患者（症例8-1）は小さな上顎切歯を有している．10歳代のころに，ほかのクリニックで小臼歯抜歯による治療を受けた．著しいハイアングル型の成長パターンで顎関節機能障害の症状があると診断した．上顎の3分割骨埋入手術とオトガイ形成術を行うことを前提に，術前矯正を行った．上顎

咬合平面の傾斜

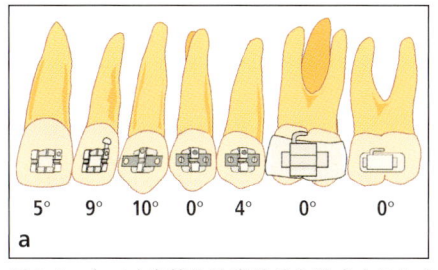

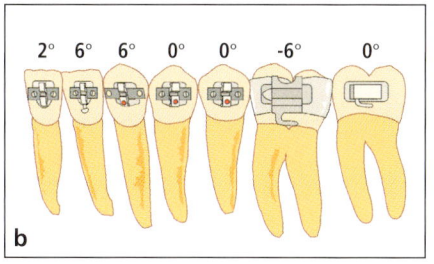

図8-4 （a, b）審美的治療結果を達成するために考慮したブラケット アンギュレーション．

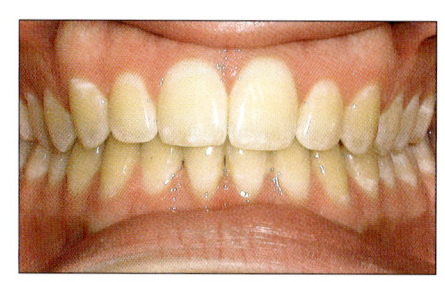

図8-5 治療後の正面口腔内写真．適正な角度で排列された歯の美しさに注目．

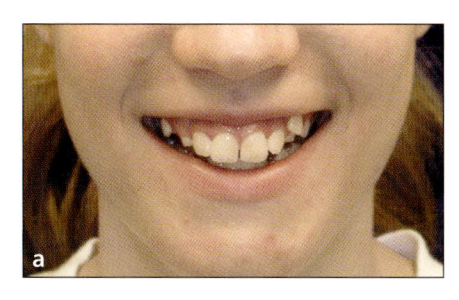

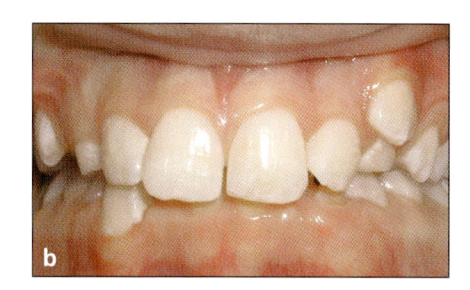

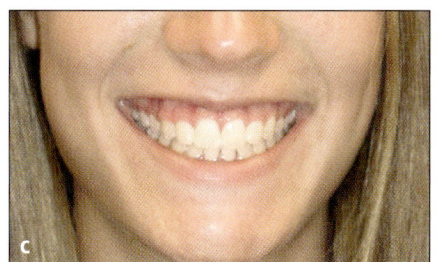

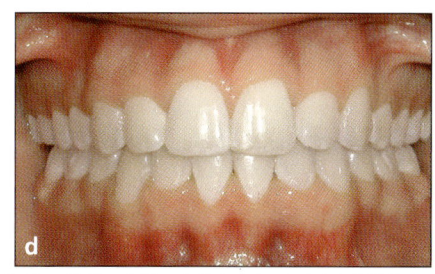

図8-6 （a）傾斜した咬合面，正中線のずれ，上顎犬歯の低位，高位の口唇ラインに因る審美的ではない治療前のスマイル写真．（b）治療前の正面口腔内写真．（c）治療後の美しいスマイル写真．歯肉の過剰な露出は，短い上口唇が原因である．（d）治療後の正面口腔内写真．

側切歯に歯のサイズの不調和があり，矯正治療後に審美的修復をするためのスペースを残すことにした．

歯のアンギュレーション

上下顎前歯部，左右犬歯間の歯のアンギュレーションは，患者の笑顔に劇的な影響を及ぼしている．上下顎前歯の歯根間を広げることは，少なくともTweed テクニック[10]が始まって以来，歯科矯正学においては誰でも行っていることである．当時，Dr. Tweedは生徒たちに，アーティスティック ポジショニング ベンドとして，アーチワイヤーの屈曲を教えた．今日では，これらのワイヤーベンドはブラケットの仕様に組み込まれている．この仕様により，歯は，見た目により美しく並ぶだけでなく（図8-4，図8-5），歯列の安定にも寄与することを著者は見出している．

咬合平面の傾斜

前歯部切端平面の非対称は，わずかであっても審美的ではない[4]．この平面は，上唇と瞳に平行でなければならない（図8-6）．咬合平面の傾斜は，通常，連続した対称的なフルアーチワイヤーの使用（セグメントアーチワイヤーではなく），対称的な力（たとえばリービカルフェイスボウ）を使用，対称的な咬合力を歯列全体に分布させるための歯の噛みしめ（squeeze）をする患者の努力で，是正することができる．

8・スマイルと顔貌の調和

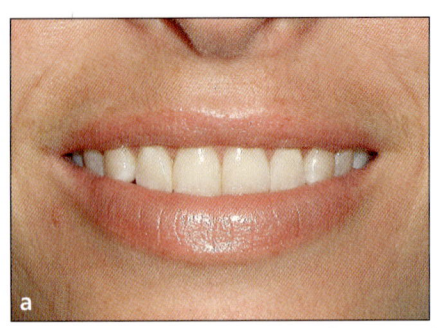

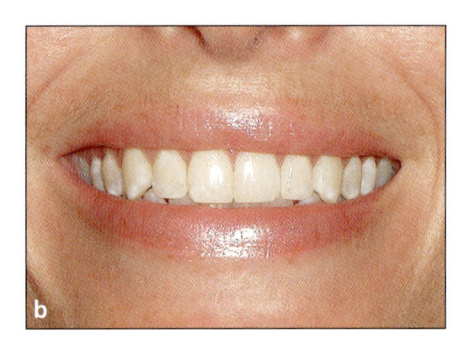

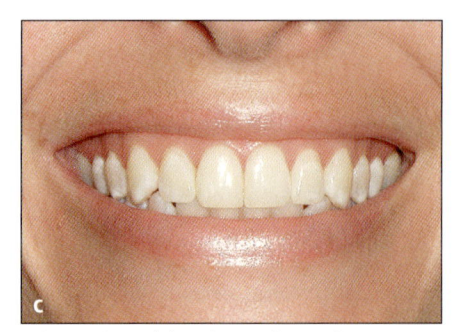

図8-7 同一患者のスマイル量の違いによる歯肉露出量の差．(a)ロースマイルライン．(b)正常スマイルライン．(c)ハイスマイルライン．

スマイルライン

　スマイルラインとは笑ったときの上顎前歯の切端から歯肉部にいたる垂直方向で判断される，上口唇の位置のことである．では理想のスマイルラインはどのようなものであろうか[10]．ストミオンと切歯切端間の値は，臨床歯冠の切端と上口唇の関係として，セファログラム上での上唇の位置を表している[4]．この長さは少なくとも4mmから5mmはあるべきである．スマイルする際に，上唇は歯肉ラインの上下的に2mm内外に位置すべきである．一般的にはスマイルラインは女性は男性より上部にある[11]．また年齢とともに下がってくる．

　診断のため，初診患者の検査の際に撮影するスマイル写真はたいへん重要である．スマイルラインの所見についてTjanら[5]は3つのカテゴリーに整理した．すなわち，ロースマイル，平均的スマイル，ハイスマイルである．ハイスマイルは，上顎前歯歯冠全体とそれに近接する歯肉の帯が大きく露出することである．平均的スマイルラインは，上顎前歯歯冠の75%～100%が見えることである．ロースマイルは上顎前歯歯冠が75%以内しか見えないことである．

　実際には，同一の患者でも検査記録時にいかに大きくスマイルするかとか，患者の気分によって3つタイプのスマイルを見せることができる（図8-7）．

　スマイル写真は，とても主観的なものである．写真撮影時には，患者に可能なかぎり最大のスマイルをしてもらうことが大切である．なぜなら，この写真の結果で治療計画がまったく変わってしまうからである．われわれのクリニックでは，最大のスマイルを撮影するために，患者にスマイルして下さいと頼んでから，"グッチ，グッチ"と言って，患者の耳の後ろをくすぐる．この方法で，望ましい結果が得られなかったことは一度もない．

　矯正学的に見て，成長期の患者ではスマイルラインをコントロールし，改善することができる．良好なメカニクスと望ましい成長により，目覚ましい変化を与えることができる．上顎前歯部を圧下する試みは，実際には，上顎骨が成長している間，歯を一定の位置に留めておくことで達成できる．また上顎前歯部は，挺出，傾斜，萌出させることができ，その結果は安定している．

過度な歯肉露出をともなう上顎の垂直的過成長(VME)（成長のない患者）

　上顎の垂直的過成長(VME)を示す骨格的パターンを有する患者は，通常ハイアングルで，しばしば開咬傾向である．成長のない患者の場合，治療計画はスマイル時の口唇と前歯部の関係によって決まる．スマイル時に，歯肉が過度に露出している成人患者の場合は，歯科矯正学的メカニクスでの改善は非常に困難であり，矯正治療だけでは治療不可能な場合もある．スマイルラインを改善するための最善の治療計画として，外科的に上顎骨の圧下をしなければならないこともある．たとえば，38歳の女性がVMEで，かつ上下顎の前後的ならびに側方向不調和を示していた．術前矯正後，下顎骨の歯間仮骨延長術と上下顎骨の骨切除術を施行した（症例8-2参照）．

歯肉露出が不十分なVME（成長のない患者）

　スマイルした際に上顎前歯が十分に露出しないような（通常は開咬）不十分な歯肉露出の患者では，手術をしなくても治療できる．典型的な治療のやり方は，(1)必要ならば抜歯，(2)上顎にリバースカーブのワイヤー，可能なら下顎のワイヤーにスピーカーブを強化，(3)上顎前歯部の挺出と傾斜の付与，(4)舌癖訓練，(5)嚥下訓練，(6)上下エラスティクスである．

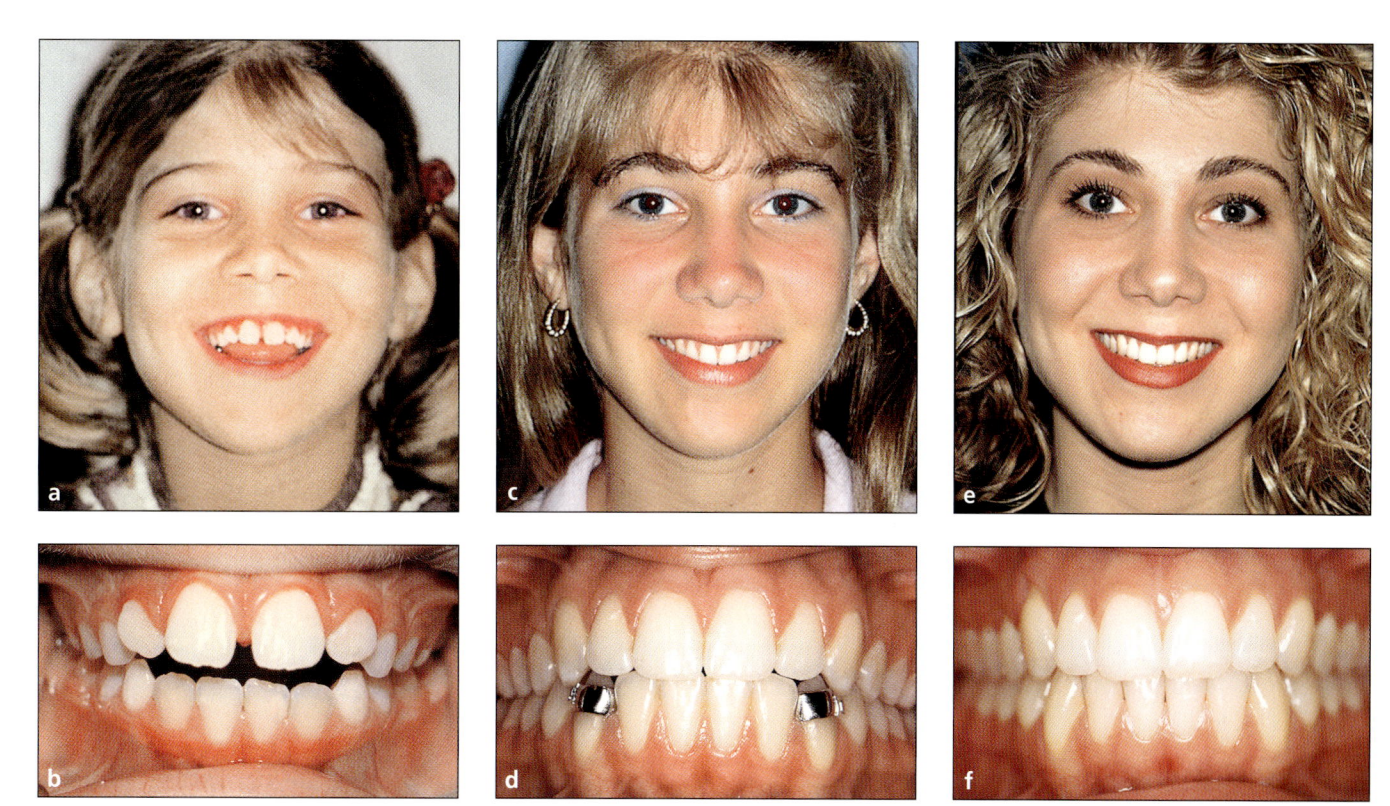

図8-8 （a）VMEのある7歳6か月の女子の患者の治療前の顔貌．歯肉の露出は見られない．（b）治療前正面口腔内写真．（c）治療後顔貌．混合歯列期にハイプルフェイスボウと2×4テクニック（本文参照）を使用した．第二段階治療では，典型的なメカニクスを使用した．（d）治療後の正面口腔内写真．（e）治療後15年経過時の正貌．（f）治療後15年経過時の正面口腔内写真．上顎右側犬歯部歯肉に歯ブラシによる摩耗が認められる．

歯の噛みしめ訓練は，すべてのハイアングル症例で行われ，咀嚼筋の均等な筋収縮の効果を高める．訓練は，1分間訓練を1日につき5回行う．患者は，歯を15秒間噛みしめて離す，という訓練を連続して4回繰り返す．この訓練は少なくとも6週間は続ける．

Baylor大学歯学部で28名の歯学部学生を使って臨床的研究を行った[12]．6週間の均等な筋収縮（クレンチング）訓練後，実験群では以下の結果が認められた．

1. 何も訓練を受けていない対照群より，最大咬合力が18%上昇した．
2. 側頭筋の筋力の増加が観察された．
3. 筋肉疲労への抵抗力が有意に増大した．

Parks[13]によるのちの研究では，著しく下顎角の開大した長顔型患者に対する補助的治療として，咀嚼訓練を論じている．

歯肉露出が不十分なVME（成長期の患者）

開咬と舌癖を有する下顎下縁平面傾斜角の大きな不正咬合では，2段階で治療することができる．混合歯列期では，ハイプル ヘッドギアーと上顎中切歯，側切歯にブラケット，第一大臼歯にバンドを装着し，タイバックしたアーチワイヤーで上顎歯列を一体化した固定装置（2×4テクニック）を用いて治療を行う．アーチワイヤーにはリバースカーブを付与し，開咬の改善と骨格性パターンをコントロールする（図8-8）．

過度な歯肉露出をともなうVME（永久歯列期の成長のある患者）

VMEを有する成長期の患者の治療計画は，垂直的な成長の抑制，あるいはコントロールをすることである．メカニクスは，コンビネーションもしくはハイプルフェイスボウ，上顎歯列にス

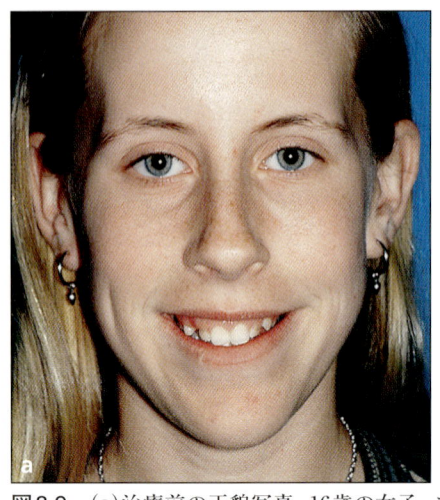

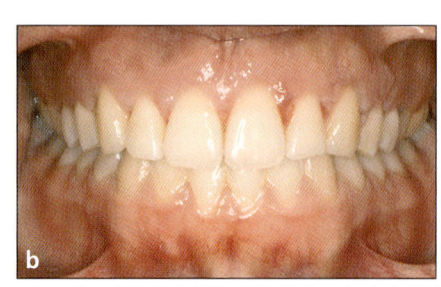

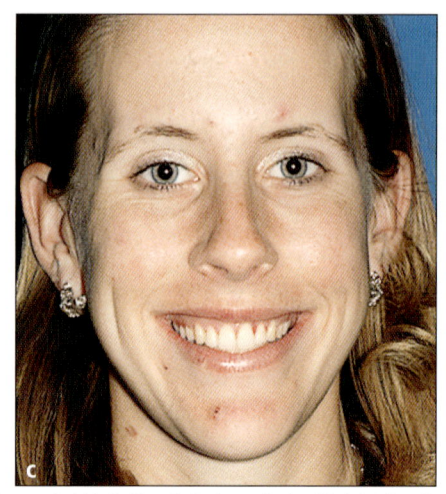

図8-9 （a）治療前の正貌写真．16歳の女子．スマイル時に小さな上顎切歯と歯肉の露出が見られる．（b）治療後，咬合時の正面口腔内写真．中切歯と犬歯は同じ歯頸部の高さであるが，側切歯はわずかに短い．（c）歯肉形成術を行った治療後の正貌写真．

ピーカーブを強めたアーチワイヤーを使用するとともに，舌と噛みしめの訓練を行う．

成長期の患者で，スマイル時の過度な歯肉露出が見られる場合，通常，以下の治療が行われる．

1．コンビネーションフェイスボウ．
2．最初のアーチワイヤー：0.016インチ ナイチノール（NiTi）の連続したアーチワイヤー．
3．2番目のアーチワイヤー：0.016インチ SSアーチワイヤー スピーカーブを付与しタイバックする（スマイル時，歯肉の露出度が大きければ大きいほど，強いスピーカーブを付与する）
4．3番目のワイヤーは，0.017×0.025インチSSアーチワイヤー．緩やかなスピーカーブを付与する．

過度な歯肉露出をともなう平均的骨格パターン（成長期の患者）

垂直的成長傾向が少ない骨格型であるが，顕著な歯肉露出を示す患者には，サービカルフェイスボウを使用する．サービカルフェイスボウと臼歯部の咬合力は臼歯部の咬合を安定させ，一方アーチワイヤーに組み込んだカーブが前歯部の圧下力を生じ，上顎が下前方成長している間，切歯をその位置に保つ．

歯肉ライン

歯肉ラインは，上顎前歯部と前歯部を覆う歯肉組織の関係である．治療目標は，中切歯と犬歯の歯頸部辺縁を同じ高さにそろえ，側切歯部では，やや短くすることである（図8-9）．実際には，矯正医の目標は臨床歯冠を適正に位置づけることであり，そうすれば，歯肉ラインは通常自然に適応してくる．もしも歯冠を長くすることを望むのであれば，歯周病専門医や補綴専門医が，矯正治療後の歯肉の状態を修正してくれる．切歯の切端をそろえる代わりに，歯頸部歯肉ラインをそろえることは，歯冠長を長くするほかの手段よりも簡単である（この場合，切端は削合してそろえる）．

正反対の症例は，上顎の垂直的成長が少なく，その結果，オーバーバイトが過度に深く，下顎がローアングルで，歯肉の露出が不十分な場合である．このような症例の治療計画は，上顎歯列を挺出させることである．上顎の垂直的成長が少ない場合の治療のメカニクスは，上顎に平坦な，もしくはリバースカーブの入ったアーチワイヤーを使用することである．オーバーバイトは，下顎歯列のレベリングによって是正される．このような患者は，しばしば前後的にも上顎劣成長であることが多いので，フェイスマスクを装着する．45°方向の力で前下方に牽引することにより，上顎を前方に牽引するだけでなく，切歯部を垂直的に挺出させることができる（図8-10）．

図8-10 (a)Ⅲ級不正咬合で上顎劣成長をともなう8歳の女子の治療前顔貌．スマイル時に歯や歯肉が露出しない．(b)治療前の咬合，正面口腔内写真．(c)急速拡大装置とフェイスマスクを使用した治療後2年経過時の正貌．(d)治療後2年の咬合，正面口腔内写真．

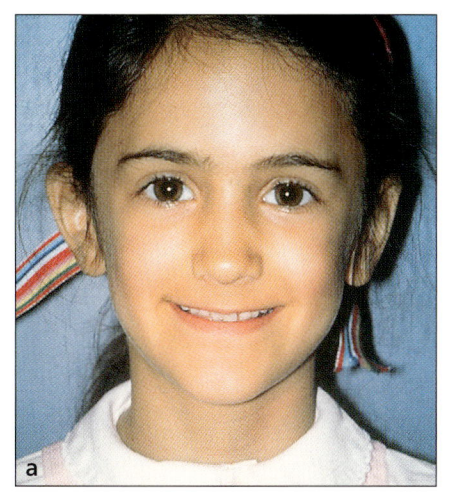

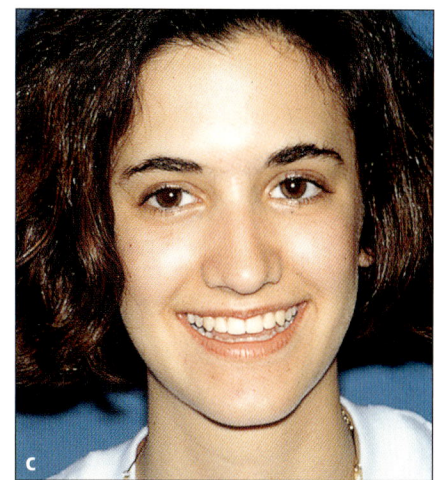

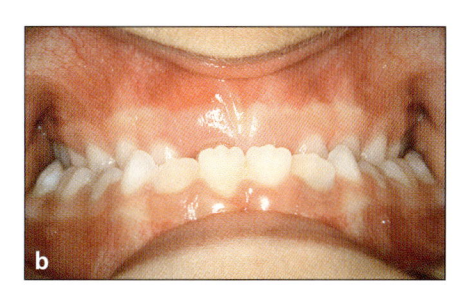

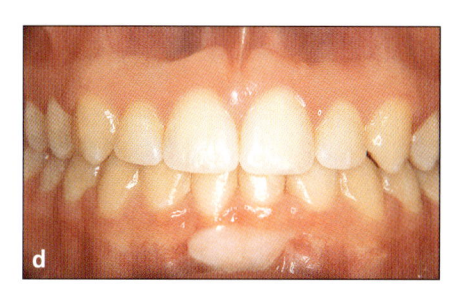

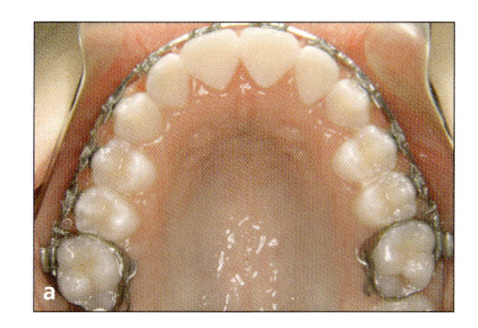

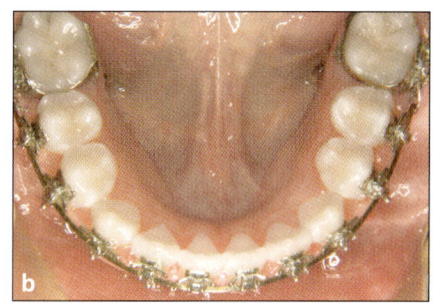

図8-11 (a, b)バッカルコリドーは，小臼歯間および大臼歯間の側方拡大，上顎第一大臼歯の近心回転，適正な傾斜とトルク，そしてオーボイドな上顎アーチフォームによりコントロールされる．

バッカルコリドー

　暗いバッカルコリドーは，スマイル時に，口角と上顎歯の頬側面との間で生じる暗い（良くない）空隙のことである[1]．Johnson[11]，Bowman[14]，Mackley[15]はバッカルコリドーの大きさは，小臼歯抜歯に関係ないと述べている．彼らは，審美的なスコアがより高い患者は，上顎第一大臼歯が見える確率がきわめて高いと強調している．これは私の臨床経験を裏づけている．

　バッカルコリドーをコントロールして，負の印象を与える暗い空隙を作らないようにするには，4つの目標を達成しなければならない（図8-11）．

1. 小臼歯，大臼歯部の適度な拡大．
2. ブラケットの仕様を通して上顎第一大臼歯を近心頬側回転し，バッカルコリドーをエナメル質で満たして，暗いスペースを除去する．
3. 適度な傾斜とトルク．
4. オーボイドな上顎のアーチフォームを作る．

8 • スマイルと顔貌の調和

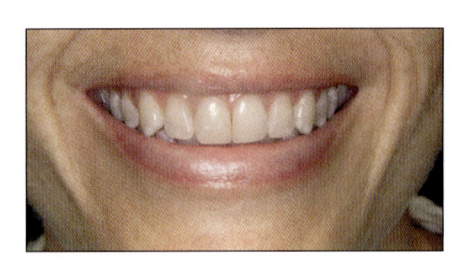

図8-12 スマイル時にスマイルアークが作られるときの，下唇に対する上顎中切歯の切端の位置．

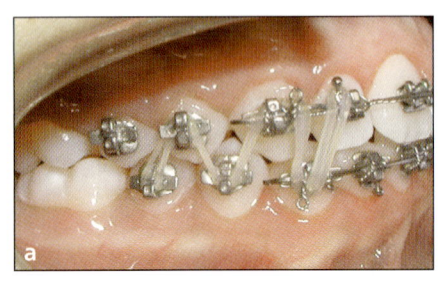

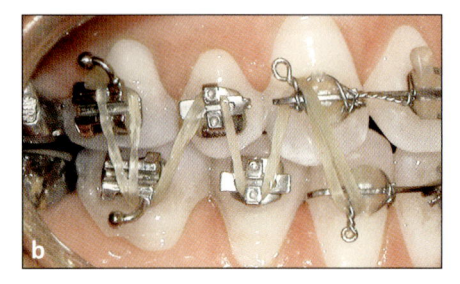

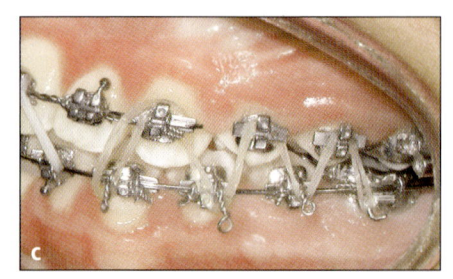

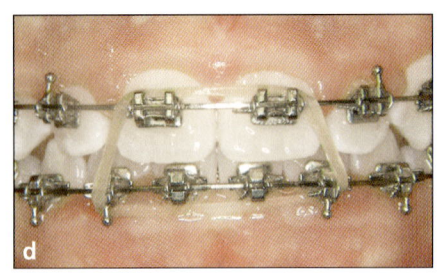

図8-13 スマイルアークの最終調整．フィニシングゴムは，直径0.75インチ，2オンスの力のゴムである．(a)最初の不正咬合がⅡ級の場合には，しっぽ付きW型にゴムを装着．(b)最初の不正咬合がⅢ級の治療には，しっぽ付きM型にゴムを装着．(c)最初の不正咬合がⅠ級の場合には，M型かM＋1/2型のゴムを装着．(d)前歯部のオーバーバイトが不足している場合は，オーバーバイトを深くするために，前歯部四角ゴムを用いる．前歯部四角ゴムは0.1875インチで，6オンスの力のゴムを使用する．詳細は本シリーズ第1巻第16章を参照．

スマイルアーク

スマイル時の下唇に対する上顎中切歯の切端の位置は，スマイルアークを作る(図8-12)．切歯の切端の理想的な位置は下唇の濡れている部分と乾いている部分の境目のラインの位置である．スマイルアークは，切歯の長さと口唇の筋肉組織とに関係している．初期にはブラケットの位置づけやアーチワイヤー，エラスティックスに影響される．理想的には，上顎切歯の切端は下唇のカーブに従い，その結果，平行性が生じる[5,15]．

治療の最終段階で，スマイルアークは，フィニシングゴムによって調整することができる[16]．私は25年以上，この手順で行っている．このやり方はまず，犬歯の遠心でアーチワイヤーを切断し，臼歯部のワイヤーを撤去する．最初の不正咬合に基づいてアーチワイヤーを分割する．過蓋咬合の患者では，下顎歯列のワイヤーを分割し，開咬の患者では，上顎のワイヤーを分割する．正常なオーバーバイトの患者では，上下顎いずれか，あるいは両方を，分割する．

フィニシングゴムは，直径0.75インチ，2オンスの力(Hawk, AO)である．最初の不正咬合がⅡ級であれば，用いるゴムはしっぽ付きW型である(図8-13a)．最初の不正咬合がⅢ級では用いるゴムはしっぽ付M型である(図8-13b)．最初の不正咬合がⅠ級であれば，用いるゴムはM型かM＋1/2型である(図8-13c)．このやり方で，臼歯部を最終の位置に落ち着かせることができる．この手順が完了したら，上顎切歯の位置に注意を払う．オーバーバイトを深くする必要があれば，前歯部に四角ゴムを使う．ここで用いる四角ゴムは直径0.1875インチ，6オンスの力のゴムである(Tortoise, AO)(図8-13d)．

スマイルアークは直接オーバーバイトと関係している．治療後の後戻りを避けるために，治療終了時，オーバーバイトはどれくらい必要であろうか．下顎が前方に誘導されると，臼歯部の咬合が直ちに離れるような，適正な前歯誘導をもつことが治療の最終目標である．私の臨床観察に基づく経験からも，過去の多くの矯正医の意見も一致しているが，すなわち前歯部の咬合の深さは過剰修正しておくべきである．開咬は深く，過蓋咬合は正常より浅めにしておくべきである．

通常，過蓋咬合の治療後は，咬合が落ち着いてくる結果，オーバーバイトは増加する．私の患者を用いた長期安定性についての3つの異なる研究[17-19]では，平均わずか0.5mm強のオーバーバイトの増加が明らかにされている(表7-1参照)．上顎切歯が下

図8-14 （a）ポリシングバー．（b）ポリシングカップ．

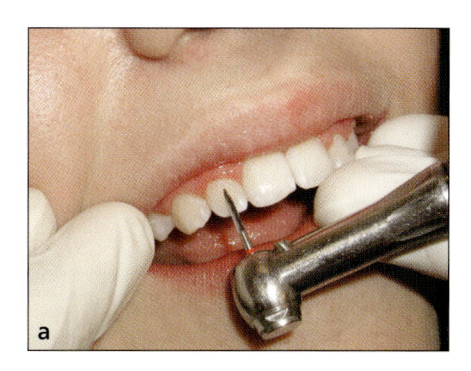

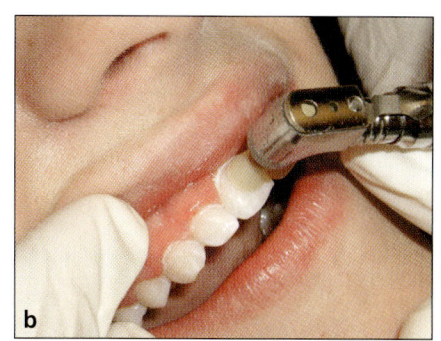

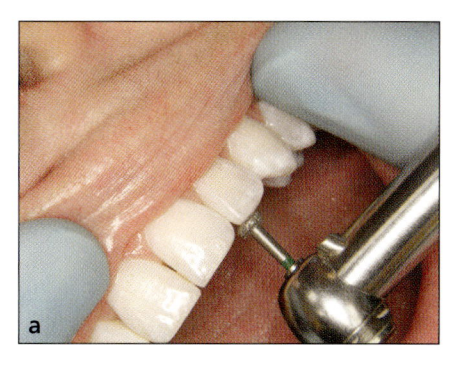

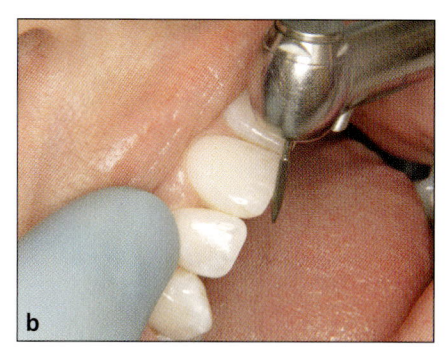

図8-15 （a, b）切歯の切縁をより美しくするためのハリウッドフィニシング．

唇に対し直線になっていないことは重要であるが，治療終了時に，オーバーバイトが結果的に深くなってしまうことも，いつも考慮することが必要である．

フィニシング

ブラケットを撤去したのち，研磨用バーやカップで，エナメル質を磨くことは，最終仕上げの重要なステップである（図8-14）．さらに装置撤去時には，専用のダイヤモンドバーで，切歯部切端の形態を整える必要がある（図8-15）．

歯の色

現代の歯科審美においては，歯の色はとても重要な役割を演じる．Dunnら[20]は，歯の色調は魅力度を予測する重要な要因であると述べている．より白くより輝く歯を求める風潮が，一般的になり，今日の多くの歯科診療所では，美容歯科が治療の中心を占めるようになってきている．私は治療後により白い歯を望む成人患者すべてにブリーチングを処方したり，必要な場合は審美歯科治療（ベニヤ，コンポジットレジン修復）にこれらの患者を委ねたりしている．

結論

スマイルは，口唇で歯を対称的に縁取ることや，歯，歯肉，暗く見えるスペース（バッカルコリドー），口唇の調和を図るというゴールを達成するために，正貌から分析しなければならない．口唇は額縁であり，歯は主題であり，歯肉部は背景である（Hollar S. 個人的な情報交換, 2003）．

成長が旺盛で，協力的な患者では，矯正治療によりスマイルは素晴らしく改善することができる．達成すべき目標は，対称的な力で非対称を治療することである．これには，1本の連続していてタイバックした理想的なアーチワイヤーを上下顎に装着し，左右対称的にデザインされたフェイスボウ，フェイスマスク，リップバンパーを使用することが盛り込まれている．

望ましい治療結果を得るためには，顎整形装置に正確な力の方向を選び，正確なアーチフォームを作り，アーチワイヤーに適正なカーブを付与することが重要である．そのつぎにエラスティックスは，中心位と中心咬合位を一致させ，正中線，オーバーバイト，さらに臼歯部咬合を仕上げるために使用される．

これらの原則に従えば，矯正医は，美しいスマイルをもち，質が高く安定した良好な治療結果を，体系的にかつ一貫して提供することができる．

参考文献

1. Lombardi RE. The principles of visual perception and their clinical application to denture esthetics. J Prosthet Dent 1973;29:358–382.
2. Brisman AS. Esthetics: A comparison of dentists' and patients' concepts. J Am Dent Assoc 1980;100:345–352.
3. Jerrold L, Lowenstien LJ. The midline: Diagnosis and treatment. Am J Orthod Dentofacial Orthop 1990;97:453–462.
4. Kokich VO, Kiyak HA, Shapiro PA. Comparing the perceptions of dentists and lay people to altered dental esthetics. J Esthet Dent 1999;11:311–324.
5. Tjan AH, Miller GD, The JG. Some esthetic factors in a smile. J Prosthet Dent 1984;51:24–28.
6. Johnston CD, Burden DJ, Stevenson MR. The influence of dental to facial midline discrepancies on dental attractiveness ratings. Eur J Orthod 1999;21:517–522.
7. Qualtrough A, Burke F. A look at dental esthetics. Quintessence Int 1994;25:7–14.
8. Ricketts RM. The biologic significance of the divine proportion and Fibonacci series. Am J Orthod 1982;81:351–370.
9. Levin EI. Dental esthetics and golden proportion. J Prosthet Dent 1978;40:244–252.
10. Peck S, Peck L. Selected aspects of the art and science of facial esthetics. Semin Orthod 1995;1:105–126.
11. Johnson DK, Smith RJ. Smile aesthetics after orthodontic treatment with and without extraction of first premolars. Presented at the 95th Annual Session of the American Association of Orthodontists, San Francisco, 17–21 May, 1995.
12. Thompson D. The Effects of Isometric Exercise on the Muscles of Mastication [thesis]. Dallas: Baylor College of Dentistry, 1995.
13. Parks LR, Buschang PH, Alexander RA, Dechow P, Rossouw PE. Masticatory exercise as an adjunctive treatment for hyperdivergent patients. Angle Orthod 2007;77:457–462.
14. Bowman SJ, Johnson LE. The aesthetic impact of extraction and nonextraction on Caucasian patients. Presented at the 100th Annual Session of the American Association of Orthodontists, Chicago, 28 April–3 May, 2000.
15. Mackley RJ. An evaluation of smiles before and after orthodontic treatment. Presented at the 93rd Annual Session of the American Association of Orthodontists, Toronto, 15–19 May, 1993.
16. Haltom T. Finishing and retention procedures in the Alexander discipline. Semin Orthod 2001;7:132–137.
17. Glenn G, Sinclair PM, Alexander RG. Nonextraction orthodontic therapy: Posttreatment dental and skeletal stability. Am J Orthod Dentofacial Orthop 1987;92:321–328.
18. Elms TN, Buschang PH, Alexander RG. Long-term stability of Class II, Division 1, nonextraction cervical facebow therapy: II. Cephalometric analysis. Am J Orthod Dentofacial Orthop 1996;109:386–392.
19. Carcara SJ. Leveling the curve of Spee with a continuous archwire technique—A long-term study cast analysis. Semin Orthod 2001;7:90–99.
20. Dunn WJ, Murchison DF, Broome JC. Esthetics: Patients' perceptions of dental attractiveness. J Prosthodont 1996;5:166–171.

症例 8-1

概要
32歳の白人女性．ほかの矯正医にて，10代のときに第一小臼歯を4本抜歯して矯正治療を受けた既往歴がある．現在彼女の咬合は，頬側部は切端咬合で前歯部は開咬となっており，嚥下時には著しい舌突出癖が認められた．初診時の検査のとき，私たちは適切な嚥下の方法を示し，噛みしめ訓練するよう指示を与えた．また，ものを食べるときに水分を摂らないように話した．

検査と診断
患者の上顎歯列は狭窄しV字型であった．下顎歯列弓形態は良好であるが，軽度の叢生が認められた．正中線は一致していたが，小臼歯部と前歯部の咬合が不良であった．

この患者は骨格的に上顎骨の垂直的過成長(VME)で，前歯部開咬，相対的な下顎後退ならびに小オトガイ症を呈していた．

彼女の軟組織側貌は，リラックス時には口唇が離開しており，長顔症候群を示していた．患者は自分の側貌プロファイルが好きでなかった．彼女はまた頭痛と顎関節部の不快感を訴えていた．

治療計画
上顎の3分割Le Fort型骨切除術とオトガイ前方移動術を前提とした，全面的矯正治療を勧めた．また上顎前歯の審美修復も勧めた．

評価
総治療期間は14か月であった．装置撤去の日に上顎の中切歯，側切歯，犬歯に審美修復を行った．包括的な治療により，患者は美しいスマイルとなった．

長期安定性
下顎唇側歯肉に対して，遊離付着歯肉弁移植を治療後2年経過時に行った．治療後5年後，"垂直的なドリフトドンティクス"により患者の臼歯部の咬合が改善されている．

表 8-1　アーチワイヤーの順序

アーチワイヤー	期間（月）
上顎	
0.016 NiTi セグメントワイヤー	1
0.016 SS	2
0.017×0.025 チタン-モリブデンアロイ(TMA)セグメントワイヤー	2
0.017×0.025 SS セグメントワイヤー	2
0.017×0.025 TMA	6
動的治療期間：	13か月
下顎	
None	2
0.016 NiTi	2
0.017×0.025 TMA	1
0.017×0.025 SS	8
動的治療期間：	11か月

表 8-2　個別の矯正力

矯正力	期間（月）
エラスティックス	
頬側部四角ゴム×2	2
フィニシングゴム	1

8・スマイルと顔貌の調和

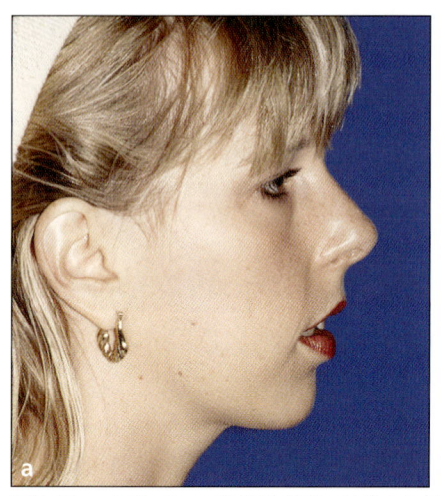

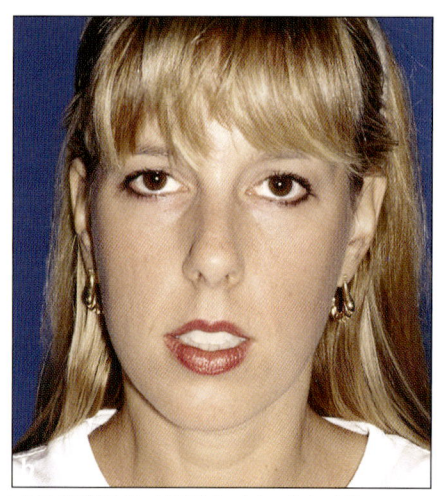

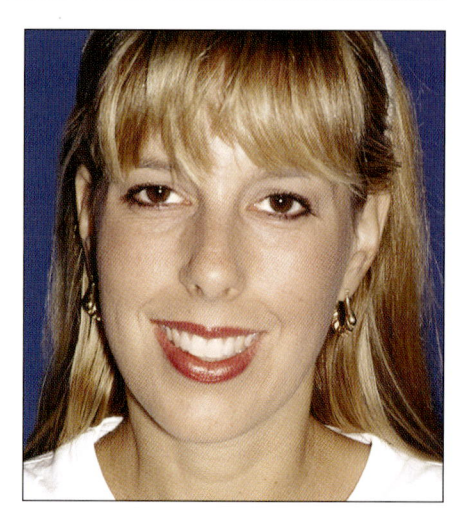

症例 8-1

図8-16a〜図8-16c 治療前顔貌. 32歳8か月. (a)軟組織側貌は長顔を示す. (b)正貌ではリラックス時, 口唇閉鎖不全を示す. (c)スマイルは大きなスマイルを示す.

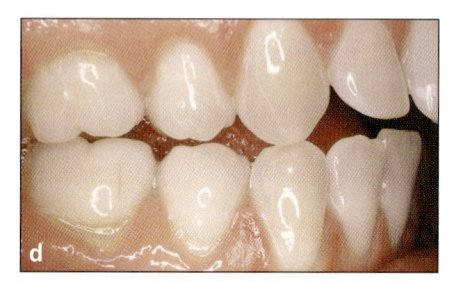

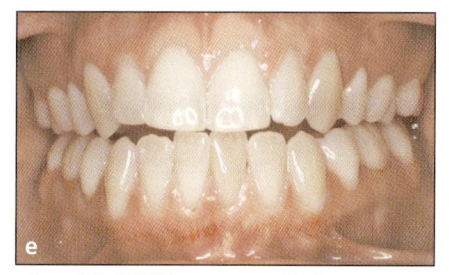

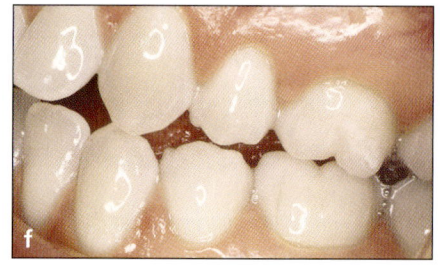

図8-16d〜図8-16f 治療前の口腔内写真では, Ⅱ級の大臼歯関係で, 1mmの開咬, 6mmのオーバージェットを示す.

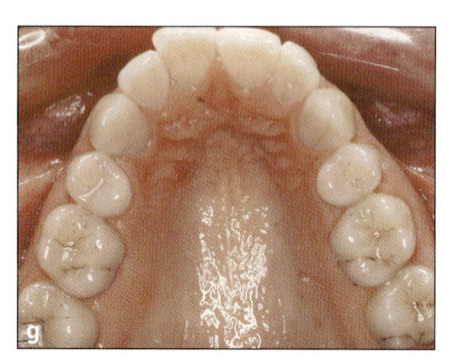

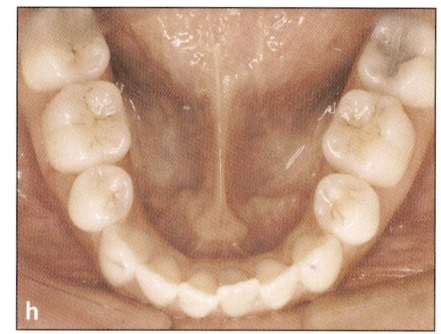

図8-16g, 図8-16h 治療前の咬合面観は4本の第一小臼歯がすでに抜歯されている. 治療前の上顎大臼歯間幅径は25.9mm, 下顎犬歯間幅径は24.1mm.

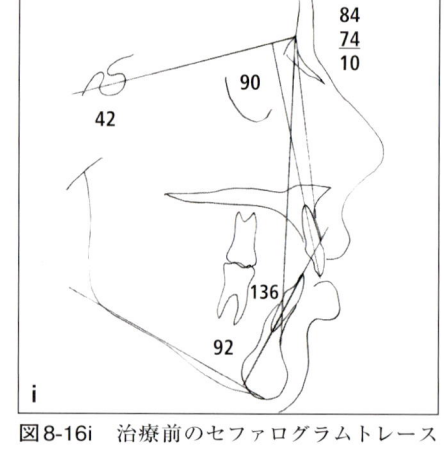

図8-16i 治療前のセファログラムトレースは骨格性ハイアングルパターンを示す.

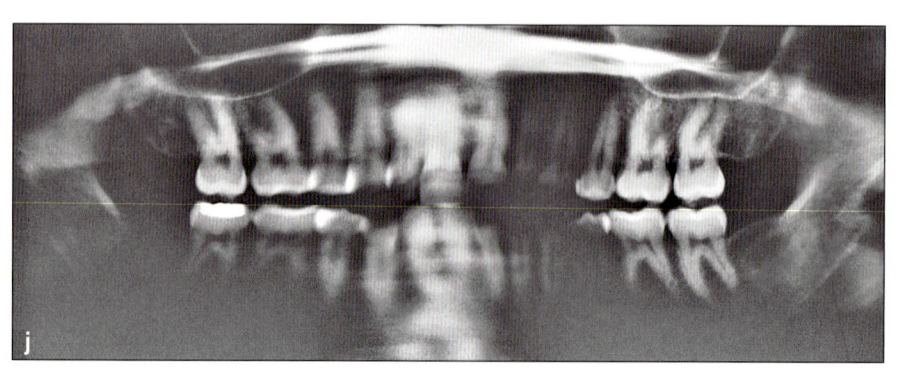

図8-16j 治療前のパノラマエックス線写真.

144

症例 8-1

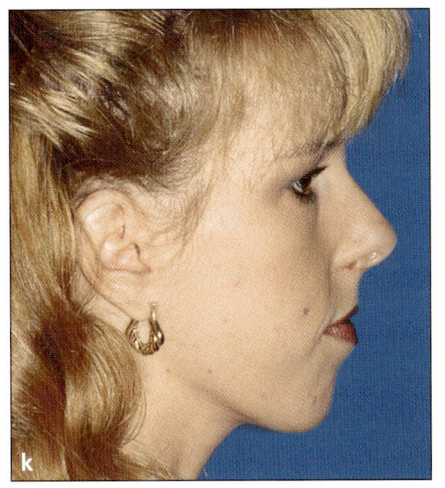

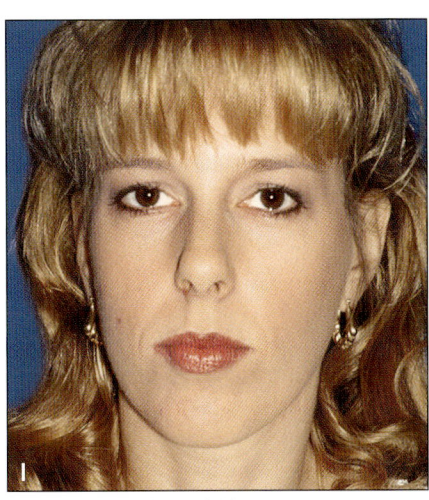

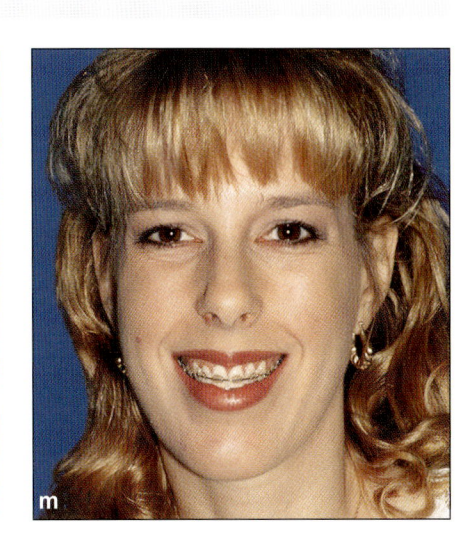

図8-16k〜図8-16m　治療開始から7か月経過時の顔貌，外科手術の直前．

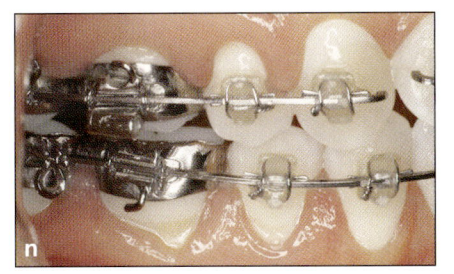

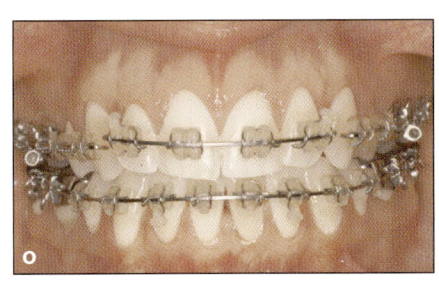

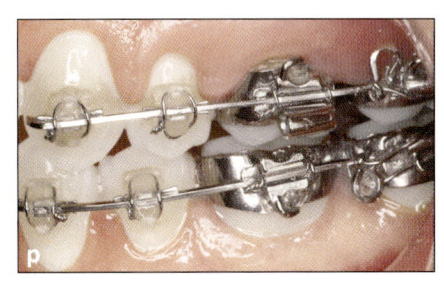

図8-16n〜図8-16p　治療開始から7か月経過時の口腔内写真．上下顎に0.017×0.025インチ SSアーチワイヤー．

8・スマイルと顔貌の調和

症例 8-1（つづき）

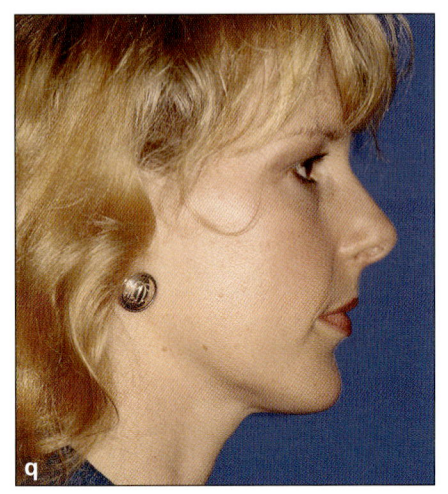

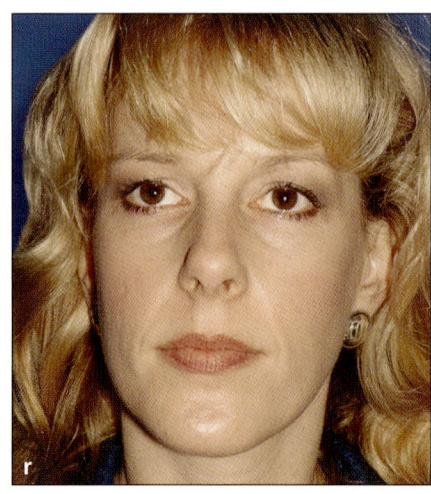

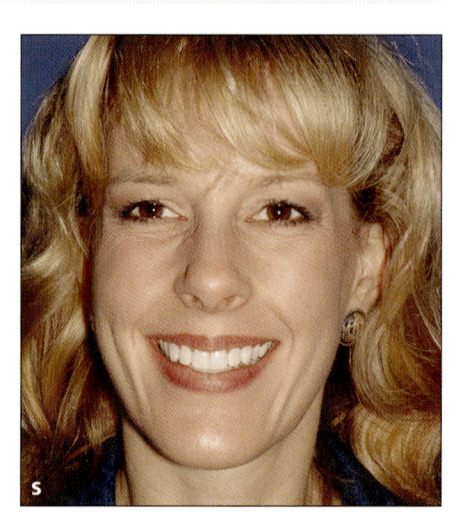

図8-16q～図8-16s 治療開始から13か月経過時の治療後顔貌．(q)軟組織側貌はバランスの改善が見られる．(r)正貌ではリラックス時に口唇閉鎖している．(s)スマイルは大きなスマイルを示す．

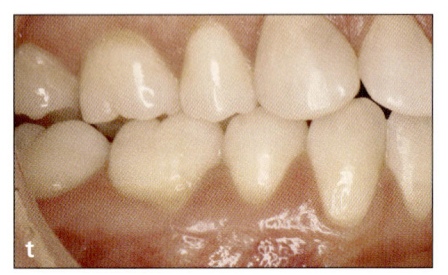

図8-16t～図8-16v 治療後の咬合．

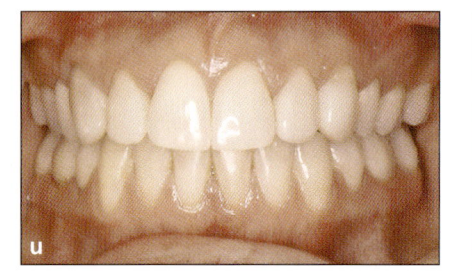

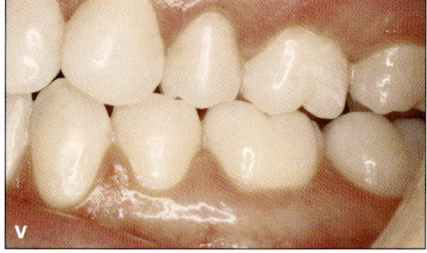

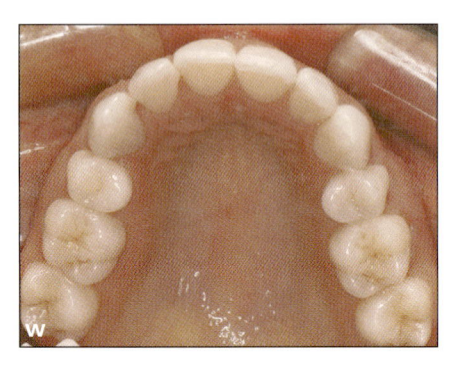

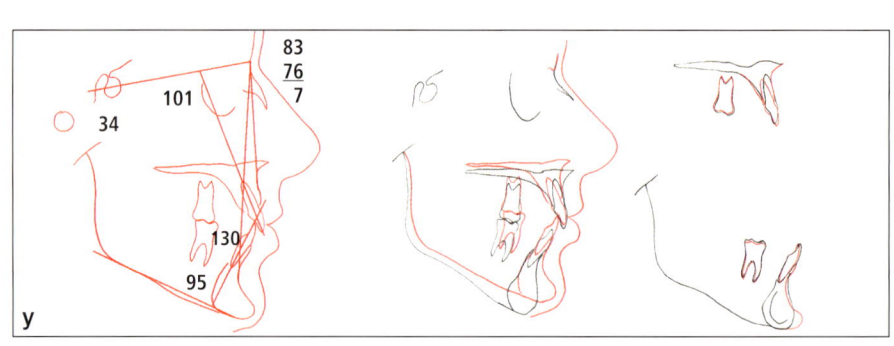

図8-16y 治療後のセファログラムトレース(左)および治療前(黒)治療後(赤)のセファログラムトレースの重ね合わせ(右)．

図8-16w，図8-16x 治療後の咬合面観．治療後の上顎大臼歯間幅径は26.3mm，下顎犬歯間幅径は24.2mm．

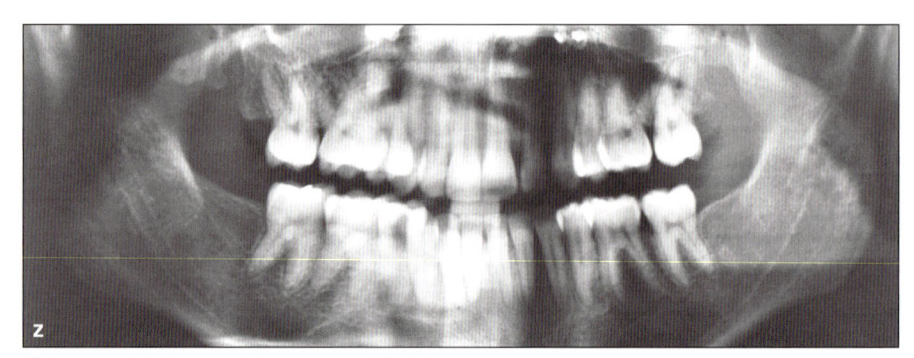

図8-16z 治療後のパノラマエックス線写真．

症例 8-1

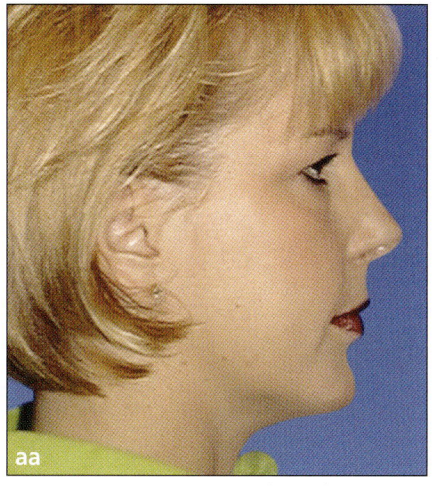

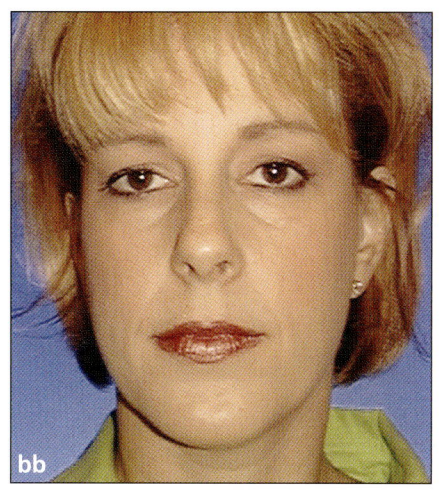

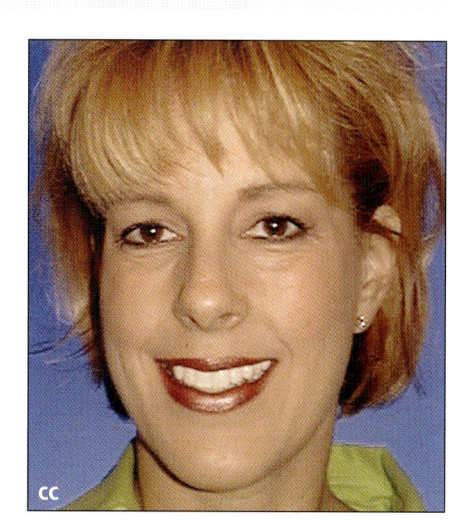

図8-16aa〜図8-16cc　治療後5年経過時の顔貌.

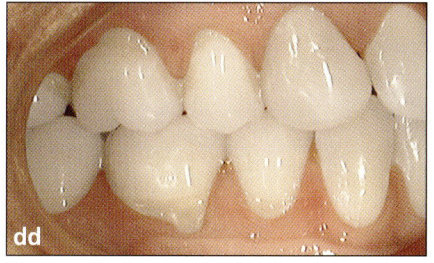

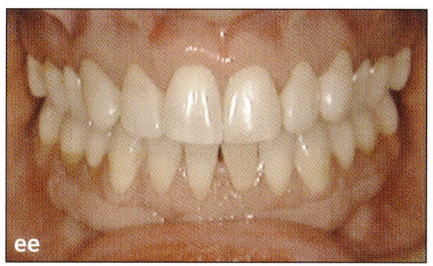

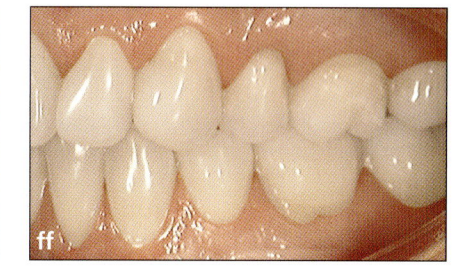

図8-16dd〜図8-16ff　治療後5年経過時の口腔内写真.

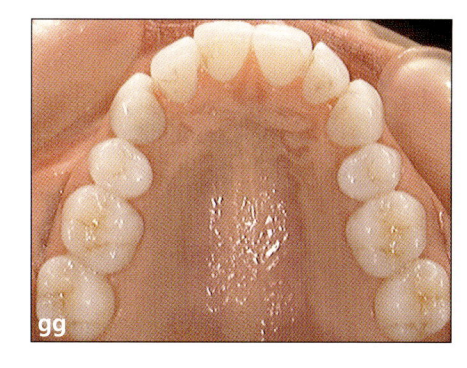

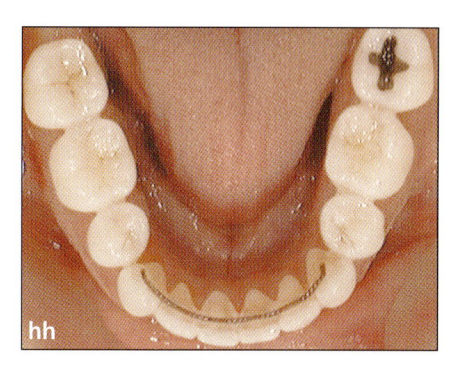

図8-16gg, 図8-16hh　治療後5年経過時の咬合面観.

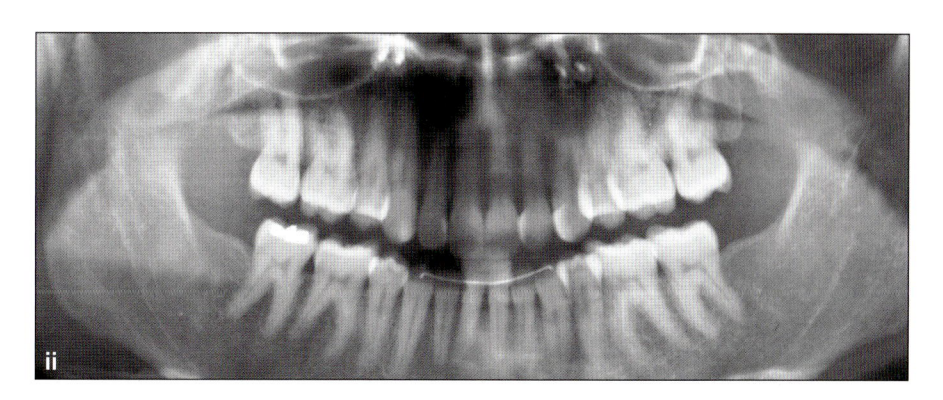

図8-16ii　治療後5年経過時のパノラマエックス線写真.

147

症例 8-2

概要
いくつかの主訴を有する38歳の白人女性である．彼女はガミースマイルであり，鼻がかなり大きく，また，彼女は自分のオトガイや下顎を嫌っていた．子どものときに一般歯科で矯正治療を受けた際に，4本の第一小臼歯を抜歯されていた．

検査と診断
スマイル時に，著しい歯肉組織の露出が認められた．彼女は食事するときに口唇を閉鎖することがたいへん困難であり，鼻呼吸に重大な問題を有していた．彼女は慢性的な口呼吸者であった．臨床的，エックス線的ならびに模型分析を基にしたDr. Larry Wolfordの診断は下記のとおりであった．

- 重篤な上顎骨前方部の垂直的過成長(VME)．
- 上顎骨の前後的劣成長．
- 下顎骨の前後的劣成長．
- 重度な口唇閉鎖不全．
- 下顎骨の著しい側方向成長不全．
- 上下顎歯列弓の狭窄．
- 歯−口唇の距離が10mmの過度な咬合平面傾斜角．
- 鼻甲介の肥厚．
- 鼻中隔彎曲．
- 重篤な鼻の気道障害．
- 外見的な鼻の変形．
- 上顎切歯の口蓋側傾斜．
- 上顎切歯歯根は短小．
- 下顎前歯部歯列の重度の叢生．
- 下顎前歯部の歯周病的問題．

治療計画
治療前の歯周歯科的検査とそれに続く治療ののちに，患者には下顎骨の幅を広げるために，第一段階外科処置として，仮骨延長術と下顎正中部での垂直骨切除術を施した．第二段階外科手術では，上顎を圧下し拡大するための複合的な上顎骨切除術と，下顎を前進させるための両側下顎枝矢状分割術，両側の部分的鼻甲介切除術，鼻中隔形成術，外鼻形成術を施行した．

外科処置後，術後矯正により咬合の仕上げを行った．

評価
外科手術を含めて総治療期間は27か月であった．患者は歯科的ならびに審美的治療結果にたいへん満足した．彼女は友人に自分自身を再紹介することが必要なほどの変貌を遂げた．

長期安定性
治療終了後5年経過時では臼歯部の咬合が緊密になり改善が認められた．仮骨延長術を施行したことと初診時に下顎に重篤な叢生があったことから，患者は，接着型犬歯間保定装置を継続的に装着しておくことに同意した．

症例 8-2

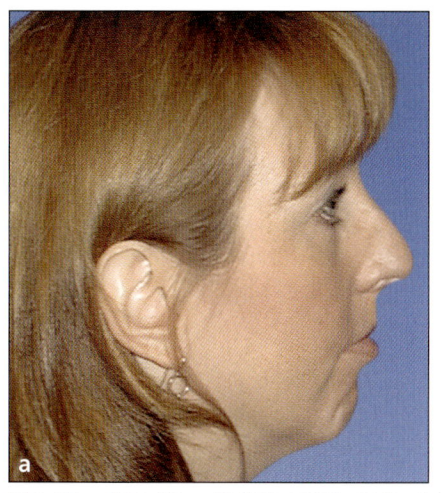

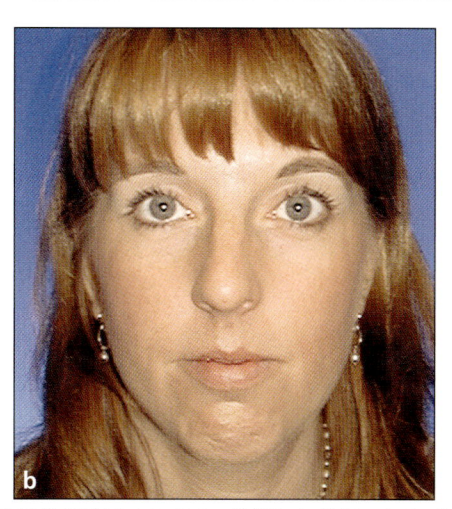

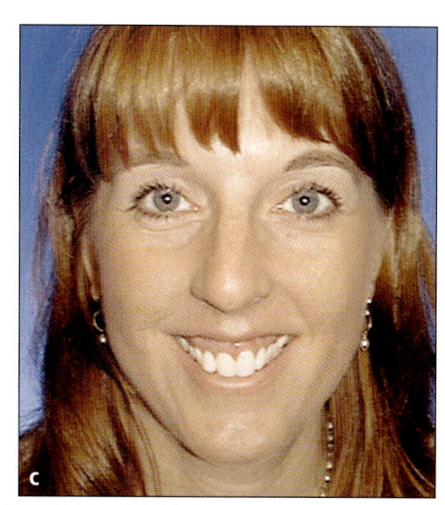

図8-17a〜図8-17c　治療前の顔貌，38歳．(a)軟組織側貌はオトガイの後退した長顔である．(b)正面観は口唇閉鎖時のオトガイ筋の過緊張が著明．(c)スマイル時は過度の歯肉露出が認められる．

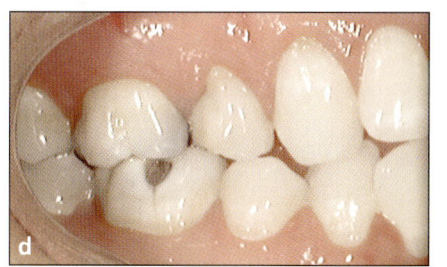

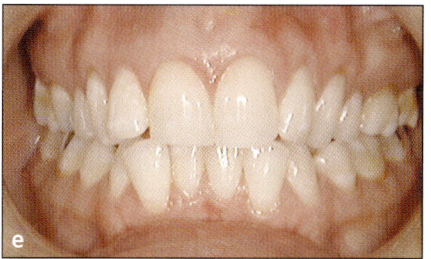

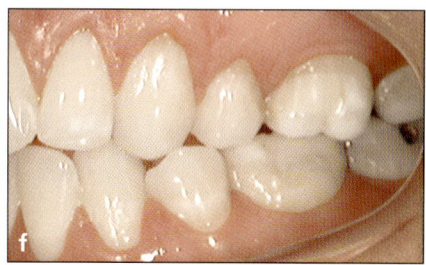

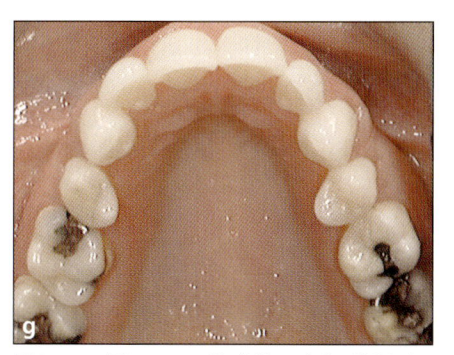

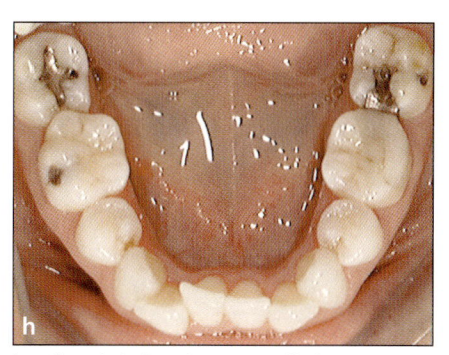

図8-17d〜図8-17f　治療前の口腔内写真では左側がⅠ級の大臼歯関係で，1mmの開咬と3mmのオーバージェットが見られる．

図8-17g，図8-17h　治療前の咬合面観からは4本の第一小臼歯があらかじめ抜歯されていたことがわかる．治療前の上顎大臼歯間幅径は30.4mm，下顎犬歯間幅径は23.0mm．

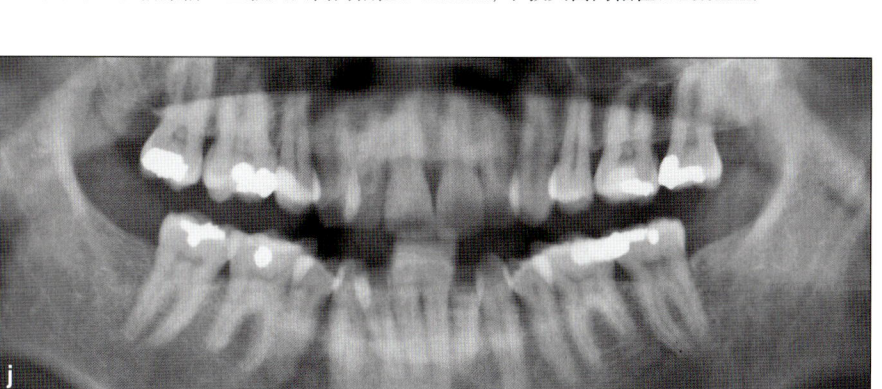

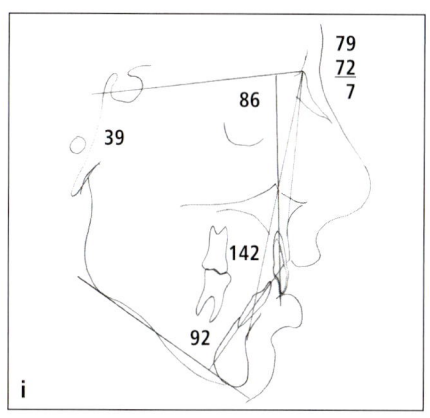

図8-17i　治療前のセファログラムトレースは骨格性ハイアングルパターンを示している．

図8-17j　治療前のパノラマエックス線写真．第三大臼歯は存在しない．

8・スマイルと顔貌の調和

症例 8-2（つづき）

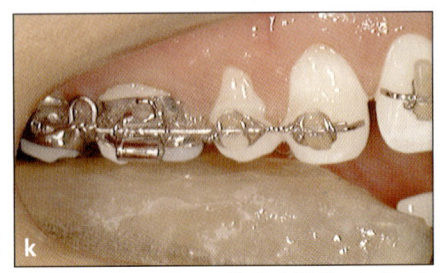

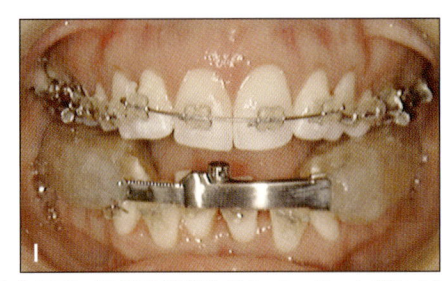

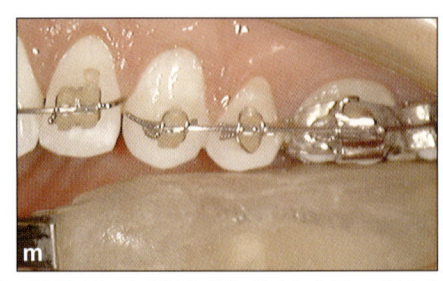

図8-17k〜図8-17m　外科手術後7か月の口腔内写真，仮骨延長術を示している．上顎に0.017×0.025インチ TMAのセグメントアーチワイヤーと，下顎に特別な咬合スプリントが装着されている．

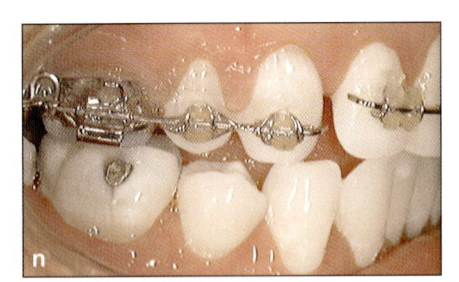

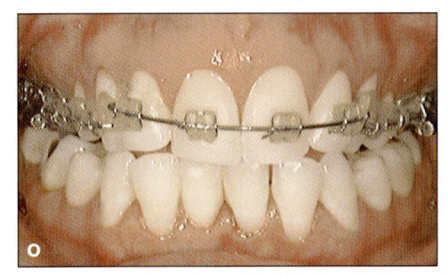

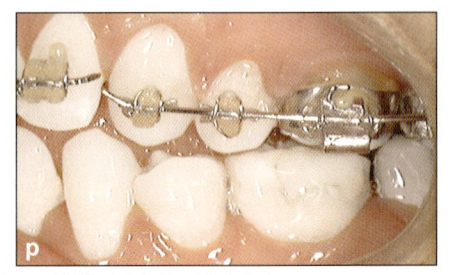

図8-17n〜図8-17p　手術後11か月，下顎歯列にボンディングする前の口腔内写真，下顎のスプリント装置は8か月で撤去した．

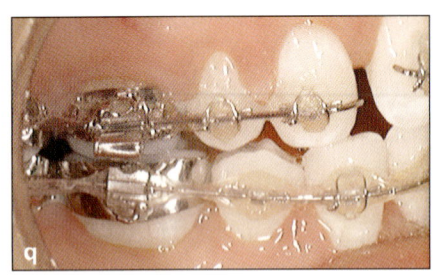

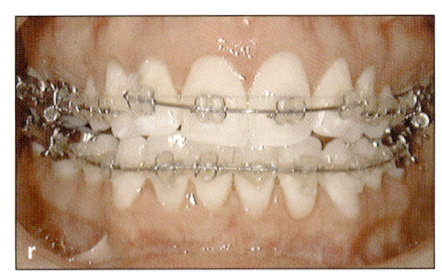

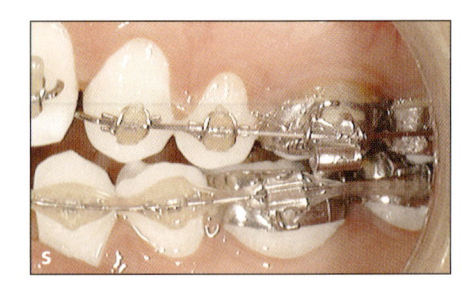

図8-17q〜図8-17s　下顎に装置が装着された．

症例 8-2

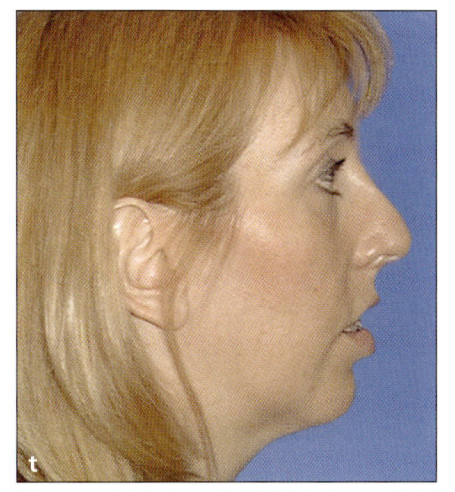

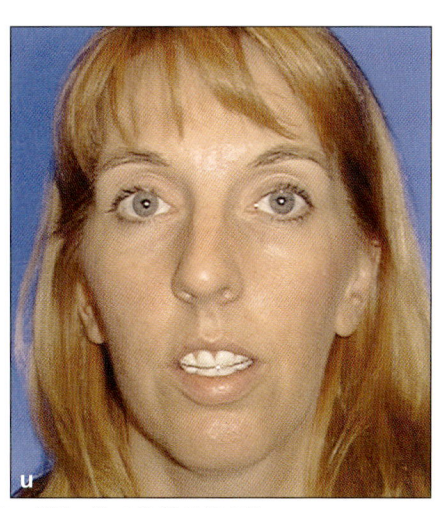

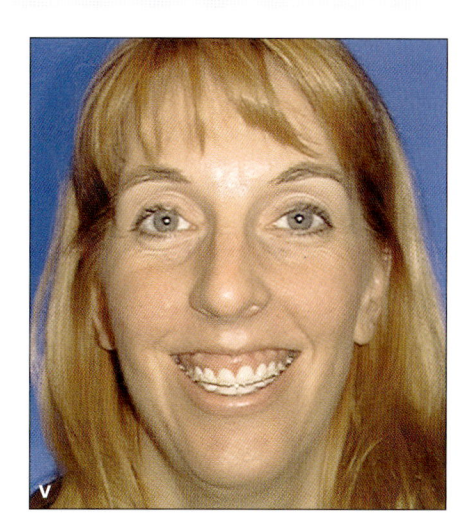

図8-17t〜図8-17v　治療開始から17か月経過時の顔貌.第二段階手術直前.

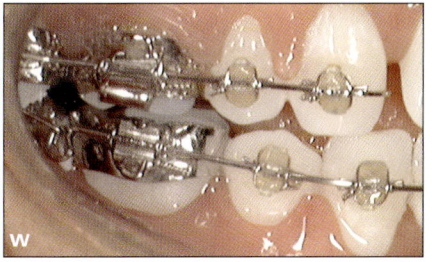

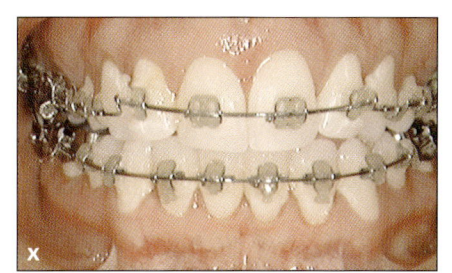

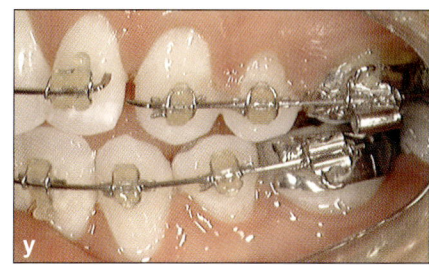

図8-17w〜図8-17y　治療開始から17か月経過時の口腔内写真.上顎は0.017×0.025インチ SSセグメントアーチワイヤー.下顎は0.016×0.022インチ SSアーチワイヤー.

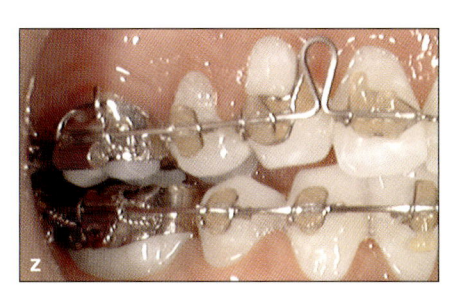

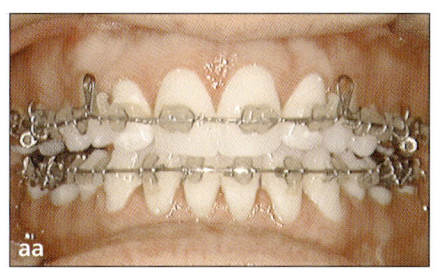

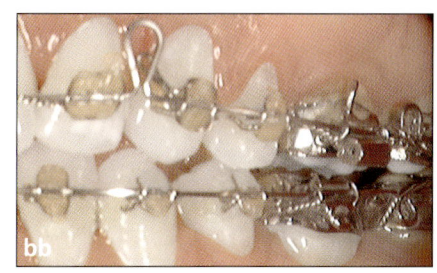

図8-17z〜図8-17bb　治療開始から19か月経過時の口腔内写真.上顎は0.017×0.025インチ SSクロージングループ アーチワイヤー.

8 • スマイルと顔貌の調和

症例 8-2（つづき）

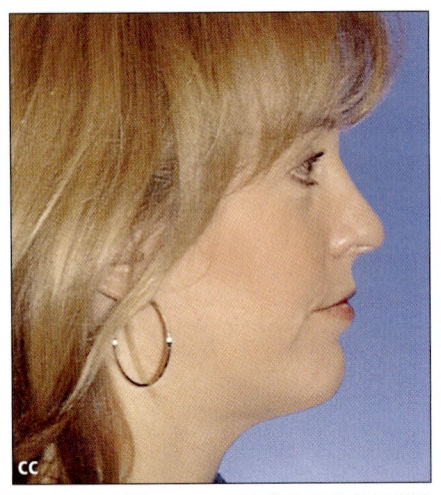

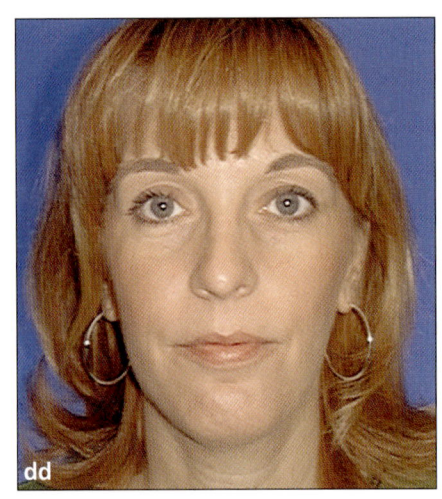

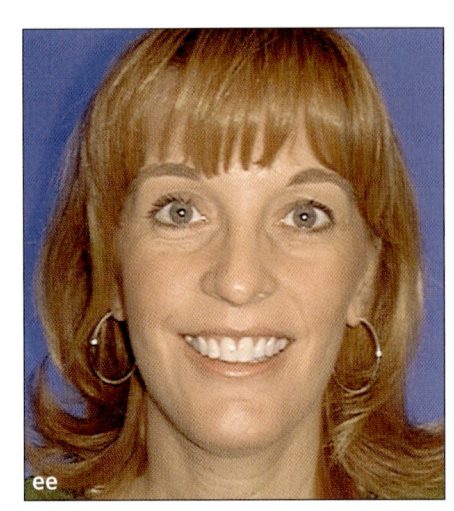

図8-17cc〜図8-17ee　治療後28か月経過時の顔貌.（cc）軟組織側貌のバランスが改善した.（dd）正面写真では口唇がリラックスした.（ee）大きなスマイルになった.

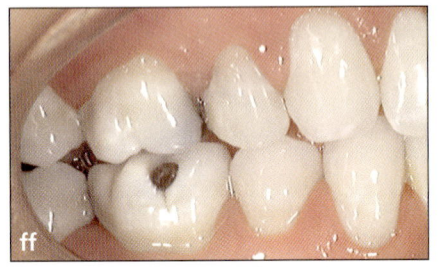

図8-17ff〜図8-17hh　治療後の咬合.

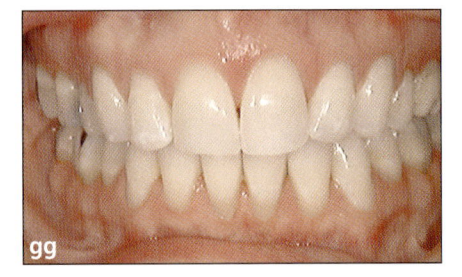

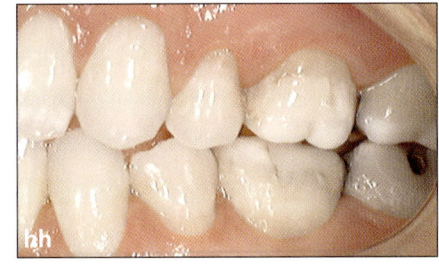

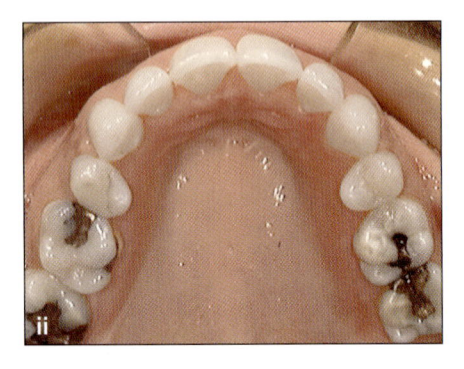

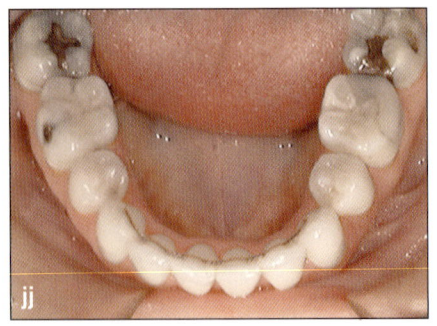

図8-17ii, 図8-17jj　治療後の咬合面観. 治療後の上顎大臼歯間幅径は33.0mm, 下顎犬歯間幅径は27.5mm.

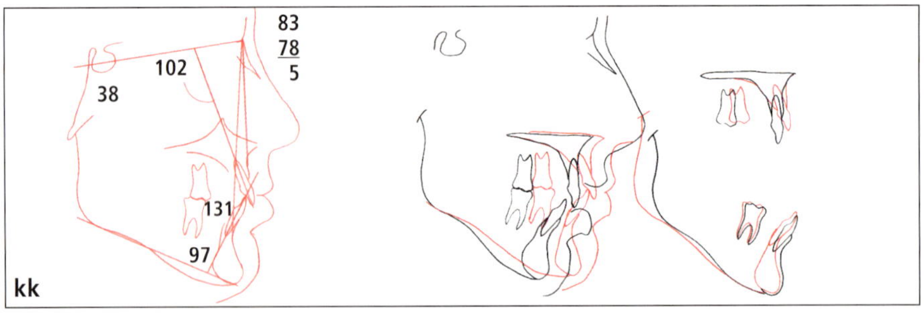

図8-17kk　治療後のセファログラムトレース（左）および治療前（黒）と治療後（赤）のセファログラムトレースの重ね合わせ.

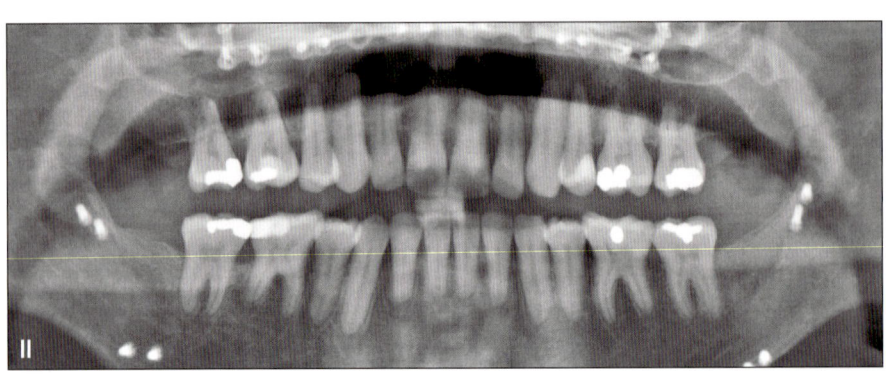

図8-17ll　治療後のパノラマエックス線写真.

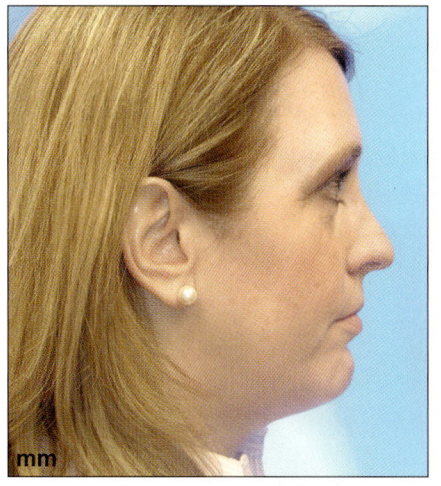

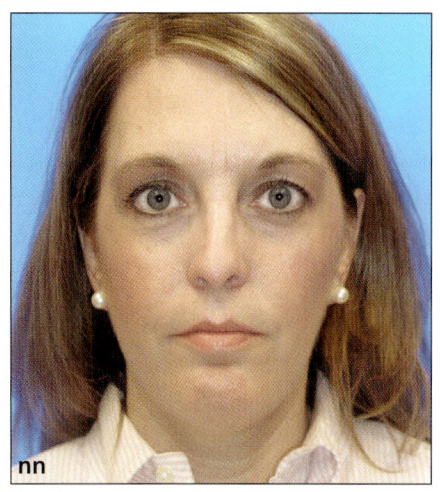

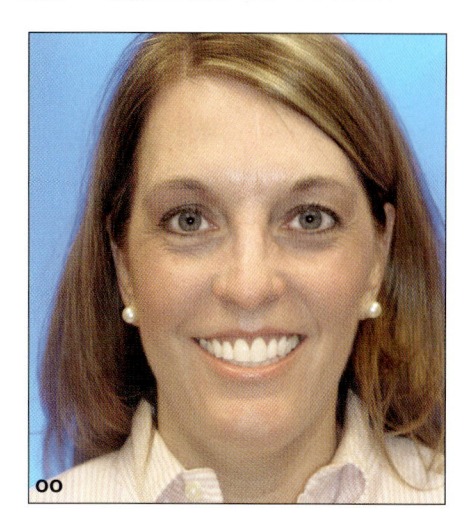

図8-17mm〜図8-17oo　治療後5年経過時の顔貌写真.

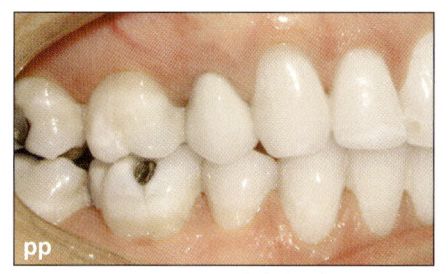

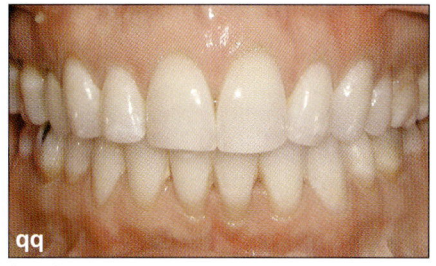

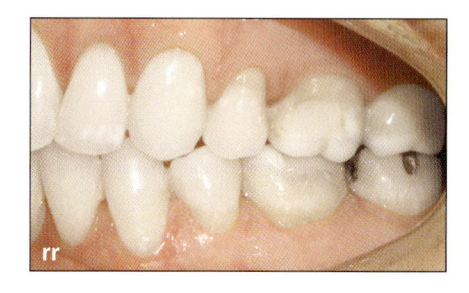

図8-17pp〜図8-17rr　治療後5年経過時の口腔内写真.

表 8-3	アーチワイヤーの順序	
アーチワイヤー		期間（月）
上顎		
0.016 NiTi セグメントワイヤー		2
0.016 SS セグメントワイヤー		5
0.017×0.025 TMA		10
0.017×0.025 TMA クロージングループ		2
0.017×0.025 SS		9
動的治療期間:		28か月
下顎		
None		2
0.016 NiTi		7
0.017×0.025 CuNiTi		3
0.016 NiTi		2
0.016 SS		2
0.016×0.022 SS		2
0.017×0.025 SS		10
動的治療期間:		26か月

表 8-4	個別の矯正力	
矯正力		期間（月）
エラスティックス		
頬側部四角ゴム×2		4
2級ゴム		6
三角ゴム		3
フィニシングゴム		2

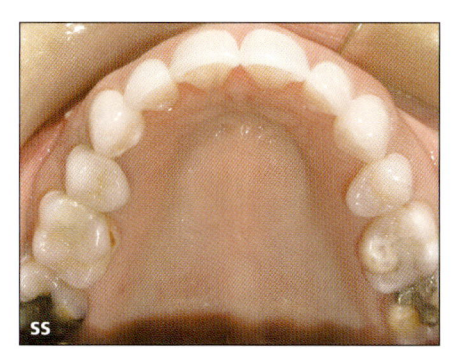

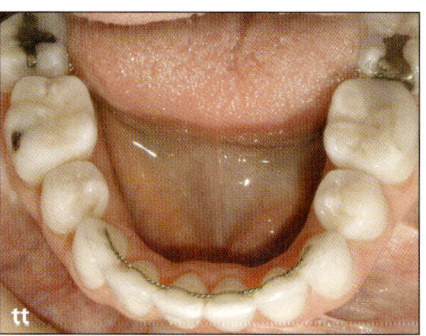

図8-17ss, 図8-17tt　治療後5年経過時の咬合面観.

症例 8-3

概要
20歳のアジア系女性．上下顎前突の側貌で上顎右側犬歯欠損が見られた．犬歯が欠損していたため，上顎正中線が右側に3mm偏位していた．

検査と診断
下顎歯列に4mmの叢生があるⅡ級咬合であり，骨格的にもⅡ級ハイアングル症例であった．

治療計画
側貌が凸型で，下顎歯列に叢生が認められるため，上顎左側の第二小臼歯，下顎は左右側の第二小臼歯を抜歯することにした．上顎右側の第一小臼歯は欠損していた右側犬歯の代用に使うことにした．これにより正中線は改善し，Ⅰ級咬合に改善できるであろう．

評価
ほかの選択肢としては，第二小臼歯よりむしろ第一小臼歯を3本抜歯することであった．第二小臼歯を抜歯することによって，軟組織側貌の変化が少なくなるので，患者のエスニックなバックグラウンドに似合った結果となろう．下顎第二小臼歯の抜歯はⅠ級の咬合関係に改善することを容易にした．

長期安定性
患者は治療後11年6か月経過時には，良好な安定性を示した．上顎の右側第一小臼歯の歯肉退縮に注目．これは歯磨きによる摩耗か，小臼歯が犬歯の位置にあるための結果であろう．

表 8-5　アーチワイヤーの順序

アーチワイヤー	期間（月）
上顎	
0.016 NiTi	2
0.016 SS	8
0.017×0.025 TMA クロージングループ	2
0.017×0.025 TMA	17
動的治療期間：	29か月
下顎	
None	3
0.017×0.025 NiTi クロージングループ	5
0.016×0.022 SS	4
0.017×0.025 SS	12
動的治療期間：	21か月

表 8-6　個別の矯正力

矯正力	期間（月）
上顎ナンス装置	10
エラスティックス	
2級ゴム（左側）	5
2級ゴム	8
側方部四角ゴム　2級	3
正中ゴム2級（左側）	1
フィニシングゴム	3
しっぽ付きW型	3
前歯部四角ゴム	3

症例 8-3

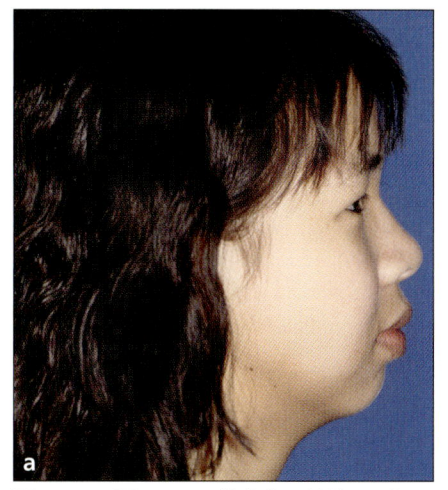

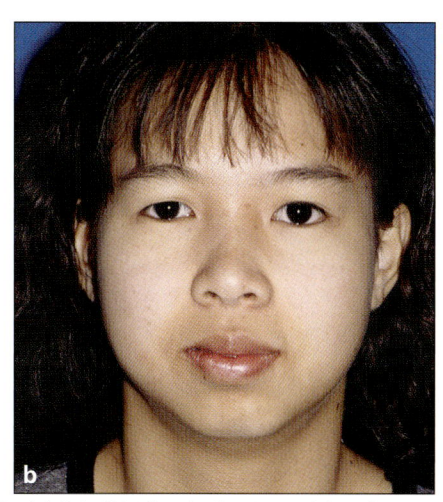

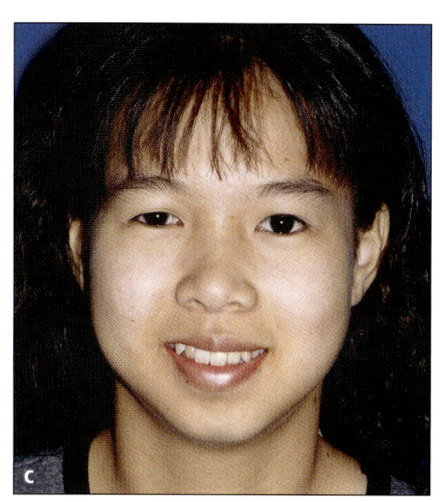

図8-18a～図8-18c　治療前の顔貌．20歳4か月．(a)軟組織側貌は凸型である．(b)正貌では口唇の突出を示す．(c)スマイル写真はわずかな非対称を示す．

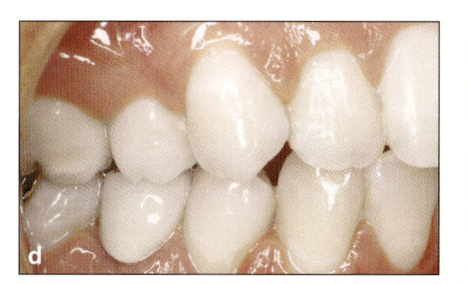

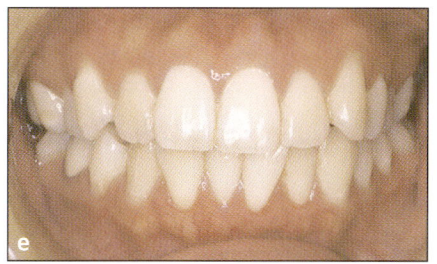

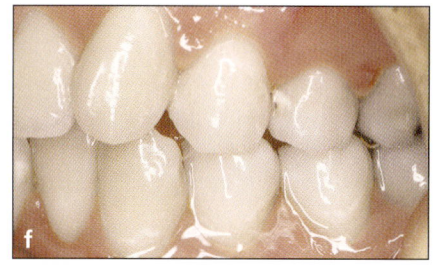

図8-18d～図8-18f　治療前の口腔内写真はⅡ級の大臼歯関係で，オーバーバイトは2mm，オーバージェットは4mmである．

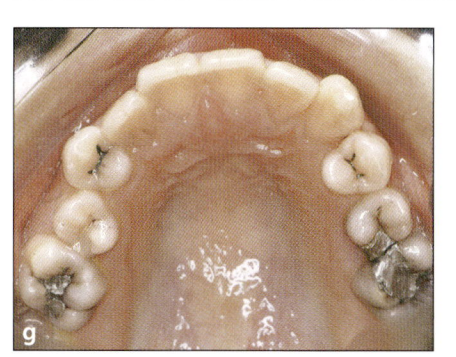

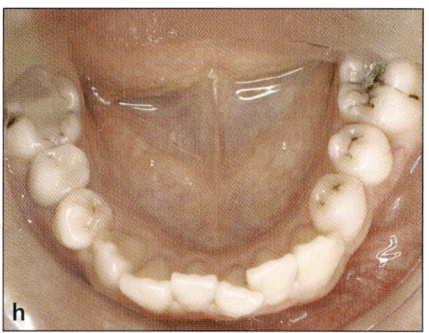

図8-18g，図8-18h　治療前の咬合面観は，上顎歯列は上顎右側犬歯の欠損をともなう非対称である．治療前の上顎大臼歯間幅径は34.7mm，下顎犬歯間幅径は26.4mmである．

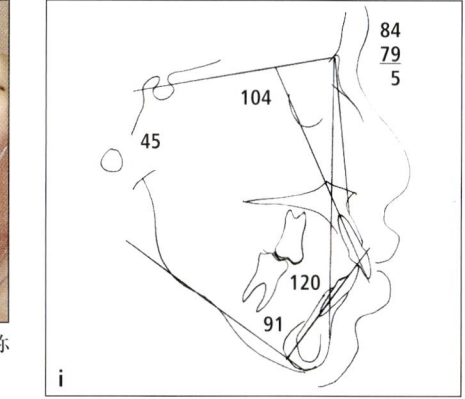

図8-18i　治療前のセファログラムトレースは骨格性ハイアングルパターンを示す．

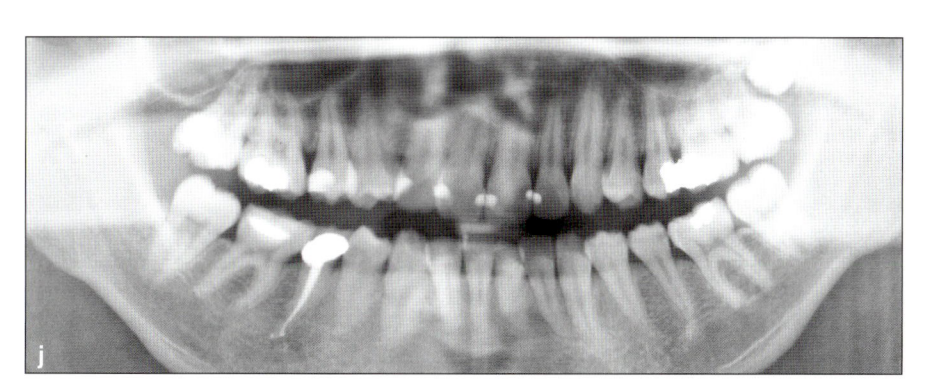

図8-18j　治療前のパノラマエックス線写真．

症例 8-3（つづき）

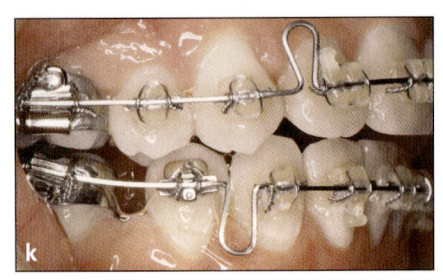

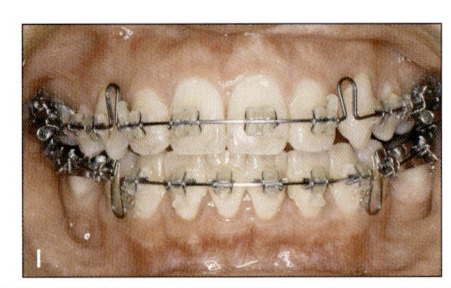

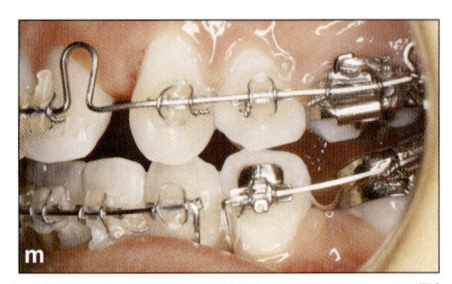

図8-18k～図8-18m　治療開始から12か月経過時の口腔内写真．上顎には0.017×0.025インチ TMAクロージングループ アーチワイヤー，下顎は0.016×0.022インチ SSクロージングループ アーチワイヤー．

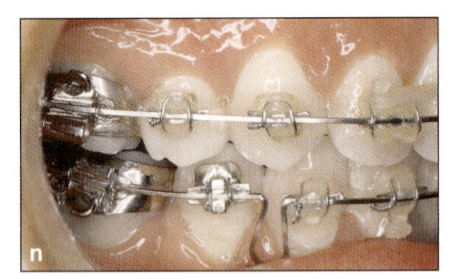

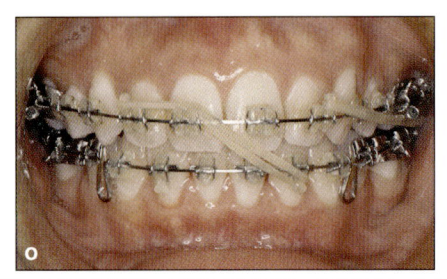

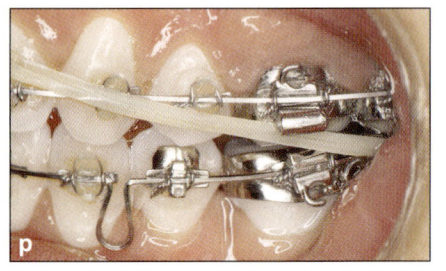

図8-18n～図8-18p　治療開始から15か月経過時の口腔内写真．上顎には0.017×0.025インチ TMAアーチワイヤー，下顎には0.016×0.022インチ SSクロージングループ アーチワイヤー．正中ゴムと左側に2級ゴムの装着開始．

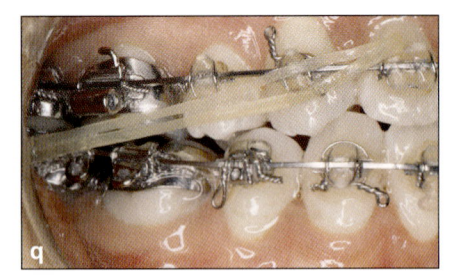

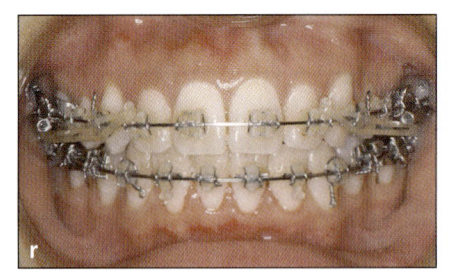

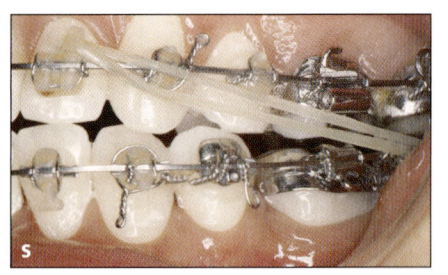

図8-18q～図8-18s　治療開始から20か月経過時の口腔内写真．下顎には0.017×0.025インチ SSアーチワイヤー．左右側に2級ゴムの装着開始．

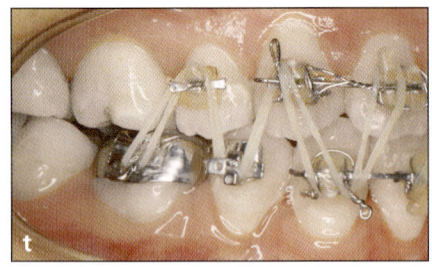

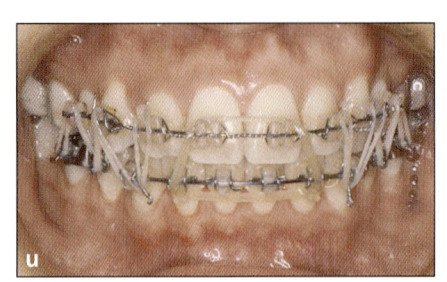

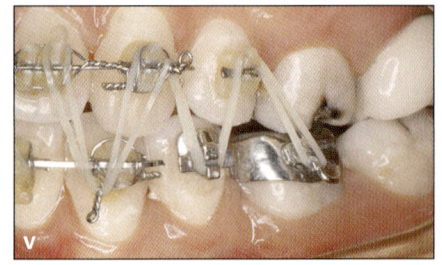

図8-18t～図8-18v　治療開始から28か月経過時の口腔内写真．下顎アーチを分割．しっぽ付きW型フィニシングゴムの装着開始．臼歯バンドの撤去．

症例 8-3

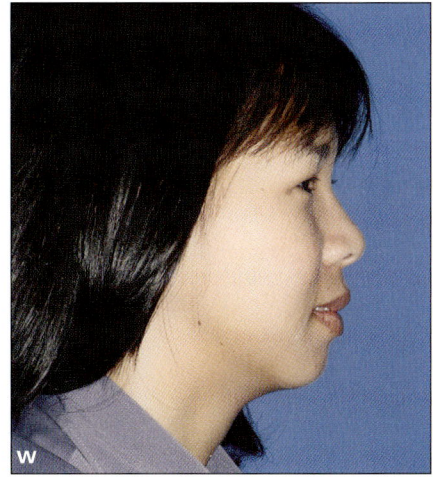

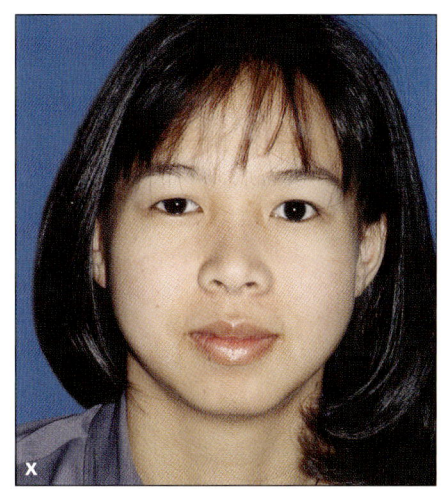

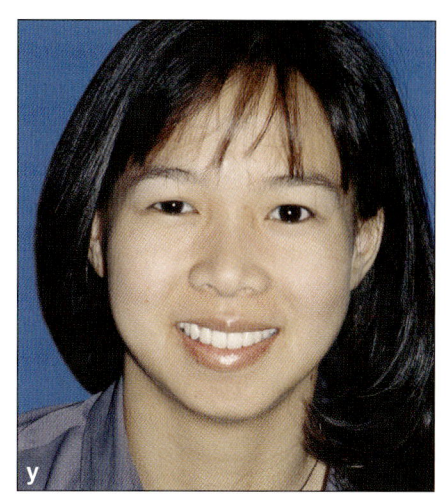

図8-18w〜図8-18y　治療開始から29か月経過時の顔貌．(w)軟組織側貌はバランスの改善が認められる．(x)正面写真では口唇の突出感の軽減が認められる．(y)スマイル写真では広くて対称的なスマイルを示す．

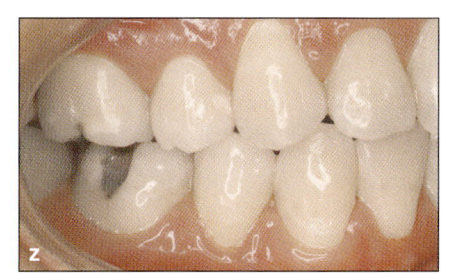

図8-18z〜図8-18bb　治療後の咬合．

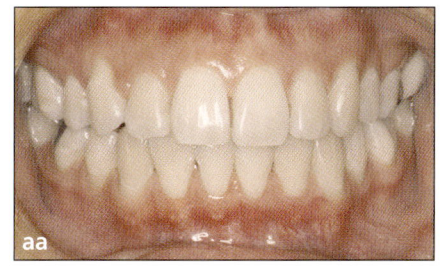

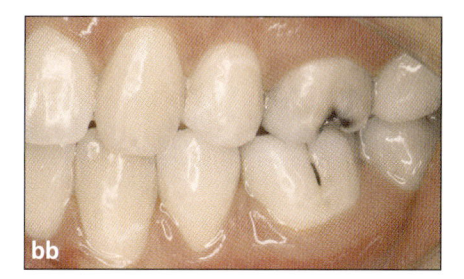

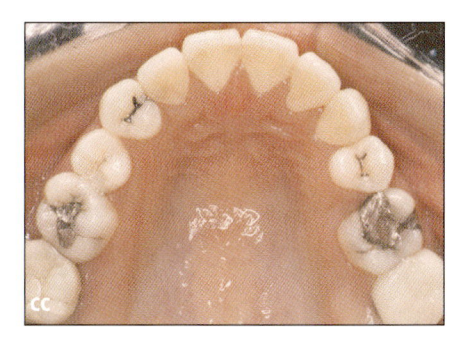

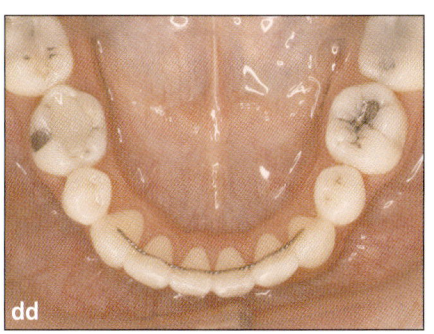

図8-18cc, 図8-18dd　治療後の咬合面観．治療後の大臼歯間幅径は35.0mm, 下顎犬歯間幅径は27.2mmであった．

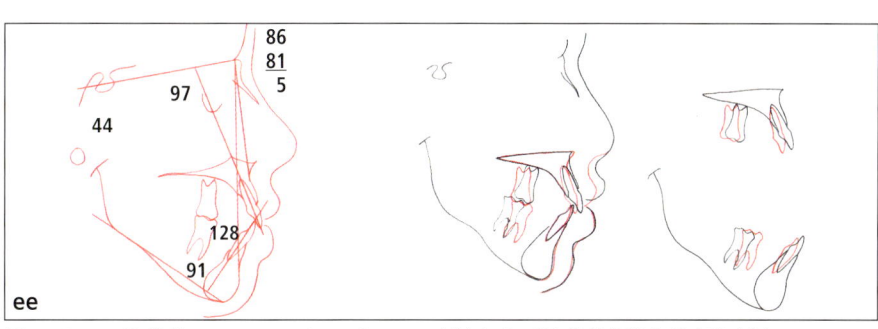

図8-18ee　治療後のセファログラムトレース(左)および治療前(黒)と治療後(赤)のセファログラムトレースの重ね合わせ(右)．

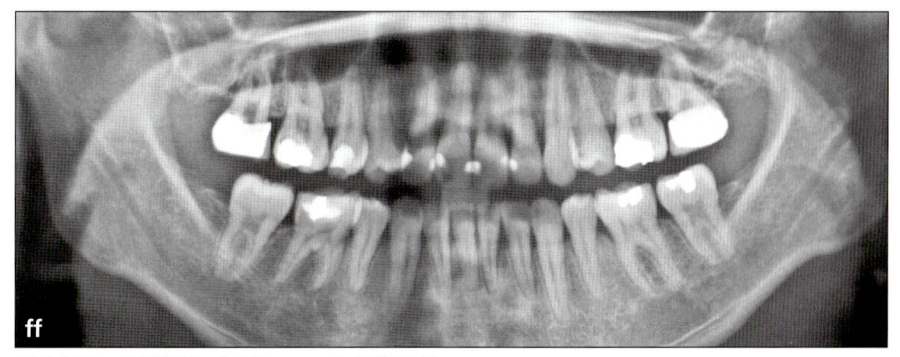

図8-18ff　治療後のパノラマエックス線写真．

157

8・スマイルと顔貌の調和

症例 8-3（つづき）

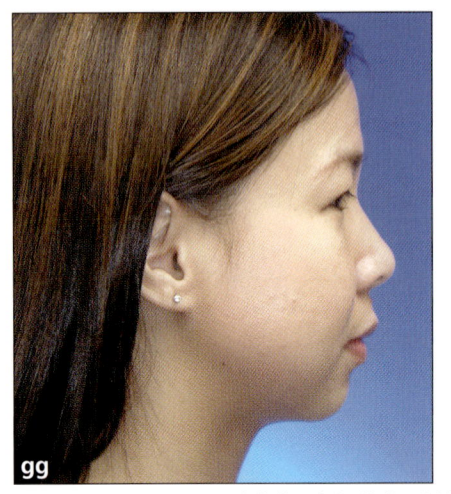

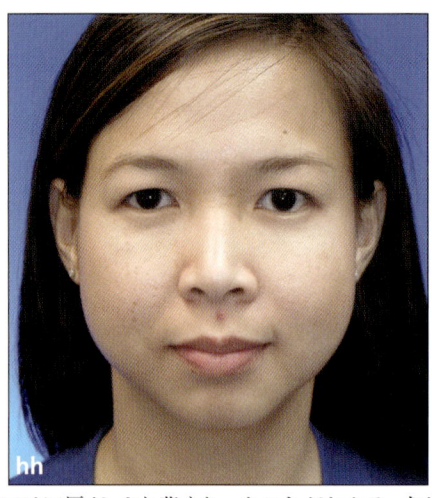

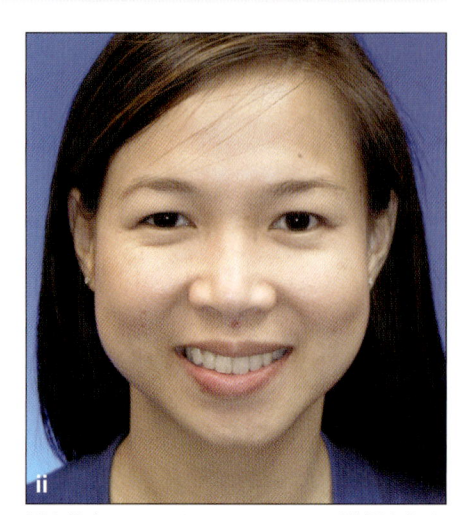

図8-18gg～図8-18ii　治療後9年経過時の顔貌では口唇が，より薄くなったことがわかる．犬歯の置き換えがスマイルにマイナスの影響を与えてはいない．

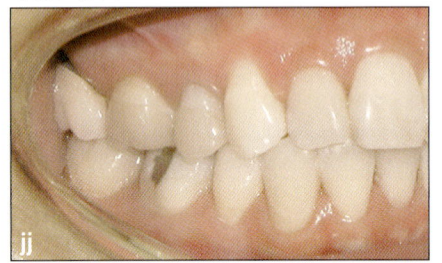

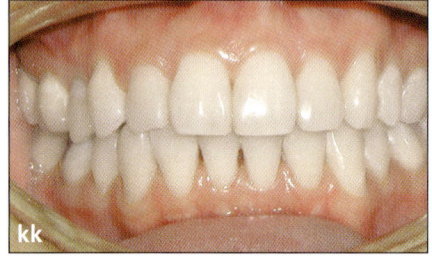

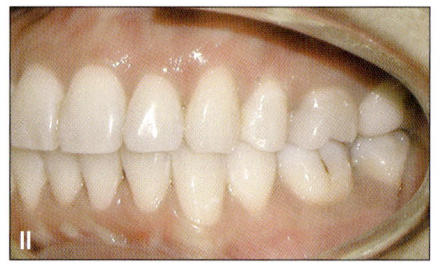

図8-18jj～図8-18ll　治療後9年経過時の口腔内写真．

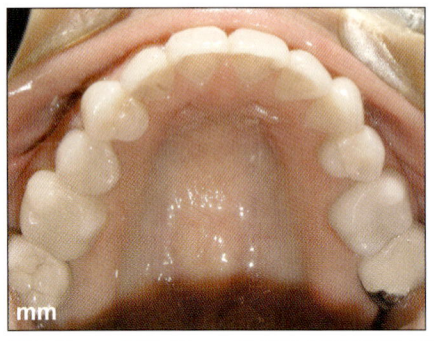

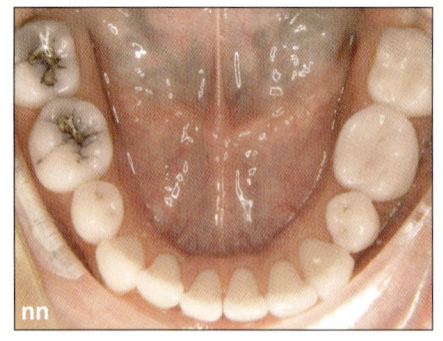

図8-18mm，図8-18nn　治療後9年経過時の咬合面観．

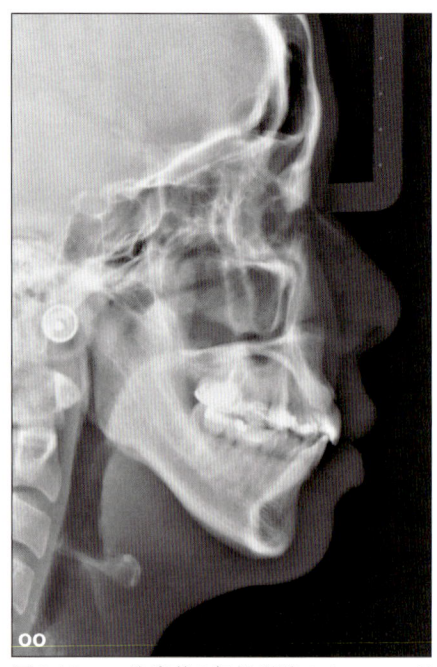

図8-18oo　治療後9年経過時のセファログラム．

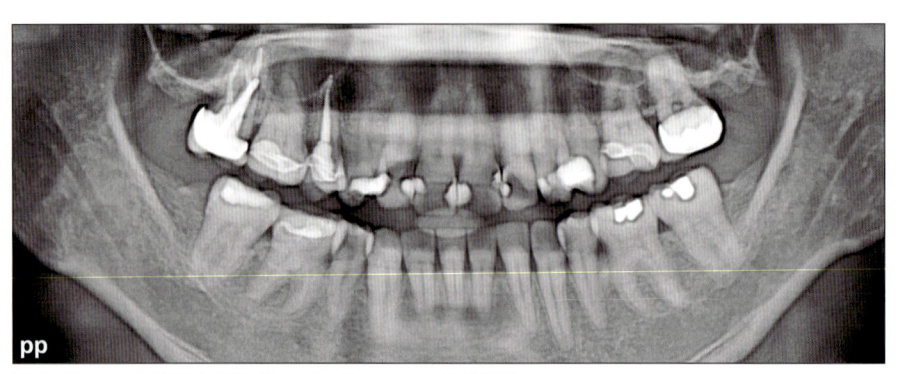

図8-18pp　治療後9経過年のパノラマエックス線写真．

158

症例 8-4

概要
欠損歯や歯列の非対称性，若干の凸型軟組織側貌などの問題を有する31歳のアジア系の女性．
検査の結果，彼女の特異な不正咬合を解決するには，いくつかの独特なメカニクスが必要であることが明らかになった．

検査と診断
上顎左側第二小臼歯はすでに，おそらく若いときであろう，抜歯されていた．このため歯列は左側に自然移動して，前歯部の正中線の偏位が生じていた．上顎右側第一大臼歯は成人になってから抜歯されたことが一目瞭然であった．
上顎正中線の偏位に加えて，下顎歯列は6mmのアーチレングスディスクレパンシーがあり，前突していた．

治療計画
上顎歯列
右側大臼歯の抜歯空隙は，正中線が顔面の正中と一致するまで上顎歯列を右側に移動するために利用した．第二大臼歯が近心に移動するのを防ぐための固定を必要とした（今日のTAD's以前の症例）．この問題の解決のために，ナンスホールディングアーチを使用し，そののちに右側は犬歯の後方牽引を開始し，典型的な抜歯症例の手順で治療した．

下顎歯列
左右側第一小臼歯を抜歯した．成人の場合ドリフトドンティクスは効果的でないため，セクショナル（セグメント）クロージングループワイヤーを用いた．

評価
上顎の欠損歯は問題を生じていたが，また問題解決にも利用できた．ナンス装置は前歯部をより良い位置に移すために必要な固定源となった．治療後の咬合は，左側ではⅠ級の犬歯関係とⅢ級の大臼歯関係，右側ではⅠ級の犬歯ならびに大臼歯関係となった．
下顎右側の中切歯側切歯間のいわゆるブラックトライアングルは，治療前にこれらの歯が重なり合っていたことによる歯槽骨退縮の結果である．
治療後の顔面写真は美しい側貌，口唇閉鎖時に異常な緊張感のない口唇，素晴らしいスマイルを示している．

長期安定性
患者は良好な口腔清掃が可能なかぎり，固定式犬歯間保定装置を長期間装着することを希望した．右側のⅢ級関係の咬合はたいへん機能的であった．軟組織側貌とスマイルの改善が続いている．

表 8-7　アーチワイヤーの順序

アーチワイヤー	期間（月）
上顎	
0.016 NiTi	2
0.016 SS	7
0.017×0.025 SS クロージングループ	6
0.017×0.025 SS	12
動的治療期間:	27か月
下顎	
None	3
0.018 TMA セグメントワイヤー	2
0.016×0.022 TMA セグメントワイヤー	1
0.016 NiTi	2
0.016×0.022 SS	2
0.016×0.022 SS クロージングループ	7
0.017×0.025 SS	7
動的治療期間:	21か月

表 8-8　個別の矯正力

矯正力	期間（月）
ナンスホールディングアーチ	8
エラスティックス	
2級ゴム（右側）	3
2級ゴム	3
正中ゴム　2級ゴム（左側）	2
クロスバイトゴム	2
前歯部四角ゴム	2
フィニシングゴム	2

8・スマイルと顔貌の調和

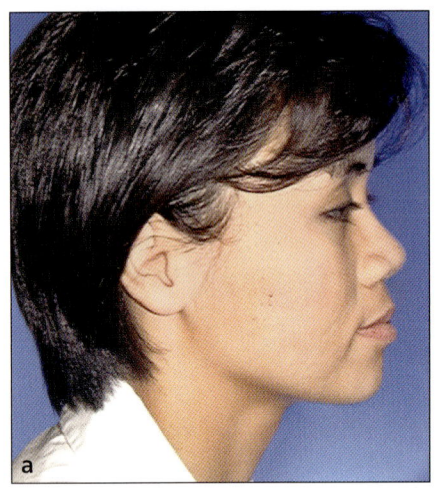

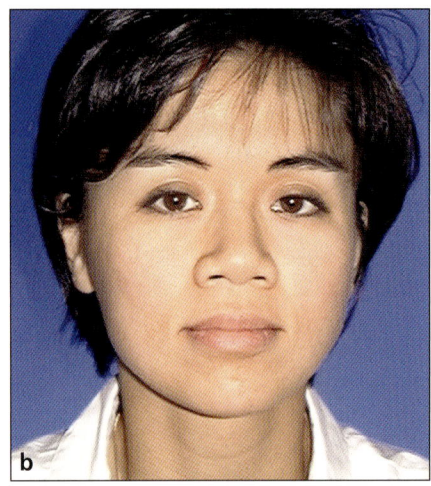

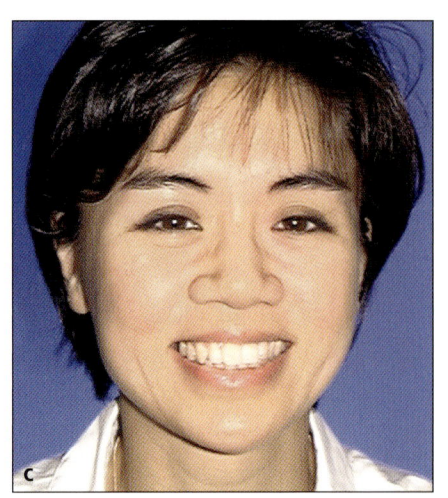

症例 8-4

図8-19a〜図8-19c 治療前顔貌，31歳．(a)軟組織側貌は凸型で上下顎前突である．(b)正面観は閉鎖時に口唇の肥厚が認められる．(c)大きなスマイルである．

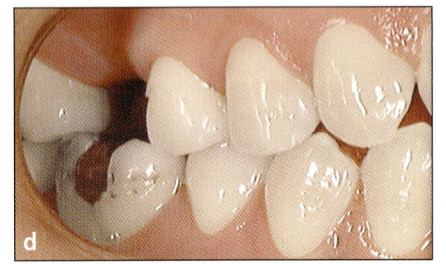

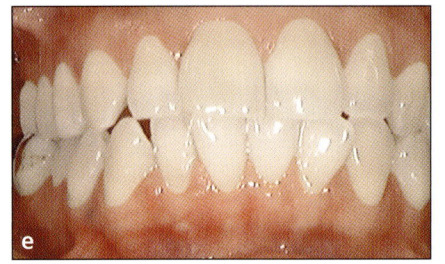

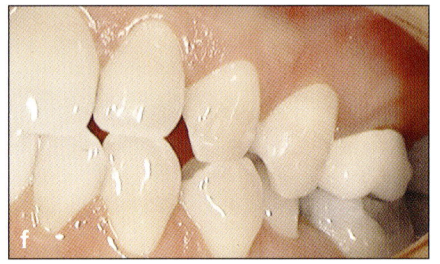

図8-19d〜図8-19f 治療前の口腔内写真は，左側Ⅱ級，右側Ⅰ級の大臼歯関係を示し，オーバーバイトは3mm，オーバージェットは1mmで非対称な咬合である．

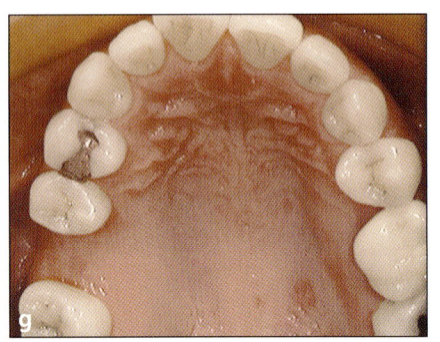

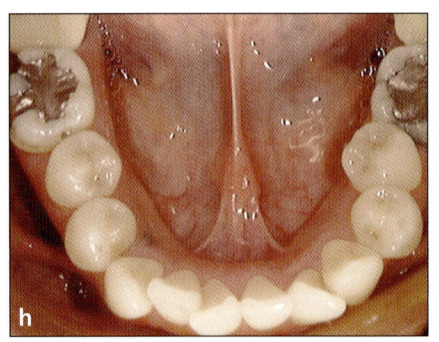

図8-19g，図8-19h 治療前の咬合面観は上顎右側第一大臼歯と左側第二小臼歯の欠損が認められる．治療前の上顎大臼歯間幅径は33.9mm，下顎犬歯間幅径は26.6mmである．

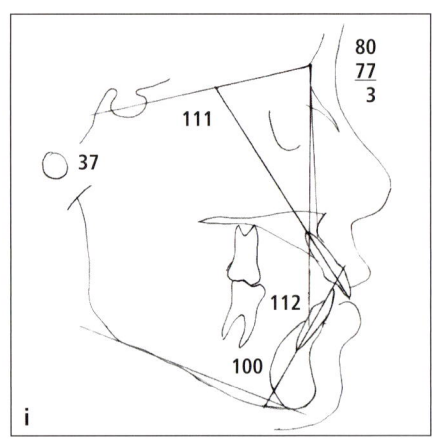

図8-19i 治療前のセファログラムトレース．

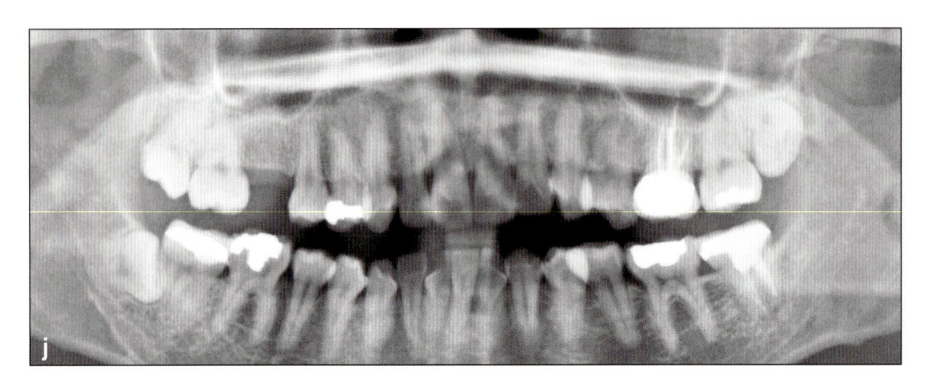

図8-19j 治療前のパノラマエックス線写真．

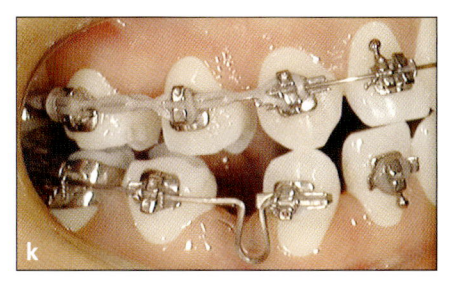

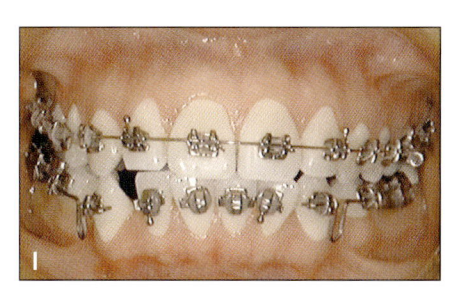

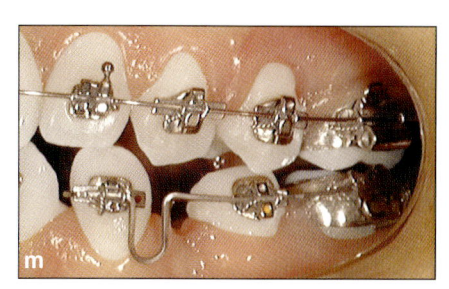

図8-19k〜図8-19m　治療開始から5か月経過時の口腔内写真．上顎には0.016インチ SSアーチワイヤーで右側はパワーチェインを装着，下顎には0.016×0.022インチ TMAクロージングループ付きセグメントアーチワイヤー．

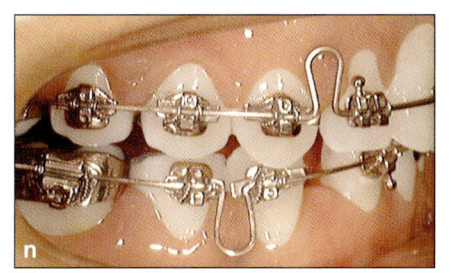

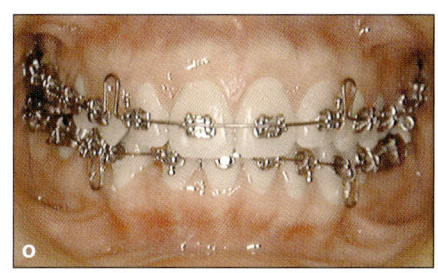

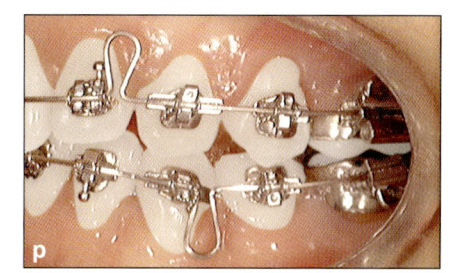

図8-19n〜図8-19p　治療開始から14か月経過時の口腔内写真．上顎に0.017×0.025インチ SSクロージングループ アーチワイヤー，下顎に0.016×0.022インチ SSクロージングループ アーチワイヤー．

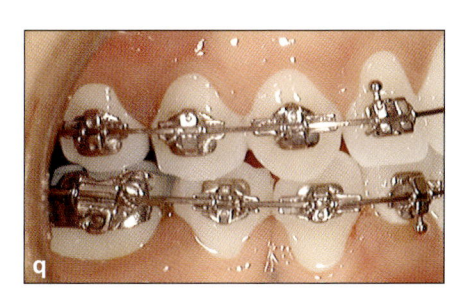

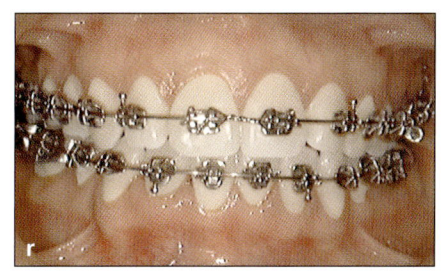

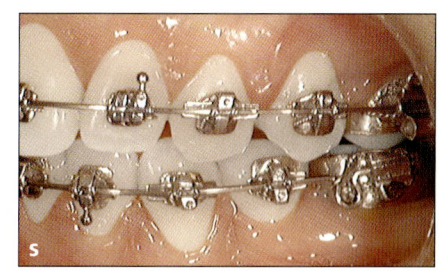

図8-19q〜図8-19s　治療開始から22か月経過時の口腔内写真 上下顎に0.017×0.025インチ SSアーチワイヤー．

8 • スマイルと顔貌の調和

症例 8-4（つづき）

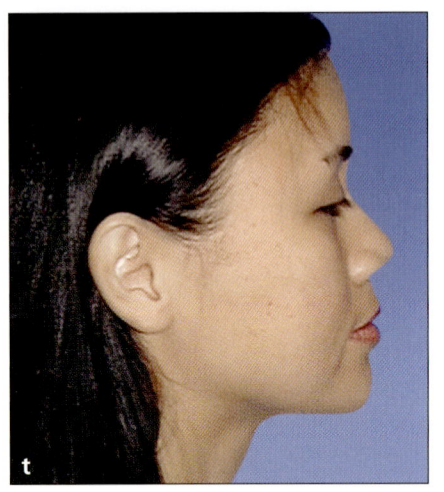

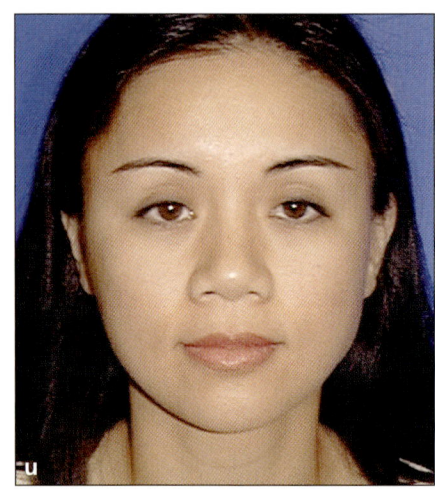

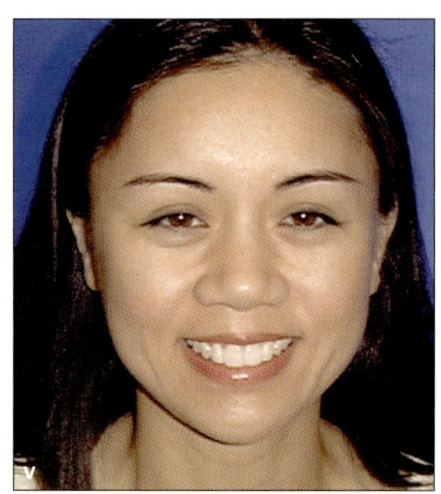

図8-19t〜図8-19v　治療後の顔貌，治療開始から27か月経過時．(t)軟組織側貌はバランスが良くなった．(u)正貌ではリラックスした口唇となっている．(v)対称的で大きなスマイルになった．

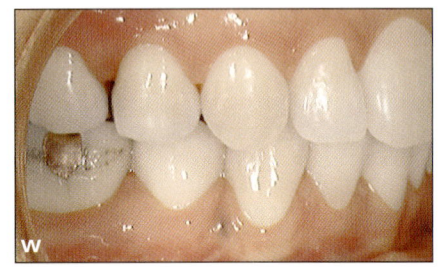

図8-19w〜図8-19y　治療後の咬合．

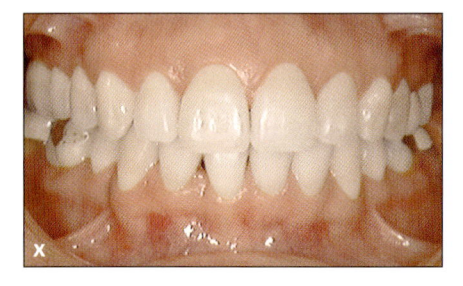

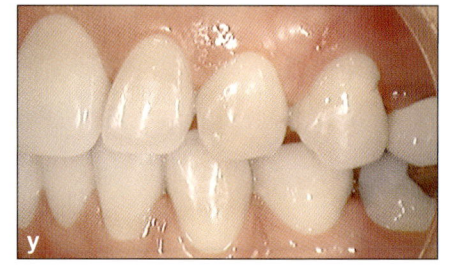

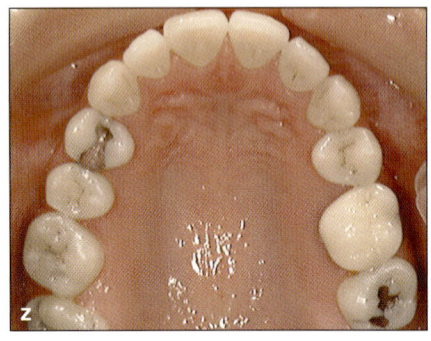

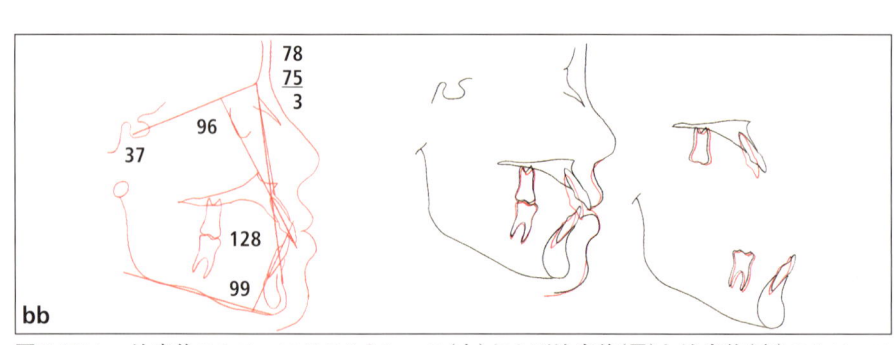

図8-19bb　治療後のセファログラムトレース(左)および治療前(黒)と治療後(赤)のセファログラムトレースの重ね合わせ．

図8-19z，図8-19aa　治療後の咬合面観．治療後の上顎大臼歯間幅径は34.9mm，下顎犬歯間幅径は28.3mm．

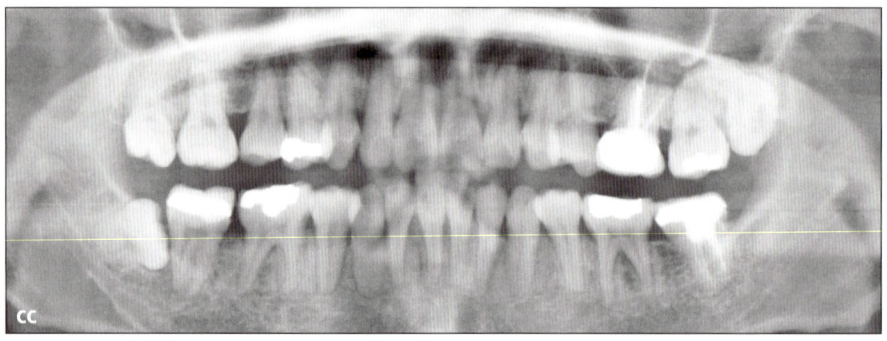

図8-19cc　治療後のパノラマエックス線写真．

症例 8-4

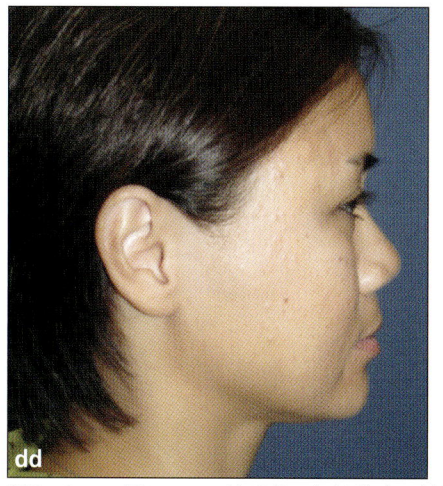

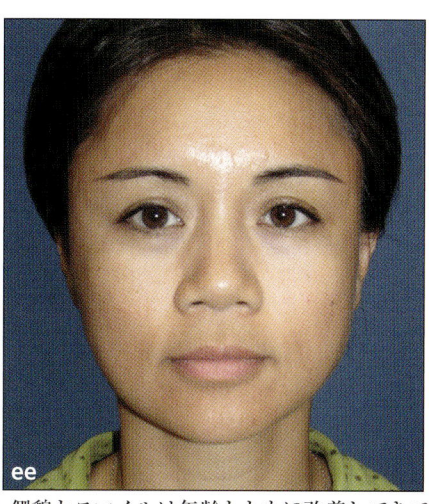

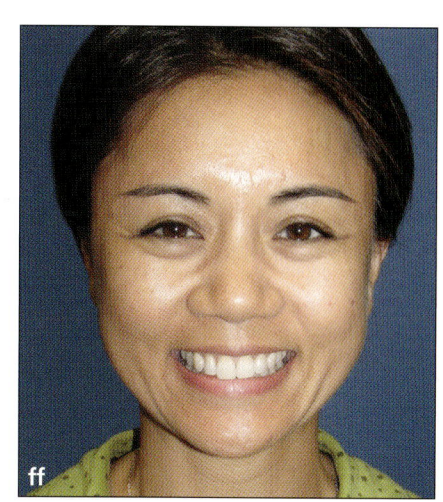

図8-19dd〜図8-19ff　治療後9年経過時の顔貌.側貌とスマイルは年齢とともに改善してきている.

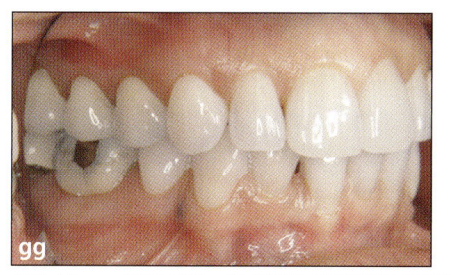

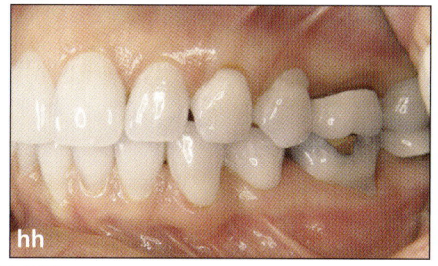

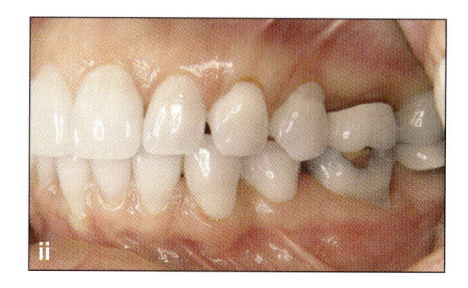

図8-19gg〜図8-19ii　治療後9年経過時の口腔内写真.

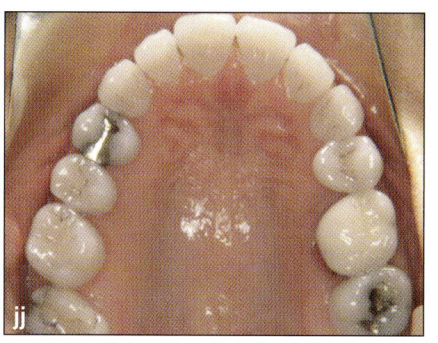

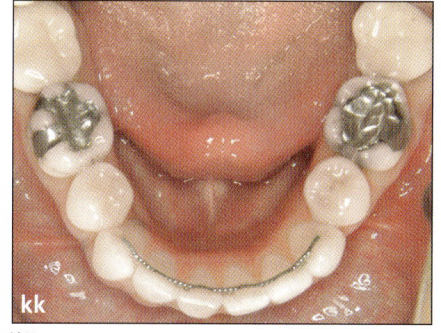

図8-19jj,図8-19kk　治療後9年経過時の咬合面観.

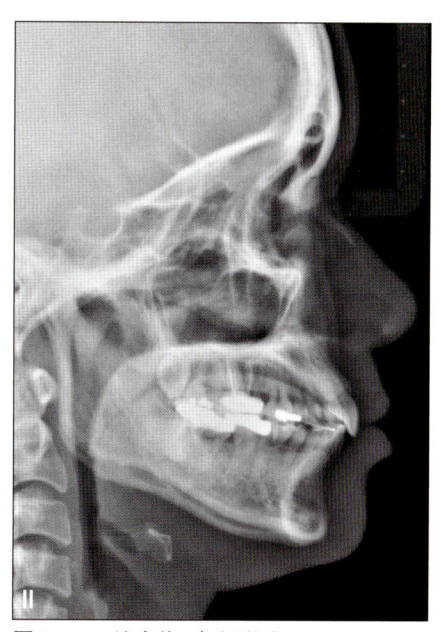

図8-19ll　治療後9年経過時のセファログラム.

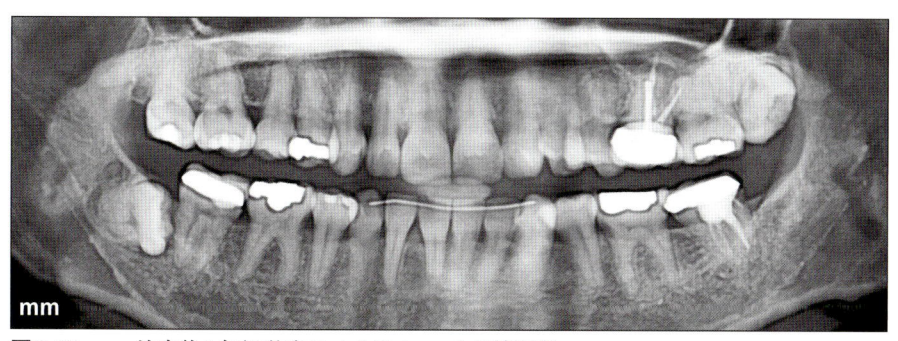

図8-19mm　治療後9年経過時のパノラマエックス線写真.

CHAPTER 9

後戻りに関係する要因

"いつもの要注意連中を一斉検挙しろ"
– Claude Rains as Captain Renault in the film Casablanca
(ルノー署長を演じるクロード・レインズ：映画カサブランカより)

　歯科矯正学の多くの研究では，捻転や叢生を示している下顎前歯部はもっとも後戻りしやすい歯であるとされている．そういった後戻りはわれわれの臨床でも起こるが，小さな問題でしかない．側方向の後戻りもまた，めったにないことは明らかである．われわれの臨床で，もっとも多い後戻りの形は，開咬症例において再びバイトが開いてくることである．保定期間中にまだ舌突出癖や口呼吸が続いているハイアングルの患者の咬合を矯正治療で閉じたものでは，再び開咬になるものがある．それゆえに，もし可能であるならば，これらの習癖を治療中に取り除くことがとても重要となる．後戻りの問題は患者の非協力または／かつ習癖によって生じる．保定装置を着けていないと，明らかに後戻りの発生を許してしまう．手指吸引癖，舌突出癖，口呼吸のような習癖は，歯列に異常な力を加えて重篤な後戻りを引き起こしうるのだ．

　われわれの症例の約80％は問題になるような後戻りを生じておらず，15％はとてもわずかな後戻りを，そして約5％は確かに後戻りを生じている．再び言うが，これらはたいてい習癖によるものである．われわれは後戻りの不満を言いに医院に戻ってきた患者にはいつも喜んで再治療を行っている．患者の再治療は2つの理由から意義のある行為である．第一に，われわれは"医院を出るすべての患者が治療に満足してほしい"と思っているということ．つぎに，"すべての患者が可能なかぎり最高の結果を手にしてほしい"ということである．患者を再治療することは，利他的な利己主義(訳注：損して得せよ)が当てはまる良い例だ．もし患者がわれわれの矯正治療によって美しくなり，幸せであるなら，彼らは自分が通った診療所のことを良いように言い続け，最終的にさらなる患者を紹介してくれるまでになる．

　再治療に関する大きな問題は，お金の責任である．矯正医はその費用を全額受け取るのか．患者はそれを払うのか．妥協点はあるのか．この状況については患者と話し合うべきだ．われわれは一緒に決定をする．"あなたが保定装置を着けなくて，われわれの指示に従わなかったから歯が動いてしまったのか，または，初診時にそこにあった歯をわれわれが動かさなかったからなのでしょうか．"と患者に聞く．ほとんどいつも患者は保定装置の着用がいいかげんだったことを認める．こうしたやり取りを経たうえで，患者を名目だけの料金で再治療することにしている．

後戻りの原因

　Claude Rainsが有名な映画のカサブランカで彼の兵士に"いつもの要注意連中を一斉検挙しろ"と命令しているように，われわれも矯正歯科の後戻りの"いつもの要注意連中"について調べてみよう．

第三大臼歯

　この論争の的となるテーマは何年にもわたって無限に討論されてきた．個人的には，私は第三大臼歯の萌出が下顎前歯部の後戻りに関係しているとは思わないが，潜在的な影響は無視できないと思う．

　第三大臼歯に関してもう1つの同じく重要なことは，矯正歯科以外のことで将来起こりうる問題についてよく考えることである．もし，口腔内に萌出していない，もしくは半萌出の第三大臼歯があると，重大な結果が起こりうる．矯正治療後何年か経つと，半萌出の第三大臼歯の周囲歯肉には感染の可能性がある．歯肉の炎症は患者に不快感を与える．埋伏している第三大臼歯の周囲に腫瘍が生じることもある．それゆえ，私のなかでは矯正治療は第三大臼歯の問題が解決されるまで終わってはならないと思っている．

　何年にもわたって，第三大臼歯の抜歯の必要性を早期に判断するためのいくつかの方法が提案されてきた．しかしながら，私は患者が少なくとも16歳になるまでは決定を待ちたいと思う．この頃になれば，歯列弓の後方部分の成長も最終段階になっているからだ．

　私が第三大臼歯の抜歯の必要性を判定する方法はつぎのとおりである．最初に，下顎第二大臼歯の遠心と下顎枝内側面との距離を測る．そして第三大臼歯の近遠心歯冠長も測る．もし，歯冠のほうが存在するスペースよりも大きかった場合，通常は抜歯が必要となる．つぎに，未萌出の第三大臼歯の角度をパノラマエックス線写真から観察する．もしもボーダーラインケースで第三大臼歯が良い萌出方向にあるのなら，そのまま萌出させる．私の哲学では，それらの歯はいつでも後になってから抜歯できる．反対に，もしボーダーラインケースの第三大臼歯が第二大臼歯の方向へ傾斜して萌出してきたら，その時点で抜歯する．

　パノラマエックス線写真では第三大臼歯が良い形をしているかどうかも確認する．時々，第三大臼歯は過剰歯のような形態をしていて，そのことだけで抜歯の理由になることもある．

　もし下顎第三大臼歯のための萌出余地があるのならば，上顎第三大臼歯は普通に萌出するはずである．しかしながら，1本の第三大臼歯に抜去の根拠が存在するのであれば，4本すべてが抜歯対象となるだろう．第三大臼歯を片顎の歯列のみ，または片側のみで抜歯することはめったにない．機能咬合を考えるとすべてか無か(all or nothing)の状況のほうがより良いように思える．

　われわれの症例の80％以上は非抜歯（小臼歯）で治療するため，多くの患者は第三大臼歯が抜歯される．32本の歯すべてを残したまま終わった症例もあるが少数である．小臼歯抜歯は第三大臼歯の抜歯頻度を減少させる．小臼歯を抜歯すると，たとえ十分な固定がなされていようとも，第一，第二大臼歯は前方へわずかにドリフトし，第三大臼歯のためのスペースを増加する．われわれの症例において第三大臼歯が排列されているものの大部分は，小臼歯抜歯の症例である．

歯周組織の復元作用

　捻転歯を治したとき，その歯は記憶をもっているように思える．歯はもともとの位置に戻ろうとする傾向がある．歯間水平線維は多くの場合，歯の後戻りの明らかな原因である．これらの線維は治療中にゴムバンドのように伸びる．装置を外したのち，線維は収縮する傾向にあり，歯根膜を再生して歯を元の位置へと動かすのである．

　私の経験では，典型的な叢生の症例を治療した場合，思春期の患者であれば治療後の歯列は保定装置で保定されることによって，線維は新しい歯の位置に適合するように再形成されるようである．それゆえ，治療後と保定後の後戻りは最小限である．ただし例外は，上顎側切歯が治療前に口蓋側に位置している場合で，強い後戻りの傾向が残る．

　成人患者の場合には，動的治療中や保定中の間に歯間水平線維の再形成は期待できない．それゆえ，成人患者には歯槽骨上線維歯周切断術(CSF：circumferential supracrestal fiberotomy)が通常の手段となる．この外科処置は装置撤去の少なくとも6週間前に行う．外科処置の結果，歯間水平線維の記憶は減少して重大な後戻りを防ぐのである．

下顎犬歯間幅径の拡大

　もし下顎犬歯間幅径が治療前の幅径よりも拡大されたら，たいていの場合には問題が生じる．この幅径が拡大されるときにはいつでも若干の後戻りが起こりうる，という事実を臨床家は受け入れなくてはならない．

　Baylor大学のDr. Gayle Glennの研究で，彼女はわれわれの治療症例から無作為に28名の非抜歯症例を分析し，興味深い結果を示している[1]．患者（I級：14人，II級1類：14人）の平均年齢は，治療前12〜17歳，治療後14〜19歳，保定後26〜27歳で，保定後の平均期間は7年11か月であった．これらの患者は1960年代後半から1970年代前半に治療されたため，すべての症例はあらかじめトルクの入っていないスタンダードブラケットで，フルバンドで治療されていたが，治療の哲学は今日の治療と基本的に同じである．これらの症例の犬歯間幅径は治療期間中に平均して0.6mm拡大されており，保定後には平均して1mm減少し

ていた．つまり，保定後の減少量は治療中に得た増加量よりも大きいのである！これらの症例の下顎犬歯間幅径はわずかに拡大したのだが，最終的にはもともとの歯列弓の形態よりもさらに縮小したのである．

下顎大臼歯間幅径の拡大

Glennの研究で，彼女は大臼歯間幅径が拡大し，この拡大は治療後も維持されることを発見した[1]．臨床的にこれはbuccal uprighting（頰側への整直）と呼ばれている．いくつかのほかの研究もこれを確かめている[2]．

オーバージェットとオーバーバイトの減少

Glennの研究で長期経過後のオーバージェットは3.3mmであった[1]．初診時のオーバーバイトは平均4.6mmで，動的処置直後には2.7mmに改善されていた．保定後大きな変化は起きていない．

インターインサイザルアングル

インターインサイザルアングルの平均値は治療前129.7°であった．治療後には132°に変化しており[1]，これらは保定後も，大きな変化を示していない．

Irregularity index（叢生指数）

この研究に用いられた28症例の治療前のirregularity indexは1mmから6mmの範囲にあった[1]．24症例については，保定後の下顎前歯部のirregularity indexの増加はごくわずかであった．3症例には中等度の後戻りが認められ，1症例が著しい後戻りを示していた（6.5mm）．この症例がなぜそれほどひどく失敗したかはわからない．矯正医を謙虚にさせる1症例である．

下顎切歯の位置

Tweedの概念は下顎切歯を基底骨上に整直させるべきだというものである．私はこの哲学を心の底から信じている．今時の多くの矯正医は，下顎切歯のトルクコントロールに十分な注意を払っていない．下顎切歯を行き当たりばったり傾斜させたり，前方位に並べると，とくに口唇圧の強い人の場合，術者は潜在的後戻りの危険性を作っていることになる．下顎切歯が基底骨上に位置されないと，歯と歯周組織の健康にとっても悪影響が生じる．

逆に，下顎切歯を極端に整直するまで舌側に引っ込める矯正医も存在する．そこまで後退させると顔のプロフィールに関する審美的問題を起こす原因となる．結果として生じる口元が引っ込んだ（dished-in）容貌は私の意見では受け入れることはできない．私のブラケットに組み込んだ下顎切歯に対する−5°のトルクは，多くの症例で"中庸"を容易に実現させることができる．

安定性の見地からいうと，下顎切歯を舌側に位置しすぎた場合，歯が自発的に前方へ動こうとする傾向が見られなくなる．この位置で得られた口唇圧と舌圧の間のバランスによって，大きな量の後戻りが生じることはない．しかし，このような症例ではインターインサイザルアングルがかなり鈍角となり，口元が凹んだプロフィールとともにオーバーバイトの後戻りを生じる傾向がある．

もし歯が動的治療中に適切な位置におかれていて，隣接面のストリッピングがなされ，第三大臼歯の問題が解決されていたなら，保定装置を除去したのちの安定性も素晴らしいだろう．

Glennの研究で，治療前の下顎切歯歯軸角（incisor mandibular plane angle：IMPA）は平均94.5°であった[1]．治療後のIMPAは94.8°であり，保定後8年経過時では95.1°であった．

9・後戻りに関係する要因

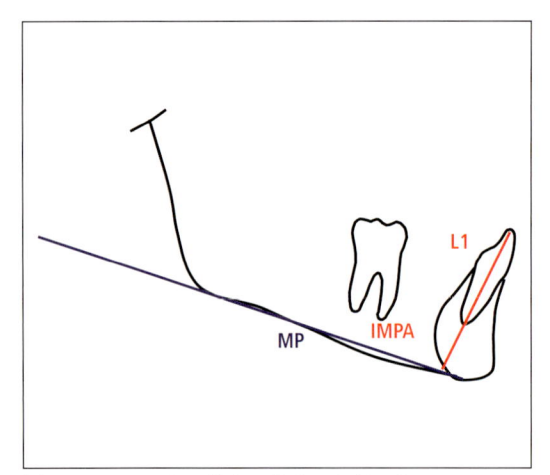

図9-1　IMPAは3°前方へ出すことができる．

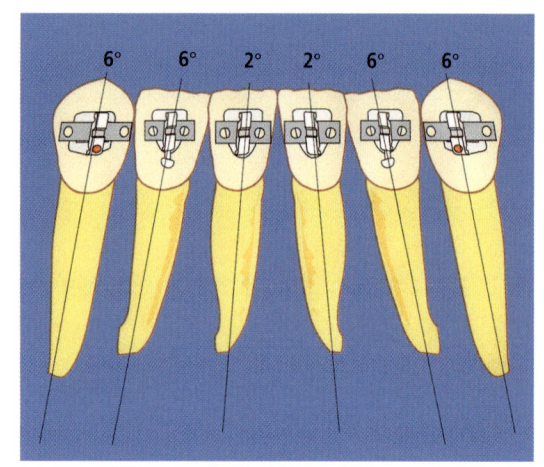

図9-2　下顎切歯の歯根の位置．

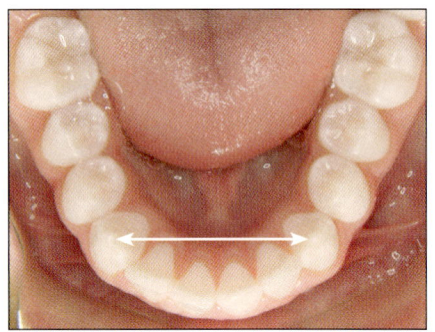

図9-3　下顎犬歯間幅径は1mm拡大できる．

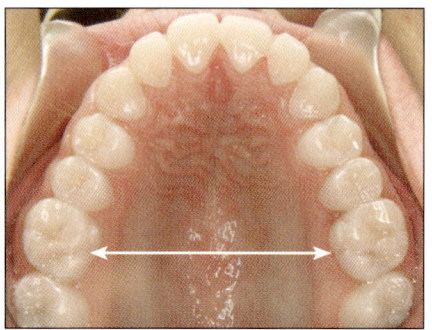

図9-4　最終的な上顎大臼歯間幅径は34〜38mmの間であるべきだ．

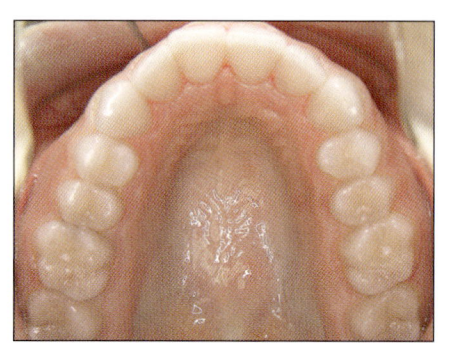

図9-5　オーボイド(卵円)形の上顎歯列弓形態．

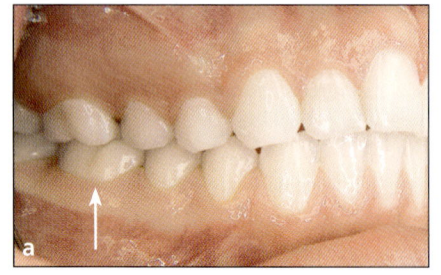

図9-6　(a, b)整直した下顎第一大臼歯(矢印)．

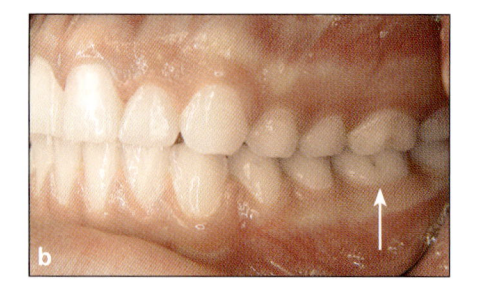

骨格的安定性

　この本の最初に述べたが，私の意見では下顎の安定性に関して明白な6つの要因がある．

1．IMPA：3°ルール(図9-1)．
2．下顎切歯歯根の広がり(図9-2)．
3．下顎犬歯間幅径：1mmのルール(図9-3)．
4．上顎大臼歯間幅径：34〜38mm(図9-4)．
5．オーボイド(卵円)形の上顎の歯列弓形態(図9-5)．
6．下顎第一大臼歯の整直(図9-6)．

　しかし，硬組織の長期安定性についてはどうだろうか．

下顎

下顎は成長期に影響を与えることができる可能性はあるが，矯正医としてわれわれが非外科的に成長をコントロールすることはできない．われわれのできることは，その成長を見守ることだけである．骨格性Ⅲ級では，過度の下顎の成長が，治療後に大なり小なりの後戻りを生じさせる．歯科矯正的に下顎の成長を促進させたり抑制させたりはできないので，われわれは下顎の成長を受け入れ，その周りで働かざるを得ない．

上顎

顎整形的な観点からすると，上顎はわれわれの"最良の友"と考えられている．ヘッドギアーのフェイスボウは上顎を側方向に拡大する助けになり，矢状面での前方成長を抑制し，垂直方向の成長をコントロールすることができる．一方，フェイスマスクは上顎を2～3mm前方へ引くことができる．

上顎は，横断面，垂直面，矢状面の3つの平面で三次元的に変化させることが可能である．しかしながら，これらの変化は安定したりしなかったりする．

Ⅱ級の後戻り

骨格性Ⅱ級が矯正学的に首尾よく治療されたとき，もしⅡ級の後戻りが起こるとしたら，それは関節頭の吸収が起きた場合だけである．

それならば，なぜⅡ級の治療で後戻りが頻繁に発生するように見えるのだろうか．論理的に考えるとその答えは，患者が長期間下顎を前方に突き出して維持させるような装置を着けていたからである．そのような装置が咬筋を前方位で順応させて，装置の除去時に間違った咬合を与えたのだ．時間の経過や下顎の触診によって筋肉がリラックスすると，関節頭が下顎窩へ戻るとともに下顎は後退する．これがⅡ級の"後戻り"である．真実はⅡ級という問題が決して最初の時点で解決されていなかったということである．

歯に対するこれらの異常な筋肉の圧力は，正常な筋力を相殺してしまう．そしてこれらの異常な筋肉の働きは，結果として開咬を引き起こす．

開咬

開咬が遺伝的なものなのか，それとも後天的なものなのかというのは興味深い疑問である．第一大臼歯が萌出していない患者に，垂直的過成長のパターンを見たことがあるだろうか．患者が指しゃぶりをしていないかぎり，この現象を見ることはほとんどないであろう．これは私の個人的見解であるが．

しかし第一大臼歯が萌出したとき，患者がきちんと嚥下できていないならば，第一大臼歯は"過度に"萌出し，垂直的な骨格の成長パターンと，おそらく前歯部の開咬を起こすだろう．

環境も要因の1つなのだろうか．われわれが呼吸する大気の汚染はどうだろう．われわれが食べる食物の人口香味料や着色料はどうだろう．これらはアレルギーや鼻の充血を起こし，口呼吸の原因となるのかもしれない．その結果，咬合力が減少し，大臼歯の萌出が続き，ハイアングル，開咬の不正咬合を生じさせる．

臨床的に，私はハイアングルや開咬の発生機序として一番大きな要因は，正常な筋機能の不足であると信じている．咬合力が不十分なため歯が挺出することを許しているのだと思う．であればこの現象は，垂直的な成長や開咬を引き起こす，成長に対して悪い影響を与える要因と言えるのではないか．もしわれわれが患者に咬筋の働きを良くするレッスンを教えたら，何が起こるだろう．

Doug Thompsonは歯学部の学生を使って1mmの薄さの柔らかいスプリントを規則的に噛みしめるトレーニングを計画した[3]．学生には1日に5回，"歯を15秒間噛みしめてはなす"を4回繰り返す1分間運動をさせた．そして3週間ごとに最大咬合力の変化を計測した．6週間後には，実験群で最大咬合力が18%以上上昇し，疲労への抵抗力も臨床的にかなり上昇した．開咬の患者の咬筋を強化させることが開咬の問題に良い影響を与える，というのは理屈に合っているのではなかろうか．

筋肉の要注意事項

この章のタイトルで，私は矯正医として後戻りを防止するためにコントロールしたり改善したりすることが可能な要因を，"いつもの要注意連中"と呼んだ．しかし以下に挙げるような筋肉の干渉についてはどうだろう．

- 嚥下時の舌突出．
- 口呼吸．
- 拇指吸引癖．

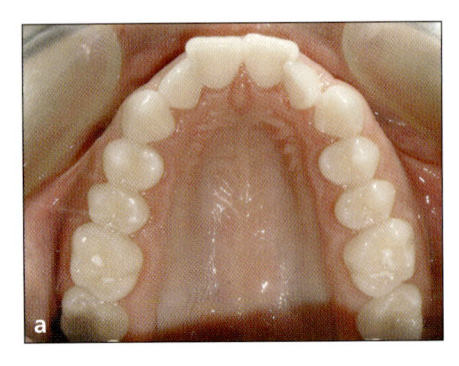

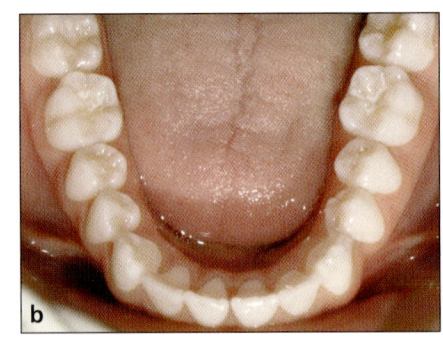

図9-7 （a）治療前のV字型をした上顎歯列弓形態と（b）広い幅を呈する下顎歯列弓形態.

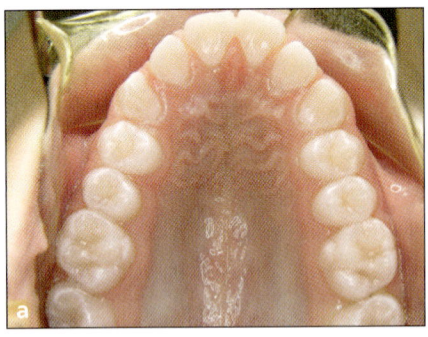

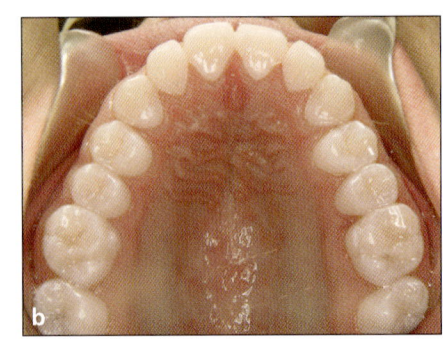

図9-8 （a）治療前のV字型の上顎歯列弓形態.（b）治療後のオーボイド（卵円）形の上顎歯列弓形態.

開咬に対する筋機能訓練

　異常な筋肉の習癖はとくに骨格性Ⅱ級の上顎において，歯列弓形態に影響を及ぼす（図9-7）.拇指吸引癖，舌突出癖，安静位の舌位置の異常などは，いずれも上下顎歯列弓形態に影響を及ぼす.

　上顎の大臼歯間幅径が33mmから34mm以下のとき，舌の位置は自然に口蓋の通常の位置よりもむしろ下顎歯列の広い部分に落ち着く傾向にある.一方で頬筋は後方の上顎大臼歯間幅径を狭めるので，時間とともに下顎の歯列は広げられることになる.これは典型的なV字型の上顎歯列を作り，しばしば臼歯部交叉咬合を生じる.

　上顎にこのV字型歯列弓を有する患者のほとんどは正常に嚥下する代わりに，舌を前方へ突出する.これはもちろん上顎前歯の唇側傾斜を増悪させ，オーバージェットの増加によってさらに状況を悪くする.

　この問題を解決するには，2つの変化を成し遂げなくてはならない.われわれの医院では，最初に狭い上顎大臼歯間幅径にアタックする.これは普通，上顎急速拡大装置で成し遂げられる.数は多くないが，もし必要ならばアーチワイヤーを拡大し，ヘッドギアーのインナーボウと一緒に使うこともある.拡大後，ブラケットとアーチワイヤーで開いた大臼歯間幅径を維持しなくてはならない.

　2つ目の変化は，上顎の歯列弓形態をV字型からわれわれが用いる典型的なオーボイド（卵円）形に変えることだ（図9-8）.この治療期間中，骨格性Ⅱ級の問題と大臼歯間幅径はヘッドギアーによってうまく治療される.

　この間，歯列弓形態の変化や前後的な骨格的関係と咬合の変化をともなう新しい内部環境下で，舌は"まごついた"状態になっている.新しい正常な上顎歯列が作られても，舌は自然には新しい環境へ馴染まず，指導と訓練が必要になるだろう.もし長期安定性が目標であるなら，患者はこの章の最後で述べる"sounds of swallowing（飲み込み音）"テクニックを使って，正しい嚥下の仕方を学ばなくてはならない.もしこれをやらなければ，一度装置を外したのち，舌は以前の突出癖を再び生じ，結果的に必ず後戻りが起こるだろう.

　それゆえに歯列弓が拡大され，新しい形に変えられる間に，咀嚼筋は正しい嚥下の仕方を"習得"しなければならない.矯正治療が進んで，新しい歯列弓形態になり，エラスティックスの使用によって開咬が機械的に改善されると，舌が新しい環境に順応し適応するのも容易となる.

開咬に対する筋機能訓練

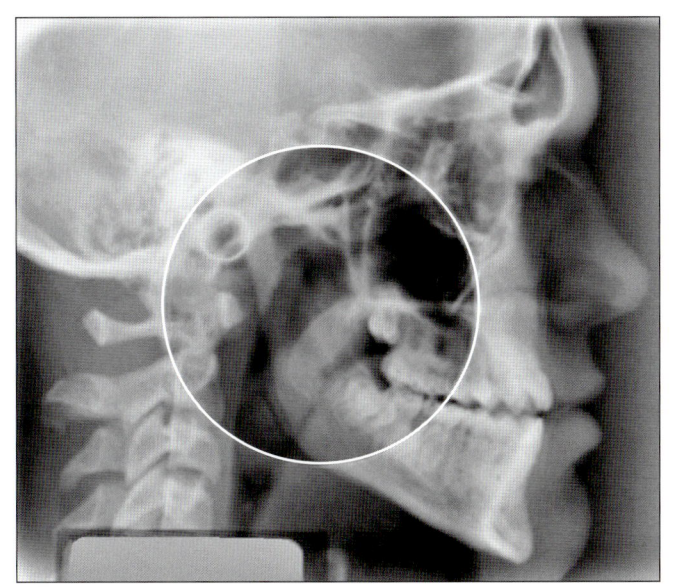

図9-9 側方セファログラム．円で囲まれた部分は，口呼吸に影響するアデノイドと扁桃腺を示している．

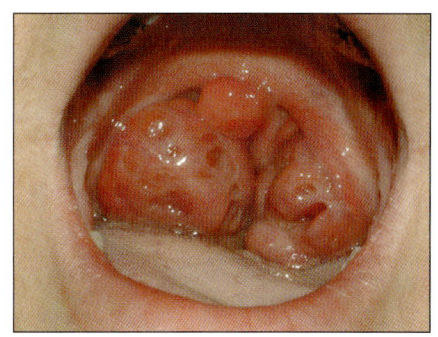

図9-10 口呼吸の原因となる扁桃腺の肥大．

作用する力

私がNewtonの第三法則－作用反作用の法則－を考えるとき，たいていはヘッドギアーによる力のような水平方向の力を思い起こす．しかしながら，安定性に関しては垂直方向の力が最終的な咬合に重要な影響を及ぼす．

アーチワイヤーとエラスティックスは垂直方向を増加させるような挺出力を生む．ローアングルの過蓋咬合の症例では，これは良い治療であるが，ハイアングルの開咬の症例では，これは完全な失敗になりうる．

圧下力を得るためには，アンカースクリュー，ハイプルヘッドギアー，インビザラインのトレーやチューインガムを噛みしめるときの咬筋の力が利用される．

口呼吸

口呼吸患者の気道や鼻の閉塞があるとき，口から息をせざるをえない結果である．前歯部の突出もまた，安静時に口唇を閉じられないため，口呼吸の原因となる．

ここで1つ尋ねなくてはならない．呼吸の問題と歯性／骨格性の問題はどちらが先なのか．ほとんどの人は，長い目で見れば筋肉が骨より強いということを示唆するであろう．安定性がゴールであるならば，筋肉は再訓練されなければならない．

側方セファログラム分析は(図9-9)患者の口呼吸の原因を決定するためのキーになる．難症例では大きくなった扁桃腺が口腔内に存在する(図9-10)．

患者が日常的に口呼吸をしている場合には，唇舌的な筋肉のバランスをとることは不可能である．上下口唇が開いているとき，平衡は崩れている．単純で非科学的なテストであっても，患者がうまく鼻呼吸できるかどうかを判断するためには役に立つ場合がある．

呼吸試験

患者にきちんと座るように言い，途中でやめることなく10回鼻呼吸をさせる．そののちに，患者が酸素欠乏になっているかどうかを観察する．もしそうなら，これは明らかに何らかのタイプの鼻気道の閉鎖が存在する．患者には，耳鼻科に行って症状を確認してもらい，適切な処置をしてもらうよう勧めるべきである．

舌突出癖

舌の訓練

われわれは，長年にわたって舌癖がある患者に対して舌の訓練を教えてきて，経験を蓄積した．

患者の最初の診査で，顎関節をチェックし，舌癖の有無を

171

9・後戻りに関係する要因

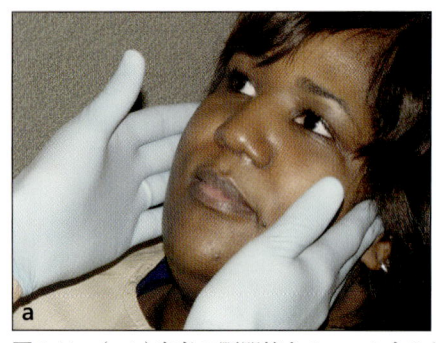

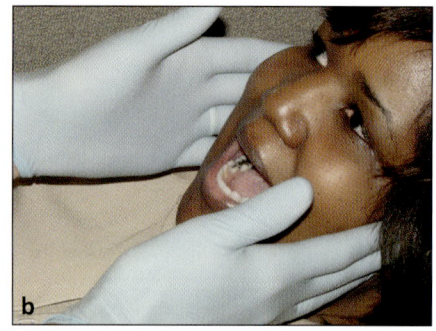

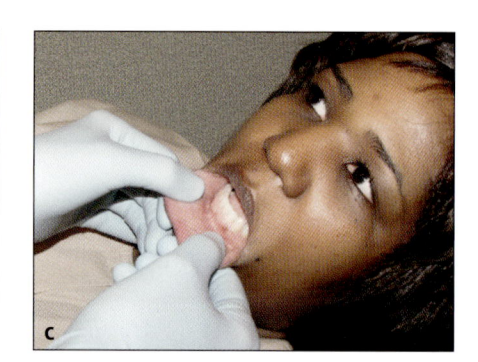

図9-11 (a, b)患者の顎関節をチェックするための診査．(c)嚥下パターンの診査．

噛みしめ訓練

皆さんは自分たちが1日に約2,000回も唾液や食べ物，飲み物などを飲み込むことを知っていますか？

このときに歯にかかる力を合計すると毎日3,000から12,000ポンドの圧力に相当します．

もしこの力が間違った方向に向けられたら，あなたの歯はたいへんな影響を受けるでしょう．

この訓練はあなたの舌に正しい飲み込み方を思い出させることが目的です．

1. 舌を口蓋におき，上へ押し上げ，そのまま10秒間維持する．これを10回繰り返す．
2. クリック：始めに口蓋に舌をおき，素早く引っ込め，"クリック音"を出す．できるだけ繰り返して訓練します．
3. 3つのS：slurp（すする），squeeze（噛み締め），swallow（嚥下）．
4. 食べ物と一緒に飲み物を飲んではいけません．食べ物と飲み物を一緒に飲み込むことは，正しい飲み込みを妨げます．

図9-12 噛みしめ訓練のためのパンフレット．

診るために嚥下パターンを確認することはとても重要である（図9-11）．簡単で効果的な方法は，患者の下唇を下前方へ引っ張った状態で嚥下をするように言うことだ．もし患者に舌癖があると，楽に飲み込むことができないだろう．これは舌が嚥下をしようとする際に口唇閉鎖を必要とするからだ．鼻呼吸をする患者は口蓋の前上方部に舌尖を当てることによって口腔を密閉することができる．

そのような舌突出癖のある患者には舌に本来の位置を覚えさせるための一連の訓練がある（図9-12）．

1. 舌の先端を口蓋の前上方におく．そのとき舌の先端でできるだけ強く口蓋を押し，10秒数える．10回これを実行する．このちに"飲み込み音（sounds of swallowing）"テクニックを続ける．

2. "クリック音（Click）"：舌を口蓋の同じ場所におき（今度は押さない），舌を素早く下方に引くことによって"クリック音"を鳴らす．重度の舌癖のある患者には最初は難しいが，訓練によって改善する．患者には車のラジオで音楽に合わせてクリック音をするように勧め，親には子どもに合わせてクリック音をするように言う．

3. "すすって（slurp），噛みしめて（squeeze），飲み込む（swallow）"：つぎに，舌を同じ口蓋の上前方部におくが，"クリック音"ではなくて，"すする"だ．舌は同じ位置におくが，患者は口で息を吸っており，"すする"音を立てている．舌が遠心に動くの

172

で，患者に上下の歯を接触させるとともに口を閉じ，"噛みしめ"をさせる．これは頬筋を収縮させる．歯が咬合し舌が口蓋にあるとき，患者は正常に嚥下できるだろう．

舌はこの新しい嚥下のテクニックにすぐには順応できないことを理解しなくてはならない．かなりの訓練が必要で，予約で来院してもらうたびに術者とスタッフによって訓練を強化する．そうしていると，前歯部が矯正力によって開咬を閉じるように動くとともに，舌が適応し始めるのだ．

飲み物

舌癖を有する患者は柔らかい食物を摂取しがちなのに加えて，食事中により多くの飲み物を飲む傾向にある．

舌癖があると硬い食べ物を飲み込むことが難しいため，彼らは食べ物を1回1回噛むたびに飲み物と一緒に飲み込みがちなのだ．われわれは舌癖のある患者に，食事中ではなくて，食事の前か後に飲み物を飲みなさいと言っている（図9-12参照）．

要約

もし患者がきちんと訓練をして上達したら，前述した訓練はほとんどすべての開咬症例にうまく働くだろう．これは来院のたびに患者とともに時間を過ごすことによって成し遂げられる．患者のカルテは術者にこれを思い出させるように記載がされていなくてはならない．術者またはスタッフは患者の下唇をもち，ほかの指は訓練中に嚥下していることを確かめるために患者の喉頭部のふくらみ（のどぼとけ）におく．時間とともに，きちんと嚥下することが患者にとって簡単になれば，この訓練はチェアーサイドアシスタントに任せることができる．

実際，開咬は舌のコントロールや噛みしめのみでは閉じないであろう．舌を口蓋に移動させるためには，物理的に"ゲート"を閉じる矯正治療もまた必要なのだ．それゆえに，上顎歯列弓を矯正によって拡大し形態を正常化しつつ，同時に咀嚼筋には正しい嚥下の方法を教育するのだ．

咬合力

咬合力は良くも悪くもなりうる．過度の咬合力はTMJの問題を起こしかねない．加えて，絶えず歯を食いしばっている人は歯や歯周組織の過度の摩耗と損傷を引き起こす．

もっともよくある問題は，患者に十分な咬合力が不足しているときである．30年以上前，私は通常のオーバーバイトとオーバージェットで骨格的にも歯性的にもI級の若い女性を診査した．主な問題は犬歯4本が完全にブロックアウトしていることであった．この著しい叢生は第一小臼歯4本を抜歯して，彼女の魅力的な側貌を傷つけることなく解決できるはずであった．私は犬歯がその正しい位置に"ドリフト"する前にできるだけ早くブラケットを着けたかった．小臼歯の抜歯後，すぐに上顎のブラケットを着けた．最初のワイヤーは0.0175インチの弾力性のあるツイストアーチワイヤーであった．

患者が4週間後に戻ってきたとき，私は進展を見るのを楽しみにしていた．しかし彼女が口を開いて咬み合わせを見せたとき私はギョッとした！　彼女の犬歯が通常の位置へ動く代わりに，前歯が圧下されて開咬になっていたのである．大臼歯は舌側咬頭が咬合しているだけで頬側に傾斜していた．この短い時間で，彼女は普通のI級症例から重度の開咬になっていたのだ．

その状況のショックから立ち直ったのちに，私は彼女にいくつかの質問をした．その結果われわれは問題の原因にたどりついた．前回，装置が装着され，彼女が医院から出た直後に噛みしめたとき，彼女は自分の歯に違和感を覚えた．彼女はこれが起こると前もって知らされていなかったので，流動食を食べて，上下の歯が触れないようにしていた．結果として，アーチワイヤーの挺出力による開咬を防止するための咬合力が働かなかったのである．

この問題を治すために，私はアーチワイヤーを外し，患者にできるだけ熱心にそして頻繁にシュガーレスガムを噛み，歯を噛みしめるように言った．4週間後，患者は"噛みしめ"の効果が出て通常の位置に歯が戻ってきた．そののちの治療は順調に進んだ．

何と偉大な咬合力の教訓だろう！　例外として歯ぎしりがあるが，ほとんどの場合，咬合力は矯正医の最良の友である．われわれが学んだように，咬合は閉じることよりも開けるほうがたやすく，結果はより安定している．

ブラケットシステム，アーチワイヤー，エラスティックスの役割

矯正治療が進んでくると，上下歯列弓形態も変化し，開咬はブラケットやアーチワイヤー，エラスティックスの使用によって機械的に閉じてくる．そして舌は新しい環境へたやすく順応できる．ブラケットを装着して歯列弓形態を正常化している間に個々の歯は理想に近い場所に配置される．これは開咬になっている歯のブラケットハイトをすべて0.5mm増加し，咬合している臼歯部では0.5mm減少することによって行うことができる．このブラケットハイトの調整はいつも上顎歯列において行う．下顎の咬合平面に強い逆スピーカーブがあるかどうかによって，この手順を下顎歯列でもすべきかどうかを決める．

ブラケットハイトがこのように調整されていると，アーチワイヤーが装着されたとき，開咬になっている前歯には挺出力が働く．同時にアーチワイヤーの後方部分は臼歯に対して圧下力を与える．"噛みしめ"をすればこの圧下の効果がさらに上る．

前歯部四角ゴム

前歯部四角ゴムは開咬を閉じるための挺出力を発揮することに加えて，舌を口蓋におくことを思い出させる．患者には"舌がエラスティックスに触れたら，口蓋のてっぺんに舌を戻すことを思い出すように"と言っておく．

ニュートラルゾーン

長期安定性を維持するために下顎前歯6本のコントロールをすることがなぜ重要なのか，不思議に思ったことはないだろうか．

私の答えは口輪筋と舌である．下顎6前歯は一定の位置"ニュートラルゾーン"に留まるよう制限を受けている．われわれがこの空間を無視し，拡大して並べるようなことをしたら，歯は必ず後戻りをする．

しかしながら上下顎の小臼歯と大臼歯部分については，後戻りすることなく拡大させることができる．なぜならば，頬筋は弱くて軟らかいからである．もし大臼歯間，小臼歯間幅径が常識的な範囲で拡大されたとしても，これらの筋肉から過度の力を受けることはないであろう．

同様に，上顎犬歯間幅径も後戻りなく拡大できる．なぜなら，上顎の口輪筋は下顎の口輪筋ほど強力ではないからだ．

悪習癖

神はとくに歯槽骨と顔面骨格および筋肉において絶妙なバランスの下に人間を創造した．歴史博物館でネアンデルタール人の骨格を見てみなさい．あなたは今までにこれらの骨格で骨格性Ⅱ級を見たことがありますか．そして今日へ早送りして現代人を見てみよう．悪習癖は不調和を引き起こす．過度にガムを噛むことは顎関節に炎症などの問題を起こす．頬杖をつく癖，吸舌癖，横向きやうつ伏せで眠る睡眠態癖は，歯および関係する骨格に対して非対称な力を加える．これは，非対称な成長パターン，臼歯部での交叉咬合，前歯部での不正排列を引き起こす原因となることがある．

フェイスボウ（ヘッドギアー）を装着する利点

そのような習癖を治すことはときとしてとても難しい．私はしばしばサービカル，コンビネーション，ハイプルのフェイスボウの着用の隠された利点は，上顎に対称的な力をかけることだと言ってきた．アウターボウは患者に仰向けで寝させる効果があり，インナーボウは上顎を拡大し，左右の平衡をとる．それゆえに，上下顎に対してより対称的な成長を起こさせる調和のとれた力の効果が生じるのだ．ほかのどんな矯正装置でも，これはできない．

保定

保定は，素晴らしい治療結果が長期間安定するために，動的治療と同様にその1コマ1コマが重要である．通常，3年間の保定中，矯正医は患者を管理下に留めておくべきであり，患者に対して保定装置の着用を督励する．

保定が成功するための唯一の方法は，まず患者が正しくバランスのとれた咬合に治療されていることである．後戻りが少しまたはまったくない状態を期待するためには，矯正治療の結果が下記の条件を満たしていなくてはならない．

・下顎切歯は正しい位置にあって，歯根は適切に広がっていること．
・下顎歯列弓がレベリングされていること．
・下顎の犬歯間幅径は拡大されていないこと．
・適切なインターインサイザルアングルであること．

保定期間中に，第三大臼歯の問題は解決しておく．すべての成長が完了した時点で，犬歯間保定装置を除去し，隣接面のストリッピングを行っておく．口腔内の衛生状態を良好に保てば，患者は生涯にわたって自分の歯で生活していける．

参考文献

1. Glenn G, Sinclair PM, Alexander RG. Nonextraction orthodontic therapy: Posttreatment dental and skeletal stability. Am J Orthod Dentofacial Orthop 1987;92:321–328.
2. Ferris T, Alexander RG, Boley J, Buschang PH. Long-term stability of combined rapid palatal expansion–lip bumper therapy followed by full fixed appliances. Am J Orthod Dentofacial Orthop 2005;128:310–325.
3. Thompson D. Effects of Isometric Exercise on the Muscles of Mastication [thesis]. Dallas: Baylor College of Dentistry, 1995.

症例 9-1

概要
この患者は，私がサービカルフェイスボウヘッドギアーと臼歯部拡大の有益性を発見した1970年代初めに治療した．犬歯に低石灰化が見られた．今日ではこの患者は非抜歯で治療されるだろうが，長期経過の資料を見たら，抜歯に賛成票を投じる人もいるかもしれない．

検査と診断
この12歳の女子は中程度の骨格性II級1類で，5mmのオーバーバイトと5mmのオーバージェットがあった．また，4mmの大きな正中のずれが見られた．アーチレングスディスクレパンシーは中程度．現在ならばリンガルアーチを使用して"E"スペースを利用するであろう．

治療計画
4本の第一小臼歯と4本の乳臼歯を抜歯．下顎歯列がドリフトドンティクスの効果によって自然に並んでくる間，上顎歯列にはバンドを着けてサービカルフェイスボウを使用した．

評価
最終的な治療結果はその目標が達成されたことを示している．

長期安定性
治療後32年が経過し，歯の着色と低石灰化はまだ存在するが，咬合は非常に安定している．

表 9-1　アーチワイヤーの順序

アーチワイヤー	期間（月）
上顎	
0.0175 マルチストランディッド SS	2
0.016 SS	1
0.016×0.022 SS	10
0.017×0.025 SS	9
動的治療期間:	22か月
下顎	
None	9
0.0175 マルチストランディッド SS	2
0.016 SS	8
0.017×0.025 SS	3
動的治療期間:	13か月

表 9-2　個別の矯正力

矯正力	期間（月）
サービカルフェイスボウ	5
エラスティックス	
正中ゴム／左側2級ゴム	4

9 • 後戻りに関係する要因

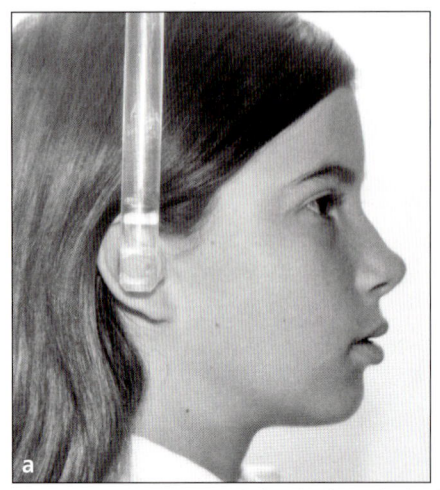

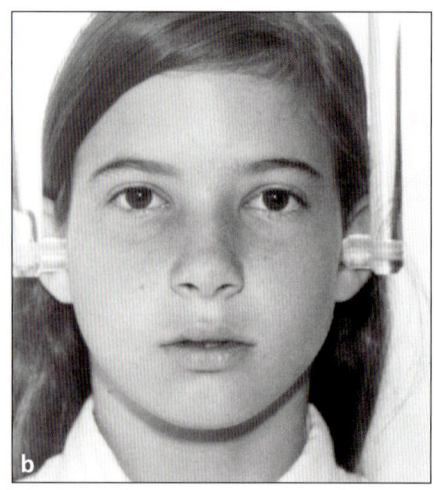

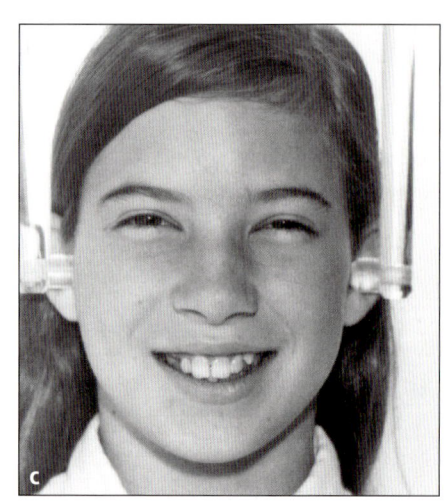

症例 9-1

図9-13a〜図9-13c　治療前の顔貌，12歳時．(a)軟組織の側貌は凸型を示している．(b)正貌はバランスがとれている．(c)スマイル．

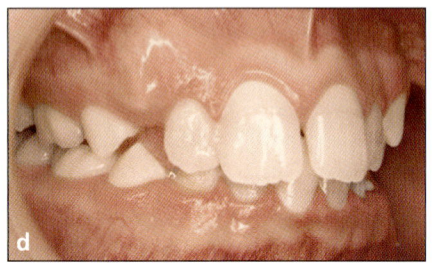

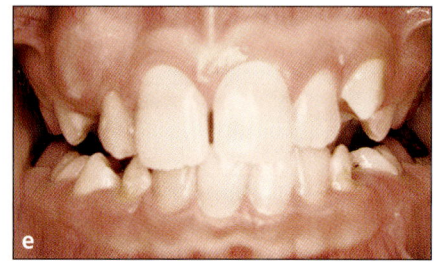

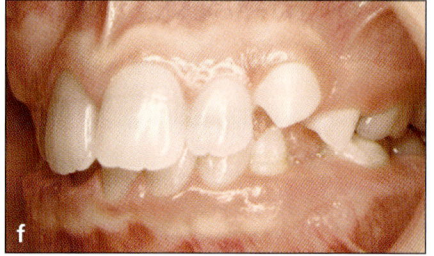

図9-13d〜図9-13f　治療前の口腔内写真．(d)エンドオンの臼歯関係．(e)患者はオーバーバイトが5mm，オーバージェットが5mmで，正中が非対称である．(f)犬歯に低石灰化領域がある．

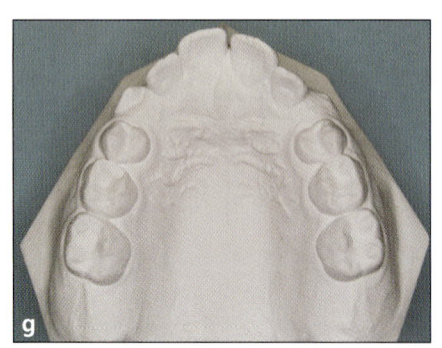

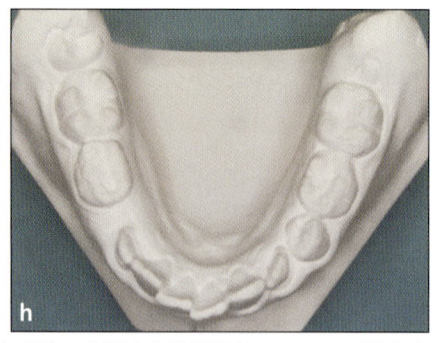

図9-13g，図9-13h　治療前の模型の咬合面観．初診時の上顎大臼歯間幅径32.4mm．下顎犬歯間幅径24.2mm．(g)上顎歯列弓は叢生で狭い．(h)下顎には4.5mmのディスクレパンシーがある．

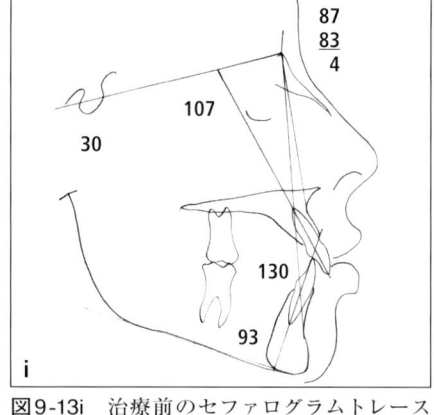

図9-13i　治療前のセファログラムトレースでは切歯の唇側傾斜と軽度なII級1類の骨格的パターンを示す．

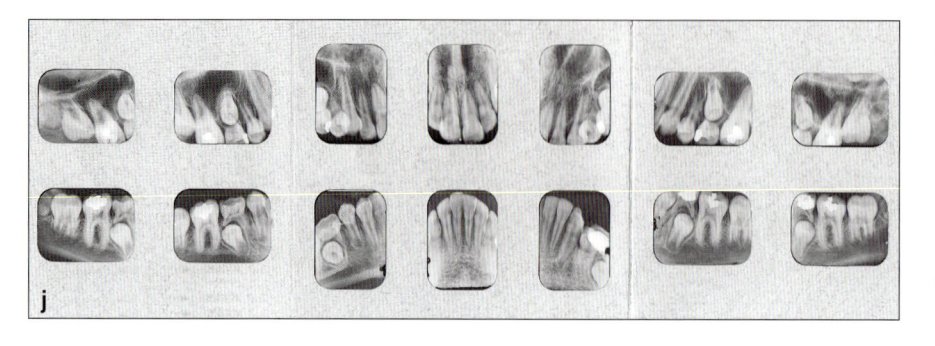

図9-13j　治療前の全顎デンタルエックス線写真．

176

症例 9-1

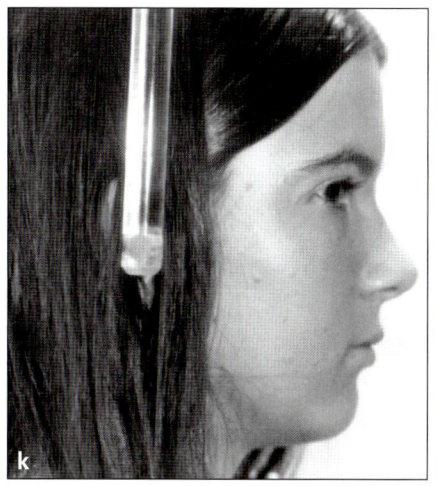

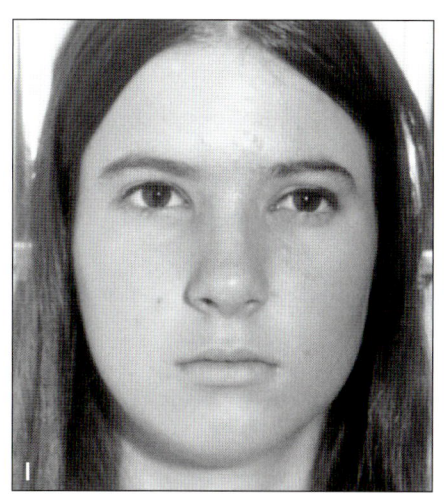

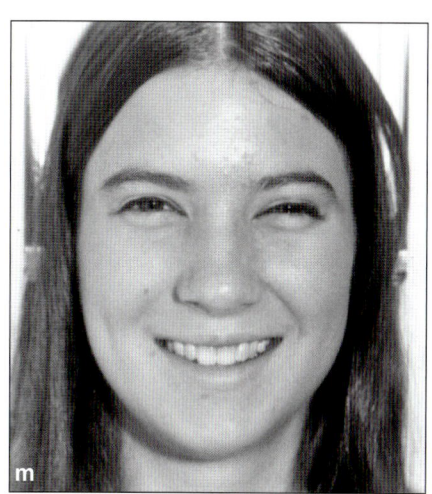

図9-13k〜図9-13m　治療後の顔貌，13歳10か月．(k)軟組織の側貌はストレートである．(l)正貌は良好なバランスを示している．(m)美しいスマイルラインとスマイルアークの笑顔．

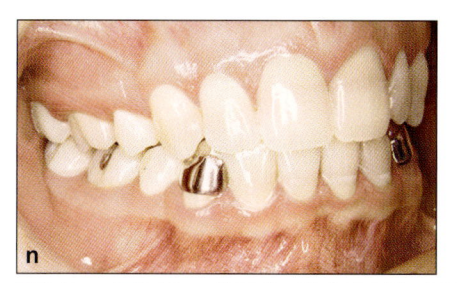

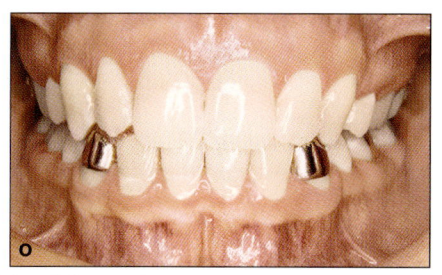

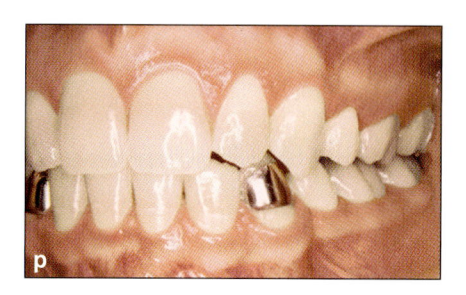

図9-13n〜図9-13p　治療後の咬合はⅠ級で正中も一致している．

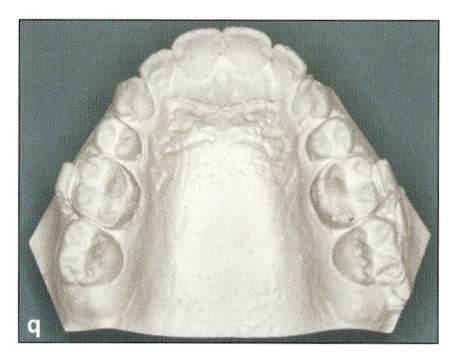

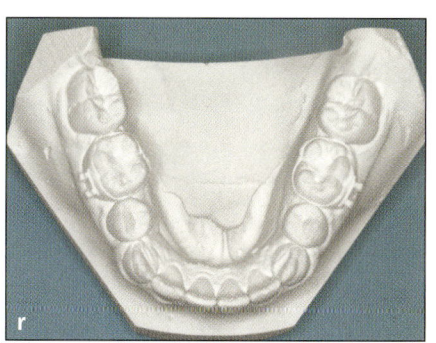

図9-13q，図9-13r　治療後の模型の咬合面観．最終的な上顎大臼歯間幅径は33.0mm，下顎犬歯間幅径は24.9mmである．

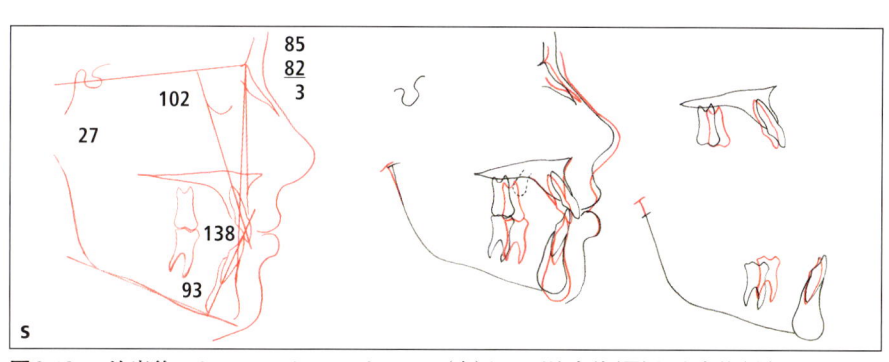

図9-13s　治療後のセファログラムのトレース(左)および治療前(黒)と治療後(赤)のセファログラムトレースの重ね合わせ(右)．

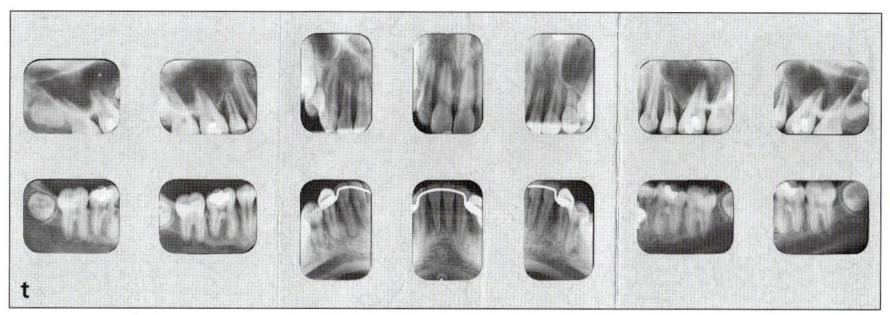

図9-13t　治療後の全顎デンタルエックス線写真．

177

9・後戻りに関係する要因

症例 9-1（つづき）

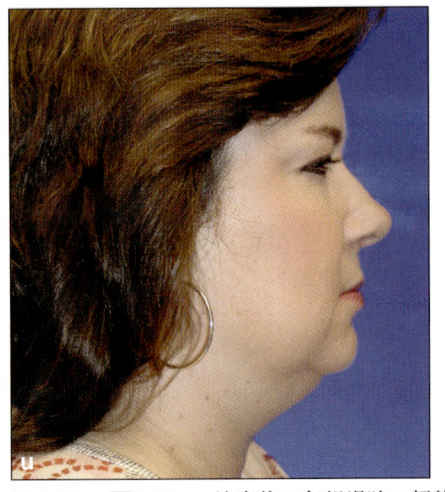

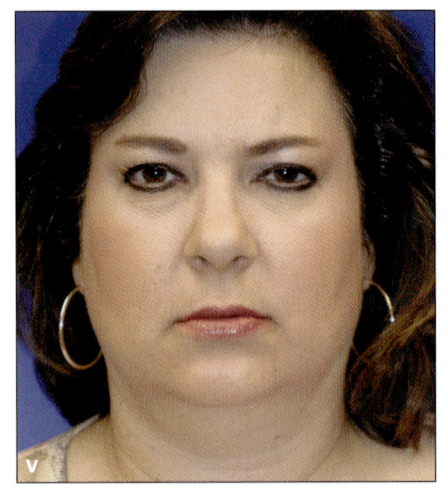

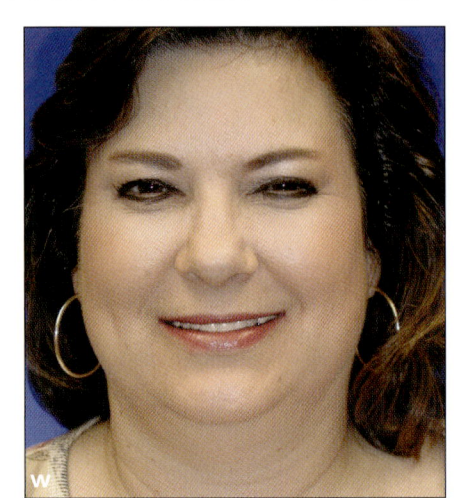

図9-13u～図9-13w　治療後32年経過時の顔貌．

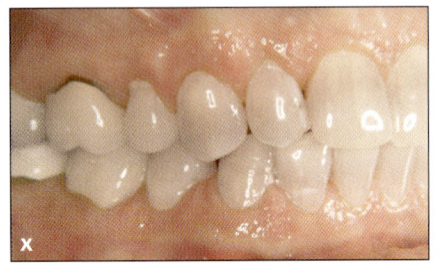

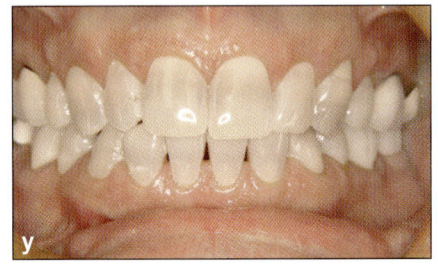

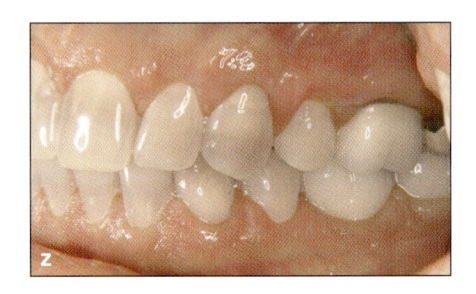

図9-13x～図9-13z　治療後32年経過時の口腔内写真．

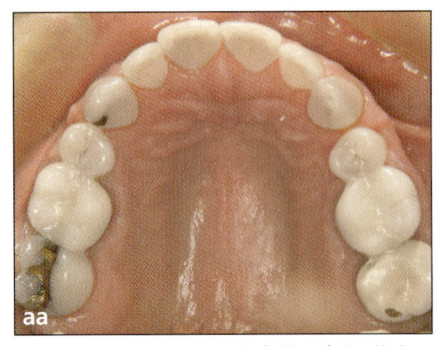

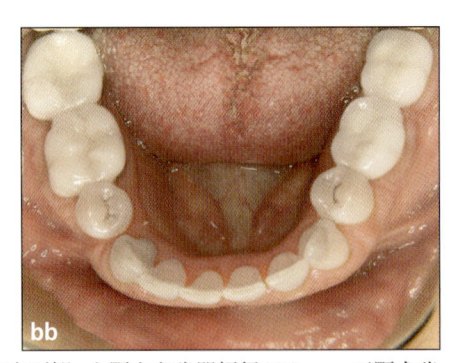

図9-13aa，図9-13bb　治療後32年経過時の咬合面観．上顎大臼歯間幅径33.0mm，下顎犬歯間幅径24.3mm．

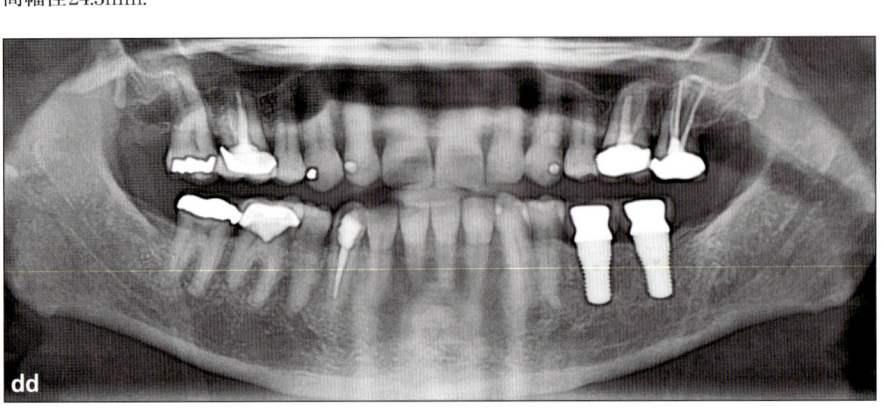

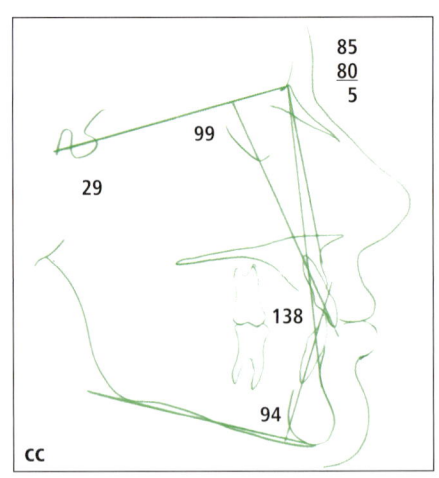

図9-13cc　治療後32年経過時のセファログラムトレース．

図9-13dd　治療後32年経過時のパノラマエックス線写真．

症例 9-2

概要
1980年に口蓋に埋伏した犬歯を治療した患者である.

検査と診断
若干の叢生をともなうⅠ級骨格パターンの単純な症例に見えたが,口蓋に埋伏した永久歯の犬歯が見つかり問題が複雑となった.

治療計画
口腔外科医に上顎の左右乳臼歯と上顎右側乳犬歯の抜歯,および埋伏している犬歯の開窓を依頼した.歯列弓長を維持するためにナンスのパラタルアーチを用いた.

評価
歯列弓内に犬歯を動かすためにエラスティックスレッドを用いた.治療期間は18か月.今日では埋伏歯の開窓は,歯周病専門医に依頼するのがほとんどである.

長期安定性
治療後28年経過時で,以前埋伏していた犬歯にはわずかな歯肉退縮があるが,咬合は安定している.

表 9-3 アーチワイヤーの順序

アーチワイヤー	期間（月）
上顎	
0.0175 マルチストランディッド SS	2
0.016 SS	4
0.016 ナイチノール (NiTi)	2
0.016 SS	4
0.017×0.025 SS	4
動的治療期間:	16か月
下顎	
None	8
0.017×0.025 マルチストランディッド SS	5
0.017×0.025 SS	3
動的治療期間:	8か月

表 9-4 個別の矯正力

矯正力	期間（月）
ナンスのパラタルアーチ（大臼歯間幅径のため）,上顎右側犬歯の萌出のためにエラスティックススレッドを用いた	3
エラスティックス	
頬側部四角ゴム	1
フィニシングゴム	1

9 • 後戻りに関係する要因

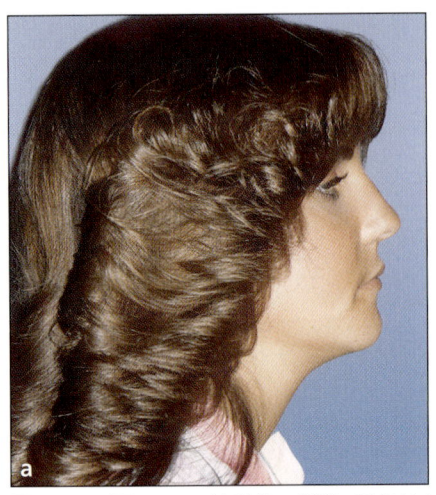

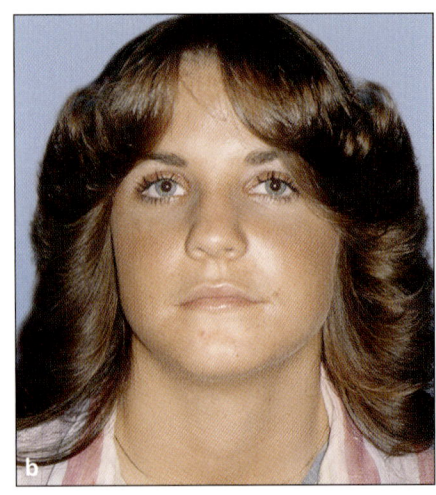

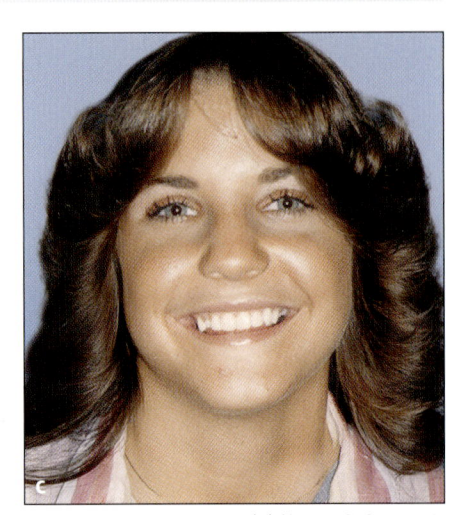

症例 9-2

図9-14a〜図9-14c　治療前の顔貌．16歳11か月．(a)軟組織側貌はストレートである．(b)正貌はバランスがとれている．(c)笑ったときにはオトガイが目立つ．

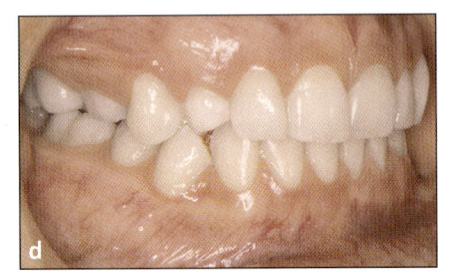

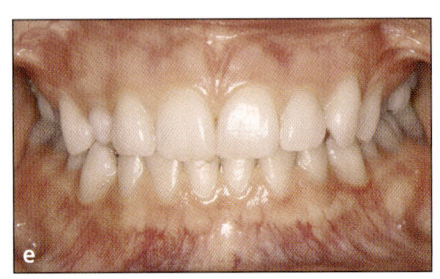

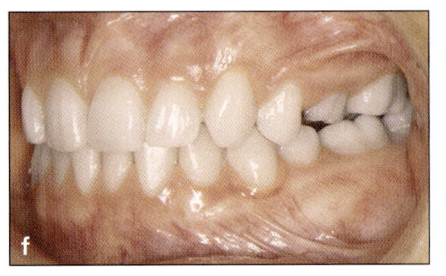

図9-14d〜図9-14f　治療前の口腔内写真．(d)臼歯関係Ⅰ級．(e)オーバーバイト2.5mm，オーバージェット2mm．(f)臼歯関係Ⅰ級．

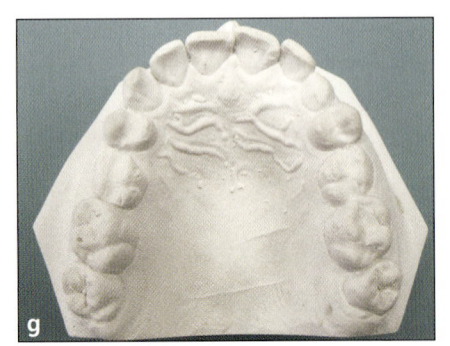

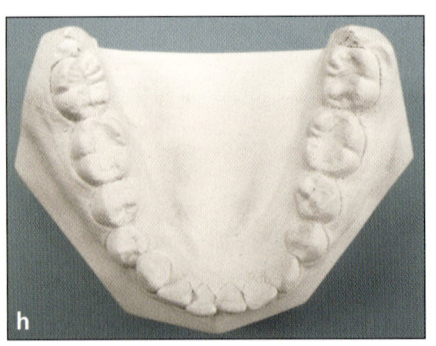

図9-14g，図9-14h　治療前の模型の咬合面間．初診時の上顎大臼歯間幅径は33.5mm，初診時の下顎犬歯間幅径は24.0mm．(g)上顎歯列では右側犬歯が埋伏転位している．(h)下顎に4mmのディスクレパンシーが認められる．

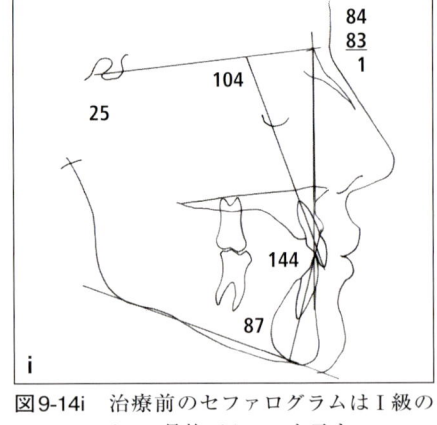

図9-14i　治療前のセファログラムはⅠ級のローアングルの骨格パターンを示す．

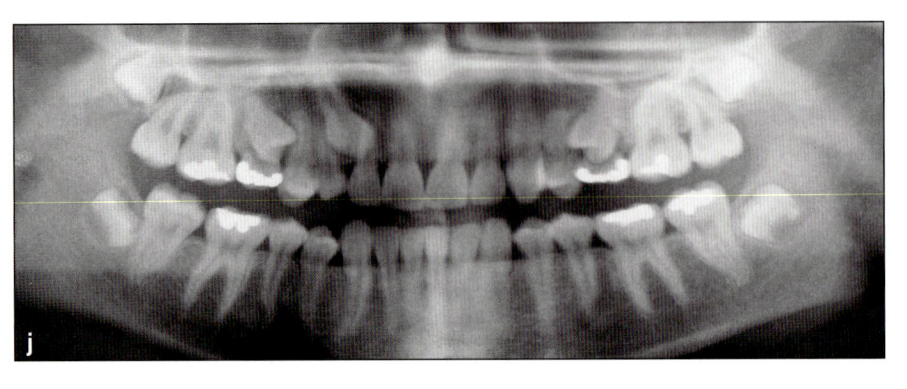

図9-14j　治療前のパノラマエックス線写真からは上顎右側犬歯の埋伏転位が認められる．

症例 9-2

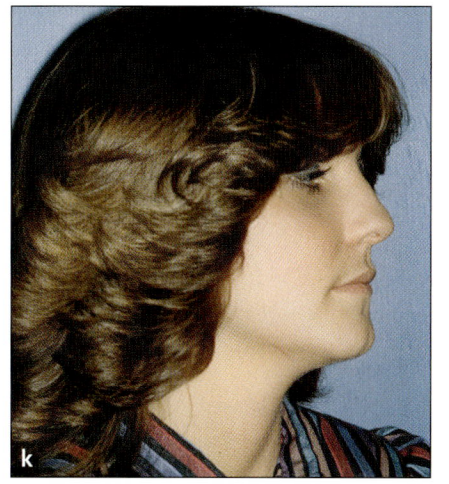

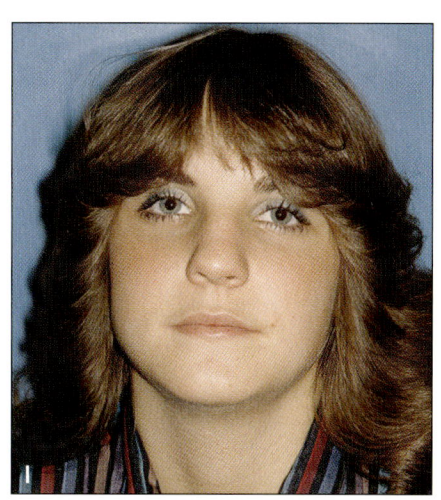

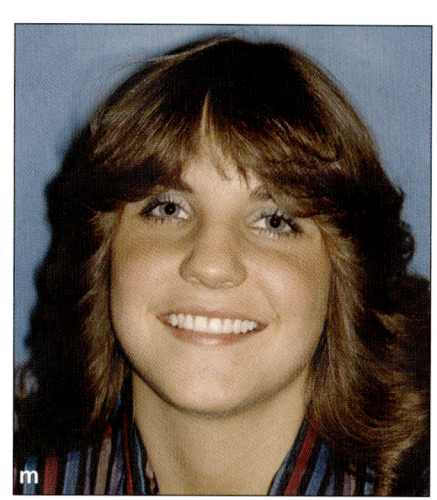

図9-14k〜図9-14m　治療後の顔貌，18歳3か月時．(k)軟組織の側貌は美しいバランスを示す．(l)正貌は良好な調和がとれている．(m)美しい笑顔とスマイルアーク．口角部に暗いバッカルコリドーは見られない．

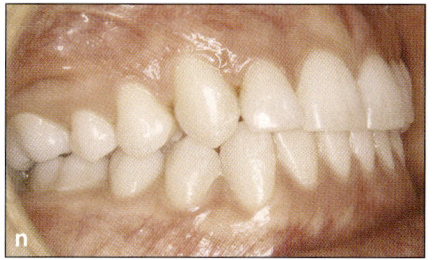

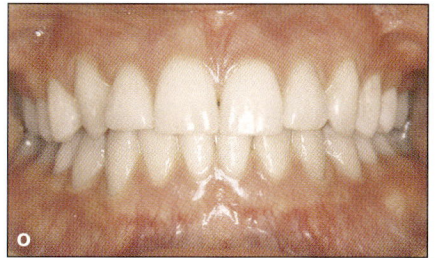

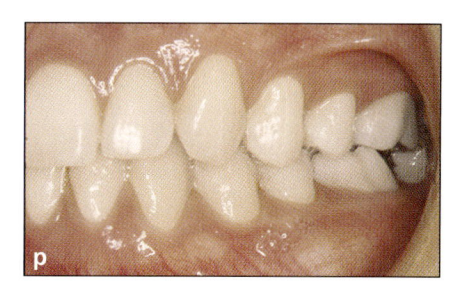

図9-14n〜図9-14p　治療後は臼歯関係Ⅰ級，正中の一致，良好な咬頭嵌合を示す．

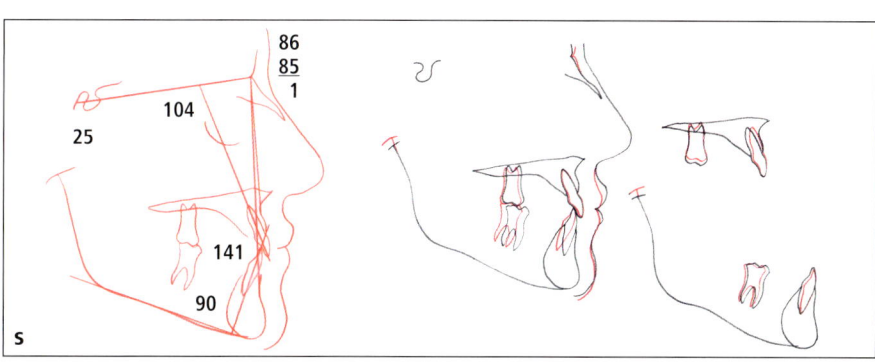

図9-14s　治療後のセファログラムトレース(左)および治療前(黒)と治療後(赤)のセファログラムトレースの重ね合わせ．

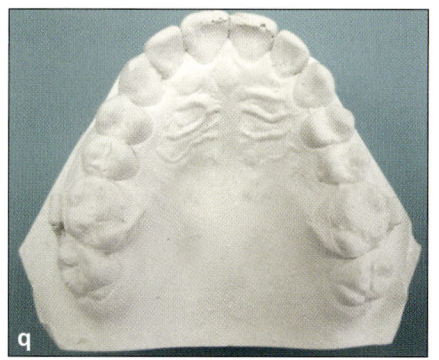

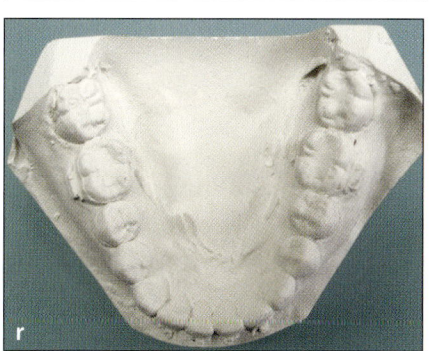

図9-14q，図9-14r　治療後の模型の咬合面観．治療後の上顎大臼歯間幅径は34.6mm，下顎犬歯間幅径は25.2mmである．

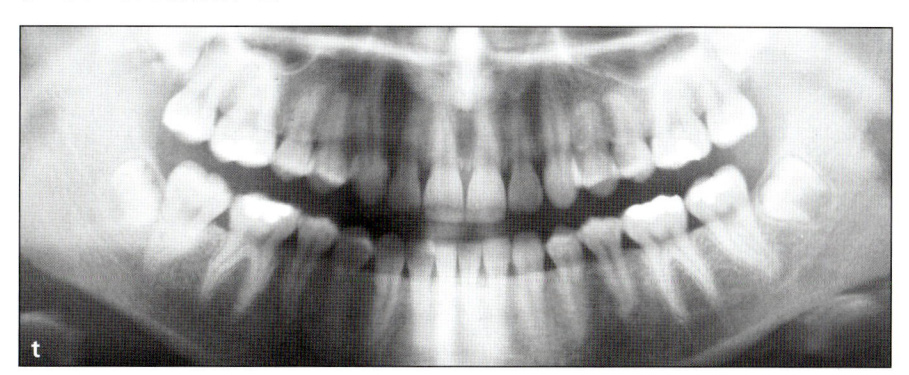

図9-14t　治療後のパノラマエックス線写真．

9 • 後戻りに関係する要因

症例 9-2（つづき）

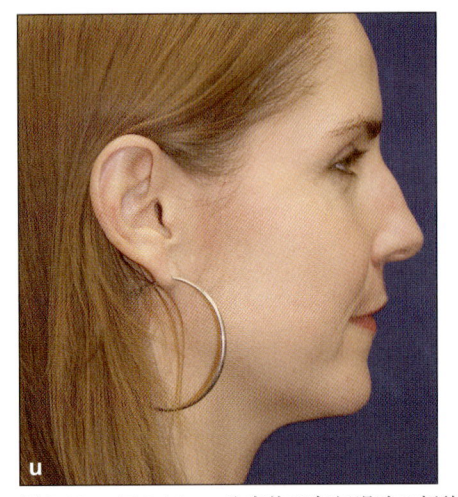

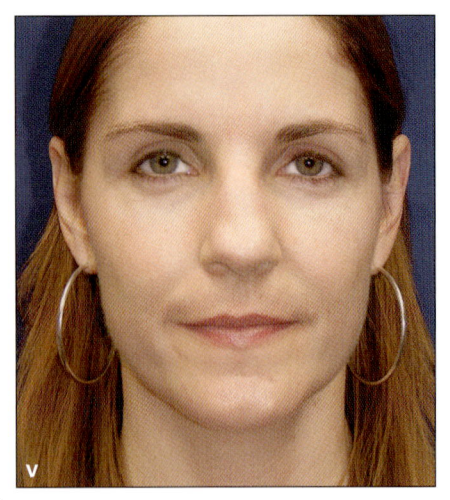

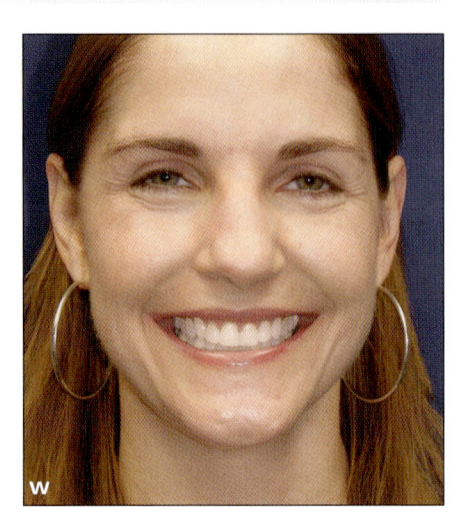

図9-14u～図9-14w　治療後28年経過時の顔貌.

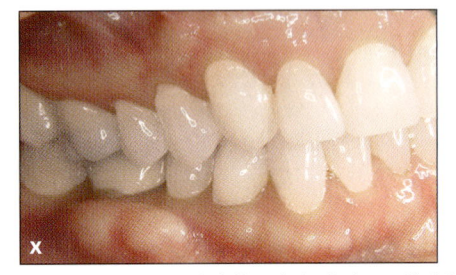

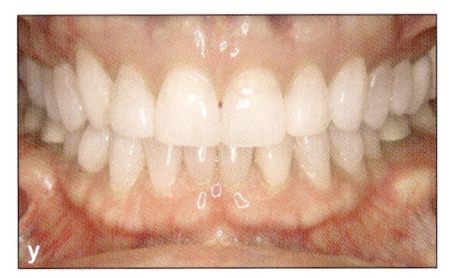

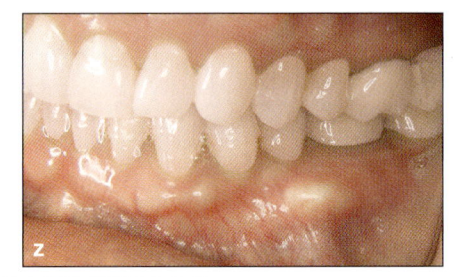

図9-14x～9-14z　治療後28年経過時の口腔内写真. 以前埋伏していた上顎右側犬歯にわずかな歯肉退縮が認められる.

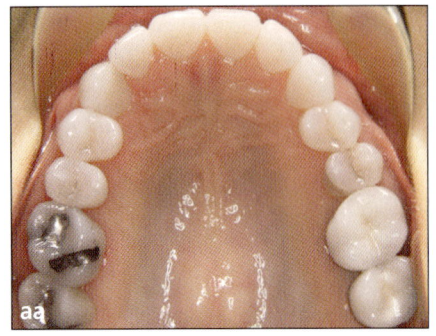

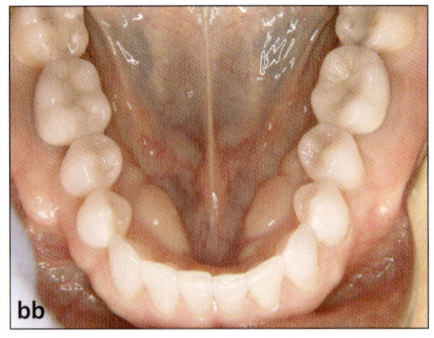

図9-14aa, 図9-14bb　治療後28年経過時の咬合面観. 上顎大臼歯間幅径33.4mm, 下顎犬歯間幅径24.7mm.

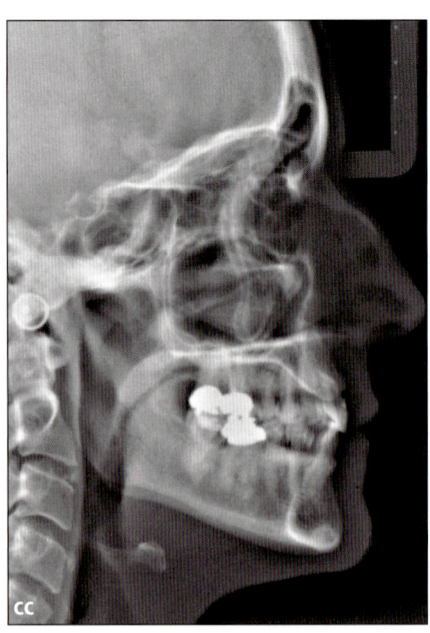

図9-14cc　治療後28年経過時のセファログラム.

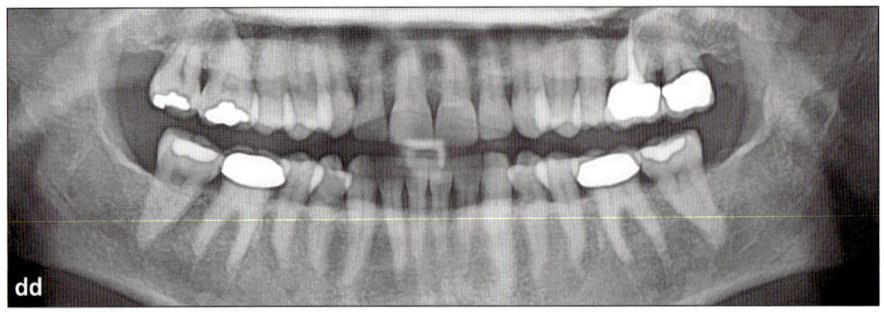

図9-14dd　治療後28年経過時のパノラマエックス線写真.

182

症例 9-3

概要
軽度のⅡ級不正咬合でアーチレングスディスクレパンシーのない12歳の女子.

検査と診断
患者はⅠ級で正常かややハイアングルの骨格パターンであった.彼女はオーバージェットが5mmでオーバーバイトが3.5mm,そして左側第一および第二大臼歯部は逆被蓋であった.

患者の側貌は凸型で,口唇が厚く,4mmのハイスマイルラインが認められた.彼女はまた重度の舌癖があったが,初診時の診査ではこれを見落としていた.診査時には発見できなかったが,この患者の上下切歯は咬合時に接触していなかった.これは"隠れた"開咬の1例である.

治療計画
見た目には簡単な症例で,急速拡大装置(RPE)とエラスティックスを用い,非抜歯で治療した.オーバーバイトが舌癖をカムフラージュしていたため,本章で述べた舌の訓練は行わなかった.

評価
急速拡大装置(RPE)とブラケットを用いた治療を終えて,全治療期間は23か月であった.最終的に臼歯部の咬合は正常であったが,前歯のオーバーバイトは不十分であった.これはおそらくスマイルラインを改善するために上顎に間違って入れられた過度のスピーカーブのためであろう.

治療後にも,治療前と同様にガミースマイルが見られる.側方セファログラムを診ると,"隠れた"開咬が残っている.遊離歯肉弁移植術を下顎前歯部に行った.また患者には舌癖について注意をした.

長期安定性
彼女は矯正装置が外れてから18年経過時に,自分の咬合に関して気になるところがあり医院にやって来た.下顎右側小臼歯部で過剰歯が舌側に萌出しており,下顎右側側切歯は捻転していた.軟組織側貌は凸型で閉口時に筋の緊張が認められ,スマイルラインは過度に歯肉が露出したままであった.悪いことには初診時よりも前歯部開咬はさらに悪化していた(表9-7).

何回も話しているが,われわれはこの分野における"専門家"である.そして長期安定性に関するすべての要素を理解したと思ったとき,このような患者が医院に実際に戻ってくるのだ.何が起きたのか.この症例は治療後にオーバーバイトが2mmであったのに,どうして4.5mmの開咬に変化したのか.この変化は患者の(正常な)骨格的成長が終わってから起きているのである.

治療して18年経ったこの患者に質問すると,患者は顔面への事故などはなかったとのことであった.3人の子どもがいる.彼女は5年前から咬み合わせが開いてきたことに気がついていた.なぜなら,自分の歯でケチャップのミニチュアパックを開けられなくなったから,と言う.彼女はわれわれが注意した舌癖が続いていることもまた認めた.

この患者の後戻りは間違った診断の結果である.彼女はFred Schudyが"隠れた"開咬と呼んだ兆候をもっていたのだ.彼女のオーバーバイトは3.5mmであったが,切歯切縁は咬んでいなかった.そして治療後にもその状況は同じであった.この筋肉の不調和が18年間続いた結果,深刻な開咬が起きたのだ(図9-15ee〜図9-15gg).

問題を解決するため,患者を顎顔面外科医に紹介した.おそらく手術計画は上顎を3分割して挙上し,下顎を前方へ出すものとなるだろう.最終的な結果は本書の発行には間に合わなかった.

9・後戻りに関係する要因

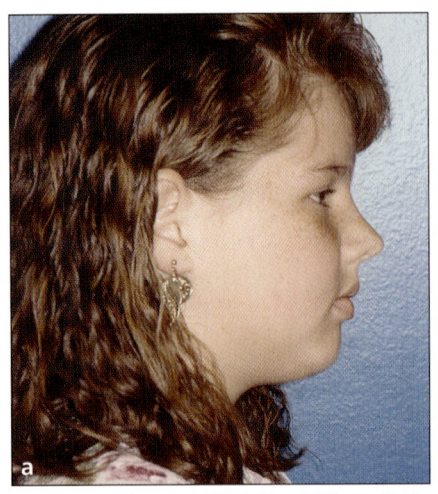

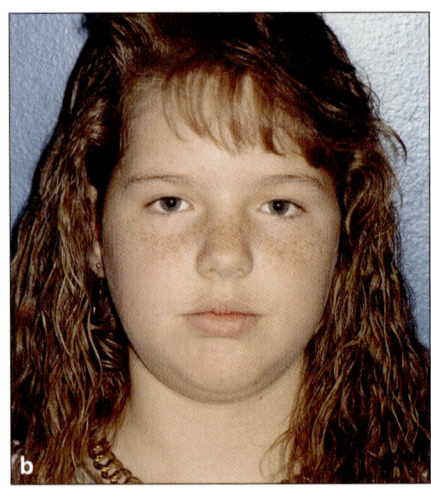

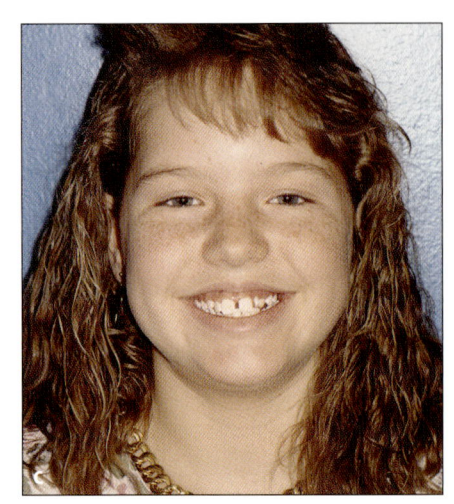

症例 9-3

図9-15a〜図9-15c　治療前の顔貌，12歳時．(a)軟組織側貌は凸型である．(b)正貌では厚い口唇が認められる．(c)笑ったときには4mmのハイスマイルラインが認められる．

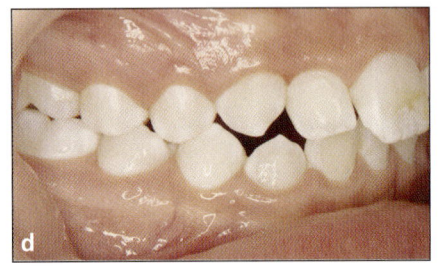

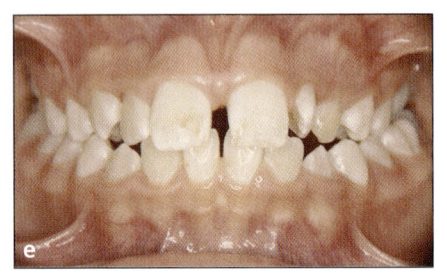

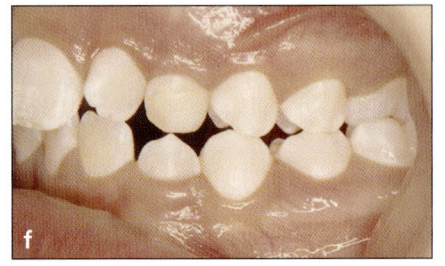

図9-15d〜図9-15f　治療前の口腔内写真．(d)右側Ⅰ級．(e)オーバーバイト3.5mm，オーバージェット5mm，正中離開．(f)左側Ⅱ級．

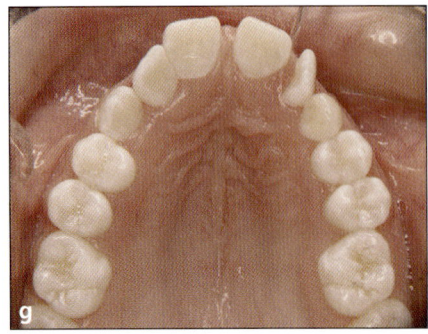

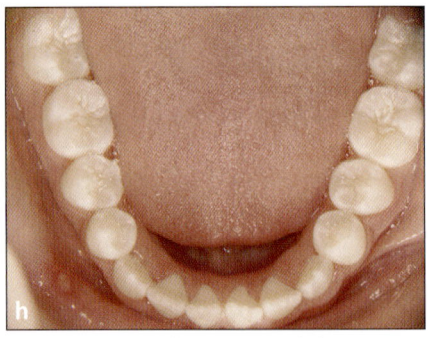

図9-15g, 図9-15h　治療前の咬合面観．(g)上顎歯列はV字形で叢生があり，狭窄している．(h)下顎歯列は幅が広い．

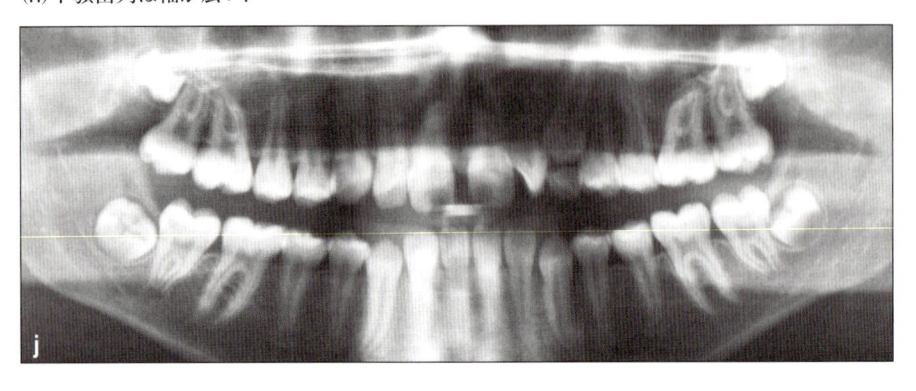

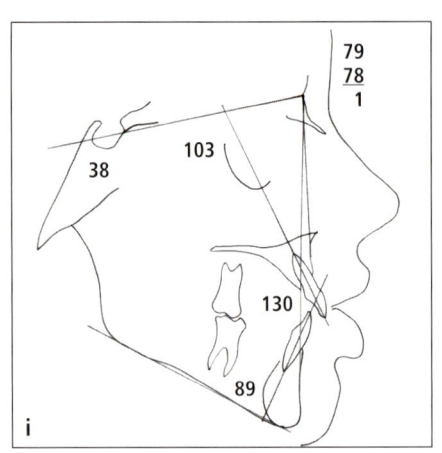

図9-15i　治療前のセファログラムトレースでは正常かややハイアングルの骨格性Ⅰ級を示す．

図9-15j　治療前のパノラマエックス線写真．

184

症例 9-3

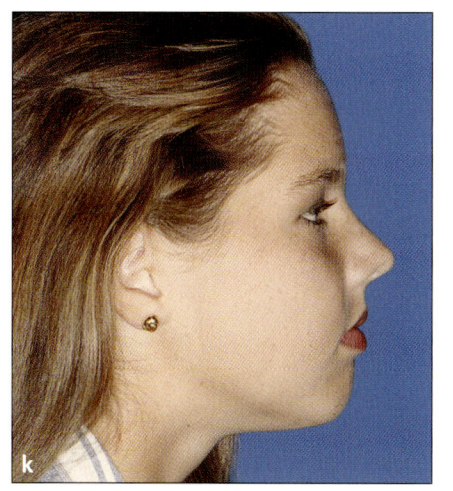

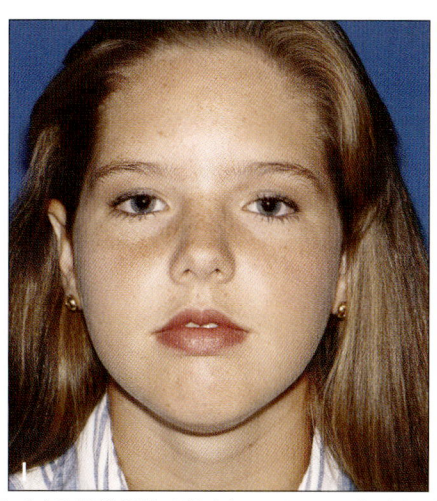

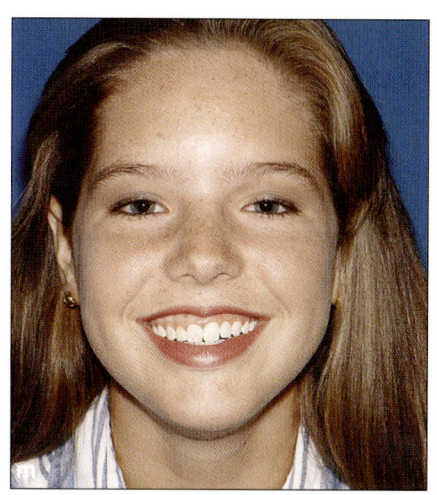

図9-15k〜図9-15m　治療後の顔貌，13歳11か月．(k)軟組織側貌は好ましいバランスを示す．(l)正貌から前歯オーバーバイトが不十分であることがわかる．(m)笑ったときには治療前と同様のハイスマイルラインが認められる．

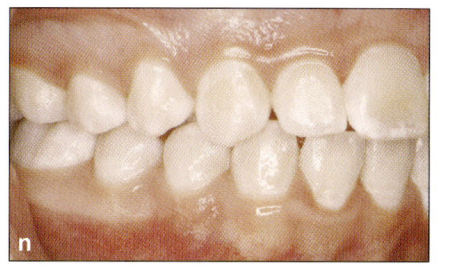

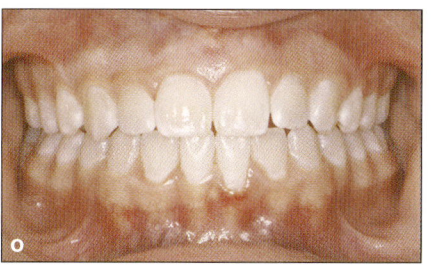

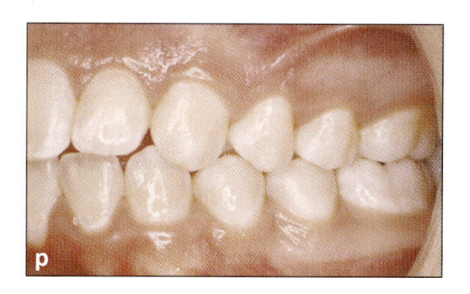

図9-15n〜図9-15p　治療後は臼歯関係Ⅰ級，正中の一致，臼歯部の良好な咬頭嵌合が見られる．

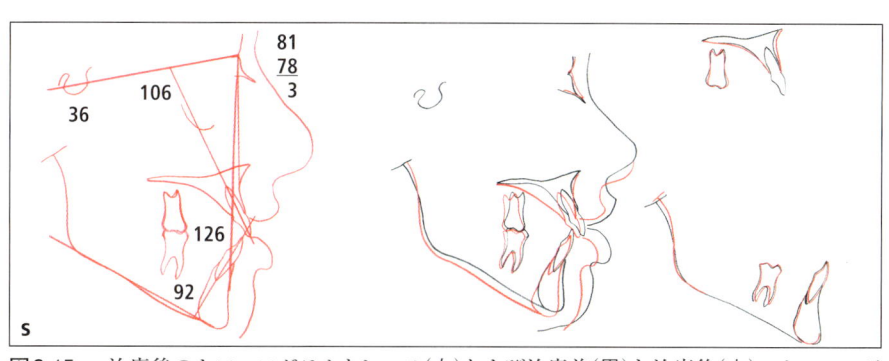

図9-15s　治療後のセファログラムトレース(左)および治療前(黒)と治療後(赤)のセファログラムトレースの重ね合わせ(右)．

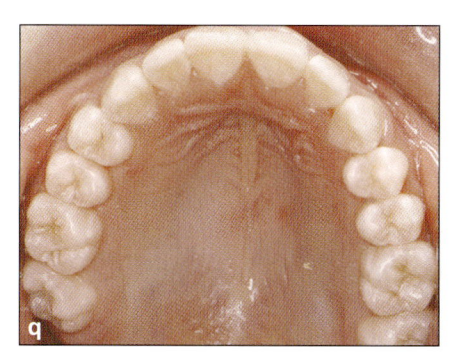

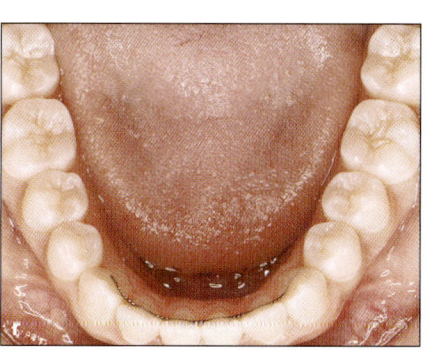

図9-15q, 図9-15r　治療後の咬合面観．

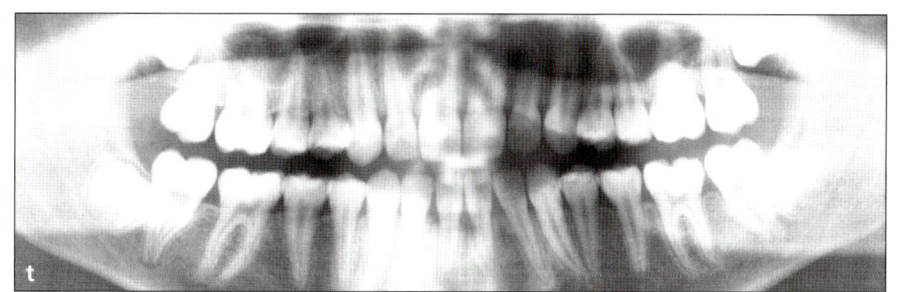

図9-15t　治療後のパノラマエックス線写真は歯根の位置を示している．

9・後戻りに関係する要因

症例 9-3（つづき）

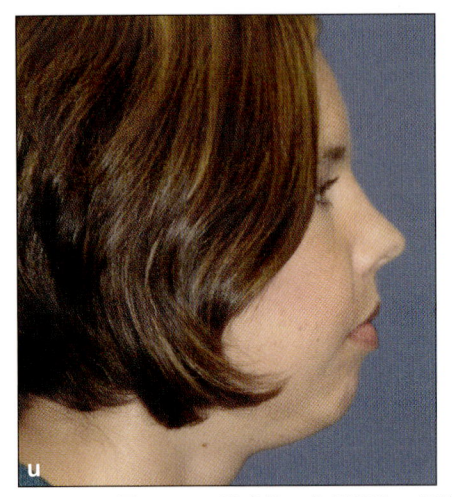

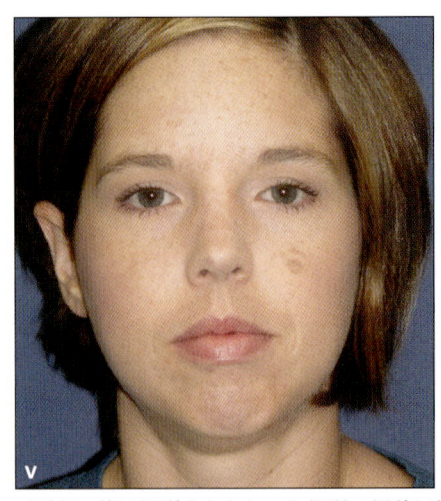

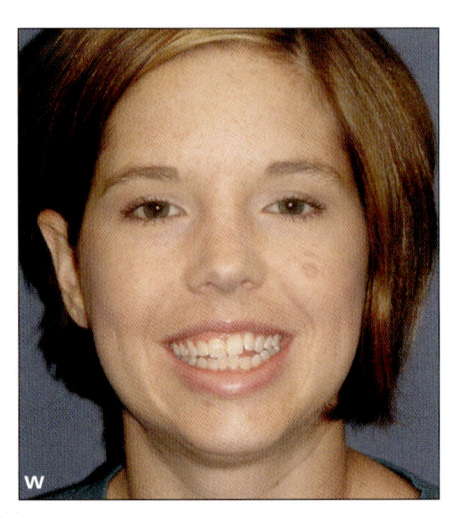

図9-15u〜図9-15w　治療後18年経過時の顔貌．口唇部の筋は緊張をともなった凸型の側貌に注目．

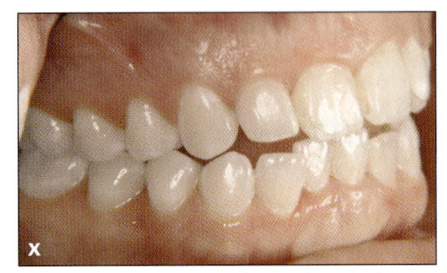

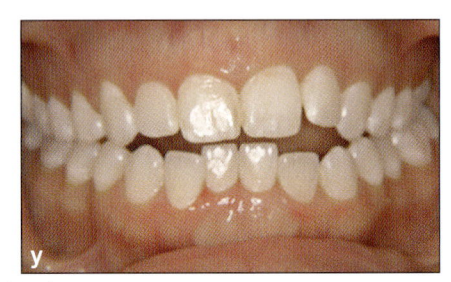

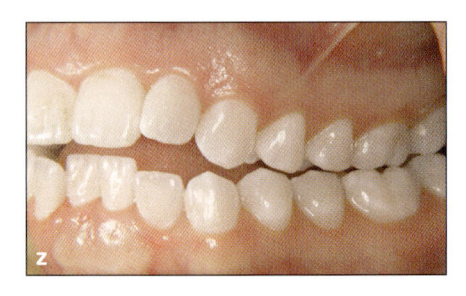

図9-15x〜図9-15z　治療後18年経過時の口腔内写真．

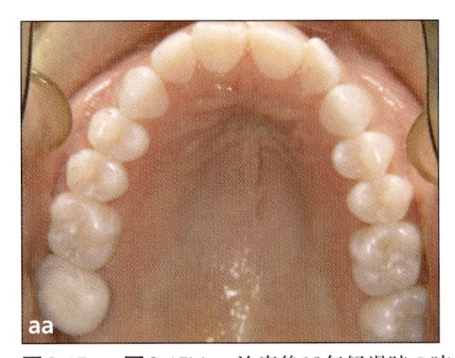

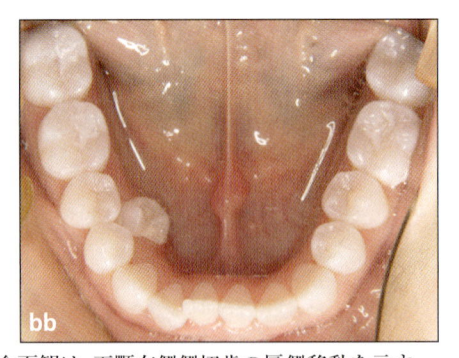

図9-15aa，図9-15bb　治療後18年経過時の咬合面観は，下顎右側側切歯の唇側移動を示す．

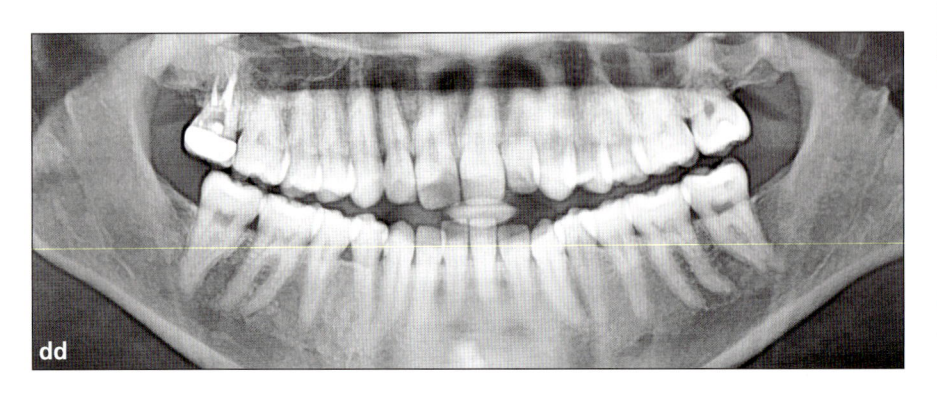

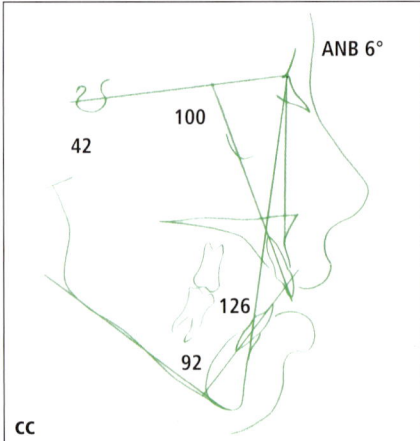

図9-15cc　治療後18年経過時のセファログラムトレース．下顎下縁平面（SN-MP angle）が大きくなっていることに注目．

図9-15dd　治療後18年経過時において下顎右側小臼歯部の過剰歯を抜歯したのちのパノラマエックス線写真．

表 9-5	アーチワイヤーの順序
アーチワイヤー	期間（月）
上顎	
0.016 NiTi	3
0.016 SS	6
0.017×0.025 SS	11
動的治療期間：	20か月
下顎	
None	6
0.016 NiTi	3
0.017×0.025 チタン-モリブデンアロイ（TMA）	5
0.017×0.025 SS	4
動的治療期間：	12か月

表 9-6	個別の矯正力
矯正力	期間（月）
急速拡大装置（RPE）	8
エラスティックス	
頬側部四角ゴム	3
正中ゴム	3
2級ゴム	2
フィニシングゴム	2

表 9-7	症例9-3の患者の治療直後と治療18年経過時のセファログラムの分析値（角度）

	SN-MP	ANB	U1-SN	IMPA	U1-L1
治療後	36	3	106	92	126
治療後18年経過時	42	6	100	92	126

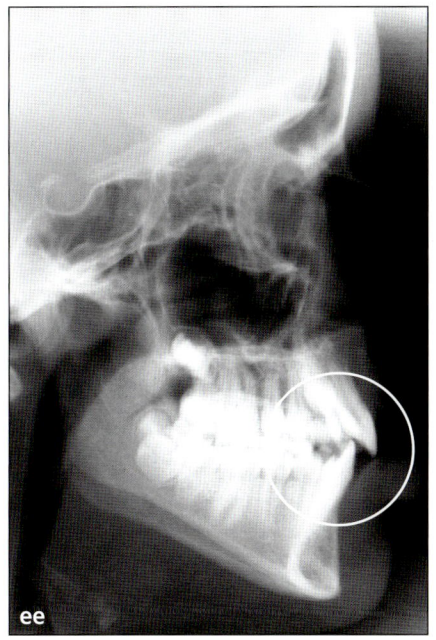

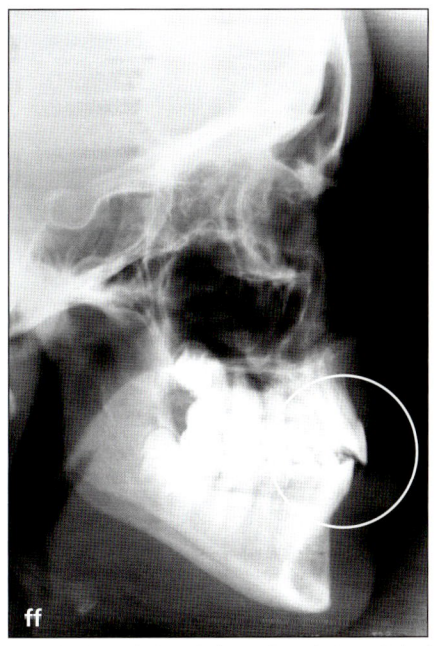

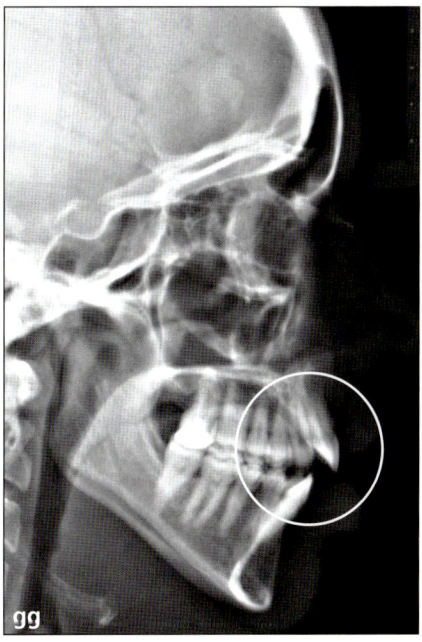

図9-15ee〜図9-15gg　側方セファログラムは治療前（ee），治療直後（ff），治療18年経過時（gg）のU1-L1の関係（円内）を示す．

索引（五十音・英字順）

あ

アーチフォーム ················· 20, 90, 92
アーチフォームテンプレート ····· 21, 92
アーチレングスディスクレパンシー
　················ 10, 34, 77, 92, 128, 183
アーチワイヤー ······················ 54
アーチワイヤーの調整 ············· 94
アーティスティック ポジショニング
　ベンド ···························· 135
アイディアルアーチフォーム ······ 92
アウターボウ ······················· 74
悪習癖 ····························· 174
アデノイド ····················· 16, 171
後戻り ············ 4, 16, 44, 75, 119, 169
後戻りの可能性 ······················ 4
後戻りの原因 ······················ 166
アレキサンダーアーチフォーム ···· 94
アレキサンダーディシプリン ··· 18, 20, 30,
　54
アレキサンダーディシプリン アーチ
　フォーム ·························· 92
アレキサンダーディシプリンテクニック
　··································· 20

アレキサンダーテンプレート ········ 95
アレキサンダーブラケット（ALTS-b）
　··································· 95
アンカースクリュー ··············· 171
アンカレッジコントロール ·········· 1
アンギュレーション ················ 19
アングルⅡ級2類不正咬合 ·········· 82
安静位の舌位置の異常 ············ 170

い

1mmのルール ···················· 168
遺伝学的研究 ······················· 72
遺伝的潜在能力 ···················· 72
インターインサイザルアングル（IIA）
　················ 4, 18, 56, 62, 108, 167
インナーボウ ······················· 74
インビザライントレー ············· 171

え

永久的保定 ···················· 55, 94

エラスティックス ··················· 62
エラスティックスチェイン ········· 27
嚥下 ······························· 169
嚥下訓練 ·························· 136
嚥下時の舌突出 ··················· 169
エンドオンの臼歯部咬合 ··········· 34
エンドオンの大臼歯咬合 ··········· 34

お

オーバーコレクション ············· 82
オーボイド（卵円）形 ······ 93, 168, 170
オーボイドな上顎のアーチフォーム
　··································· 139
オトガイ筋の過緊張 ··············· 149
オトガイ形成術 ··················· 134
オトガイ前方移動術 ··············· 143
オフセット ························· 95
オメガループ ······················· 76
オリジナル形態 ···················· 92

か

- カーブの量 ････････････････････ 112
- 開咬 ･･････････････････ 96, 100, 169
- 開咬患者 ････････････････････････ 55
- 外傷性咬合 ････････････････ 21, 40
- ガイドライン ････････････ 1, 2, 3, 4
- 外鼻形成術 ････････････････････ 148
- 過蓋咬合 ･･････ 55, 58, 108, 111, 112, 113
- 過蓋咬合患者 ･････････････････ 55
- 過蓋咬合症例 ･････････････････ 18
- 下顎窩 ････････････････････････ 169
- 下顎下縁平面 ･･････････････ 73, 75
- 下顎下縁平面角 ･･･････････････ 75
- 下顎下縁平面傾斜角 ･･････････ 137
- 下顎犬歯間幅径(3×3)･･･ 21, 56, 77, 89, 92, 128, 166, 168
- 下顎犬歯間幅径の拡大 ････････ 166
- 下顎後退位によるII級不正咬合 ･･ 73
- 下顎後退パターン ･････････････ 48
- 下顎骨前方移動術 ･････････････ 82
- 下顎骨の晩期成長 ･････････････ 76
- 下顎枝矢状分割術 ････････････ 148
- 下顎歯列形態 ･･････････････････ 94
- 下顎切歯 ･･････････････････････ 92
- 下顎切歯歯根の広がり ････････ 168
- 下顎切歯歯軸角(incisor mandibular plane angle：IMPA)･･･ 4, 23, 53, 54, 55, 56, 57, 62, 92, 128, 167, 168
- 下顎切歯の位置 ･･･････････････ 167
- 下顎切歯の欠損 ･･･････････････ 119
- 下顎前歯の位置 ････････････････ 17
- 下顎前歯の歯根 ･･･････････････ 109
- 下顎前歯部アーチフォーム ････ 93
- 下顎大臼歯間幅径 ････････････ 167
- 下顎乳犬歯の早期喪失 ･････････ 93
- 下顎乳犬歯の早期抜歯 ･････････ 94
- 下顎の成長 ･････････････････････ 169
- 顎関節(TMJ)･･････････････ 4, 41, 42
- 顎関節機能障害 ･･･････････････ 134
- 顎関節機能不全 ････････････ 41, 42, 43
- 顎関節症(TMD)･･････････ 41, 42, 43
- 顎関節症治療 ･････････････････ 43
- 顎矯正手術 ･････････････････････ 48
- 学際的治療 ････････････････ 48, 82
- (核)磁気共鳴映像法[(N)MRI]･････ 42
- 顎整形装置 ･･････････････ 72, 108, 141
- 顎整形的変化 ･････････････････ 76
- 顎整形力 ･･････････････ 21, 71, 72, 89
- 隠れた開咬 ････････････････ 112, 183
- 仮骨延長術 ･･････････････････ 148, 150
- 仮性の咬み合わせ ･････････････ 67
- 可徹式機能的装置 ･････････････ 89
- 可徹式装置 ･････････････････････ 92
- 顆頭 ･･･････････････････････････ 72
- 顆頭の運動 ･･･････････････････ 41
- ガミースマイル ･･････････････ 24, 183
- 噛みしめ(squeeze)･･････ 75, 135, 173
- 噛みしめ訓練 ･･････ 75, 100, 137, 143, 172
- 患者の協力 ････････････････ 74, 76
- 患者の協力度 ･････････････････ 30
- 関節窩 ････････････････････････ 72
- 関節頭の吸収 ････････････････ 169

き

- 気道障害 ････････････････････ 148
- 機能咬合 ････････････････････ 166
- 機能咬合論 ･･････････････････ 107
- 機能的顎矯正装置 ･･･････････ 72
- 機能的矯正装置 ･･･････････････ 23
- 機能的咬合 ･･･････････････ 93, 107
- 機能的装置 ･････････････････････ 75
- 逆スピーカーブ ･･･････････ 5, 19, 112
- 逆被蓋関係 ････････････････････ 96
- 臼歯部交叉咬合 ･･･････････････ 170
- 急速拡大装置(RPE)･･･ 21, 74, 89, 90, 96, 100, 102, 123, 125, 139, 170, 183
- キューピッドの弓 ････････････ 134
- 頬筋 ･･････････････････････････ 170
- 頬側オーバージェット ･････････ 95
- 頬側部四角ゴム ････････････････ 30
- 協力度 ･･･････････････････････ 30
- 筋機能訓練 ･･････････････････ 170
- 筋肉の異常習癖 ････････････････ 16
- 筋肉疲労への抵抗力 ･･････････ 137

く

- グッチ, グッチ ･･･････････････ 136
- グッチ, グッチ(コチョコチョ)テクニック ････････････････････････････ 112
- クリッキング ････････････････ 42
- クリック音(Click)･･･････････ 172
- クレピタス(捻髪音)･･･････････ 42

索引

クレンチング ･･････････････････ 137
クロージングループ付きセグメントアーチ
　ワイヤー ･････････････････････ 161

け

頸椎のエックス線写真 ･･････････ 71
外科手術（上顎3分割法） ･･････ 100
犬歯間幅径 ･････････････････････ 4
犬歯間幅径の変化 ･･････････････ 90
犬歯間保定装置 ･･････････････ 5, 23
犬歯の置き換え ･･･････････････ 158
犬歯誘導 ･･････････････ 107, 108, 119

こ

口蓋に埋伏した犬歯 ･･････････ 179
咬筋 ･････････････････････････ 169
口腔衛生管理 ･････････････････ 39
咬合挙上副子 ････････････････ 84
咬合挙上板 ･･･････････････････ 5
咬合スプリント ･･･････････････ 150
咬合調整 ･･････････････････ 41, 43
咬合平面 ･････････････････････ 76
咬合平面傾斜角 ･･････････････ 148
咬合平面の傾斜 ･･･････････ 133, 135
咬合論者 ････････････････････ 107
口呼吸 ･････････････････ 165, 169, 171
口呼吸者 ････････････････････ 148
交叉咬合 ････････････････････ 174

口唇閉鎖不全 ･････････････････ 148
咬頭嵌合位 ･･･････････････････ 108
口輪筋 ･･･････････････････ 90, 174
骨格性ハイアングル ････････････ 48
呼吸試験 ･････････････････････ 171
骨縁下欠損 ････････････････････ 41
骨格性開咬患者 ･･･････････････ 75
骨格性下顎前突症 ･････････････ 76
骨格性Ⅲ級 ･･･････････････････ 169
骨格性Ⅲ級傾向 ･･･････････････ 97
骨格性Ⅲ級症例 ･･･････････････ 72
骨格性Ⅲ級不正咬合 ･･･････････ 76
骨格性Ⅱ級 ･････････････ 30, 31, 34, 35
骨格性ハイアングル ･･･････ 48, 49, 101
骨格性ハイアングルパターン ･･････ 149
骨格的Ⅱ級形態 ････････････ 74, 75
固定準備 ････････････････････ 110
固定式犬歯間保定装置 ･････ 48, 96, 159
ゴムの力の方向 ･･･････････････ 76
混合歯列期 ････････････････････ 23
コンビームCT ･････････････････ 1
コンビネーションフェイスボウ ･･ 62, 75,
　137, 138
コンピューター断層撮影［C(A)T］ ･･･ 42

さ

サービカルフェイスボウ（ヘッドギアー）
　････ 10, 21, 23, 30, 54, 58, 72, 123, 128,
　130, 138
最終アーチフォーム ････････････ 92

最大咬合力 ･･････････････ 75, 169
最大咬頭嵌合位 ･･･････････････ 108
最大固定の症例 ･･･････････････ 62
再治療 ･･････････････････････ 165
3級ゴム ･･････････････････ 54, 114
Ⅲ級不正咬合 ･････････････････ 139
3°ルール ･････････････ 18, 53, 55, 168
3分割骨埋入手術 ････････････ 134
3分割Le Fort Ⅰ法 ･････････････ 48
3分割Le Fort型骨切除術 ･･･････ 143

し

歯科審美 ･･･････････････････ 141
歯間仮骨延長術 ･･････････････ 136
歯間水平線維 ････････････････ 166
ジグザグのフィニシングエラスティックス
　････････････････････････ 34
歯頸部歯肉ライン ････････････ 138
歯根吸収 ･････････････････････ 40
シザースバイト ･･･････････････ 82
歯周炎 ････････････････････････ 39
歯周疾患 ･････････････････････ 40
歯周組織 ･･･････････････････ 4, 39
歯周組織の健康 ･･････････････ 110
歯周組織の骨欠損 ･･････････････ 39
歯周組織の復元作用 ･･････････ 166
歯周の健康 ･･･････････････････ 39
歯周の問題 ･･･････････････ 40, 41
歯周病 ･･････････････････････ 110
歯周病専門医 ･･････････ 41, 42, 44, 48

矢状面での調整 ････････････････ 74
矢状面の骨格的コントロール ･････ 72
歯槽骨上線維歯周切断術(CSF) ･･･ 44, 62, 82, 100, 166
歯槽性の拡大 ････････････････ 89
しっぽ付きM型 ･･････････････ 140
しっぽ付きW型 ･････････ 140, 154, 156
しっぽ付きW型のフィニシングゴム ･･･ 7
歯肉移植 ･･････････････････ 104
歯肉炎 ･････････････････ 39, 40
歯肉形成術 ････････････････ 138
歯肉組織の露出 ･･･････････ 58, 148
歯肉退縮 ････････････ 31, 39, 100
歯肉弁移植術 ････････････････ 100
歯肉ライン ･･････････････ 133, 138
歯肉露出 ･･･････････ 136, 137, 138
歯肉露出量 ････････････････ 136
手根骨 ･･････････････････････ 71
手指吸引癖 ････････････････ 165
手術 ･･･････････････････････ 43
腫瘍 ･･････････････････････ 166
仕様(prescription) ･･････････････ 20
生涯保定 ･･････････････････ 94
上顎顔面複合体 ･･････････････ 71
上顎骨の垂直的過成長 ･･････････ 76
上顎骨の垂直的劣成長 ･･････････ 76
上顎歯槽複合体 ･･････････････ 76
上顎歯列形態 ････････････････ 74
上顎切歯傾斜角 ･･････････････ 56
上顎切歯舌側辺縁隆線 ･･････････ 82
上顎前方位によるⅡ級不正咬合 ･･･ 73
上顎前方牽引治療 ････････････ 75

上顎大臼歯間幅径(6×6) ････ 89, 90, 92, 128, 168
上顎大臼歯の舌側溝間距離 ･･････ 90
上顎の狭窄 ････････････････ 100
上顎の垂直的過成長(VME) ･･････ 136
上顎の前方成長 ･･････････････ 73
上顎の側方拡大 ･･････････････ 92
上顎劣成長 ････････････････ 138, 139
上下顎歯列形態 ･･････････････ 89
上下顎前突 ･････ 62, 63, 67, 77, 114, 115, 119, 154, 160
歯列弓周長 ････････････････ 92
神経筋機構 ････････････････ 43
進行性の歯周病 ･･････････････ 40
真実の部屋(Room of Truth) ･･ 3, 73, 90, 92, 112
審美歯科治療 ････････････････ 141
審美性 ･･････････････････ 93

す

垂直骨切除術 ････････････････ 148
垂直成長型(high vertical-angle pattern) ････････････････････ 56
垂直成長タイプの骨格型(high vertical skeletal pattern) ･･･････････ 67
垂直的過成長(VME) ･･････ 17, 143, 148
垂直的過成長のパターン ･･･････ 169
垂直的骨格形態 ･･････････････ 100
垂直的骨格性Ⅲ級 ････････････ 75
垂直的骨格性Ⅱ級 ････････････ 75

垂直的コントロール ･･･････････ 71
垂直的調整 ････････････････ 74
垂直的な骨格型(vertical skeletal angle) ････････････････････････ 56
垂直的な上顎過成長 ･･････････ 16
垂直的なドリフトドンティクス(vertical driftodontics) ･･････････ 108, 143
水平成長型(low vertical pattern) ･･･ 56
水平面 ･･････････････････････ 89
睡眠態癖 ･･････････････････ 174
すすって(slurp) ･････････････ 172
ステンレススティール(SS)アーチワイヤー ････････････････････････ 54
ストミオン ････････････････ 136
ストリッピング ･･････････････ 167
ストレートワイヤー装置 ･･････ 19, 20
スピーカーブ ･････････････ 58, 112
スピーカーブの平坦化 ･･････････ 18
スプリント療法 ･･･････････ 42, 43
スマイル ･･････････････････ 133
スマイルアーク ･･･ 98, 133, 140, 177, 181
スマイル写真 ････････････････ 136
スマイルライン ･･･ 60, 86, 98, 114, 122, 133, 136, 177

せ

生活の質(QOL) ･････････････ 4
正常スマイルライン ･･･････････ 136
成人症例 ･･････････････････ 100
正中口蓋縫合 ････････････････ 100

索引

正中ゴム ・・・・・・・・・・・・・・・・・・・・・ 27
正中線 ・・・・・・・・・・・・・・・・・・・・ 133, 134
成長 ・・・・・・・・・・・・・・・・・・・・・・・・・ 30
成長発育 ・・・・・・・・・・・・・・・・・・・・・ 71
成長を神に感謝 ・・・・・・・・・・・・・・・ 58
セグメントアーチワイヤー ・・・・・ 150, 151
舌嚥下訓練 ・・・・・・・・・・・・・・・・・・・ 75
切歯の前方傾斜 ・・・・・・・・・・・・・・・ 54
舌コントロール ・・・・・・・・・・・・・・・ 75
切歯誘導 ・・・・・・・・・・・・・・・・・・・・・ 41
舌側矯正装置 ・・・・・・・・・・・・・・・・ 102
接着型犬歯間保定装置 ・・・・・・・・・・ 21
接着型固定式犬歯間保定装置 ・・・・・ 5, 9
舌突出癖 ・・・・ 100, 113, 143, 165, 170, 171
舌の訓練 ・・・・・・・・・・・・・・・・・・・・ 171
舌癖 ・・・・・・・・・・・・・・・・・・・・・・・・ 183
舌癖訓練 ・・・・・・・・・・・・・・・・・・・・ 136
前歯のトルクコントロール ・・・・・・・ 90
前歯部四角ゴム ・・・・・・・・・・・・・・ 174
前歯部の隣接面エナメル質削除 ・・・・ 23
前歯誘導 ・・・・・・・・・・・・ 56, 107, 108, 140
前方咬合離開 ・・・・・・・・・・・・・・・・・ 41
前方復位型スプリント ・・・・・・・・ 42, 43
前方方向への成長パターン ・・・・・・・ 30

そ

早期接触 ・・・・・・・・・・・・・・・・・・・・ 111
早期接触部位 ・・・・・・・・・・・・・・・・・ 82
早期治療 ・・・・・・・・・・・・・・・・・・・・・ 23
側頭筋 ・・・・・・・・・・・・・・・・・・・・・・ 137

側方運動時 ・・・・・・・・・・・・・・・ 107, 108
側方拡大 ・・・・・・・・・・・・・・・・・・・・・ 74
側方向 ・・・・・・・・・・・・・・・・・・・・・・・ 89
側方向のコントロール ・・・・・・・・・・ 92
側弯症 ・・・・・・・・・・・・・・・・・・・・・・・ 71
咀嚼筋訓練 ・・・・・・・・・・・・・・・・・・・ 75
咀嚼訓練 ・・・・・・・・・・・・・・・・・・・・ 137

た

第一段階治療 ・・・・・・・・・・・・・・・・・ 23
大臼歯間幅径 ・・・・・・・・・・・・ 4, 21, 170
大臼歯の回転 ・・・・・・・・・・・・・・・・・ 74
第三大臼歯 ・・・・・・・・・・・・・・・・・・ 166
第二大臼歯中心溝 ・・・・・・・・・・・・・・ 94
第二段階治療 ・・・・・・・・・・・・・・・・・ 23
タイバック ・・・・・・・・・・・・・・・・・・・ 76
タングクリブ ・・・・・・・・・・・・・・・・・ 16
断層写真(断層撮影) ・・・・・・・・・・・・ 42

ち

チェアータイムの短縮 ・・・・・・・・・・ 95
チタン–モリブデンアロイ(TMA) ・・・ 102, 112
中心位 ・・・・・・・・・・・・・・ 41, 100, 141
中心位スプリント ・・・・・・・・・・・・・ 43
中心位対最大咬頭嵌合位 ・・・・・・・・ 107
中心咬合位 ・・・・・・・・・・・・・・・・・・ 141
長顔症候群 ・・・・・・・・・・・・・・・・・・ 143

長期安定 ・・・・・・・・・・・・・・・・・ 73, 109
直線型 ・・・・・・・・・・・・・・・・・・・・ 32, 98

つ

2×4 ・・・・・・・・・・・・・・・・・・・・・ 10, 23
2×4テクニック ・・・・・・・・・・・・・・ 137

て

ディスタルオフセット ・・・・・・・・・・ 74
ティップバック ・・・・・・・・・・・・・・ 111
ティップバックベンド ・・・・・・・・・ 111
テンプレート ・・・・・・・・・・・・・・・・・ 74

と

動機づけ ・・・・・・・・・・・・・・・・・・・・ 74
トーイン(toe-in) ・・・・・・・・・・・・ 94, 95
トランスパラタルアーチ ・・・・・・・・ 77
ドリフトする ・・・・・・・・・・・・・・・・ 173
ドリフトドンティクス ・・・・ 18, 21, 34, 175
トルクコントロール ・・・・・・・・・・ 4, 56

な

ナンスのパラタルアーチ ・・・・・・・ 179
ナンスホールディングアーチ ・・・・・ 159

軟組織側貌 ･････ 56, 57, 62, 67, 108, 128
軟組織ポゴニオン ････････････ 100, 109

に

Ⅱ級1類の不正咬合 ･･････････････ 58
Ⅱ級骨格型 ･･････････････････ 23
2級ゴム ･･････････････････････ 27
Ⅱ級の後戻り ･･････････････････ 169
Ⅱ級ハイアングル症例 ･･････････ 154
Ⅱ級不正咬合 ･･････････････････ 73
二態咬合 ･･････････････････････ 42
ニュートラルゾーン ････････････ 174

の

飲み込み音(sounds of swallowing)テクニック ････････････････････ 172

は

ハーブスト装置 ････････････････ 53
ハイアングル ･･････････ 56, 78, 115
ハイアングル症例 ･････････ 75, 77
ハイアングルの骨格型 ･･･････ 114
ハイアングルの骨格傾向 ･･････ 113
ハイアングルの骨格形態 ･･････ 100
ハイスマイル ････････････････ 136
ハイスマイルライン ･･････ 136, 185

ハイプルフェイスボウ ･････ 75, 77, 114, 116, 137
ハイプルヘッドギアー ･･････ 137, 171
バッカルコリドー ････ 28, 86, 133, 139, 141, 181
歯のアンギュレーション ･･････ 133, 135
歯の色 ･･････････････････ 133, 141
歯の大きさ ･･････････････ 133, 134
歯の大きさと歯列弓長の不調和(TSALD) ････････････････････ 15, 92
反対咬合 ････････････････････ 76
バンド型犬歯間保定装置 ････････ 34

ひ

鼻甲介切除術 ････････････････ 148
鼻甲介の肥厚 ････････････････ 148
鼻呼吸 ････････････････････ 75
鼻唇角 ････････････････ 55, 73
鼻中隔形成術 ････････････････ 148
鼻中隔彎曲 ･･････････････････ 148
引っ込んだ(dished-in)容貌 ･･････ 167
疲労への抵抗力 ････････････ 169

ふ

フィニシング ････････････ 133, 141
フィニシング アーチワイヤー ････ 134
フィニシングゴム ････････ 108, 140
フェイスボウの調整 ･････････ 74

フェイスボウ(ヘッドギアー) ･･･ 58, 62, 67, 72, 73, 74, 75, 76, 141, 169, 174
フェイスマスク ････ 72, 76, 108, 138, 139, 141, 169
付着歯肉 ････････････････ 40, 82
プラークコントロール ･･････ 21, 39, 41
ブラケットアンギュレーション ････ 19
ブラケット間距離 ･･････････ 111
ブラケット間距離の増加 ････ 20
ブラケットハイトの調整 ･･････ 173
ブラックトライアングル ････････ 159
ブリーチング ･･････････････ 141
ブロードスマイル ････････ 93, 103

へ

平均的スマイル ････････････ 136
ヘッドギアー ･･････････････ 170
ヘッドギアーチューブ ･･････ 74
辺縁隆線 ････････････････ 110, 111
片側抜歯 ･･････････････････ 134
扁桃腺 ････････････････ 16, 171
扁桃腺の肥大 ････････････ 171

ほ

包括的治療 ････････････････ 42
頬杖をつく癖 ････････････ 174
ボーダーラインケース ･･････ 77, 128
ボールフック ････････････ 76

索引

拇指吸引癖 …………………… 169, 170
ポジショナー ………………………… 100
保定への秒読み ………………………… 20

ま

埋伏歯の開窓 ………………………… 179
マルチストランディッドアーチワイヤー
 ……………………………………… 54

み

ミニインプラント …………… 1, 62, 75
ミニスクリュー(暫間的骨インプラント)
 ……………………………………… 75

ゆ

有効トルク …………………… 56, 57
遊離歯肉弁移植 ……………… 77, 84
遊離歯肉弁移植術 …………… 100, 183
遊離付着歯肉弁移植 ………………… 143

ら

ラップアラウンド型保定床 …… 10, 21

り

理学療法 ……………………………… 43
理想的な咬合 ………………………… 107
リップバンパー … 21, 53, 90, 92, 123, 125,
 141
リバースカーブ ……………………… 58
両側下顎骨前方移動手術 …………… 48
リラクゼーション療法 ……………… 42
リンガルアーチ ……………………… 175
リンガル治療 ………………………… 82
隣接面エナメル質削除(slenderizing)
 ……………………… 16, 30, 54, 96
隣接面のストリッピング …………… 174

れ

レジン築造 …………………………… 82
レベリング …………………………… 111

ろ

ローアングル …………… 5, 35, 45, 56
ロースマイル ………………………… 136
ロースマイルライン ………………… 136
ローテーションウィング …………… 20

英字

A

Artistic Positioning ………………… 19

B

Bernstein …………………… 111, 112
Boltonの平均値トレース …………… 73
Bonwill-Hawleyアーチ ……………… 94
Bonwill-Hawleyアーチフォーム …… 92

C

Calvin Case ………………………… 15
Carcara ……………………………… 112
Charles H. Tweed …………………… 15

D

Dr.Tweed ……………………… 57, 89, 92

E

Edward H. Angle …………………… 15
Elms ………………………………… 111
Eスペース …………………………… 175

索引

F

Functional Regulator 2 ………… 15

G

Gayle Glenn ………………… 166
Glenn DuPont ………………… 107

H

high-angle skeletal pattern ……… 68
Holdaway C ………………… 109

I

Irregularity index（叢生指数）…… 1, 15, 16, 167

J

John Kois …………………… 107

L

lifetime-retention ……………… 21

M

Milwaukee brace …………… 71, 75
M型 ………………………… 140
M＋1/2型 …………………… 140

P

Parアーチ ………………… 92, 94

R

Rothアーチ …………………… 94

S

sounds of swallowing（飲み込み音）テクニック ……………………… 170
SSアーチワイヤー ……… 55, 56, 57, 68
SSセグメントアーチワイヤー …… 151

T

Tweed三角（Tweed Triangle）…… 2, 53
Tweedテクニック …………… 110, 135
Tweedの概念 ……………… 94, 167

V

Vari-Simplexアーチ ……………… 92
Vari-Simplexブラケット ………… 95
VME ………………………… 137
V字型歯列弓 ………………… 170

W

Wits分析 ……………………… 72

クインテッセンス出版の書籍・雑誌は、歯学書専用
通販サイト『歯学書.COM』にてご購入いただけます。

PCからのアクセスは…
歯学書 検索

携帯電話からのアクセスは…
QRコードからモバイルサイトへ

アレキサンダーの矯正臨床シリーズ第2巻
アレキサンダーディシプリン 長期安定性

2013年9月10日　第1版第1刷発行

著　　者		R.G. "Wick" Alexander（ウィック　アレキサンダー）
監　訳　者		浅井保彦（あさいやすひこ）／黒田康子（くろだやすこ）
訳　　者		香川正之（かがわまさゆき）／久島文和（くしまふみかず）／佐藤英彦（さとうひでひこ）／髙木伸治（たかぎしんじ）
発　行　人		佐々木　一高
発　行　所		クインテッセンス出版株式会社
		東京都文京区本郷3丁目2番6号　〒113-0033
		クイントハウスビル　電話（03）5842-2270（代表）
		（03）5842-2272（営業部）
		（03）5842-2279（書籍編集部）
		web page address　http://www.quint-j.co.jp/
印　刷・製　本		サン美術印刷株式会社

©2013　クインテッセンス出版株式会社　　　　　　　　禁無断転載・複写
Printed in Japan　　　　　　　　　　　　　　　　　落丁本・乱丁本はお取り替えします
　　　　　　　　　　　　　　　　　　　　　　　　ISBN978-4-7812-0333-1　C3047

定価は表紙に表示してあります